JN255016

新スタンダード栄養・食物シリーズ 12

臨床栄養学

飯田薫子・市　育代・近藤和雄
脊山洋右・丸山千寿子 編

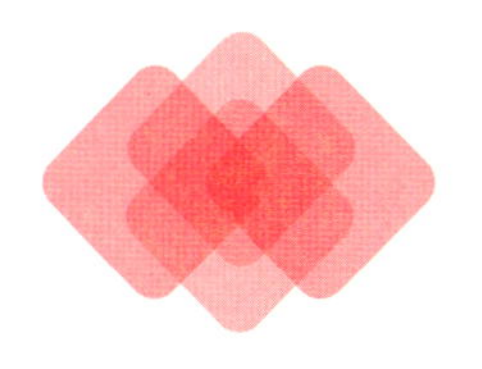

東京化学同人

序

栄養学を学ぶ者にとって2005年はエポックメーキングな年であった．第一は6月17日に食育基本法が制定されたことであり，第二は“日本人の食事摂取基準（2005年版）”が策定されたことである．食育基本法は国民が生涯にわたって健全な心身を培い，豊かな人間性をはぐくむための食育を推進することを目指して議員立法により成立した法律で，世界に類をみないものである．これに基づいて食育推進基本計画が策定され，5年ごとの見直しでさまざまな取組みが行われている．

“日本人の食事摂取基準”はそれまで用いられてきた“日本人の栄養所要量”に代わるもので，国民の健康の維持・増進，エネルギー・栄養素欠乏症の予防，生活習慣病の予防，過剰摂取による健康障害の予防を目的としてエネルギーおよび各栄養素の摂取量の基準を示したものである．やはり5年ごとの見直しが行われて2015年4月から適用されるものとして“日本人の食事摂取基準（2015年版）”が策定された．

いずれも栄養にかかわる者にとって大切な指針であり，食に関する概念が大幅に変わったことに対応して，このたび“スタンダード栄養・食物シリーズ”を全面的に改訂し，“新スタンダード栄養・食物シリーズ”として内外ともに装いを改めた．

この“新スタンダード栄養・食物シリーズ”は“社会・環境と健康”，“人体の構造と機能，疾病の成り立ち”，“食べ物と健康”などを理解することが大きな3本柱となっており，栄養士，管理栄養士を目指す学生だけでなく，生活科学系や農学系，また医療系で学ぶ学生にとっても役立つ内容となっている．

全18巻からなる本シリーズの執筆者は教育と同時に研究に携わる者でもあるので，最新の知識をもっている．とかく内容が高度になって，微に入り細をうがったものになりがちであるが，学生の理解を得るとともに，担当する教師が講義のよりどころにできるようにと，調整・推敲を重ねてお願いした．また図表を多用して視覚的な理解を促し，欄外のスペースを用語解説などに利用して読みやすいよう工夫を凝らした．

2013年には和食がユネスコの無形文化遺産に登録されたが，日本の食文化が世界に認められたものとして栄養学に携わる者としては誇らしいことである．この登録の審査に当たっては栄養バランスに優れた健康的な食生活であるという点が高く評価されたという．本シリーズの改訂にあたっては，和食の食文化は健康維持を図る手段であると考え，今後，食に関する多面的な理解が得られるようにとの思いを込めた．食文化は数百年，数千年と続いた実績の上に成り立っているが，この変わらぬ食習慣の裏付けを科学的に学ぶうえで本シリーズが役立つことを願っている．

2016年2月

編集委員を代表して

脊　山　洋　右

新スタンダード栄養・食物シリーズ　編集委員会

ま え が き

臨床栄養学は，基礎栄養学，応用栄養学と並んで，栄養学を学ぶ者にとって重要な分野の一つである．

かつて，臨床栄養学と医学の間にはほとんど境界のない時代が存在していた．ビタミンは原因不明の病気であったビタミン欠乏症を治療する過程で発見され，ミネラルの研究も甲状腺疾患の治療に海藻を用いたことにより飛躍的な進歩を遂げている．1884 年の海軍軍医高木兼寛による脚気の研究は 2 隻の軍艦を用いて白米食と玄米食摂取による脚気の予防効果を比較した研究であり，現在における臨床栄養学的研究そのものであった．

こうしたなか，医学から栄養学が発展し，基礎栄養学，応用栄養学，臨床栄養学へと分化してきた．さらに，時代は栄養不足から栄養過剰の時代に突入し，臨床栄養学の対象も結核などの感染症から生活習慣病へと重点が変化してきている．このような時代の変化，時代のニーズに対応して，臨床栄養学に対する考え方にも変化が生じている．これまで臨床栄養学の分野は，医師が主体であったが，さまざまな疾病の変化，多様な広がりに対応するため，医療の現場においても，医師，管理栄養士を中心とするチーム医療の必要性が叫ばれ，特に管理栄養士に幅広い臨床医学の知識を求めるようになってきている．

本書は，管理栄養士に求められている多大の期待に応えるため，総論，各論を含め臨床栄養学のすべての分野において，現在考えられる最善の教科書となるように配慮した．第Ⅰ部の総論では，栄養評価（アセスメント）や栄養ケアの具体的な方法だけでなく，患者の QOL（生活の質），インフォームド・コンセントなどを含めて，臨床栄養学を学ぶ本質，意義を考えさせる内容になっている．学生諸君には熟読をおすすめしたい．第Ⅱ部は各論として，それぞれの分野の第一線で活躍している医師と管理栄養士の共同執筆の形をとり，疾病ごとに成因と病態，症状，診断，治療，栄養評価，食事療法，患者教育についてまとめた．なかには医薬品と食品との相互作用など，薬剤師とのボーダーライン上の内容も含まれていて，管理栄養士にとって必要不可欠しかも臨床の現場では即戦力となる内容がコンパクトにまとめられている．医学が分化して高度の専門性を保持している現状にあって，臨床栄養学の教科書もその道の専門家の手によるものが求められている．各分野に精通した医師と管理栄養士によって書かれた本書は，臨床栄養学を学ぶ人にとって最適のものであると信じてやまない．

さらに，本書は，高度な内容をもちつつ，管理栄養士国家試験出題基準（ガイドライン）を意識して構成されているので，国家試験の受験生にとって役立つものとなっている．

管理栄養士のコースの学生だけでなく，大学院生，すでに活躍している管理栄養士，そして，看護学，農学，家政学，工学，保健学の学生など，新しい時代の臨床栄養学を学ぼうとしている多くの人々に，本書がお役に立つことを祈っている．

2017 年 9 月

担当編集委員を代表して
近　藤　和　雄

第12巻 臨床栄養学

執筆者

荒井保明　国立がん研究センター 理事長特任補佐，医学博士［第16章］

荒木厚　東京都健康長寿医療センター 内科総括部長，医学博士［第23章］

有廣誠二　東京慈恵会医科大学葛飾医療センター 講師，博士(医学)［§5・1〜5・8］

飯田薫子　お茶の水女子大学基幹研究院自然科学系 教授，博士(医学)［§1・1，4・2，第8章，第22章］

市育代　お茶の水女子大学基幹研究院自然科学系 講師，博士(農学)，管理栄養士［§1・2，第3章，§4・2，第8章，第22章］

一林亮　東邦大学医療センター大森病院救命センター 助教［第18章］

井上広子　東洋大学食環境科学部 准教授，博士(食品栄養学)，管理栄養士［§2・6，2・8］

岩本珠美　十文字学園女子大学人間生活学部 准教授，博士(栄養学)，管理栄養士［§2・3〜2・5，4・1，4・3，4・4］

内田敬子　慶應義塾大学保健管理センター 専任講師，博士(医学)［第10章，第21章］

宇都宮保典　医療法人社団 保谷病院 副院長，医学博士［第7章］

浦部晶夫　日本経済新聞社保健センター 所長，NTT東日本関東病院 顧問，医学博士［第12章］

大城戸一郎　東京慈恵会医科大学(腎臓・高血圧内科) 講師，博士(医学)［§7・5，7・6］

大嶋陽幸　東邦大学医学部外科学講座(一般消化器外科) 助教，博士(医学)［第17章］

大荷満生　杏林大学医学部(高齢医学) 准教授，博士(医学)［第13章］

岡尚省　東京慈恵会医科大学附属第三病院(神経内科) 教授，医学博士［§9・1〜9・3］

岡林佑典　東京慈恵会医科大学大学院医学研究科博士課程［§7・1］

小此木英男　東京慈恵会医科大学(腎臓・高血圧内科) 講師，博士(医学)［§7・4］

岸本良美　お茶の水女子大学お茶大アカデミック・プロダクション 寄附研究部門准教授，博士(学術)［§4・1，4・3，4・4］

近藤和雄　東洋大学食環境科学部 教授，お茶の水女子大学名誉教授，医学博士［§4・1，4・3，4・4，第15章］

澤田実佳　東京大学医学部附属病院(病態栄養治療部) 栄養士，修士(栄養学)，管理栄養士［§2・9］

白石弘美　人間総合科学大学人間科学部 教授，管理栄養士［第17〜19章］

関根里恵　東京大学医学部附属病院(病態栄養治療部) 副病態栄養治療部長，博士(栄養学)，管理栄養士［§2・7，2・9］

関谷秀樹　東邦大学医学部(口腔外科) 准教授，博士(歯学)［第19章］

田口千恵　お茶の水女子大学お茶大アカデミック・プロダクション 寄附研究部門助教，博士(薬食生命科学)，管理栄養士［§5・1〜5・8，9・1〜9・3，15・8］

角田伸代　東洋大学食環境科学部 教授，博士(栄養学)，管理栄養士［§5・9〜5・13，第6章，第11章］

坪　井　伸　夫　東京慈恵会医科大学(腎臓・高血圧内科) 准教授，博士(医学)
［§7・1，7・2，7・7］
中　島　　　啓　神奈川県立保健福祉大学保健福祉学部 教授，博士(医学)［§5・9〜5・13］
中　村　丁　次　神奈川県立保健福祉大学 学長，医学博士，管理栄養士［§1・3，1・4］
奈　良　隆　寛　宮城県立こども病院(発達診療科) 科長，医学博士［第20章］
針　谷　正　祥　東京女子医科大学附属膠原病リウマチ痛風センター 特任教授，
博士(医学)［§14・2，14・3］
春 原 浩 太 郎　東京慈恵会医科大学大学院医学研究科博士課程［§7・2］
藤 代 健 太 郎　東邦大学医学部(医学教育センター・IRセンター) 教授，医学博士［第6章］
松　井　貞　子　日本女子大学家政学部 准教授，管理栄養士［§2・2］
丸 山 千 寿 子　日本女子大学家政学部 教授，博士(医学)，管理栄養士［§2・1］
水　上　由　紀　相模女子大学栄養科学部 准教授，博士(食物栄養学)，管理栄養士［§9・4］
宮　川　三　平　聖徳大学児童学部 教授，医学博士［§14・1］
森　田　　　寛　お茶の水女子大学名誉教授，医学博士［第11章］
谷　内　洋　子　千葉県立保健医療大学健康科学部 准教授，博士(学術)，管理栄養士［§2・1］
鷲　澤　尚　宏　東邦大学医学部(臨床支援室) 教授，博士(医学)［第17〜19章］

(［　］内は執筆担当箇所，五十音順)

目　　次

第Ⅰ部　臨床栄養の概念と，傷病者・要介護者の栄養ケア・マネジメント

第Ⅱ部　疾患・病態別の栄養ケア・マネジメント

第Ⅰ部

臨床栄養の概念と，傷病者・要介護者の栄養ケア・マネジメント

1 臨床栄養の概念

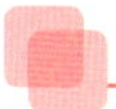

1・1 意義と目的

1 臨床栄養では，食物・栄養素の摂取やその代謝を調節することにより“疾病”を制御することを目的とする.
2 食事療法を行うことにより，生体の恒常性維持，疾病の予防や治癒，再発防止，栄養状態の改善などが望める.
3 栄養支援や食事療法においては，QOL を考慮した選択も重要である.

臨床栄養学とは，人間が健常な生体を維持するために必要な食物や栄養素，さらにはその代謝について明らかにし，食物・栄養素などを用いて“疾病”を制御することを目的とした学問である．臨床栄養では，栄養や食事の管理を通じて疾病の改善・治癒を図り，人々の健康を維持することを目的とする.

1・1・1 内部環境の恒常性と栄養支援

人間の体では内部環境を一定に保とうとするさまざまな作用が働いており，これを**恒常性**（**ホメオスタシス**）とよぶ.

たとえば健常人では，多量の糖を摂取してもインスリンの働きにより血糖値は一定に保たれる．血中のナトリウム濃度についても，食事からの食塩摂取の増減によって極端に変化することはない．しかし，疾患や生体の状態により恒常性維持の機能が低下することがある．たとえば膵臓や腎臓の疾患があると血糖値や血中の電解質の濃度などを正常に維持できなくなることがある．このような場合には，食事からの糖や食塩の摂取量を調整したり，機能の低下した膵臓や腎臓に対応した食事内容を考えたりしなければならない.

また，摂食困難に陥り，供給量の不足から体内の栄養素の恒常性を維持できなくなることもある．このような場合，経腸栄養や静脈栄養などの摂取方法も考慮し，適切な栄養補給を通じて体内の恒常性を補助し，健全な身体を維持できるような栄養支援をすることが必要である.

1・1・2 疾患の予防

疫学研究の発展に伴い，さまざまな生活習慣が多数の疾患の発症と密接に関わることがわかってきた．たとえば 1960 年代頃より食塩過剰摂取と胃がんの発症の関連性が着目され，減塩の重要性が説かれていた．このように食習慣や運動習慣，休養，喫煙，飲酒などの生活習慣によってひき起こされる病気を**生活習慣病**とよび，生活習慣の改善によって多くの疾病を予防できることが明らかとなっている．

生活習慣病には食習慣に関連するものが最も多く（表1・1），適切な食習慣や食事摂取は疾病の予防において大きな意義をもつ．特に現代の日本では，肥満や肥満に関連する糖尿病・高血圧・脂質異常症などの患者が激増しており，これらの発症にはエネルギーや脂質・食塩といった栄養素を適切に摂取するなどの食生活の改善が重要な予防法となりうる．また，がんと食の関連も注目されている．たとえばアルコール多飲は食道がんや肝臓がんの発症に，塩分過多は胃がんの発症に，それぞれ関連していることや，加工肉が大腸がんの発症リスクを上げること，野菜や果物の摂取が消化器系のがんの予防に寄与することなどが知られている．

管理栄養士には，正しい知識に基づいた食習慣の教育を行うことにより，国民の疾病予防を担う責務がある．

表1・1　生活習慣と関連するおもな疾患・健康障害

食習慣	2型糖尿病，肥満症，脂質異常症，循環器疾患（高血圧，虚血性心疾患），痛風，各種のがん，歯周病など
運動習慣	2型糖尿病，肥満症，脂質異常症，高血圧など
喫　煙	肺がん，慢性気管支炎，肺気腫，循環器疾患，歯周病など
飲　酒	アルコール性肝疾患，脂質異常症など

1・1・3　疾患の治癒促進

多くの疾患において，症状の改善や治癒の促進には**栄養状態**が大きく影響する．生体エネルギーの基質である糖質・脂質や，生体の基本的な構成成分となるタンパク質などが不足すると，疾病治癒の遅延や症状の悪化に直結する．またビタミンやミネラルといった微量栄養素も生体機能の維持・回復には必須である．たとえば消化器疾患などで手術を受ける患者では，原疾患による栄養障害に加え，手術による侵襲や食止めによる栄養不足などが起こりやすい．術後の回復を促進するためには，可能な限り早期に経口摂取を開始することが有効であるといわれている．このようには，不足する栄養を補充するだけでなく，身体の消耗を回復し疾病の治癒を促進するような，積極的な栄養療法が必要とされる場合もある．

補給の方法についても検討が必要である．高齢者や脳血管疾患患者などでは，経口摂取が十分にできずに低栄養に陥ることも多い．咀嚼・嚥下機能を適切に評価し，場合によっては経腸栄養や静脈栄養などを積極的に取入れて栄養状態を改善することが，疾患の治癒力を高めることになる．

1・1・4　疾患の増悪化と再発の防止

特定の栄養素が不足することによって起こる疾患では，これらの栄養素を補充することにより，症状の改善や再発の防止が可能となる．たとえば，ビタミンB群の不足による口内炎，鉄欠乏による貧血，亜鉛欠乏による味覚障害などでは，それぞれ不足する栄養素を補給することで疾患を改善できる．

また，疾患によっては，特有の病態生理に応じて特定の栄養素の摂取を制限することにより，病状の悪化を防ぐことができる．たとえば糖尿病では摂取エネルギーや単純糖質の摂取を制限することで，血糖値の上昇を防ぎ，合併症の発症を予防したりインスリン抵抗性を改善することが期待できる．ほかにも脂質異常症では特定の脂質を，高尿酸血症ではプリン体を多く含む食品の摂取を制限することで，病態の改善が可能となる．腎不全患者においては，タンパク質や塩分，カリウムの摂取をコントロールするなどの対策により，症状の改善や，疾病の進行を遅らせることが可能である．

このように，食事そのものが治療法（食事療法）として確立されており，薬物治療などとともに，疾病治療の柱として重要な役割を果たしている．

1・1・5 栄養状態の改善

栄養状態と疾患には密接な関わりがあるため，BMI や各身体計測値，検査データなどを総合的に評価し，栄養状態を見極めて，各疾患に対応した栄養管理を行うことが重要である．

低栄養状態は疾病の治癒過程に大きな影響を与えるだけでなく，低栄養そのものが疾患発症の直接原因になることも知られている．高齢者に多くみられるフレイルやサルコペニアといった病態* は，低栄養，特にタンパク質摂取の不足がその病因として考えられている．また，若年女性では痩身願望による極端な食事制限により，潜在的な低栄養となっている者が少なくない．血液検査では総タンパク質やアルブミンがよい指標となる．低栄養が疑われる場合は各数値の正常化を指標に，適切な栄養支援を行うことが必要となる．

* フレイルとは“(加齢に伴い）筋力や心身の活力が低下した状態”のことであり，またサルコペニアとは“(加齢に伴い）筋肉量が減少し，筋力や身体機能が低下している状態”をさす．いずれも高齢者の寝たきりをひき起こす一因として問題視されている．

一方，過栄養状態を反映する肥満もまた，さまざまな疾患の誘引となる．肥満の改善にはエネルギー制限を目的とした食事制限がおもな治療法となるが，食事制限により必要な栄養素の摂取まで制限されてしまうとむしろ弊害が上回る．3 大栄養素のバランス（PFC バランス）やその他の栄養素にも考慮した適切な食事制限を行うことが必要である．

1・1・6 社会的不利とノーマリゼーション

ノーマリゼーションとは，障害者や高齢者など社会的に不利な状況にある人々にとって，生活環境が可能な限り通常のものと近いか，あるいはまったく同じになるように，生活様式や日常生活の状態をこれらの人々に適した形で運用することを意味している．

ノーマリゼーションをめざす食事栄養介入にはさまざまな事例が想定される．たとえば咀嚼・嚥下機能が障害され通常の食事が食べられない場合には，食事形態を工夫し，皆と一緒に食事を楽しめるようにするのもノーマリゼーションの一例であろう．障害者への栄養介入も，健常者と変わらない生活ができるようになることを目的に行われなければならない．食事栄養介入により障害者や高齢者などの社会的不利を軽減し，健常者との生活の場の共有化を目指すことは，臨床栄養における重要課題の一つである．

1・1・7 QOL の向上

QOL は“人生の質”“生活の質”などと訳され，疾病や障害といった不利な条件の有無にかかわらず，各人が充実した質の高い生活を送れているか，自らが置かれている状況の中で有意義な生活を送れているか，という心理的な満足度を意味する．栄養状態が悪化すると気力や体力が低下し，身体活動にも支障が出て QOL は悪化するた

QOL: quality of life

め，栄養状態の改善はQOLの改善にもつながる．

また栄養支援や食事療法においては，QOLを考慮した手段の選択も重要である．疾病の治療では，たとえ最も治癒効果が高いと思われる治療法であっても，それが患者のQOLを無視した方法であれば，最善の治療法とはいえない．たとえば栄養補給において，経腸栄養や静脈栄養の方が効率的で効果が高いとわかっていても，“食事をしたい”という希望があれば，可能な限り経口摂取を行うべきである．また，糖尿病で血糖コントロールを行うのは，さまざまな合併症を予防し生涯にわたりQOLの高い生活を送るためであるが，目先の血糖値にこだわりすぎて極端な食事制限を強いることにより，患者にとってQOLの低い生活となってしまっては本末転倒である．

食事はヒトが生きていくうえでの楽しみの一つである．臨床栄養においては疾病制御という点ばかりに目を向けるのではなく，“QOLの高い生活を送るための栄養”という点にも配慮して，さまざまなアプローチを考えていかなければならない．

1・2 医療・介護制度の基本

1. 診療報酬において“食事提供”に関わるものは，入院時食事療養(I)・(II)，特別食加算，食堂加算である．
2. 診療報酬において“栄養食事指導”に関わるものは，入院栄養食事指導料1・2，外来栄養食事指導料，集団栄養食事指導料，在宅患者訪問栄養食事指導料である．
3. 介護報酬において“居宅サービス”の栄養業務に関わるものには，居宅療養管理指導のほかに，通所サービスにおける栄養改善加算や療養食加算がある．
4. 介護報酬において“施設サービス・地域密着型サービス”に関わるものには，栄養マネジメント加算，経口移行加算，経口維持加算（I）・(II)，療養食加算がある．

1・2・1 医療保険制度

医療保険制度とは，病気やけがで医療機関を受診したときに発生する医療費の一部を保険者が給付する保険のことである．長期入院や高額な医療費が被保険者の負担となることを避けるために設けられた保険制度である．医療保険における被保険者の負担は，70歳未満が3割負担，70～74歳が2割負担，75歳以上が1割負担，義務教育就学前は2割負担である．医療保険の種類には，企業や個人事業などに雇われた人が加入する被用者保険（職域保険）と，自営業者や退職者などが加入する国民健康保険（地域保険），75歳以上の人が加入する後期高齢者医療制度がある．さらに，被用者保険は業種によって異なっており，企業のサラリーマンが加入する健保組合と協会けんぽ，公務員が加入する共済組合などに分かれている．

また，医療行為に対して医療保険から医療機関に支払われる報酬を**診療報酬**という．基本的には点数で表され，1点10円として換算される．

1・2・2 介護保険制度

介護保険制度は，要介護高齢者の増加や介護期間の長期化など，介護ニーズの増大に伴い，高齢者の介護を社会全体で支え合う仕組みとして2000年4月に発足した．介護保険制度では，40歳以上の者が被保険者となり，介護保険に加入する．介護サービスは65歳以上の者は原因を問わず要支援・要介護となったときに受けることができるが，40〜64 歳の者は特定疾病（末期がんや関節リウマチなどの老化による病気）が原因で要支援・要介護状態になった場合に支給を受けることができる（表 1・2）．

表 1・2 介護保険の対象となる特定疾病（2017 年 9 月現在）

1. がん（末期）	10. 早老症
2. 関節リウマチ	11. 多系統萎縮症
3. 筋萎縮性側索硬化症	12. 糖尿病性神経障害，糖尿病性腎症および糖尿病性網膜症
4. 後縦靱帯骨化症	13. 脳血管疾患
5. 骨折を伴う骨粗鬆症	14. 閉塞性動脈硬化症
6. 初老期における認知症	15. 慢性閉塞性肺疾患
7. 進行性核上性麻痺，大脳皮質基底核変性症およびパーキンソン病	16. 両側の膝関節または股関節に著しい変形を伴う変形性関節症
8. 脊髄小脳変性症	
9. 脊柱管狭窄症	

1・2・3 医療・介護保険における栄養に関する算定の基本

a. 医療保険における栄養に関する算定基準

1）食事提供に関わる診療報酬

● **入院時食事療養費**：入院時の食事は，医療保険から支払われる入院時食事療養費と，入院患者が支払う標準負担額によって成り立っている．一定の要件を満たす医療機関であれば（表 1・3），**入院時食事療養費(I)** として 1 食につき 640 円を算定し，流動食のみを提供する場合は 575 円を算定する*1．また一定の要件を満たしていない医療機関は**入院時食事療養費(II)** として 1 食 506 円を算定し，流動食のみを提供する場合は 455 円を算定する．これらは 1 日 3 食を限度とする．ただし，経管栄養や濃厚流動食の場合は，1 日の給与量について医療上の管理指示があれば，提供回数が 2 回もしくは 4 回以上であっても，3 食として算定できる．

*1 2017 年現在．

表 1・3 入院時食事療養費の要件を満たす医療機関

1. 医師，管理栄養士による検食が毎食行われ，検食簿に所見が記載されていること
2. 必要に応じて，普通食患者の年齢構成および給与栄養目標量が見直しされていること
3. 喫食調査および食事療養関係帳簿などを利用して，食事の質の向上に努めていること
4. 医師の発行する食事箋に基づき，適切な特別食が提供されていること
5. 原則として夕食の提供時間は午後 6 時以降とする．ただし，病床数がおおむね 500 床以上で，かつ特別な理由がある場合は提供時間に若干のばらつきが生じてもよい
6. 保温食器などを用いて適温の食事を提供すること
7. 医師の指示のもと，医療の一環として患者に十分な栄養指導を行うこと

● **特別食加算**：医師の食事箋に基づく特別食の提供において，1 食あたり 76 円を，1 日 3 食を限度として加算できる．加算の対象となる特別食を表 1・4 に示した．

● **食堂加算**：食堂での食事療養には 1 日につき 50 円が加算される．なお，食堂床面積は病床 1 床あたり 0.5 m^2 以上を確保する．

2）栄養食事指導などに関わる診療報酬

● **入院栄養食事指導料**：**入院栄養食事指導料 1** は，入院中の患者で，医師が特別食を必要と認めた者または特定の疾患*2 の者に対し，管理栄養士が栄養指導を行った場合に，入院中 2 回を限度として算定する．初回にあたってはおおむね 30 分以上，2 回目にあたってはおおむね 20 分以上の栄養指導を行う必要がある．ただし，1 週間

*2 入院栄養食事指導料に該当する疾患
1. がん患者
2. 摂食機能または嚥下機能が低下した患者
3. 低栄養状態にある患者

表 1・4　特別食加算の適応食種

特別食	適応の条件
腎臓病食	腎臓病のほか，心臓疾患などの減塩食（食塩相当量 6 g/未満），妊娠高血圧症候群の減塩食
肝臓病食	肝庇護食，肝炎食，肝硬変食，閉鎖性黄疸食（胆石症および胆嚢炎による閉鎖性黄疸の場合も含む）
糖尿病食	糖尿病に対する食事
胃潰瘍食	十二指腸潰瘍や消化管術後の胃潰瘍食，クローン病および潰瘍性大腸炎などの低残渣食．流動食は除く．
貧血食	血中ヘモグロビンが 10 g/dL 以下かつその原因が鉄欠乏に由来する場合
膵臓食	膵臓病に対する食事
脂質異常症食	空腹時の LDL コレステロール値が 140 mg/dL 以上，HDL コレステロール値が 40 mg/dL 未満，トリグリセリド値 150 mg/dL 以上のいずれかに該当する者に対する食事 高度肥満症（肥満度 +70％ 以上，BMI が 35 kg/m^2 以上）の治療のための食事
痛風食	痛風に対する食事
てんかん食	難治性てんかん患者に対し，グルコースに代わりケトン体を熱量源として供給することを目的とした，炭水化物量の制限および脂質量の増加が厳格に行われた治療食
先天性代謝異常食	フェニルケトン尿症食，メープルシロップ尿症食，ホモシスチン尿症食，ガラクトース血症食
治療乳	乳児栄養障害症（離乳の終わらない者の栄養障害症）に対して直接調整する治療乳
無菌食	無菌治療室管理加算を算定している患者に対する食事
特別な場合の検査食	潜血便，大腸 X 線検査および大腸内視鏡検査のための食事

に 1 回を限度とする．初回は 260 点，2 回目は 200 点を算定できる．**入院栄養食事指導料 2** は，有床診療所において，当該診療所以外（栄養ケア・ステーションおよび他の保険医療機関に限る）の管理栄養士が当該診療所の医師の指示に基づき対面による指導を行った場合に算定する．初回は 250 点，2 回目は 190 点を算定できる．

● **外来栄養食事指導料**　入院中以外の患者であって，医師が特別食を必要と認めた者または入院栄養食事指導料に該当する疾患の者に対し，管理栄養士が栄養指導を行った場合に算定する．初回の指導を行った月は 2 回限り，そのほかは月 1 回に限り算定できる．初回にあたってはおおむね 30 分以上，2 回目以降にあたってはおおむね 20 分以上栄養指導を行う必要がある．初回は 260 点，2 回目以降は 200 点を算定する．

● **集団栄養食事指導料**: 管理栄養士が医師の指示に基づき，複数の患者を対象に指導を行った場合に，1 回あたり 80 点を算定できる．月 1 回また入院中は 2 回を限度とする．1 回の指導における人数は 15 人以下で，1 回の指導時間は 40 分を超えるものとする．

● **在宅患者訪問栄養食事指導料**: 在宅での療養を行っている患者に対して，医師が特別食を必要と認めた者または入院栄養食事指導料に該当する疾患の者に対し，食事計画案や栄養食指導箋を患者またはその家族などに対して交付するとともに，具体的な指導を 30 分以上行った場合に算定する．同一建物居住者以外の場合（在宅での療養を行っている患者）は 530 点，同一建物居住者の場合は 460 点とする．

3) 栄養管理に関わる報酬

● **栄養サポートチーム加算**：栄養管理を要する患者に対して，週1回程度のNSTカンファレンスと回診，栄養治療実施計画の策定とチームによる診療を行った場合に，1週あたり200点を算定する．栄養管理では，所定の研修を修了した常勤の医師，看護師，薬剤師，管理栄養士が参加し，いずれか一人は専従である必要がある．また医療資源の少ない地域など，厚生労働大臣が定める地域に所在する保険医療施設で，施設基準に適合していれば，栄養サポートチーム加算（特定地域）として100点/週を所定の点数に加算することができる．

● **栄養管理実施加算**：入院患者ごとに栄養管理計画を作成し，管理栄養士をはじめ，医師，薬剤師，看護師，その他の医療従事者が共同して栄養管理を行った場合に，患者1人につき，1日12点が算定できる．しかし，この加算は平成24年度（2012年）の診療報酬改定により廃止された．ただし，有床診療所では管理栄養士の確保が厳しいことから，現在でも栄養管理実施加算の届出を行っていれば，常勤の管理栄養士1名以上が配置されている場合に算定することができる．

4) 指導管理に関わる報酬

● **糖尿病透析予防指導管理料**：糖尿病患者で，医師が透析予防に関する指導の必要性があると認めた入院中以外の者に対して，専門の医師や看護師，保健師，管理栄養士などが共同して必要な指導を行った場合に算定する．月1回に限り，350点を算定できる．また，医療資源の少ない地域に配慮し，厚生労働大臣が定める地域に所在する保険医療機関において，透析予防チームによって専門的治療が行われている場合には，所定の点数に加えて，月1回に限り170点を算定できる．

● **摂食障害入院医療管理加算**：摂食障害の患者に対して，医師，看護師，精神保健福祉士，臨床心理技術者および管理栄養士などによる集中的かつ多面的な治療が計画的に提供されている場合に算定される．算定対象となる患者は，摂食障害による著しい体重減少が認められる者で，BMIが15未満であるものとする．入院した日から30日以内であれば1日につき200点，31日以上60日以内は100点とし，60日を限度として算定される．

● **在宅患者訪問褥瘡（じょくそう）管理指導料**：重点的な褥瘡管理を行う必要が認められる患者に対して，保険医，管理栄養士，看護師が共同して，褥瘡管理に関する計画的な指導管理を行った場合に算定する．初回のカンファレンスから6カ月以内に2回行うことができ，患者1人につき1回750点を算定できる．

b. 介護保険における栄養に関する算定基準

1) 居宅サービスに関わる加算

● **居宅療養管理指導費**：管理栄養士が医師の指示に基づき，特別食を必要とするまたは低栄養状態にある利用者に対して，居宅または居住系施設を訪問し，栄養管理に関する情報提供および栄養食事相談または助言を行った場合に，**管理栄養士による管理指導費**として，1回あたり同一建物居住者以外では533単位，同一建物居住者では452単位を算定する．1回に30分以上の指導が必要で，月2回を限度に算定できる．

● **栄養改善加算**：低栄養状態またはそのおそれのある利用者に対して，管理栄養士を中心に栄養改善サービスが行われた場合に，**栄養改善加算**として1回150単位加算できる．原則3カ月間に限り月2回を限度に加算できるが，サービス開始から3カ月ごとに状態の評価を行うことで，必要に応じて継続算定することも可能である．

療養食：糖尿病食，腎臓病食，肝臓病食，胃潰瘍食，貧血食，膵臓病食，脂質異常症食，痛風食

● **療養食加算**：管理栄養士・栄養士の管理のもとで，療養食が提供された場合に，**療養食加算**として1日あたり23単位を加算できる．

2）施設サービス・地域密着型サービスに関わる加算

● **栄養マネジメント加算**：低栄養状態の入所者に対して，管理栄養士が栄養管理計画の作成，栄養食事相談などの栄養改善サービスを行った場合に，1日あたり14単位加算される．

● **経口移行加算**：経管により食事摂取している入所者に対して，経口摂取に向けた栄養管理を行った場合に，1日あたり28単位を加算できる．

● **経口維持加算(Ⅰ)**：現在経口摂取をしているが，摂食・嚥下障害をもつ入所者や食事摂取に関する認知機能の低下が著しい入所者に対して，経口摂取に向けた栄養管理を行った場合に，1月あたり400単位が加算される．ただし，栄養マネジメント加算が必須である．

● **経口維持加算(Ⅱ)**：経口維持加算(Ⅰ) を算定し，医師，歯科医師，歯科衛生士または言語聴覚士が関わった場合に，1月あたり100単位加算される．

● **療養食加算**：管理栄養士・栄養士の管理のもとで，療養食が提供された場合に，1日あたり18単位が加算される．経口維持加算との併算も可能である．

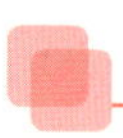

1・3　医療と臨床栄養

1. 複雑化した医療における栄養問題を解決するには，傷病者の栄養状態を評価・判定し，改善計画を策定し，食事や栄養補給を実施して，その結果を評価する栄養管理システムの創設が不可欠である．
2. 管理栄養士は栄養管理における役割を認識し，職業倫理，クリニカルパス，チーム医療，さらに傷病者の権利を尊重したインフォームド・コンセントなどの技術を習得し，栄養管理を適正に行う必要がある．

1・3・1　医療における栄養管理の意義

かつて，医療における食事療法は，疾病による栄養素の消化・吸収さらに代謝の変化や異常に対して，食事の内容を対応させて疾病の治療や増悪化防止に役立たせることであった．1960年頃より，低栄養状態の傷病者が多発し，この状態を放置すると，免疫力の低下，疾病の回復の遅れ，合併症の出現，入院日数の増大，さらに医療費の増大などが起こることがわかり，傷病者の栄養状態を改善することも必要となった．つまり，疾病の治療においては，食事療法の遂行と栄養状態の改善を目標とした包括的な栄養管理が必要になったのである．さらに，慢性疾患患者が高齢化することにより，疾患が複合する場合が多くなり，エネルギーや栄養素の調整が複雑になってきた．たとえば，糖尿病，肝臓病，さらに腎臓病が合併する場合，糖尿病は低エネルギー・バランス食，慢性肝炎は適正エネルギー・高タンパク質食，腎臓病は高エネルギー・低タンパク質食を基本とするために，総合的な判断のもとに食事内容の優先順位を決定しなければいけなくなる．味覚，咀嚼・嚥下や，栄養素の消化・吸収，代謝に対する薬物や放射線療法，さらに手術の影響もある．一方，栄養補給の方法には，

食事療法による経口栄養だけではなく，カテーテルを用いた経腸栄養や経静脈栄養があり，摂取するものも，食品のみならず，栄養剤，病者用特別用途食品などの適正な選択が必要になる．

治療における栄養管理は，複雑になった栄養問題を有効に解決する方法として意義がある．つまり，臨床における栄養管理は，傷病者の栄養状態を評価・判定し，問題点を明らかにし，改善計画を作成し，計画に基づき実施し，それをモニタリングしていく過程であり，マネジメント技法をもとに，対象者の栄養状態を改善する機能や方法，さらに手順を効果的に進めるシステムをいう．

1・3・2 医療における管理栄養士の役割と職業倫理

a. 医療における管理栄養士の役割 1962年，栄養士法の一部改正により新たに“管理栄養士”制度がスタートし，その役割は“栄養士にできない複雑，困難な業務をする者”とされた．戦後の食糧不足による栄養欠乏状態が解決したが，食生活の簡便化と欧米化に伴い，肥満や生活習慣病が増加し，わが国の栄養問題が複雑で，解決が困難になったからである．1999年，“21世紀の栄養学，管理栄養士等のあり方検討委員会”が厚生労働省に設置され，広範囲な議論の結果，管理栄養士は人間栄養学に基づいた教育・養成を行い，人間の栄養状態を改善する栄養ケア・マネジメントを修得させるべきだと結論づけられた（表1・5）．2000年，栄養士法の一部改正が行われ，管理栄養士が登録制から免許制になり，管理栄養士の役割は，対象者の栄養状態の評価・判定に基づいた栄養ケアを行うことになり，医療や福祉においては，ベッド

表1・5 管理栄養士養成における“臨床栄養学”の教育目標

傷病者の病態や栄養状態の特徴に基づいて，適切な栄養管理を行うために，栄養ケアプランの作成，実施，評価に関する総合的なマネジメントの考え方を理解し，具体的な栄養状態の評価・判定，栄養補給，栄養教育，食品と医薬品の相互作用について修得する．特に各種計測による評価・判定方法やベッドサイドの栄養指導などについては実習を活用して学ぶ．また医療・介護制度やチーム医療における役割について理解する．さらにライフステージ別，各種疾患別に身体状況（口腔状態を含む）や栄養状態に応じた具体的な栄養管理方法について修得する．

表1・6 医療スタッフの協働・連携によるチーム医療の推進について[a]

管理栄養士

近年，患者の高齢化や生活習慣病の有病者の増加に伴い，患者の栄養状態を改善・維持し，免疫力低下の防止や治療効果及びQOLの向上等を推進する観点から，傷病者に対する栄養管理・栄養指導の評価・判定等の専門家として医療現場において果たし得る役割は大きなものとなっている．以下に掲げる業務については，現行制度の下において管理栄養士が実施することができることから，管理栄養士を積極的に活用することが望まれる．

- 一般食（常食）について，医師の包括的な指導を受けて，その食事内容や形態を決定し，又は変更すること．
- 特別治療食について，医師に対し，その食事内容や形態を提案すること（食事内容等の変更を提案することを含む）．
- 患者に対する栄養指導について，医師の包括的な指導（クリティカルパスによる明示等）を受けて，適切な実施時期を判断し，実施すること．
- 経腸栄養療法を行う際に，医師に対し，使用する経腸栄養剤の種類の選択や変更等を提案すること．

a) 平成22年4月30日付 厚生労働省医政局長通知より．

表 1・7　管理栄養士・栄養士倫理綱領[a]

本倫理綱領は，すべての人びとの「自己実現をめざし，健やかによりよく生きる」とのニーズに応え，管理栄養士・栄養士が，「栄養の指導」を実践する専門職としての使命と責務を自覚し，その職能の発揮に努めることを社会に対して明示するものである．

1. 管理栄養士・栄養士は，保健，医療，福祉及び教育等の分野において，専門職として，この職業の尊厳と責任を自覚し，科学的根拠に裏づけられかつ高度な技術をもって行う「栄養の指導」を実践し，公衆衛生の向上に尽くす．
2. 管理栄養士・栄養士は，人びとの人権・人格を尊重し，良心と愛情をもって接するとともに，「栄養の指導」についてよく説明し，信頼を得るように努める．また，互いに尊敬し，同僚及び他の関係者とともに協働してすべての人びとのニーズに応える．
3. 管理栄養士・栄養士は，その免許によって「栄養の指導」を実践する権限を与えられた者であり，法規範の遵守及び法秩序の形成に努め，常に自らを律し，職能の発揮に努める．また，生涯にわたり高い知識と技術の水準を維持・向上するよう積極的に研鑽し，人格を高める．

a）公益社団法人日本栄養士会制定（平成 14 年 4 月 27 日/改訂平成 26 年 6 月 23 日）

サイドでの臨床栄養管理業務が中心となった．診療報酬においては“入院栄養管理加算”や“栄養サポートチーム加算”が導入され，2010 年に出された厚生労働省医政局長通知“医療スタッフの協働・連携によるチーム医療の推進について”には，管理栄養士の役割が明記された（表 1・6）．それによると，医師の包括的な指導を受けて，一般食の内容や形態の決定または変更，特別治療食の提案，栄養指導の適切な実施時期の判断，経腸栄養剤の種類の選択や変更などの提案が，管理栄養士の役割とされている．

b. 職業倫理　倫理とは，人間の内面にある道徳意識に基づいて，人間として行うべき規範をいい，専門職である管理栄養士は，職業倫理を習得しておく必要がある．管理栄養士は，専門職（professional）であり，栄養の学術，知識，技術に対して特殊の能力をもつと同時に，そのことを公言し，社会に応用および実践することを職業としている．つまり，管理栄養士は，国が定めた養成校を卒業し，国家試験に合格して国家資格を有し，専門的に有能であると同時に，栄養に関係する法的規範を守り，職業倫理を厳守することを公約している．

職業倫理で問われることは，“人間として何をすべきなのか”であり，この場合の倫理的評価の基準は，人間として何が正しいか，間違っているかの判断であり，科学的評価の特徴である論理性，客観性，普遍性だけの議論ではない．公益社団法人日本栄養士会は，2002 年に倫理綱領を作成している（表 1・7）．このなかで，実践にあたっては，人々の生きる権利，尊厳を保つ権利，等しく支援を受ける権利などの人権を尊重することを求め，人々の自己決定権とインフォームド・コンセントを尊重するとともに，科学的根拠に裏づけられた望ましい基準を設定して社会に貢献するとしている．さらに，生涯にわたり高い知識と技術の水準を維持するよう積極的に研さんするとともに，職務遂行にあたって，品位と信用を損なう行為や信義におとる行為をせず，職務上知り得た個人情報の保護に努め，守秘義務を遵守しなければならない．

1・3・3　クリニカルパスと栄養ケア

CP：clinical pathway

クリニカルパス（CP）は，医療の効率化を図り，入院日数の短縮と医療コストの削減を目的に導入され，普及したマネジメントシステムである．クリニカルパスは，1950 年から工業領域の工程管理の一手法として発展し，1983 年，米国において診断群別定額前払い制度が実施されるなかで，医療に導入された．クリニカルパスの導入には，効率的な医療を進めるのみならず，患者や家族への情報公開やチーム医療の促進などの効果がある（表1・8）．

診断群別定額前払い制度: diagnosis rerated group/ prospected payment system, DRG/PPS

表 1・8 クリニカルパスの意義
1）患者，家族への情報公開が容易となる．
2）入院診療計画の策定が容易になる．
3）医療の標準化が可能になり，医療の無駄が減少する．
4）入院日数が短縮され，病床稼働率を上げれば病院の増収になる．
5）チーム医療が促進される．

クリニカルパスは，医師，看護師，薬剤師，管理栄養士などからなる小委員会を設定し，チームワークにより，実際の医療行為を想定しながら，使用するパスのフォーマットを作成することから始まる．クリニカルパスの目的・目標を明確にし，過去の記録のレビューと文献の検討を行い，実際のフォーマットは縦軸に仕事内容，横軸に時間を記し，縦軸の項目と横軸の時間の区切りをして作成する．この場合，現在行っている方法が真に合理的なのか，科学的根拠があるのかなどを検討しながら進めることが重要である．また，アウトカムマネジメントの手法を用いて，医療行為から得られる成果や結果を予測し，その達成期間を事前に設定し，結果から導かれる過程や資源を統制していくことが必要である．アウトカムの評価には，臨床的，財務的，在院日数，さらの患者満足度や患者の QOL などがある．

1・3・4 チーム医療

医療事故とは，医療により起こるすべての事故をさし，**医療過誤**とは，医療に携わる専門職が決められた通りに適正に実施していれば起きなかったにもかかわらず，何らかの人為的ミスで起こった事故をさす．つまり，医療事故とは避けられなかった事故も含むが，医療過誤は気をつければ避けることができたものである．近年，医療過誤が増加しつつあり，その原因の多くは医者や看護師などの専門技術の未熟さによるものではなく，医療システム上の問題であることがわかり，解決策としてチーム医療が検討されてきた．

チーム医療とは，“医療に従事する多種多様なスタッフが，それぞれの高い専門性を前提に，目的と情報を共有し，業務を分割しつつも互いに連携・補完し合い，患者の状況に的確に対応した医療を提供することである（2010 年 3 月 19 日，厚生労働省）”と定義されている．チーム医療の目的は，専門職を積極的に活用して，職種間の有機的な連携を図ることなどにより，急激に変化する医療需要に対応して医療の改善を図ることである．チーム医療を進めるには，① コミュニケーション，② 情報の共有化，③ チームマネジメントの視点が重要となる．チーム医療の質を向上するためには，互いが優れたチームを目指し，常にチーム内での発言が推奨され，各自の関心事や工夫，さらにそれぞれの専門職の独自性が認められる状況をつくること，さらに，自分たちの限界を認識し，他職種や外部からの意見を考慮する姿勢があり，互いが他職種を認めて尊敬していることが重要である．

1970 年頃，米国では中心静脈栄養法が普及する過程において，臨床栄養に興味をもつ専門職が入院患者の栄養管理の重要性を議論し “Meeting together, Working

NST: nutrition support team

together”を合言葉に，チーム医療を基本とした栄養管理の専門組織をつくることを検討した．このことが**栄養サポートチーム**（**NST**）の出発点である．NST は，医師，看護師，薬剤師，管理栄養士などのチームにより，急性期患者の栄養状態を改善することを目的につくられた．それぞれの専門職には特異的な役割があり，管理栄養士は主として，栄養スクリーニングと栄養アセスメント，適正栄養量の算定，栄養管理計画，静脈・経腸栄養剤の選定と調整，栄養食事指導を担う．

1・3・5　リスクマネジメント

リスクマネジメント: risk management

リスクとは，ある状態や行動に対して危険に遭う可能性や損をする危険性を意味する概念であり，日本語では“危険性”と訳される．**リスクマネジメント**とは，リスクを組織的に管理し，損失などを回避または低減するプロセスをいう．リスクマネジメントは，リスクアセスメントによるリスクの評価・判定をし，リスク低下のための計画を作製し実践，さらに再評価するサイクルからなる．栄養ケア・マネジメントは，栄養に関するリスクマネジメントの一種である．

1・3・6　傷病者の権利

傷病者の権利とは，傷病者の人格が尊重され，傷病者が自らの意思と選択により最善の医療を受けることができる権利をいう．傷病者の権利が定義され，文章化されたのは，1972 年のアメリカ病院協会の“患者の権利章典に関する宣言”と，1981 年に出された世界医師会からの“患者の権利に関するリスボン宣言”である．“患者の権利章典に関する宣言”には“患者は思いやりのある，丁寧なケアを受ける権利を有する”こと，さらに“患者は自分の診断，治療，予後について完全な新しい情報を自分に十分理解できる言葉で伝えられる権利がある”と宣言されている．“リスボン宣言”では，“患者は自分の医師を自由に選ぶ権利がある”ことや，“患者は法が許す範囲で治療を拒否する権利があり，またその場合に医学的にどのような結果になるかを知らされる権利を有する”と記されている．傷病者は自分の状態について知り，治療や処置について自己決定する権利をもつということである．このような傷病者の権利が主張され始めたのは，医療を受ける場合，専門的な治療を施す医師との関係で，医療を受ける者が従属的な立場に置かれ，医師の一方的な考えで医療が行われて傷病者の人権や人間性が十分に尊重されないことが起こる背景がある．

1・3・7　インフォームド・コンセント

インフォームド・コンセント: informed consent

インフォームド・コンセントとは，情報を受けたうえで同意するとか，知ったうえで了承するという意味である．医療におけるインフォームド・コンセントとは，投薬，手術，検査などの医療行為や治験などの対象者が，その内容についてよく説明を受け十分理解したうえで（informed），対象者が自らの意思に基づいてその方針に合意する（consent）ことをいう．日本医師会は，インフォームド・コンセントを“説明と同意”と訳し，患者の自己決定権を保障するシステムあるいは一連のプロセスであると説明している．現在，インフォームド・コンセントは，医師に限定されたものではなく，すべての医療従事者と傷病者との間でなされるべきだとされている．たとえば，食事療法や栄養補給を行う場合に，管理栄養士による傷病者への十分な説明と了承が必要になる．この場合，管理栄養士は患者に対してわかりやすい言葉で，論拠をもって説明することが必要である．

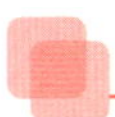

1・4 福祉・介護と臨床栄養

1 福祉・介護における栄養管理の目的は，障害者や高齢者に対して，栄養・食事を介して本人の尊厳が尊重されて，より自立した生活ができるようにすることである．
2 介護予防には，生活習慣病の予防と増悪化防止，さらに老化に伴うフレイルに陥らないような栄養管理が必要である．
3 在宅における栄養管理は，医療機関と福祉施設が連携した地域包括ケアの一環として行われるべきである．

1・4・1 福祉・介護における栄養管理の意義

福祉・介護の対象になるのは，障害者や高齢者である．障害者とは，身体障害，知的障害，あるいは精神障害があるために，継続的に日常生活または社会生活に相当の制限を受ける者をいう．障害者の機能を回復させるには，① 医療技術や矯正技術の進歩，② 本人の強い意志，③ バリアフリーを基本にした社会・環境づくりが必要になる．近年，このような障害者を隔離する社会から，ともに生きる社会へと変革する**ノーマリゼーション**の必要性が叫ばれ，機能回復への取組みが積極的に行われるようになった．同じ損傷を受けても，発揮できる能力は損傷の程度や訓練により異なるので，その能力を回復させ，障害者が生活するうえで不都合を感じないように，地域や社会の理解を深めたり，設備や環境の整備が行われつつある．一方，介護とは，障害者の生活支援をすることをいい，高齢化社会を迎えて介護の需要が著しく増大しつつある．

ノーマリゼーション：normalization

2000 年，保健医療サービスと福祉サービスを目的に**介護保険制度**が開始され，2006 年には，要支援・要介護状態が発現しない，あるいは重度化しないことを目的とした介護予防を重視した制度になった．介護保険制度では，心身の状態により要支援 1・2，さらに要介護 1～5 に分類されている．

福祉・介護における栄養管理の意義は，障害者や高齢者に対して，食事や栄養を介して本人の尊厳が尊重され，より自立した日常生活ができるようにすることである．したがって，栄養管理の目的は，栄養状態や摂食方法の改善により，障害者や高齢者の能力の損失を予防し，失った能力を回復し，さらに限られた能力のなかでできる限り通常の食事ができるようにすることである．すでに摂食や栄養の障害がある者や障害に陥るリスクのある人，さらに健常者でも，介護の予防，増悪化防止のために，食生活や栄養状態の改善に努める必要がある．介護保険制度で分類された内容に沿って，それぞれの状態に応じた栄養管理が必要になる．

1・4・2 福祉・介護における管理栄養士の役割

日々の生活の活動や動作には，食事，更衣，移動，排泄，整容，入浴などがあり，管理栄養士の役割は，障害者や高齢者において，これらができる限り自立してできるように，食事や栄養の観点から支援・介助していくことである．実際には，要支援・要介護のレベルに応じて栄養ケア・マネジメントを行うことになる．最初の栄養アセスメントでは，食品や料理さらにエネルギーや栄養素の摂取状態，体重，筋肉，体水分などの身体構成，自他覚症状，さらに臨床検査値を評価する．また，対象者の摂食能力，咀嚼・嚥下能力，さらに経腸栄養や静脈栄養の適応性や実施能力，食品の購入，調理，後片付けの能力，共食者の有無，食事環境などの食事に関する社会的状況も評価する．これらの栄養アセスメントに基づき，改善すべき栄養・食事の課題を明確にし，食事療法，栄養補給，栄養指導などの実施計画を作成する．計画に基づき実施して実施後のモニタリングと再アセスメントを行い，残された問題を解決するマネジメントサイクルを回し，栄養状態を改善し，介護の予防，増悪化防止を行うことになる．

介護が必要になる要因には，生活習慣病の後遺症が約3割，認知症，衰弱，関節疾患，骨折・転倒など老年症候群が5割であり，介護予防のポイントは生活習慣病と老年症候群の予防にあるといえる．生活習慣病予防には，危険因子となる内臓脂肪，高血糖，脂質異常，高血圧などを軽減するための食生活習慣の改善が必要である．老年症候群予防のポイントはフレイルにならないことである．フレイルとは，老化に伴うさまざまな機能低下や予備能力の低下により，脆弱性が増す状態をいう．①1年間で4～5 kgの体重減少，② 主観的疲労感，③ 日常生活の活動力の低下，④ 身体能力（歩行速度）の減弱，⑤ 筋力（握力）低下の五つの特徴があり，3項目が該当すればフレイル，1～2項目ならプレフレイルと定義されている．

高齢者の低栄養にはさまざまな症状が出現するが，介護予防に重要なことは筋力の低下を防止することである．筋力低下により全身の活力が低下し，活動度が低下して虚弱状態になり，要介護状態になる．代表的な低栄養障害に，タンパク質・エネルギー欠乏症（PEM）があり，エネルギー不足を主体とするマラスムスとタンパク質不足を主体とするクワシオコールがある*が，高齢者の場合はこれらの混合型が多い．マラスムスは，体脂肪が減少し，著しいやせが出現するが，骨格筋タンパク質の分解が亢進して糖新生が活発になり，筋肉からアミノ酸が放出され，肝臓でのタンパク質の合成が維持されて必ずしも血清アルブミンの低下がみられない．一方，クワシオコールは，タンパク質の摂取不足のうえに，糖質や脂質からエネルギーが補給されているために糖新生がなく筋肉からのアミノ酸が供給されないので，肝臓でのタンパク質の合成量が低下し，著しい低アルブミン血症が観察される．高齢者の場合，食事の摂取量が低下し，タンパク質の合成能力も低下しているので，マラスムスとクワシオコールが混合したやせで低アルブミン血症がみられる．

* タンパク質・エネルギー欠乏症，マラスムスとクワシオコールについては§3・1参照．

介護予防には，過剰栄養による生活習慣病と低栄養への対策が必要となり，個々の栄養状態が複雑で多様化しているので，管理栄養士には適正な栄養管理を行う能力が必要とされる．

1・4・3 チームケアと栄養ケア

介護保険において，介護給付を希望する被保険者は，市町村に申請して要介護認定を受けることになり，実際のケアマネジメントは以下の過程で行われる．

① 要介護者の生活全般の解決すべき課題を明らかにする課題分析（アセスメント）
② 課題を解決するための総合的な介護サービスの計画（ケアプラン）
③ サービスの種類や頻度，内容の検討
④ サービスの継続的な把握，評価

このような介護支援サービスは，介護支援専門員（ケアマネージャー）を中心に行われるが，介護は医療サービスと保健福祉サービスが包括的に必要であるために，栄養ケアは多領域，多職種，多施設が連携したチームケアを基本に行われなければならない．病院においては医療サービスに限定されるので医療職種によるチーム医療が中心になるが，介護・福祉においては，医療のみならず生活支援も必要になる．福祉・

介護関係の専門職や施設，さらに地域活動の行政関係者，ボランティア，企業などのチームによる包括的な栄養・食事ケアが必要になる．

1・4・4 在宅ケア

在宅ケアとは，家庭を中心に行われる医療・介護のことで，在宅医療福祉サービスの一つである．これに対して，病院，長期療養施設，老人ホームなどで行われるサービスは**施設ケア**といわれる．在宅ケアの対象者は，おもに長期ケアが必要な慢性疾患やフレイルおよび介護を必要とする高齢者や障害者で，常時施設の管理下におく必要のない者である．一方，家庭に限局されないサービスの場合は**地域ケア**といわれ，この場合は，地域住民の医療のみならず健康の維持・増進，さらに介護を目的に，保健・医療・福祉の機関，住民，企業などが連携して取組む総合的な保健医療福祉の活動と捉えられる．

福祉サービスを受ける対象者も病人になることがあり，在宅ケアでは地域の医療機関との関係も重要になる．つまり，家庭を中心に在宅ケアが実施されるが，医療や福祉のみならず地域の多様な機関，さらに行政と種々の関係をもって実施されることになる．特に近年，高齢化が進むなか，病院や診療所での医療機関と福祉施設での療養を視野に入れた総合的なケアが必要となり，“地域包括ケアセンター”の創設・運営が検討されている．

病院では限られた空間の中で生活が限定されているので，医療専門職の連携だけで栄養管理を実施することができるが，在宅ケアでは患者自身や家族による食事や栄養の管理が必要となる．管理栄養士自身が積極的に在宅訪問栄養指導を行うと同時に，病院，診療所，薬局，福祉施設，地域看護センターなどと連携して，機能的に結合し地域全体を一つの保健・医療・福祉の場として考えることが必要である．日本栄養士会および各県栄養士会により，“栄養ケアステーション”を地域に設立し，地域の人々の相談の場と同時に栄養に関する連携の拠点とすることを検討している．

2 傷病者・要介護者の栄養ケア・マネジメント

2・1 栄養アセスメントの意義と方法

1. 適切な栄養アセスメントの実施により，原疾患の治療の遷延，感染症併発の予防が可能となり，治療成績の向上，平均在院日数の短縮，医療費の軽減（削減）が期待できる．
2. 栄養スクリーニングにより栄養障害あるいはそのリスクをもつ対象者を判別し，栄養アセスメントにより主観的かつ客観的情報を利用して，個人・集団の栄養状態を総合的に評価する．
3. 栄養アセスメントには，主観的評価と客観的評価があり，その指標として，臨床診査，身体計測，臨床（生化学）検査，栄養・食事調査があげられる．
4. 栄養アセスメントは，自覚症状，既往歴，現病歴を聴取したうえで，食生活状況と身体計測値，臨床検査値を参照し，これらを総合的に評価する．
5. 栄養・食事調査の方法は，対象者や調査の目的に合わせて選択する．

2・1・1 栄養スクリーニングの意義と方法

a. 栄養スクリーニングの意義　**栄養スクリーニング**とは，栄養障害あるいはそのリスクをもつ対象者を初期段階で特定することである．栄養アセスメントの対象者が多い施設（大型介護施設や病院など）では，対象者すべての詳細な栄養アセスメントを行うための時間と人的資源がなく，実施が不可能な場合が少なくない．そこで，まずは栄養障害のリスクを評価し，リスク度の高い対象者を抽出する栄養スクリーニングの実施により，栄養アセスメントにつなげる対象を選別することから始める．栄養スクリーニングの意義は，患者や評価者の負担が少なく，特別な手技を必要とせず，誰もが実施可能な簡便で効率的な方法を使用し，栄養障害あるいはそのリスクをもつ者を的確に抽出することにある．

b. 栄養スクリーニングの方法　栄養スクリーニングのツールとして，1987 年に Detsky らが発表した**主観的包括的栄養評価**（**SGA**）が世界的な統一基準として汎用されている（図 2・1）．SGA は，簡単な問診と病歴，身体所見などから，評価者が主観的に栄養状態を評価する方法である．SGA のおもな項目は，体重の変化，食物摂取の変化，消化器症状，身体機能，疾患と栄養必要量の関係，身体所見より構成されており，これらを包括して栄養状態を高度障害，中等度障害，栄養状態良好の 3 段階で評価する．高齢者（65 歳以上）に対しては，**簡易栄養状態評価法**（**MNA®**）（図 2・2）と，その**短縮版**（MNA®-short form）などがあり，近年用いる施設が増えている．いずれも，血液検査や特殊検査を必要とせず，身体計測あるいは問診により判定できるため，簡便で患者への負担もほとんどない．また，評価者による誤差も少な

SGA：subjective global assessment

MNA：mini nutritional assessment の略．基本的には 65 歳以上の高齢者を対象に，3 カ月間の食事量，体重減少率，自力歩行能力，病態，精神面，BMI から栄養状態を判定するスクリーニング法．

1. 病　歴

1）体重変化

過去 6 か月間の体重減少：減少量＝〔　　〕kg
%減少率＝〔　　〕

過去 2 週間の体重変化：□増加
□変化なし
□減少

2）食事摂取状況の変化（通常時と比較）

□変化なし

□変化あり　持続期間＝〔　　〕週,
タイプ：□適正レベルに近い液体食
□完全液体食
□低カロリー液体食
□絶食

3）消化器症状（2 週間以上持続）

□なし　□悪心　□嘔吐　□下痢　□食欲不振

4）身体機能

□機能不全なし

□機能不全あり　持続期間＝〔　　〕週
タイプ：□労働制限
□歩行可能
□寝たきり

5）基礎疾患と栄養必要量の関係

初期診断 ＿＿＿＿＿＿＿＿

代謝亢進に伴うエネルギー必要量/ストレス

□なし　□軽度　□中等度　□高度

2. 身体所見（スコアによる評価：0＝正常，1＋＝軽度，2＋＝中等度，3＋＝高度）

〔　　〕皮下脂肪の減少（上腕三頭筋，胸部）
〔　　〕筋肉量の減少（大腿四頭筋，三角筋）
〔　　〕くるぶしの浮腫
〔　　〕仙骨部の浮腫
〔　　〕腹水

3. 主観的包括的栄養評価（1 つ選択）

□A＝栄養状態良好
□B＝中等度の栄養不良
□C＝高度の栄養不良

図 2・1　主観的包括的栄養評価（SGA）　［A.S. Detsky *et al*., *JPEN*, **11**, p.8～13 (1987) より］

氏名：　性別：　年齢：　体重：　kg　身長：　cm　調査日：

スクリーニング欄の□に適切な数値を記入し、それらを加算する。11 ポイント以下の場合、次のアセスメントに進み、総合評価値を算出する。

スクリーニング

A. 過去 3 ヶ月間で食欲不振、消化器系の問題、そしゃく・嚥下困難などで食事量が減少しましたか？
0＝著しい食事量の減少
1＝中等度の食事量の減少
2＝食事量の減少なし　□

B. 過去 3 ヶ月間で体重の減少がありましたか？
0＝3 kg 以上の減少
1＝わからない
2＝1～3 kg の減少
3＝体重減少なし　□

C. 自力で歩けますか？
0＝寝たきりまたは車椅子を常時使用
1＝ベッドや車椅子を離れられるが、歩いて外出はできない
2＝自由に歩いて外出できる　□

D. 過去 3 ヶ月間で精神的ストレスや急性疾患を経験しましたか？
0＝はい　2＝いいえ　□

E. 神経・精神的問題の有無
0＝強度認知症またはうつ状態
1＝中程度の認知症
2＝精神的問題なし　□

F. BMI 体重(kg)÷[身長(m)]^2
0＝BMI が 19 未満
1＝BMI が 19 以上、21 未満
1＝BMI が 19 以上、21 未満
3＝BMI が 23 以上　□

スクリーニング値：小計(最大：14 ポイント)　□□

12-14 ポイント：栄養状態良好
8 -11 ポイント：低栄養のおそれあり(At risk)
0 - 7 ポイント：低栄養

アセスメント

G. 生活は自立していますか（施設入所や入院をしていない）
1＝はい　0＝いいえ　□

H. 1 日に 4 種類以上の処方薬を飲んでいる
0＝はい　1＝いいえ　□

I. 身体のどこかに押して痛いところ、または皮膚潰瘍がある
0＝はい　1＝いいえ　□

J. 1 日に何回食事を摂っていますか？
0＝1 回
1＝2 回
2＝3 回　□

K. どんなタンパク質を、どのくらい摂っていますか？
・乳製品(牛乳、チーズ、ヨーグルト)を毎日 1 品以上摂取　はい □ いいえ □
・豆類または卵を毎週 2 品以上摂取　はい □ いいえ □
・肉類または魚を毎日摂取　はい □ いいえ □
0.0＝はい、0～1 つ
0.5＝はい、2 つ
1.0＝はい、3 つ　□.□

L. 果物または野菜を毎日 2 品以上摂っていますか？
0＝いいえ　1＝はい　□

M. 水分（水、ジュース、コーヒー、茶、牛乳など）を 1 日どのくらい摂っていますか？
0.0＝コップ 3 杯未満
0.5＝3 杯以上 5 杯未満
1.0＝5 杯以上　□.□

N. 食事の状況
0＝介護なしでは食事不可能
1＝多少困難ではあるが自力で食事可能
2＝問題なく自力で食事可能　□

O. 栄養状態の自己評価
0＝自分は低栄養だと思う
1＝わからない
2＝問題ないと思う　□

P. 同年齢の人と比べて、自分の健康状態をどう思いますか？
0.0＝良くない
0.5＝わからない
1.0＝同じ
2.0＝良い　□.□

Q. 上腕（利き腕ではない方）の中央の周囲長（cm）：MAC
0.0＝21 cm 未満
0.5＝21 cm 以上、22 cm 未満
1.0＝22 cm 以上　□.□

R. ふくらはぎの周囲長（cm）：CC
0＝31 cm 未満
1＝31 cm 以上　□

評価値：小計（最大：16 ポイント）　□□.□

スクリーニング値：小計（最大：14 ポイント）　□□.□

総合評価値（最大：30 ポイント）　□□.□

低栄養状態指標スコア

24～30 ポイント　□ 栄養状態良好
17～23.5ポイント　□ 低栄養のおそれあり(At risk)
17 ポイント未満　□ 低栄養

図 2・2　簡易栄養状態評価法（MNA）

く再現性が高い，客観的栄養評価との相関も比較的高いといわれている．

栄養スクリーニングにより，栄養障害あるいはそのリスクがあると判定されたら，栄養障害の程度をより詳細に評価（アセスメント）する．

2・1・2　傷病者への栄養アセスメント

傷病者への栄養アセスメントの意義は，栄養障害あるいはそのリスクをもつ者を早期に発見し，問題に応じた適切な栄養療法の選択により，原疾患の治療の遷延，感染症併発などを予防することにある．栄養アセスメントでは，主観的評価に加え，客観的評価指標（臨床診査，臨床検査，栄養・食事調査など）を用い，栄養障害の程度を具体的に評価する．

栄養状態の評価は，**静的栄養アセスメント**，**動的栄養アセスメント**，**予後栄養アセスメント**の 3 種類に分類され，目的に応じて使い分ける*1.

*1 各栄養アセスメントの指標については§2・7・1参照.

1）**静的栄養アセスメント**：短期間での変動が少ない身体計測指標（%標準体重，皮下脂肪厚，筋囲など），血清アルブミンなどの半減期が長い血液・生化学的指標などを用いて，現時点における栄養障害の有無，程度，種類を評価・判定する．

2）**動的栄養アセスメント**：栄養療法施行中の栄養状態の変化や栄養改善効果を評価する．代謝回転の速い指標（エネルギー代謝動態や窒素平衡など）や半減期の短い血液・生化学的指標（プレアルブミン，レチノール結合タンパク質など）を用いて，経時的にその変化を評価する．

3）**予後栄養アセスメント**：手術や投薬などの治療を開始する前に，各種栄養指標から栄養状態を評価し，合併症の発症率や治療効果を推定する．特に外科領域において，術前の栄養状態から術後合併症発生率や回復状態を予測する．

2・1・3　要介護者・要支援者への栄養アセスメント

要介護者・要支援者への積極的な栄養アセスメントも重要である．一般傷病者と同様に，栄養スクリーニングの結果に加え，客観的評価を合わせた総合的な評価が必要である．特に高齢者では，基礎疾患をもつことに加え，味覚変化や咀嚼・嚥下機能の低下，抑うつなど加齢に伴うさまざまな変化，またさまざまな薬剤を同時に服用していることも多く，食事量に及ぼす影響や薬剤と食物の相互作用にも注意が必要である．さらに，高齢者が要介護状態に陥るのを予防することも重要である．要介護状態に陥る原因として重要なものに，転倒，認知症と並んで高齢による衰弱がある．高齢による衰弱は，老年医学では**フレイル**として提唱されており，低栄養との関連がきわめて強い．また加齢に伴う筋力の低下および老化に伴う筋肉量の減少である**サルコペニア**も栄養障害やフレイルとも関連が強いことから，フレイル，サルコペニアに陥った高齢者を早期に発見し，適切に介入することは，介護予防の観点からも重要である*2.

*2 フレイルについては§23・3，サルコペニアについては§13・4をそれぞれ参照.

2・1・4　栄養アセスメントの具体的方法

栄養アセスメントの実際は，栄養障害あるいはそのリスクをもつ者の抽出を目的とした栄養スクリーニングを行うことで始まる．栄養スクリーニングの結果に加え，臨床診査，身体計測，臨床（生化学）検査，栄養・食事調査などの結果を合わせて総合的に評価する．ここでは，基本的な参照項目（臨床診査，身体計測，臨床検査，栄養・食事調査）について概説する．

a. 臨床診査

傷病者や要介護者の栄養状態を正しく評価するには，それぞれの背景や現在に至る経緯を把握することが必要である．ここでは，問診と身体観察について概説する．

1）**問　診**：栄養状態把握の最初のアプローチであり，その結果によりあとに続く診察，検査，治療の方針を左右する重要な情報収集手段である．問診では，病歴や体重の変化，食事量の変化，消化器症状について聞き取ると同時に，問診に対する対象者の反応や記憶力についても観察することが重要である．対象者本人から十分に聞き取ることができない場合は，実際に対象者の食事を作っている家族や身近な人から，生活状況，摂食状況の変化を聞き取る．また，問診は単に情報収集だけでなく，傷病者との信頼関係を構築する重要な役割も担っている．したがって，必要な項目を聞き取ることに注力するのみならず，傷病者の人格を尊重した円滑なコミュニケーションをとることに留意して進める．

①　**主　訴**：傷病者がおもにどんな症状のために医療機関を訪れたかの第一の理由であり，傷病者にとって最も重要な自覚症状である．たとえば“やせた”“食欲がない”“軟便，下痢”などがこれに相当する．

②　**現病歴・既往歴・家族歴・生活歴**

現病歴とは，現在の病気あるいは症状の時間的経過である．症状がいつから出現し，どのような経過をたどって現在に至ったかということで，検査歴，治療歴なども含まれる．主訴とともに診断の基本となる重要な情報であり，急激な発症なのか慢性的な経過をたどっているのかなどが判断できる．ただし，栄養障害により発症する症状のなかには，自覚症状として認識できる症状発現までには，すでにかなりの年月を要していることが少なくないことに注意する．

既往歴とは，これまでに罹患したことのある疾患歴である．既往歴は，単なる過去の情報ではなく，現在の症状に関連していることがあるため，必ず聴取する．薬物アレルギー，食物アレルギーの有無についても確認する．

家族歴とは，血縁者の疾病・健康状態や遺伝性疾患の有無のことである．遺伝的影響がみられる糖尿病，脂質異常症，高血圧症，がんなどに注意する．遺伝的要因が強い場合には，生活習慣の是正などによる本人の努力よりも，薬物療法や外科的治療が優先されることも多く，たとえば家族性高コレステロール血症では，食事療法だけでは改善せず，多くの場合薬物療法が必須となる．また，生活習慣は同居する家族の影響を受けることがあり，高血圧の原因に塩分の過剰摂取があげられるなど，家庭環境が傷病者の疾患に深く関係していることも少なくない．

生活歴とは，傷病者の職業，学歴，家庭環境，経済状況，生活習慣などで，長年の生活環境は栄養状態に影響を及ぼすと考えられるため，必要に応じて確認する．特に栄養面においては，食習慣，飲酒や喫煙歴，サプリメントの使用，食事療法（ダイエット歴）などを聴取する．

2）**身体観察**：問診の後，傷病者の**身体観察**を行う．傷病者の全身をくまなく観察することはもちろん，問診中に傷病者のおよその栄養状態を把握し，観察時によくみる身体部位を決め，系統立てて行うことで見落としが少なくなる．また，栄養障害があると，皮膚，粘膜，爪などに異常な所見がみられることが多いが，傷病者本人が気づいていない場合もあるため，全身を観察する（表2・1）．

表 2・1　身体所見と推測される欠乏・過剰栄養素

部位	所見	推測される栄養素の欠乏・過剰など
毛髪	脱毛	タンパク質，エネルギー，ビタミンなどの不足
眼	白色の角膜輪，黄色腫（眼瞼の黄色斑点）	血清 LDL コレステロール高値でみられ，黄色腫を伴うことが多い
皮膚	蒼白 黄染 皮下出血 皮膚炎 褥瘡	鉄，葉酸，ビタミン B_{12}（貧血症） カロテン，黄疸では眼球結膜も黄染する タンパク質，ビタミン K・C の欠乏 ビタミン不足 タンパク質，ビタミン A・C，亜鉛，銅の欠乏
爪	さじ状爪 爪の横線（ボーズライン）	鉄欠乏 ビタミン A，カルシウム，亜鉛などの欠乏
四肢	下肢のむくみ（浮腫） 筋肉の減少	タンパク質不足（低 Alb 血症），ナトリウム・水分過剰 体タンパク質減少

身体計測の利点：① 非侵襲的である，② 経済的である，③ 結果がすぐに把握できる，④ 正確なデータが簡便に収集できる．

b. 身体計測

身体計測は最も簡便で，非侵襲的，経済的な栄養評価法である．身体を計測することにより，体構成成分の状態を評価すれば，栄養素の貯蔵状態をより直接的に知ることができる．また体重の適正化，必要エネルギー量ならびにタンパク質量の決定と適正な投与栄養素量を決定するために活用される．体重変化は，エネルギー出納の状態を反映するため，体重の観察によりエネルギー貯蔵状態のアセスメントができる．タンパク質の構成組織である筋肉量を測定すれば，タンパク質の貯蔵量を知ることができる．測定値は標準値と比較することで評価できる．

一般に用いられる身体計測の内容は，身長と体重からの各種体格指数，皮下脂肪厚，上腕・下肢周囲長，ウエスト周囲長などがある．

BMI：body mass index

① **身　長**：**BMI** や必要エネルギー量の算出に用いられる．通常は立位で身長計を用いて計測する．高齢者や重症患者などで立位をとることができない場合は，仰臥位（ぎょうが）で上を向いた状態で足を伸ばし，頭頂から踵までを計測する．それも難しい場合は，膝高（足底から大腿前面までの距離）を測定し身長を推定する方法があり，膝高測定値とその他の身体計測値や年齢から，身長と体重を推定する計算式を使用する（表 2・2）．極端な湾曲や硬縮のため仰臥位で伸展姿勢がとれない場合には，直線的に計測できる部分をそれぞれ計り，合算する方法もある．

表 2・2　膝高を用いた身体評価法

男　性
身 長〔cm〕：64.02＋(2.12×膝高)－(0.07×年齢)
体 重〔kg〕：(1.01×膝高)＋(2.03×AC)＋(0.46×TSF)＋(0.01×年齢)－49.37
女　性
身 長〔cm〕：77.88＋(1.77×膝高)－(0.10×年齢)
体 重〔kg〕：(1.24×膝高)＋(1.21×AC)＋(0.33×TSF)＋(0.07×年齢)－44.43

単位：膝高〔cm〕，AC；上腕周囲長〔cm〕，TSF；上腕三頭筋皮下脂肪厚〔mm〕，年齢〔歳〕

② **体　重**：身長とともに最も一般に用いられる簡便かつ重要な栄養指標である．測定した体重から，BMI を求めたり，体重そのものの変化を観察することで，栄養状態を判定することができる．可能な限り毎回同じ時刻で，食事や排泄の影響を受け

ない状態で測定することが望ましい．自力で体重計に乗ることが困難な場合は，車椅子やベッドごと計測できる体重計を使用する．これらの機器がない場合は，補助者が傷病者（被計測者）を抱きかかえる，あるいは背負って体重計に乗り，あとで補助者の体重を差し引く方法や，体重計2台を用いて座位により体重を測定する方法もある．また，事故や疾病により切断している場合には，総重量に対する身体各部位体重%（図2・3）を用いて，切断前の体重を推定する．

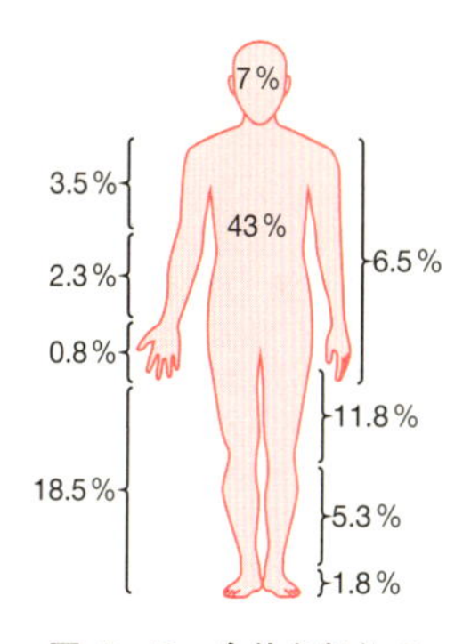

図 2・3　身体各部位の重量%

$$\text{切断前の体重} = \frac{\text{現在の体重}}{1-(\text{喪失部位の}\%\times 0.01)}$$

③ **上腕周囲長（AC）**：体脂肪ならびに筋肉量の指標であり，栄養障害により低下する．基本的には利き腕でない方で測定するが，麻痺がある場合は麻痺のない側で測定する．被計測者は，仰臥位で計測する方の肘を直角に曲げ，上腕部は胴体に沿ってほぼ平行に添わせる．A点の肩先（肩峰）とB点の肘先との中間点を決定し（図2・4 a, b），その位置にインサーテープを巻き測定する（図2・4 c）．その際，計測する側の腕の手のひらを上に伸ばした状態で行う．栄養障害や高齢による皮膚のたるみ，むくみがある場合は，インサーテープをなるべく密着させて値を読み取るとともに，皮膚の状態も記録に残しておく．

AC：arm circumference

④ **上腕三頭筋皮下脂肪厚（TSF）**：体脂肪量の指標である．上腕周囲長を計測した同じ位置（中心点）から1 cm離れた皮膚を，脂肪層と筋肉部分を分離するようにつまみあげ，キャリパーの口を脂肪層のほぼ中間の位置に垂直にあて，圧力線が一直線になるまではさみ，3秒後に値を読む．

TSF：triceps skinfold thickness

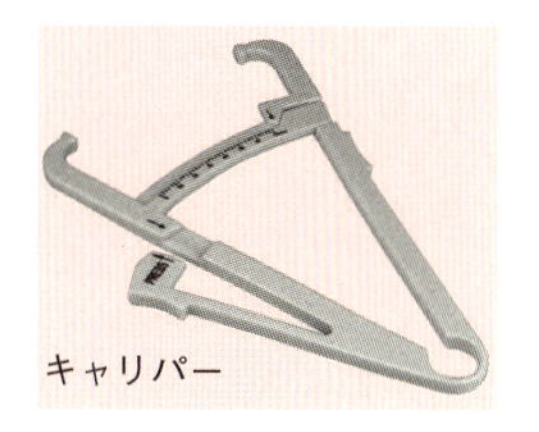

⑤ **肩甲骨下部皮下脂肪厚（SSF）**：上腕三頭筋皮下脂肪厚と同様に，体脂肪量を推定する指標となる．SSFは上腕周囲長の計測と同じ姿勢をとり，肩甲骨下角の位置を計測する．計測時は，肩甲骨下角から約1 cm下の部分を背骨に対して斜め45度の角度で，キャリパーを持たない方の手で皮下脂肪層と筋肉層が分離するようにつまみ上げる．キャリパーの口を脂肪層のほぼ中間の位置に垂直にあて，圧力線が一直線になるまではさみ，3秒後に値を読む．

SSF：subscapular skinfold thickness

⑥ **上腕筋囲，上腕筋面積**：上腕周囲長と上腕三頭筋皮下脂肪厚から**上腕筋囲（AMC）**を求め，さらに**上腕筋面積（AMA）**を以下の式を用いて算出することができる．

AMC：arm muscle circumference

AMA：arm muscle area

$$\text{上腕筋囲}\quad \text{AMC(cm)} = \text{上腕周囲長 AC(cm)} - \pi \times \text{上腕三頭筋皮下脂肪厚 TSF(cm)}$$

$$\text{上腕筋面積 AMA}(\text{cm}^2) = \frac{\{\text{上腕筋周囲長 AMC(cm)}\}^2}{4\pi}$$

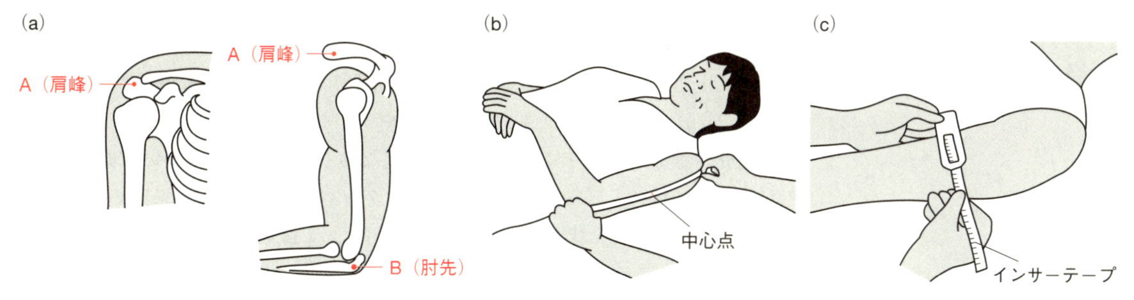

図 2・4　上腕周囲長（AC）の計測方法

AMC，AMA によって全身の体タンパク質の蓄積状態を推定することができる．また，AMA は体の筋肉量と高い相関関係があるため，体タンパク質貯蔵量の指標として用いられている．標準値（JARD2001）と比較し，栄養状態を評価できる*1.

*1 日本人の身体計測値の基準値は，**日本人の新身体計測基準値（JARD 2001）**に，身長，体重，BMI，上腕周囲長，下腿周囲長，上腕三頭筋皮下脂肪厚，肩甲骨下部皮下脂肪厚，上腕筋囲，上腕筋面積の 9 項目について，性別および年齢区分別に示されている．栄養状態の不良は，患者個人の値と JARD2001 の性別，年齢区分別の中央値とを比較し，その割合から各栄養不良の目安とする．JARD は Japanese anthropometric reference data の略.

⑦ **ウエスト周囲長**：内臓脂肪蓄積の指標として有用で，メタボリックシンドロームの診断に必須の項目である．男性 85 cm 以上，女性 90 cm 以上を診断の目安としている．立位にて軽呼吸時に，へそのある位置の周囲を測定する．食事の影響を受けないように，空腹時に測定する．

⑧ **握　力**：筋力，持久力の指標となり，タンパク質の栄養状態を評価できる．握力計を用いて測定する．

c. 臨 床 検 査

問診と身体観察により，傷病者のおおよその病態や栄養状態を把握することが可能である．しかし，臨床検査は問診に比べて客観性が高く，治療のための診断，評価に欠かせないものである．栄養アセスメントでは，問診と身体観察の結果に加えて，臨床検査の結果も考慮し，総合的に傷病者の病態および栄養状態を評価する．ここでは，栄養状態を知るうえで必要な血液検査の項目を中心に概説する．

1）**末梢血分析（血算）**：末梢血分析により，赤血球数，ヘモグロビン濃度，ヘマトクリット値，白血球数，白血球分画，血小板数が測定可能である．

① **赤血球数，ヘモグロビン，ヘマトクリット**：赤血球関連検査は，貧血などの診断をするために有用である．**赤血球数**は 1 μL あたりの赤血球数，**ヘモグロビン**は 1 dL あたりのヘモグロビン量（濃度），**ヘマトクリット**は血液全体の容積に対する赤血球の容積の割合を示す．貧血の種類を判定するために算出される指標には，MCV（平均赤血球容積），MCH（平均赤血球血色素量），MCHC（平均赤血球血色素濃度）があり，表 2・3 に示す式で算出する*2.

*2 貧血については §12・1 参照.

表 2・3　平均赤血球指数による貧血の分類

	MCV	MCH	MCHC
小球性低色素性貧血（鉄欠乏性貧血など）	↓	↓	↓
正球性正色素性貧血（再生不良性貧血，溶血性貧血など）	→	→	→
大球性正色素性貧血（ビタミン B_{12} 欠乏性貧血など）	↑	↑	→

平均赤血球容積 MCV　　　　＝（ヘマトクリット値〔%〕÷赤血球数〔10^6/mm^3〕）×10
平均赤血球血色素量 MCH　　＝（ヘモグロビン〔g/dL〕÷赤血球数〔10^6/mm^3〕）×10
平均赤血球血色素濃度 MCHC＝（ヘモグロビン〔g/dL〕÷ヘマトクリット値〔%〕）×100

② **白血球数**：白血病や多血症などを除き，白血球数が上昇している場合は，感染症や炎症を疑う．低下している場合には，薬剤の副作用や高度な栄養障害が考えられる．

③ **血小板**：止血，凝血に重要な役割をもつ．臨床的には，血小板減少に注意が必要であり，3 万/μL 未満になると出血が起こりやすくなる．

2）**血液生化学検査**：栄養アセスメントに必要なおもな検査項目について概説する．

Alb：albumin

① **アルブミン（Alb）**：肝臓で合成され，血漿タンパク質の約 60 % を占めることから，内臓タンパク質の栄養状態を反映する．しかし，半減期が 18～23 日と長く，鋭敏さに欠ける．静的栄養指標である．何らかの炎症がある場合に C 反応性タンパク質（CRP）が上昇するが，その場合，アルブミン値は低値を示すことが多い．

CRP：C-reactive protein

② **急速代謝回転タンパク質：トランスフェリン，プレアルブミン，レチノール結合タンパク質**の半減期は，2 週間未満（それぞれ 7〜10 日，2〜3 日，12〜16 時間）と短く，栄養治療にもよく反応する動的栄養指標である．これら三つを総称して，**急速代謝回転タンパク質**（**RTP**）とよび，経時的変化を観察することにより，栄養治療の効果判定に有用である．

RTP：rapid turnover protein

トランスフェリンは，おもに肝臓で合成される鉄結合性糖タンパク質で，血清中の鉄輸送タンパク質である．栄養障害時には著しく低下し，鉄欠乏性貧血で増加する．プレアルブミンは，トランスサイレチンともいわれ，急性期の内臓タンパク質の状態を把握する指標として感度が高い．レチノール結合タンパク質は，ビタミン A の輸送タンパク質であり，レチノール（ビタミン A）と結合してから血中へ放出されるため，アルブミン製剤の影響を受けずに内臓タンパク質の栄養状態を鋭敏に反映する．ビタミン A 欠乏時，低栄養状態時に低下する．また，プレアルブミンとレチノール結合タンパク質は腎臓から排泄されるため，腎機能が低下すると血中濃度が上昇する．

③ **総コレステロール**：血清コレステロールには，遊離型と，脂肪酸と結合したエステル型があり，合わせて**総コレステロール**（**TC**）という．コレステロールは，細胞膜やステロイドホルモンの材料として使用される．低栄養状態の場合，血清アルブミンより早く低下するため，栄養状態把握に適している．しかし，低アルブミン血症の場合，低栄養であっても浸透圧維持のために増加することがあるので注意が必要である．

TC：total cholesterol

④ **LDL コレステロール**：コレステロールは，低比重リポ蛋白（LDL）に結合して運ばれ各細胞へ LDL 受容体を介して供給される．血中の LDL が過剰になると血管内皮下にコレステロールが蓄積し，動脈の粥状硬化をきたしやすくなり，動脈硬化の原因となる．“動脈硬化性疾患予防ガイドライン 2017 年版”では，LDL コレステロールの測定を直接法か，以下の Friedewald 式により算出することを推奨している．ただし，空腹時採血が必要であり，トリグリセリド（TG）が 400 mg/dL を超えるときや，食後採血の場合にはこの式の使用はできない．

LDL：low density lipoprotein

LDLコレステロール(mg/dL)
　＝総コレステロール(mg/dL)－HDLコレステロール(mg/dL)
　－{トリグリセリド(mg/dL)÷5}

⑤ **HDL コレステロール**：高比重リポ蛋白（HDL）は血管内皮に蓄積したコレステロールを引き抜き，肝臓に戻し（コレステロールの逆転送），動脈硬化を抑制する．一般に，女性の方が 10 mg/dL 程度高値である．**高トリグリセリド血症**，喫煙で低下し，運動，飲酒により上昇する．

HDL：high density lipoprotein

⑥ **中性脂肪**（**TG，トリグリセリド**）：グリセリンに 3 分子の脂肪酸がエステル結合した脂質で，皮下や腹腔内に貯蔵されている．全身の脂肪組織の主成分が中性脂肪である．血中の中性脂肪の濃度は総コレステロールと同様に低栄養状態では低くなるが，上昇する場合には，肥満，糖尿病，脂肪肝など生活習慣病の原因となる．

TG：triglyceride

⑦ **血糖値**：血中グルコース濃度を**血糖値**という．健常者の早朝空腹時の血糖値は 70〜109 mg/dL であり，食後に上昇するが，およそ 2 時間程度で通常 140 mg/dL 未満になる．エネルギーの過剰摂取から内臓脂肪が蓄積すると糖代謝異常が起こりやすくなる．

⑧ **その他の血液生化学検査：** アスパラギン酸アミノトランスフェラーゼ（AST），アラニンアミノトランスフェラーゼ（ALT）は，肝機能，過栄養などによる肝臓の負担の状況を示す．γ-GTP は，閉塞性黄疸，肝がん，脂肪肝，薬剤性肝障害などにより上昇するが，特に飲酒により上昇するため，アルコール性肝障害の指標である．コリンエステラーゼ（ChE）は，肝臓におけるタンパク質，脂質などの合成能を反映し，低値で体内タンパク質合成能の低下を示す．

これらの指標は，栄養アセスメントという側面に加え，病態評価に用いられる指標も多く，病態を考慮したうえで総合的に評価することが重要である．

d. 栄養・食事調査

栄養・食事調査とは，アンケートや問診により食物の摂取状況を調べることである．傷病者において，発熱や痛みなどのストレスにより食欲の低下から一挙に栄養状態が悪化することは珍しくない．食物の摂取状況は，傷病者の栄養状態や QOL にも大きな影響を与えることから，正しく栄養状態の現状を把握する手段として，栄養アセスメントのなかでも重要なパラメータである．栄養・食事調査では，疾患や調査目的に応じた情報を得て，摂取した食品の種類と量を推定し，目安量を数量へ変換するスキルが必要である．

食事調査に用いられる調査法はさまざまあるが，ここでは臨床の場において，栄養管理上，使用されている方法について解説する．

食事記録法： diet record method

① **食事記録法：** 喫食したすべての食品と重量を記録する方法である．計量器具を用いて秤量して記録する秤量法は，最も精度が高い方法とされている．この方法は，思い出しの誤差をなくすことができる．しかし，正しく秤量するためのトレーニングと献立の内容や量に関する知識が必要であり，患者への負担が大きい．高齢者や子ども，非識字者では本人による実施ができない．

24 時間思い出し法： 24-hour dietary recall method

② **24 時間思い出し法：** 調査時点から前の 24 時間に飲食した内容（時刻・献立・食品・目安量）を患者に思い出して記録してもらい，管理栄養士が修正・確認するか，管理栄養士が聞き取って記録する方法である．この方法は，対象者への負担が少なく，短時間で調査ができること，記述や読む技術がなくても情報が得られるといった利点がある．一方で，患者の記憶に依存するために正確な把握が困難となる，管理栄養士の聴き取り技術が要求されるなどの問題点がある．

③ **食歴法：** 傷病者の食習慣の経時的変化を面接により調査する方法である．たとえば，病気の発症前後，結婚前後，出産前後のように，ライフステージ別，あるいは生活変化による食生活状況の特徴を調査する．これにより，疾患発症への食事の影響を推定でき，傷病者が食事の影響を自覚でき，栄養食事療法の動機付けにもなる．しかし，調査に時間がかかること，調査に技術が必要となることなどについて，考慮して調査を実施する必要がある．

食物摂取頻度調査法： food-frequency questionnaire，FFQ

④ **食物摂取頻度調査法：** 食品をリストアップし，食品や食品群の摂取頻度と量をアンケート調査にて調べる方法である．食品の種類は，調査する栄養素に影響の高い食品とし，量はポーションサイズで記録する．特別な日の影響を受けることが少なく，習慣的な平均摂取量を知ることができ，回答も簡便で患者の負担が少なく，標準化が容易であるといった利点があるが，リストアップされたもの以外の食品や食生活の情報が得られないという問題もある．

⑤ **写真撮影法：** 摂取する料理をデジタルカメラや携帯電話などにより撮影する．

実際の大きさを示すため，物差しや計量カップなどを料理の横に置いて撮影し，写真から食品名と重量を推定し，栄養摂取量を算出する．簡便な方法で患者の負担が少ないが，料理に使用されている食品や味付けは聴き取りにより確認するため，食品の量や味付けは推測となる．

また，栄養・食事調査を行う場合には，**調査バイアス**が生じることを考慮する必要がある．脂肪，食塩，菓子，アルコール飲料など，健康を阻害するイメージが強い食品に関して，患者は摂取状況を過少報告する傾向がある．特に生活習慣病などの患者や，食事療法の実践度が低い患者の場合には，このようなバイアスがより強い可能性があることを認識したうえで，食事療法や栄養教育に反映させる．

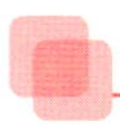

2・2 栄養ケアの目標設定と計画作成

1. 栄養ケアの目標は，栄養アセスメントによって抽出された栄養管理上の問題点に基づき，優先度や緊急性，対象の生活環境，要望などを考慮し，実行可能なものとする．
2. 栄養ケアの計画は，① 栄養補給・食事，② 栄養教育，③ 多職種による連携，を柱として作成する．対象の栄養状態や病状の変化をモニタリングし，適宜修正を行う．
3. 栄養投与量の算定は，エネルギー→タンパク質→脂質→炭水化物→ NPC/N 比の確認を行った後，ビタミン・ミネラルの含有量の確認→水分の順に行う．
4. 栄養補給法には，経口栄養法，経腸栄養法，静脈栄養法がある．対象の摂食・嚥下機能や消化管機能の状態，栄養ケア計画により決定される．
5. 多職種協働により栄養ケアを実施することで，より質の高いケアを提供することができる．そのためには職種間の連携が重要である．

栄養アセスメントののち，栄養ケアを実施するうえで最初に行うべきことは，栄養ケアの目標設定および計画作成である．

栄養ケアの対象が急性期の状態にある患者の場合，病状の変化や栄養介入により栄養状態は刻々と変化している．そのため，初期に作成した栄養ケアの目標や計画の変更が随時必要となることを念頭に置き，定期的に栄養ケア目標および計画の見直しを行うことで，そのときの患者の状態に応じたよりよい栄養ケアが提供できるように努める．

栄養ケアの計画は，対象者一人ひとりに作成され，いつ（頻度），どこで，誰が，何をどのように（内容および方法）提供するかということを記録として残し，多職種間で共有する．

2・2・1 目標の設定

栄養アセスメントによって抽出された栄養管理上の問題点に基づき，これらの改善を目的とした目標を設定する．この際，対象者の生活環境および栄養ケアに対する要望や考えなども踏まえ，現実的かつ実行可能な目標とすることがポイントとなる．目標設定と同時に，目標の達成時期と目標達成の判断材料となる評価項目についても計画しておく．

目標の達成時期は，優先度や緊急性が高く 1〜2 カ月後に達成可能な目標は，短期目標とする．食生活の改善を血液検査データにて評価するなど，変化に一定期間を要する場合は中期目標（3〜6 カ月後），望ましい食生活の継続や標準体重の維持などは長期目標（1年以上）とする．短期目標は，中期および長期目標を実現するためのものであることに留意する．評価項目は，問診や食事記録，食習慣調査などの主観的な評価のみならず，身体計測や臨床検査などの客観的評価法も含め，患者や施設の状況に応じて検討する．通常は栄養アセスメントに用いられる方法と同様である．目標の設定例を表2・4に示す．

表2・4　栄養ケアの目標設定例

栄養アセスメント結果および問題リスト	目標設定		評価項目
	内　容	達成時期	
体重 82 kg, BMI 30.0 kg/m², HbA1c 7.5%, 食後血糖(2時間値)285 mg/dL			
1）肥満2度	減量（−1〜2 kg/月） BMI＞25	1カ月後 1年後	体重，体重記録表 体重，体重記録表
2）エネルギー摂取量過多 2500 kcal/日（指示量の＋20%）	エネルギー摂取量の減少（−300 kcal/日）	1カ月後	体重，食事記録表
主食や菓子類の過剰摂取	菓子類の摂取を少しずつ減らす（毎日→4回/週→2〜3回/週へ）		HbA1c，TG
3）野菜や海藻類の摂取不足 食物繊維の不足による食後高血糖	毎食野菜料理を食べるようにする 自宅で食べるご飯→麦ご飯へ	3カ月後	食事記録表，HbA1c, LDL-C

2・2・2 栄養投与量の算定

疾病の治療回復や健康維持には，個々の患者の病状や栄養状態に応じた適切な栄養補給が必要不可欠であり，栄養投与量の算定は，栄養管理計画の中核となる重要な作業である．栄養障害は，大手術や重症外傷，広範囲熱傷などによりエネルギー需要やタンパク質の異化が亢進している患者や，消化器官や腎臓などの臓器障害，糖尿病などの代謝障害を有する患者では特に進行しやすいとされる．栄養障害の進行は，組織・臓器の機能不全，創傷治癒遅延，感染性合併症の増加，原疾患の治癒障害または悪化をもたらす．逆に過栄養では，脂肪肝や感染症のリスク増加などの合併症が出現することがある．よって栄養投与量は，栄養アセスメントおよび栄養ケア目標に基づき，適切に決定する必要がある．

過栄養: over feeding

栄養投与量の算定にあたっては，関連学会から出されている各疾患の食事療法基準や治療ガイドラインなども考慮して行う．

栄養投与量の算定は，エネルギー→タンパク質→脂質→炭水化物→非タンパク質エネルギー/窒素比（NPC/N比）の確認を行ったのち，ビタミン・ミネラルの含有量の確認→水分の順に行う（図2・5）．静脈栄養や経腸栄養法で使用される輸液や栄養剤は，一般的に製品としてキット化されているものがほとんどであり，エネルギーおよび栄養投与量を算定したのち，病態や疾患に適合する製品を選択し，どのくらいの量を投与するかによってビタミンやミネラルの投与量が決まってくる．そのため，ビタミンやミネラルは，個々の患者の病態などに応じて必要量を評価し，その不足分（必要量−投与量）を補充するという考え方が一般的である．

a. エネルギー　エネルギー投与量は個々の患者のエネルギー必要量に基づいて決定する．エネルギー必要量（kcal/日）は，“基礎代謝量×活動係数×ストレス係

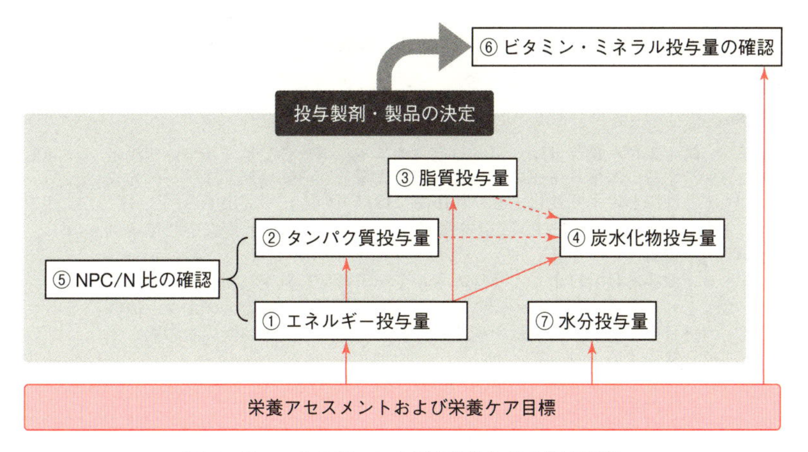

図 2・5 エネルギーおよび栄養投与量の算定手順

数” という Long の式により求めることができる．しかし，活動係数およびストレス係数については，根拠となる確かな研究に基づいた値はなく，経験側に基づいて活用されているのが現状である．

基礎代謝量（**BMR**），すなわち**基礎エネルギー消費量**（**BEE**）は，呼吸，循環，体温維持，調節などに消費される生命維持のために必要な最低限のエネルギー量のことであり，年齢，性別，筋肉量や気温，ホルモンなどによって影響を受ける．日本人の食事摂取基準では，二重標識水法によって得られた性別・各年齢区分の基準体位における**基礎代謝基準値**（/kg/kcal）が用いられている．一方，**安静時代謝量**（**安静時エネルギー消費量**，**REE**）は，間接熱量測定法によって得られるエネルギー消費量の実測値であり，基礎代謝量の約 1.2 倍とされている．重症患者などエネルギー消費量が経時的に変動する場合や，過剰な栄養投与による種々の合併症を回避するためには，エネルギー消費量を実測したうえでエネルギー必要量を算定することが望ましい．臨床では REE を実測することが理想であるが，測定条件による変動が大きく，高度な技術と高額な測定機器を必要とするため，どこの医療施設でも日常的に評価できるわけではない．したがって，エネルギー投与量初期値として 25〜30 kcal/kg を用いる方法や，REE の推計式として**ハリス-ベネディクトの式**を用いる方法が推奨されている（表 2・5）．

BMR: basal metabolic rate

BEE: basal energy expenditure

REE: resting energy expenditure

ハリス-ベネディクトの式は，成人を対象とした REE の推計式であることを踏まえて用いる．また，ハリス-ベネディクトの式によって評価した REE は，間接熱量計による実測値と比較して，10〜15% 程度過剰になることが示唆されていること，活動係数およびストレス係数の設定によりエネルギー必要量が大きく変化することに留意しておかなければならない．

推計式によりエネルギー必要量を算出する場合に，変数としてよく用いられるのが体重である．適正体重を目指した目標エネルギー必要量を求める際には，適正体重（標準体重あるいは通常時体重）を用いて算出しておく．しかし，高度な低栄養もしくは短期間での体重減少が著しい患者では，栄養摂取不能もしくは栄養摂取が不十分な状態にあることが多い．長期の栄養摂取不能により BMI が低値であったり，短期間の体重減少が著しい場合などは，栄養補給開始時から目標栄養量の投与を実施すると，過栄養による急性合併症である**リフィーディングシンドローム***の危険が高くなることに注意が必要である．絶食期間が長期にわたる患者や重度の栄養不良にある患

* リフィーディングシンドロームについては，p.56 コラム参照．

表 2・5　エネルギーおよび栄養投与量の考え方[a)]

エネルギー・栄養素	考え方	推奨度・ランク付け[†]
エネルギー必要量	エネルギー投与量は，個々の症例のエネルギー必要量に基づいて決定する．エネルギー必要量は，基礎代謝量，活動状態，ストレスの程度などにより変化する．具体的には以下の方法で算出する． ・体重あたり 25～30 kcal を基準とし，ストレスの程度に応じて増減する． ・間接熱量計により安静時エネルギー消費量を測定して算出する． ・ハリス-ベネディクト式（下記）などを用いて基礎エネルギー消費量を予測し，活動量や病態によるエネルギー代謝の変化を考慮して算出する． 男性：66.4730＋13.7516W＋5.0033H－6.7550A 女性：655.0955＋9.5643W＋1.8496H－4.6756A 〔W：体重（kg），H：身長（cm），A：年齢（年）〕	AⅡ
タンパク質	・体重あたり 0.8～1.0 g/kg/日を基準とし，病態やストレスの程度に応じて増減する．	AⅢ
脂　質	・（経腸栄養）総エネルギー投与量の 20～40％ を基準とし，病態に応じて増減する． ・（静脈栄養）原則として脂肪乳剤を併用する．ただし，投与速度は 0.1 g/kg/時以下とし，1 日 1.0 g/kg 以上の投与は避ける．	AⅢ
糖　質	・総エネルギー投与量の 50～60％ を基準とし，病態に応じて増減する．ただし，静脈栄養の場合はグルコースとして 5 mg/kg/分以下（侵襲時は 4 mg/kg/分以下）の速度で投与する．	AⅢ
ビタミン，微量元素	・経腸栄養施行時には“日本人の食事摂取基準”による 1 日推奨量をもとに病態による変化を考慮して算出する． ・中心静脈栄養施行時には 1 日推奨量の総合ビタミン剤および微量元素製剤を投与する（市販製剤の各 1 セット）．特にビタミン B_1 は厚生労働省が発表している適正使用情報の 1 日 3 mg 以上を投与して代謝性合併症（ウェルニッケ脳症，乳酸アシドーシス）を予防する．	AⅢ
	・末梢静脈栄養施行時にも，病態によってはビタミン B_1 が欠乏する可能性があるので，投与する．	BⅡ
水　分	・体重当たり 30～40 mL/日を基準とし，病態に応じて増減する． ・1.0 mL×投与エネルギー（kcal/日）として算出する方法もある．投与エネルギー量が少ない場合には水分量が不足するので注意する	AⅢ

† 推奨の分類：A 強く推奨する，B 一般的に推奨する
臨床研究論文のランク付け：Ⅰ 最低一つの RCT（randomized controlled trial）やメタアナリシスによる実証
Ⅱ RCTではない比較試験，コホートによる実証
Ⅲ 症例集積研究や専門家の意見
a）日本静脈経腸栄養学会 編，“静脈経腸栄養ガイドライン（第 3 版）”，‘PART Ⅱ 栄養療法の進め方と評価，栄養投与量の決定’ QR15―16，照林社（2013）から一部改変．

者では，栄養補給開始時は現体重を用いて算定したエネルギー必要量を優先し，モニタリングにて問題がないことを確認しながら投与量を段階的に上げていく．急速な栄養投与を避け，馴らし期間を設けて目標エネルギー量に到達させるよう，各エネルギー栄養素についても投与量を計画する．

b. タンパク質　タンパク質必要量は，通常，0.8～1.0 g/kg とされているが，年齢や病態によっても変化し，術後などの代謝亢進状態では必要量が増加する．また，外傷・手術・褥瘡などの創傷治癒，および炎症性腸疾患や心不全などでみられるタンパク質漏出性胃腸症などの病態では，タンパク質の必要量が著しく増加するため，十分なタンパク質の投与が必要である．一方，腎不全保存期では，尿毒症や代謝性アシドーシスを防止するためにタンパク質の摂取制限（0.6～0.8 g/kg/日）を行う．

肝硬変の非代償期では，タンパク質代謝においてフィッシャー比（血中の分枝アミノ酸［BCAA］/芳香族アミノ酸［AAA］のモル比）が低下し，高アンモニア血症や肝性脳症がみられることがある．この場合，アミノ酸インバランスを改善するために食事から摂取するタンパク質を制限（0.5～0.7 g/kg/日）し，BCAA 製剤による補充を行う．

BCAA: branched-chain amino acid. **分岐鎖アミノ酸**ともよばれる．

タンパク質は，筋肉や血液などの体構成成分として重要な栄養素であるが，必要十分量のタンパク質が投与されていても，炭水化物や脂質からのエネルギー摂取が少なければ，タンパク質はエネルギー源として利用されてしまう．投与されたタンパク質が体構成成分として利用されるためには，タンパク質以外の栄養素，つまり炭水化物や脂質からの十分なエネルギー摂取が不可欠である．この評価指標として，**非タンパク質エネルギー/窒素比**（**NPC/N 比**）がある．

一般的な入院患者では，NPC/N 比を 150 前後（＝窒素 1 g につき，脂質と糖質のエネルギー供給量 150 kcal 程度）にすることで最も効率よく窒素が利用されることが知られているが，侵襲時はタンパク質必要量が増大するため 100 前後と低くする．逆に腎不全保存期の場合は，前述の理由から NPC/N 比を高く設定し 300 以上にするなど，病態に応じた NPC/N 比とする．

c. 炭水化物　炭水化物は，エネルギー摂取量の 50～60％ 程度とし，ケトーシス発生防止のため，一般的には 1 日 100 g 以上を炭水化物で摂取することが望ましいとされている．

炭水化物のうち，体内でエネルギー源として利用できるのは糖質である．術後や感染症，侵襲下では，ホルモン分泌や代謝状態の変化なども加わり，インスリン抵抗性の亢進によって高血糖をきたすことが多い．輸液や経腸栄養剤に含まれる糖質は，ブドウ糖など吸収速度の早い糖類が中心であるため，中心静脈栄養や経腸栄養ではより高血糖をひき起こしやすい．高血糖は，術後の創傷治癒を遅らせ，感染症のリスクを高めることから，術後の血糖管理は重要である．糖尿病患者や高血糖状態にある患者では，脂肪乳剤の併用や脂質含有量の高い経腸栄養剤を用いることで，血糖コントロールが可能となる場合も多い．

食物繊維は直接生体のエネルギー源とならないものの，

① 整腸作用や腸内細菌の栄養源となり，腸管免疫能の維持に役立つ
② 糖の吸収を遅らせることで高血糖を防止する

など栄養管理において必要な栄養成分である．特に経腸栄養では，排便コントロールや経腸栄養剤を半固形化するために水溶性食物繊維を用い，下痢や逆流などの合併症対策として活用されている．

d. 脂　質　脂質はエネルギー密度が高いことから，少量で高エネルギー摂取が可能であり，必須脂肪酸の供給源として重要である．しかし，脂質の過剰摂取は脂質代謝異常を呈しやすいことから，日本人の食事摂取基準（2015 年版）ではエネルギー比として 30％ 未満（目標量）となっている．

脂質を構成する脂肪酸のうち，リノール酸をはじめとする n−6 系多価不飽和脂肪酸は，必須脂肪酸として生体にとって不可欠である．しかし，アラキドン酸由来の生理活性物質（プロスタグランジン，ロイコトリエンなど）は生理活性が高く，平滑筋や気管支収縮，血小板凝集などの生理作用を有するため，過剰摂取を避ける．一方で，ドコサヘキサエン酸（DHA）やエイコサペンタエン酸（EPA，IPA）などの n−3 系多価不飽和脂肪酸は，免疫抑制的に作用し，アラキドン酸由来の生理活性物質による過剰な免疫反応を抑制する．これらの n−3 系多価不飽和脂肪酸は，血栓形成抑制

作用や免疫能の賦活(ふかつ)作用を担う栄養素の一つとして広く用いられている.

脂質エネルギー比を高くすることで，病態の改善や栄養療法に有用な場合がある. 慢性閉塞性肺疾患（COPD）では，肺における酸素摂取量と二酸化炭素排泄量の低下から，換気不全による高炭酸ガス血症を伴うことがある．脂質は，呼吸商（RQ）が低い栄養素であり，酸素消費量に対して二酸化炭素産生量が少ないため，COPD 患者では脂質含有量の高い経口栄養剤の併用を考慮する．脂質は胃内停滞時間が長く，消化器官への負担が大きいことから，大量投与は下痢などの消化器症状を呈することがあるので注意する.

e. ビタミン　ビタミンの投与量は，日本人の食事摂取基準を参考に算出することができる．しかし，食事摂取基準は健康な個人または集団を対象として策定されているため，疾患や病態，栄養補給法により投与量を調整する必要がある．特に，ビタミン B_1 は栄養補給法あるいは製品の栄養組成により投与量が大きく異なる．静脈栄養施行時には乳酸アシドーシスやウェルニッケ脳症などの代謝合併症を予防し，ブドウ糖代謝が円滑に行われるために 1 日 3 mg のビタミン B_1 を投与することが必須となっている.

f. ミネラル（無機質）　ミネラルの投与量についてもビタミンと同様の考え方で算出する．特に栄養管理上注意すべきミネラルとしては，必須微量元素である鉄，亜鉛，銅，マンガン，ヨウ素，コバルト，クロム，セレン，モリブデンである．これら微量元素は，体内における酵素反応に関与し，糖やタンパク質，脂質代謝などに関与している．なかでも亜鉛は臨床上しばしば欠乏症がみられ，皮疹や創傷治癒の遅延，免疫力低下，味覚障害，食欲不振などが起こる．また，中心静脈栄養施行中において，銅，マンガン，セレン，クロム，モリブデンの欠乏症が報告されている．そのため，中心静脈栄養製剤と併用する微量元素製剤が市販されている．経腸栄養では，使用する経腸栄養剤によって一部の微量栄養素が含有されていないもの，推奨量に満たないものがあるため，注意が必要である．セレンについては，経腸栄養剤のみの長期管理による欠乏症の報告がある．微量元素はその必要量がごくわずかであることから，欠乏症だけでなく過剰症にも注意する.

g. 水　分　一般的に水分の必要量は排泄量と同等である．水分排泄は，尿および不感蒸泄（汗や呼気からの喪失）があり，ここから代謝水を差し引いた分が水分投与量となる．水分投与量の算定には，体重あたり 30〜40 mL/日を基準とする考え方や，エネルギー必要量×1 mL（＝エネルギー必要量と同等）として算出する方法が推奨されている．ただし，心不全や腎不全など水分管理が重要となる病態やエネルギー投与量が少ない場合には，水分投与量に過不足が生じるため，適宜水分摂取量と排泄量についてモニタリングを行い，適切な水分投与量を評価する.

2・2・3　栄養補給法の種類と選択

栄養補給法は，**経口栄養法**，**経腸栄養法**（経管栄養法），**静脈栄養法**の三つに大別される*（図 2・6）．健常者では経口栄養法にて栄養を補給し，生命活動を営んでいるが，傷病者の場合，病態や摂食・嚥下機能の状態などにより栄養補給法が限定されることがある．どの栄養補給法が最善かについては，患者の病態や状況などによって異なるため，それぞれの栄養補給法の特徴をよく理解し，病態に応じて選択する（§2・3〜2・5 参照）.

＊　経口栄養法も消化管を利用するため，経管栄養法と経口栄養法を合わせて経腸栄養法として分類することもある.

栄養補給法についても，栄養アセスメントや栄養ケアの目標，実施期間を含む栄養

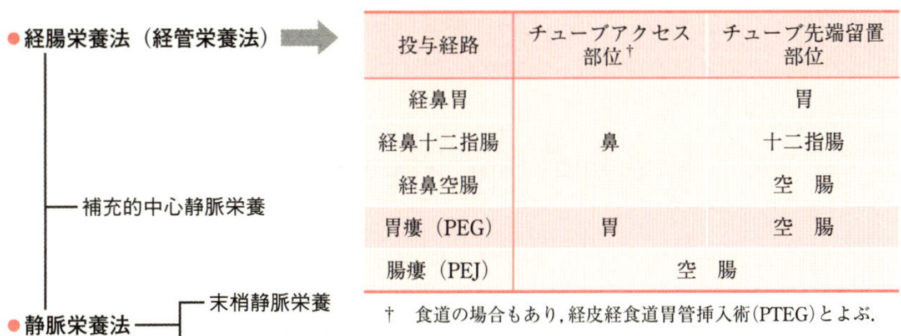

投与経路	チューブアクセス部位†	チューブ先端留置部位
経鼻胃		胃
経鼻十二指腸	鼻	十二指腸
経鼻空腸		空　腸
胃瘻（PEG）	胃	空　腸
腸瘻（PEJ）	空　腸	

†　食道の場合もあり，経皮経食道胃管挿入術（PTEG）とよぶ．

図 2・6　栄養投与方法の分類と投与経路

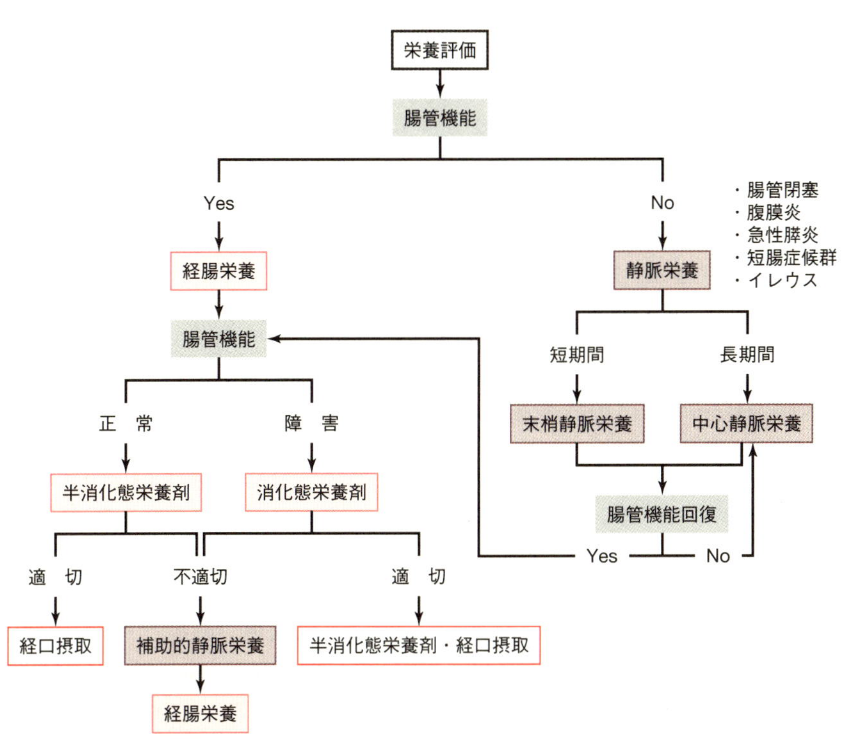

図 2・7　栄養療法の decision tree［日本静脈経腸栄養学会 編，"静脈経腸栄養ハンドブック"，第 3 章 経腸栄養法と静脈栄養法，I. 栄養療法の選択，p.169，南江堂（2011）より］

ケア計画に基づいて選択される（図 2・7）．経口摂取の可否は，言語聴覚士や歯科医師による嚥下機能の評価による判断が必要であり，多職種で検討することが多い．

2・2・4　多職種との連携

よりよい栄養管理を実践し，患者の栄養状態の改善に結びつけるためには，多職種と連携していくことが必要不可欠である．よって，栄養ケアのなかでも他の職種と何をどのように連携するのかについて計画しておく．栄養ケア計画の内容と連携が必要な職種の例を表 2・6 に示す．多職種連携の代表にチーム医療があり，医療現場では，**栄養サポートチーム**（**NST**）や褥瘡チーム，緩和ケアチームなどさまざまなチームが

NST: nutrition support team

組織化され，活動している．チーム医療のなかでは，カルテやカンファレンスなどを通して，それぞれの職種の立場から情報提供やケアに関する提案，意見交換を行い，より質の高い栄養ケアの提供を目指す．

表 2・6　栄養ケア計画の内容と連携が必要な職種

栄養ケア計画の内容例	連携が必要な職種
• 体重測定および身体計測	看護師，臨床検査技師など
• 血中アルブミン測定	医師，臨床検査技師など
• 喫食量の確認	看護師など
• 嚥下機能の評価	歯科医師，言語聴覚士など
• 栄養療法の選択	医師，歯科医師，看護師など
• リハビリ中のエネルギー必要量の算定	理学療法士，医師など
• 静脈栄養管理中の栄養投与量の評価	薬剤師，医師など
• 在宅栄養療法への移行	地域医療機関の医師・看護師，訪問看護師，ケアマネージャーなど
• 退院後の宅配食利用に関する指導	医療ソーシャルワーカー，看護師など
• 低血糖時の対処に関する指導	薬剤師，看護師など

2・3　経口栄養法

1. 経口栄養法は最も生理的な栄養補給の方法である．
2. 病院食は，一般治療食と特別治療食に大別される．
3. 病院食は形態調整により，常食，軟食（粥食），流動食，ミキサー食（ブレンダー食）などに分類される．
4. 特別治療食は患者の病態に合わせて調整された食事で，成分的特徴によりエネルギーコントロール食，タンパク質コントロール食，脂質コントロール食などに分けられる．

経口栄養法は，口から食物を摂取し咀嚼・嚥下を経て消化・吸収して栄養素を取入れる方法で，最も生理的な栄養法である．経口栄養法には消化吸収機能の維持，免疫機能の改善，腸内細菌の生理作用などの効果がある（表 2・7）．その際，食欲が保たれていることが重要で，食欲が低下している場合には，味，舌ざわり，香り，温度などを工夫し，食べやすくすることが必要である．場合によっては食欲増進剤を処方することもある．栄養障害のリスクが高く，経口摂取にてエネルギー必要量の 60％ 以下しか食事が摂取できない状態が 1 週間以上持続することが予想される場合は，経腸

表 2・7　経口栄養法の特長

1）自然な栄養補給法で特別な器具を必要としない．
2）栄養成分が量的にも質的にも豊富で制限がない．
3）食欲と味覚が満たされ精神的満足感が得られる．
4）生きる（病気と取組む）原動力となる．
5）生理的で，栄養補給に伴う内分泌系や神経系の調節を受けやすい．
6）口腔内で咀嚼することで，消化・吸収や，代謝に生理的影響を及ぼす．
7）食品に含まれる未知の有効成分が無意識のうちに摂取できる．

栄養・食事療法の歴史

古代では，病気の治療法が確立していなかったことから，食事療法が治療の主流であった．中国では，3000 年前の周の時代には，医師の中に食医という位が設けられており，医食同源の考え方が古来よりあったことがわかる．

日本では，江戸時代に貝原益軒による『養生訓』が刊行され，食事と病気の関係が述べられている．明治時代になると脚気が流行し，大きな問題となった．海軍では，脚気を栄養障害によるものと考え，航海中の兵食を麦飯，肉類，魚類など規定した食事に改善し，その効果が確認されている．1926 年(大正 13 年)には，食糧問題の解決や食事療法の研究を目的として，慶應義塾大学医学部に食養研究所が設立された．1931 年(昭和 6 年)には治療食をまとめた『食養療法』が刊行されている．1933 年(昭和 8 年)には病院食養部が設置され，専門知識を有する者による病院給食が始められた．

近年では，栄養補給の方法として，経口からの食事摂取だけでなく，栄養素を消化管に注入する経腸栄養法や静脈内に直接投与する静脈栄養法が行われている．

栄養法や静脈栄養法の併用も検討する．

患者にとっては経口的に食事をすることは栄養補給だけではなく，楽しみでもあり心理的な満足感が得られるなど QOL にも関わり，終末期においては生きるための原動力となることもある．

2・3・1 病院食の分類

病院の食事（病院食）は入院患者に対して医療の一環として行われるもので，適正な栄養量の食事を提供することにより，疾病の治療，病状の維持安定，合併症の発症・進展の抑制，健康の維持（保持）・増進を図り，患者の QOL を高めることを目的としている．また，病院食は，糖尿病患者の教育入院の場合のように，患者自身がどんな食事をどのくらい食べたらよいのかを理解するための食事教育の媒体としての役割も担っている．

病院食の食種には，治療食（**一般治療食**と**特別治療食**がある）と無菌食，検査食，治療乳がある（表 2・8）．病院の食事の大半は治療食であることから，病院食のほとんどが一般治療食と特別治療食に大別されると考えてよい．一般治療食には，離乳食，小児食，成人食，妊産婦食，高齢者食などがあり，年齢階層で分けられている．

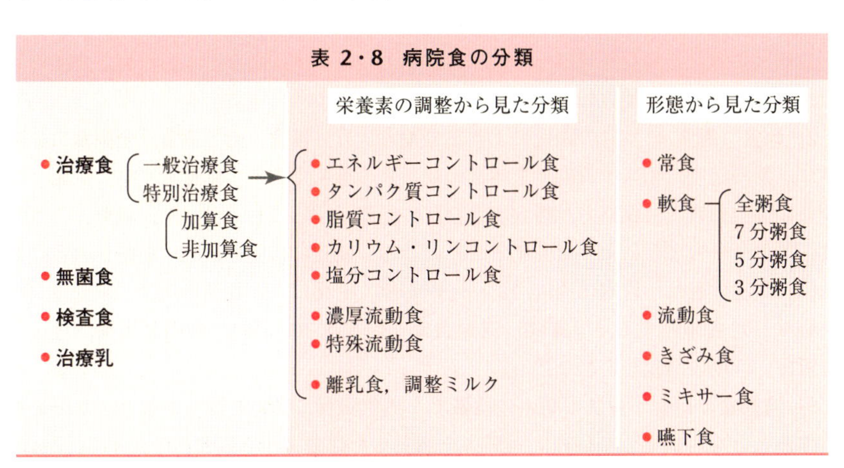

表 2・8 病院食の分類

特別治療食には，疾患別治療食の分類と，栄養成分調整別の分類があり，その内容は患者の病状や栄養状態に対応して決められるため複雑であるが，つぎの二つの視点から分類すると理解しやすい．一つは，**栄養素（成分）の調整からみた分類**であり，食事に含まれるエネルギー量や栄養素量の調整内容による．もう一つは，**形態の調整からみた分類**で，常食，軟食，流動食，ミキサー食，きざみ食など，食事の硬軟によるものである．病院食は，このような成分的特徴と形態的特徴の組合わせから成り立っている．つまり，一般治療食にも特別治療食にも，患者の状態によって常食もあれば，ミキサー食やきざみ食もある．さらに，保険医療制度上の分類として，診療報酬で加算される特別食がある*1.

*1 特別食加算については，p.8 表1・4参照.

2・3・2 一般治療食

*2 施設によっては**一般食**ともよばれる.

一般治療食[*2] は，特別の食事療法を必要としない（すなわち，エネルギーや栄養素の制限がない）患者に対して，それぞれの性・年齢別食事摂取基準を満たすように献立された病院食である．本来は性・年齢だけでなく患者個人の身長・体重，病態などから一人一人のエネルギー・栄養素必要量を算定し，対応する必要がある．しかし現状では，主食の量を増減することでエネルギー供給量を調整するにとどまっている施設が多い．したがって患者個人への一般治療食の個別対応の多くは，形態を調整した食事（**形態調整食**）となっている.

a. 形態調整による分類　一般治療食の形態調整としては，主食の形態の違う**常食**，**軟食**，**流動食**と，副食（主菜，副菜）の形態に配慮した**軟菜食**，**きざみ食**，**ミキサー食（ブレンダー食）**，**ペースト**などがある（図2・8）.

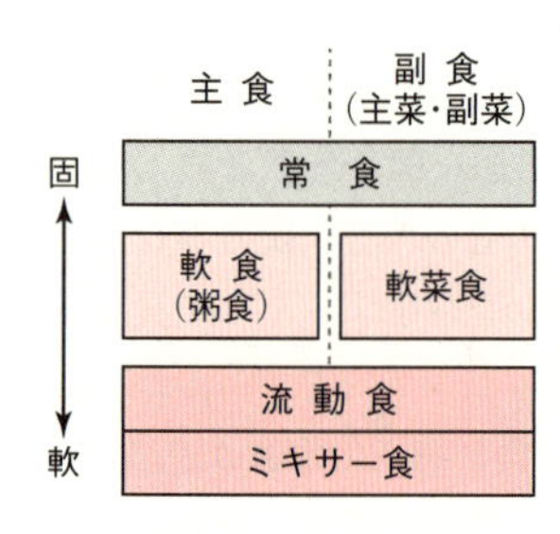

図 2・8　形態による病院食の分類

1）**常　食**：ご飯やパンを主食とし，副食は主食に相当する食材や調理法を組合わせた食事である．摂食，消化・吸収に異常がない患者に用いられる．患者の性別，年齢を考慮して食事摂取基準を参考に栄養バランスに配慮し調整する．食塩は7g未満を目標とする．特別な制限はないが，入院中は食欲低下になりやすいため，食品の選択，調理法などにも配慮し食事内容に変化をつけるようにする.

病院食でいう分粥食

粥　：米：水＝1：10（容量）で炊いたもの
重　湯：粥を炊いたときの上澄み
三分粥：粥3割＋重湯7割で混ぜたもの
五分粥：粥5割＋重湯5割で混ぜたもの
七分粥：粥7割＋重湯3割で混ぜたもの
全　粥：粥10割

2）**軟食（粥食）**：主食の濃度により**三分粥食**，**五分粥食**，**七分粥食**，**全粥食**に分類され，粥の濃度に相当する副食を組合わせた食事形態である．副食（主菜，副菜）の調整には，患者の消化能力，摂食能力などに応じ，うらごし，マッシュ状態，きざみ食，ミキサー食などにより対応することになる．副食には固い繊維や脂肪分の多い食品，刺激物は避け，胃内停滞（滞留）時間が短く消化によい食品を選び，刺激や負担を軽減した食事とする．適応　流動食より回復途中の場合，歯の欠損や口腔・食道障害，軽度の消化器疾患など.

3）**流動食**：絶食から食事開始の段階で，消化器官に食物を慣らすこと，水分を補給することを目的としている．固形物を除去した流動タイプの食事で，重湯，葛(くず)湯,野菜スープ，牛乳，果汁や，ゼリー，アイスクリーム，シャーベットのように口腔内で流動体となるものなど，水分が多く，食物残渣や化学的刺激の少ない消化吸収のよい食事である．適応 術後の食事開始時，重症消化器疾患，口腔・歯・食道障害の場合など．

4）**ミキサー食（ブレンダー食）**：軟食の料理をミキサーやブレンダーに掛けたもので，ストローやスプーンで食べることが可能である．ミキサー食は，流動タイプになっているが，本来，固形物であった料理を流動タイプにしたものなので，単純流動食とは異なり，軟食と同等の栄養量が確保できる．適応 食欲，消化，吸収などの能力に異常はないが，歯の欠損や口腔内の異常で物理的に咀嚼が困難な場合．

2・3・3 特別治療食（疾病別分類から栄養成分別分類へ）

特別治療食は，基本的には患者の病状などに対応して医師の発行する食事箋に基づきエネルギーや栄養素を調整し，各疾患ならびに病態ごとに適切な形態調整がされた食事である．疾病名別分類は，たとえば糖尿病食，腎臓病食，肝臓病食，胃潰瘍食，貧血食などで，疾病別の食事療法の特徴を献立に反映させやすく，食種が簡便に判断できる（一般治療食との区別が明確であり，患者の疾患を容易に認識できる）という利点がある．しかし疾病名別の分類ではすべての疾患に対応することが不可能である．**成分的特徴**による分類では，そのときの患者の病態や栄養状態，さらには治療目的に適した食種を選択できる．栄養成分別分類には以下の利点がある．

① 病名に縛られないで広く食種を選択できる．
② 疾病が合併した場合に対応しやすい．
③ 食事の内容により分類されるため食種の数が少なくてすむ．
④ 食種の数が減れば事務や調理業務の合理化が可能となる．
⑤ 選択メニューを導入しやすい．

また特別治療食には，医療保険制度により加算の対象となる治療食（**加算食**）と加算の対象とならない治療食（**非加算食**）がある．加算の対象となる特別治療食は，医師が患者個々に適正栄養量を考慮して食事箋を発行することが必要である*．加算対象となる特別加算食病名は，病院の給食経営管理面で重要になるので覚えておく必要がある（p.8，表1・4参照）．

* なお，この特別治療食（厚生省告示では，入院時食事療養に係る特別食と称する）は，告示上，疾病別分類となっているため，保険請求する際に，成分別分類食種から疾病別食種に変換しているのが現状である．

a. 特別治療食の栄養成分別分類

特別治療食を，含有される主たる栄養成分の特徴によって分類するもので，エネルギーコントロール食，タンパク質コントロール食，脂質コントロール食，水・電解質コントロール食などがある．この分類は病院食の多種多様な食事内容を反映させやすいため，多くの施設で用いられている．

1）**エネルギーコントロール食**（p.40，図2・9c参照）：三大栄養素のエネルギー比率には特徴的な変更がなく，1日の総摂取エネルギー量を調節した食事である．一般には，**低エネルギー食**と**高エネルギー食**としてとらえがちであるが，エネルギー量を食事摂取基準に合わせた一般治療食も，このエネルギーコントロール食の一部として取扱うことが多い．適応 肥満，糖尿病，脂質異常症，痛風，脂肪肝など，（食塩制限の付加で）高血圧症，心臓病，妊娠中毒症など．

2）**タンパク質コントロール食**（p.40～41，図2・9d，e参照）：タンパク質含有量を調整した食事である．タンパク質コントロール食の適用は，肝疾患と腎疾患が主であり，その多くは食塩制限を伴う．食塩制限を伴わないのは，肝炎などの急性期のみと考えてよいであろう．

低タンパク質食は，タンパク質を制限した食事で，脂質はエネルギー比率 20 ～ 25％ 以内として糖質からエネルギーを十分に供給させる．エネルギーが不足するとアミノ酸からの糖新生が起こり，体タンパク質の崩壊が起こってタンパク質制限の効果が低下する． 適 応 肝硬変や肝がんなどの末期の重篤状態である肝不全，非代償期肝硬変，急性肝炎や慢性肝炎の急性増悪期，急性腎不全，慢性腎不全，急性糸球体腎炎の急性期など．

3）**脂質コントロール食**（p.41，図 2・9 f 参照）：脂質コントロール食には，脂質による消化管への刺激や消化酵素の分泌を抑制するために脂質の**量**を調整した治療食と，脂質代謝の改善のために**質**を調整した治療食（**脂質成分調整食**）がある．

低脂肪食は，脂質含有量が 15～30 g である． 適 応 急性・慢性膵炎，急性肝炎，胆石症，胆嚢炎など．

脂質成分調整食は，飽和脂肪酸エネルギー比を 7％ 未満として n−3 系多価不飽和脂肪酸の量を増やし，食事中のコレステロール含有量を 200 mg/日未満に制限する． 適 応 脂質異常症．

4）**その他の成分コントロール食**：成分コントロール食にはほかに，腎臓病食あるいは透析食として電解質コントロール食（ナトリウムやカリウム，リンなどの調整食），貧血食として鉄コントロール食，また，易消化食として粗繊維の含有量を制限した低残渣食（繊維コントロール食），プリン体を制限した痛風食（プリン体コントロール食）などもある．しかし病院食の基本食種は，エネルギーコントロール食，タンパク質コントロール食，脂質コントロール食であり，これらにミネラルやプリン体，食物繊維のコントロールが付加されると考える．貧血食は，高エネルギー・高タンパク質食を基本に鉄の含有量を高めることになり，腎臓病食は低タンパク質食を基本にカリウム制限を付加することになる*．

低残渣食：食物繊維を少なくした食事．腸管の安静を必要とする疾患や注腸検査の前日の食事として用いる．

＊　図 2・9 g（p.41）には一例として，カリウム・リンコントロール食を掲載するが，基本は低タンパク質であり，タンパク質コントロール食にカリウム制限を加えた腎臓病食であることを理解しておきたい．

b. 特別治療食の形態調整による分類

特別治療食においても一般治療食と同様の形態調整が行われる．

消化しやすい食事を総称して**易消化食**とよび，一般的には，濃厚流動食を除き，食事の形態を成しているものをさす．疾病別分類でいうと，潰瘍食，低残渣食，術後食などがこれに相当する．ご飯や全粥を主食とし，難消化性食物繊維の含量が少ない消化しやすい食材を用い，調理法を工夫して，胃内滞留時間を短くし，さらに消化管への刺激の少ない食材や調理法が用いられる． 適 応 胃・十二指腸潰瘍，潰瘍性大腸炎，クローン病，急性腸炎，下痢，便秘，嚥下障害，術前・術後食，食道静脈瘤，がんなど．

また，**頻回食**とよばれる食事があり，朝，昼，夕の 3 食以外に 10 時，15 時，20 時などの間食により食事回数を増やし，1 回当たりの食事量を軽くしたものである．消化管の手術後や 1 型糖尿病に用いられる．

2・3・4 その他の病院食

a. 検 査 食　病院食には，治療の目的以外に検査の目的に提供される食事がいくつかある．

1) **注腸検査食（注腸食）**: 大腸 X 線検査や大腸の内視鏡検査のために用いる．これらの検査では腸管の内容物を完全に除去する必要があるので，低残渣・低脂肪に調整した食事とする．専用の加工済み食品を利用した場合には特別加算が認められている．

2) **甲状腺機能検査食**（ヨウ素制限）: 放射性ヨウ素（ヨード）^{131}I を投与して，甲状腺へのヨウ素の取込みを検査する甲状腺機能検査法では，食事および薬品からのヨウ素摂取を制限する必要がある．食品中のヨウ素は検査に影響を与えるので，検査の 10～14 日前よりヨウ素を制限した食事とする．食事のヨウ素摂取は一定にすることが望ましく 1 日のヨウ素量は 200 μg/日以下が適当とされている．ただし検査法によってヨウ素制限は不要となる．

摂取を控える食品としては，海藻類*1（昆布，わかめ，のり，ひじき，青海苔など）とその加工品（昆布だし，寒天，佃煮や，がんもどき・さつま揚げなどの昆布・ひじきなどが混入している加工品を含む），魚介類（サバ・イワシ・カツオなどの青皮魚，アサリ・アワビ・サザエなどの貝類），肉類（レバーなどの臓物類），卵類（ヨード卵），野菜類（キャベツ・カブなどアブラナ科の野菜*2），化学調味料*3，食卓塩*4 があげられる．牛乳*5 はコップ 1 杯以内とする．市販のお茶や清涼飲料水のなかにはヨウ素が入っているものがある．また，ヨウ素製剤を含有したうがい薬の使用を禁ずる．

3) **潜血食**: 便の潜血反応を検査するために，検査結果に影響を与える食品中の血液，鉄，銅，葉緑素などが混入しないように調整した食事である．実施期間は 3～4 日を基準とするが，便秘者は延長する．検査時はすでに胃腸症状をもつ患者がいるので，薄味とし香辛料の使用は避け，軟らかく調理する．潜血反応検査のうちグアヤック法とオルトトルイジン法は潜血食を必要とするが，免疫学的検査法では食事の影響を受けずに特異的にヒトヘモグロビンを検出できるので潜血食は必要としない*6.

禁止または控える食品として，レバー，血液成分を多量に含有した肉類，魚類（血合部分），その他血液成分の混入した食品があげられる．葉緑素を含有する野菜（葉菜類）については加熱調理すればそれほど問題はないが，大量摂取は控える．また，実施期間中は血液と同じ反応を示す物質である鉄，銅，ビスマス，ヨウ化カリウム，ブローム剤，ラキサトール，ビタミン C，メサフェリン，クロロフェインを含む薬剤の投与を禁止する．

b. 無 菌 食　無菌食は，骨髄移植などを行うために無菌室に入室した患者に供する食事である．無菌食（高圧蒸気滅菌法や高圧ガス滅菌法が用いられている）と準無菌食（ボイル食）があるが，対応は施設によって異なっているのが現状である．

*1 海水中には多量のヨウ素が含まれている．

*2 アブラナ科の植物に含まれるチオオキサゾリジンはヨウ素の吸収を阻害する物質．大豆サポニンも同様で，大豆や豆腐などに含まれる．

*3 昆布エキスが入っているものにはヨウ素が入っている．

*4 日本の場合，海水から作られる塩には微量のヨウ素が入っている．外国製ではヨウ素を添加した食卓塩があるので注意が必要．

*5 乳牛の甲状腺腫発症防止のため，ヨウ素を添加した飼料で飼育されている．また，搾乳する際に，乳房，搾乳機などがヨウ素剤で消毒されている．

*6 ただし，レバーなどの血液成分は便の色を黒くするので，目で見たときに出血と見間違えやすい．避けるのが望ましい．

2・3・5 病院食における献立の展開

病院食の献立例を図 2・9 に示す．一般治療食の常食を基準に，軟食やエネルギーコントロール食など，入院患者の病態に合わせて献立が変更されることが重要である．実際の病院給食の現場では，図 2・9 に示すように，常食を基本にして，(a) 軟菜 5 分粥食，(b) 流動食，(c) エネルギーコントロール食，(d) エネルギー・タンパク質コントロール食（高タンパク質食），(e) タンパク質コントロール食（低タンパク質食），(f) 脂質コントロール食，(g) ミネラルコントロール食（カリウム・リン制限食）へとメニューを展開している．

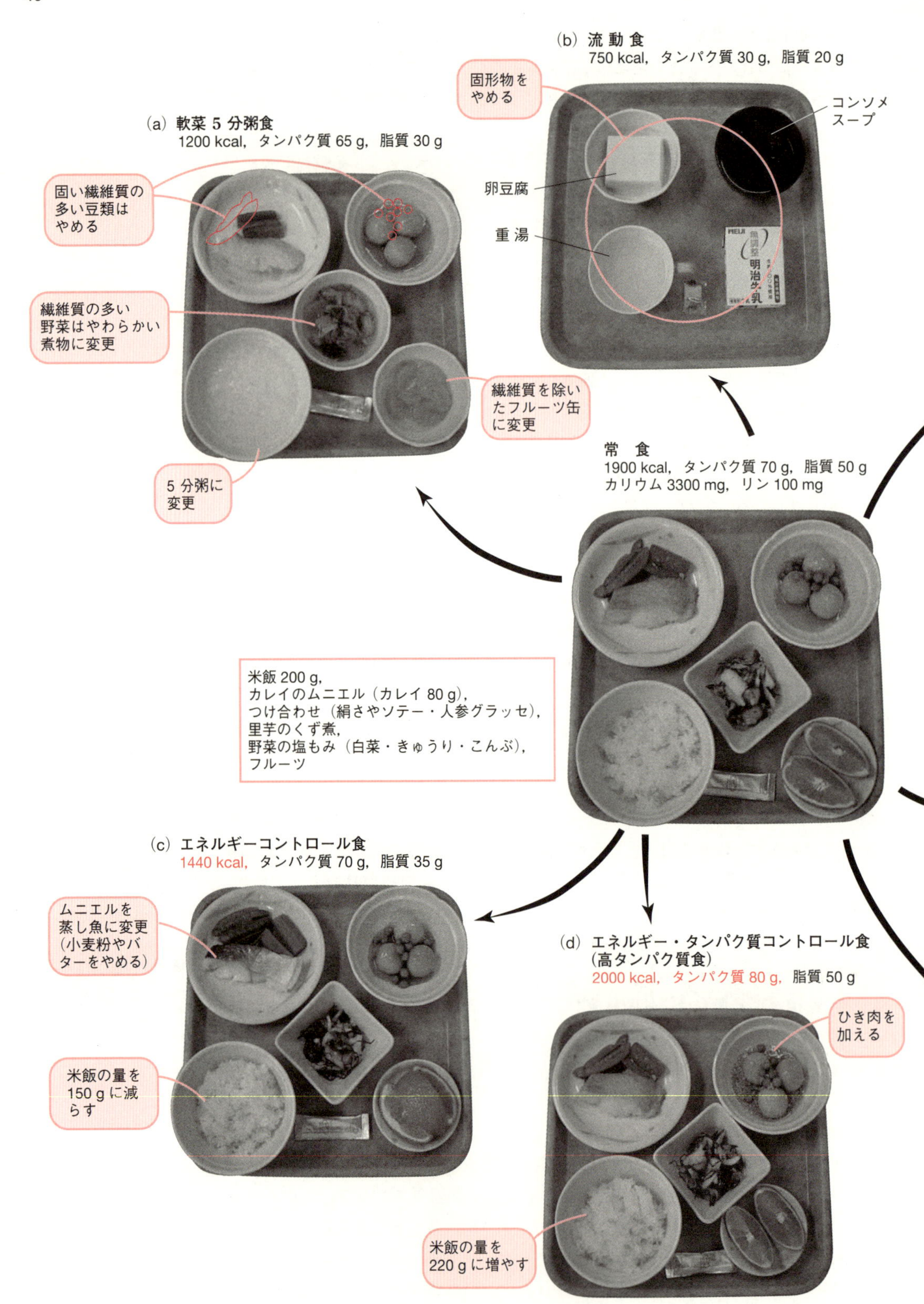

図 2・9 病院食 1 食の展開例 図中の指示栄養量は 1 日分である点に注意.

(e) **タンパク質コントロール食（低タンパク質食）**
1840 kcal，タンパク質 40 g，脂質 50 g

魚の切り身を
40 g に変更
低タンパクご飯
に変更

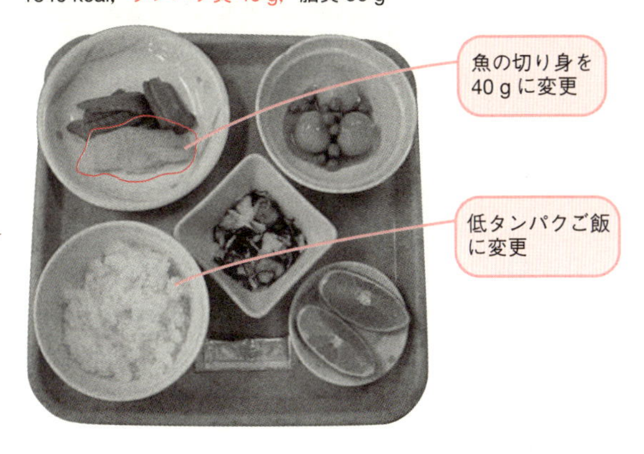

(f) **脂質コントロール食**
1600 kcal，タンパク質 75 g，脂質 20 g

グラッセを
ゆで野菜に
ムニエルを
蒸し魚に
(小麦粉や
バターを
使わない)
野菜の塩もみから
こんぶを除く
(消化の悪いものは
除く)
エネルギー量調整
のため米飯の量を
180 g に減らす

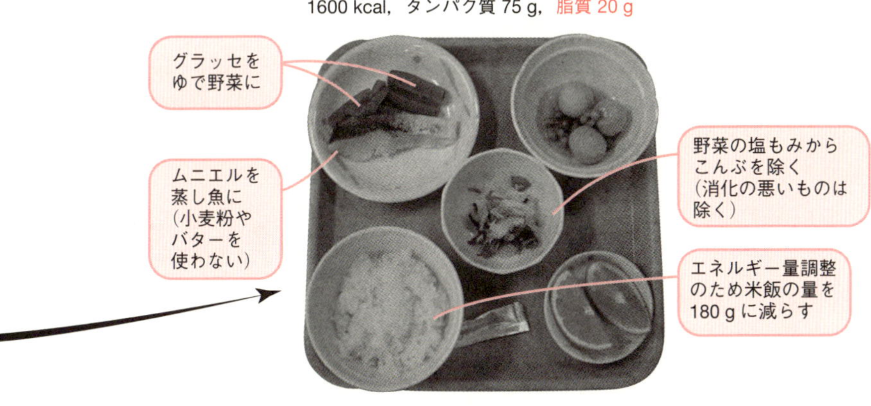

(g) **ミネラルコントロール食（カリウム・リン制限食）**
1840 kcal，タンパク質 40 g，脂質 45 g
カリウム 1500 mg，リン 600 mg

つけ合わせの
野菜をやめる
イモ類はカリウムが
多いのでナスに変更
野菜の塩もみは分
量を減らし，カリ
ウムの多いこんぶ
は除く
生の野菜，生果物
にはカリウムが多
いため
フルーツ缶に変更

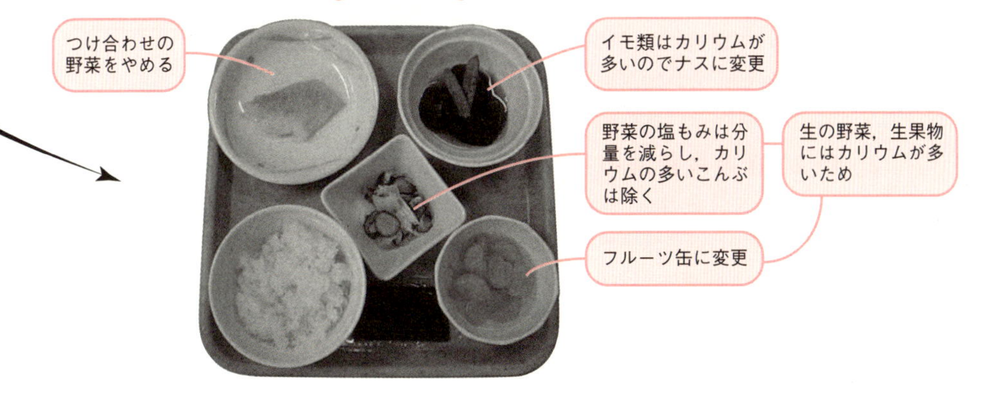

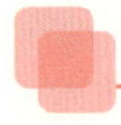

2・4 経腸栄養法

1 経腸栄養法は，消化管は機能しているが，経口からの摂取が不十分な場合に適用される．

2 経腸栄養剤は，窒素源により自然食品流動食，半消化態栄養剤，消化態栄養剤，成分栄養剤に分類される．

3 投与ルートとして，経鼻経管法と瘻管法（食道瘻・胃瘻・空腸瘻）がある．

経腸栄養法は，消化管にチューブを通して直接栄養剤を入れる栄養法である．経口摂取が不十分または困難であるが，消化管機能に異常を認めない患者に対して，必要な栄養素を投与することを目的とした方法である．経腸栄養法は消化管を使用する生理的なルートで投与するため，静脈栄養法と比べて合併症が起こりにくい．腸を使わなければ，腸管免疫能は比較的短期間で低下してしまうため，腸管機能の維持には可能な限り経腸栄養法を選択，あるいは併用することが望ましい．

2・4・1 経腸栄養法の適応疾患と適応禁忌

経腸栄養法は，経口摂取が不可能あるいは不十分な場合や，消化管の安静が必要な場合，炎症性腸疾患，吸収不良症候群，代謝が亢進状態にある場合，術前・術後や検査前の管理などで使用される（表 2・9）．経腸栄養の適応禁忌を表 2・10 に示す．そのほか，本人や家族が経腸栄養を希望しないというケースもある．経腸栄養ができない場合には，静脈栄養による補給を選択する．

表 2・9　経腸栄養法の適応疾患例
1）経口摂取が不可能または不十分な場合
耳鼻科や口腔領域における開口障害や咀嚼・嚥下障害
食道がん，胃がんなどによる上部消化管の通過障害
脳神経外科領域の意識障害
がんの化学療法や放射線療法治療中の食欲不振
神経性食欲不振症
2）消化管の安静が必要な場合
上部消化管の手術後
上部消化管の縫合不全，消化管瘻（排液量＜500 mL/日）
急性膵炎
3）炎症性腸疾患（クローン病，潰瘍性大腸炎など）
4）代謝亢進状態（重症外傷，重症熱傷など）

表 2・10　経腸栄養法の適応禁忌
腸管の完全閉塞
重症膵炎
強い吸収障害
消化管機能の著しい低下
大量の消化管出血
激しい下痢
消化管瘻（排液量＞500 mL/日）
ショック

2・4・2 経腸栄養法の投与経路

管（チューブ）を用いて胃や小腸に直接栄養を投与することから**経管栄養法**ともよばれ，消化管内に経鼻栄養チューブを挿入する**経鼻経管法**，食道や胃・空腸にカテーテルを挿入する**瘻管**（ろうかん）**法**がある（図 2・10）．投与経路は，投与期間や疾患・病状，胃腸管の構造と機能，胃内容物の逆流による誤嚥のリスクなどを考慮して決める．

経鼻経管法は，経腸栄養による投与期間が 2〜6 週間と判断された場合に適応となる．鼻から経鼻栄養チューブを挿入し，チューブの先端を胃や十二指腸・空腸に留置する．留置する場所により，**経鼻胃管**，**経鼻十二指腸**，**経鼻空腸**という．胃内容物の逆流は誤嚥性肺炎のリスクとなるため，逆流が考えられる場合は経鼻十二指腸または経鼻空腸を選択し，チューブ先端を幽門後に留置する．

経鼻経管法の短所としては，鼻腔や口腔内に違和感があることや，経口摂取訓練の妨げになりやすいこと，細径チューブの使用ではチューブが詰まりやすいことがあげられる．また，違和感により，チューブを自己抜去してしまうことがある．

瘻管法は食道や胃・空腸に瘻孔（ろうこう）を開け，カテーテルを挿入する．その場所により，**食道瘻**，**胃瘻**，**空腸瘻**という．経鼻経路での投与ができない場合や 6 週間（目安）以上の経腸栄養補給が必要と判断された場合に胃瘻または空腸瘻を造設する．食道瘻は胃瘻造設が困難なときに限り選択する．

胃瘻は，開腹せずに内視鏡を用いて造設する方法があり，**経皮内視鏡的胃瘻造設術**

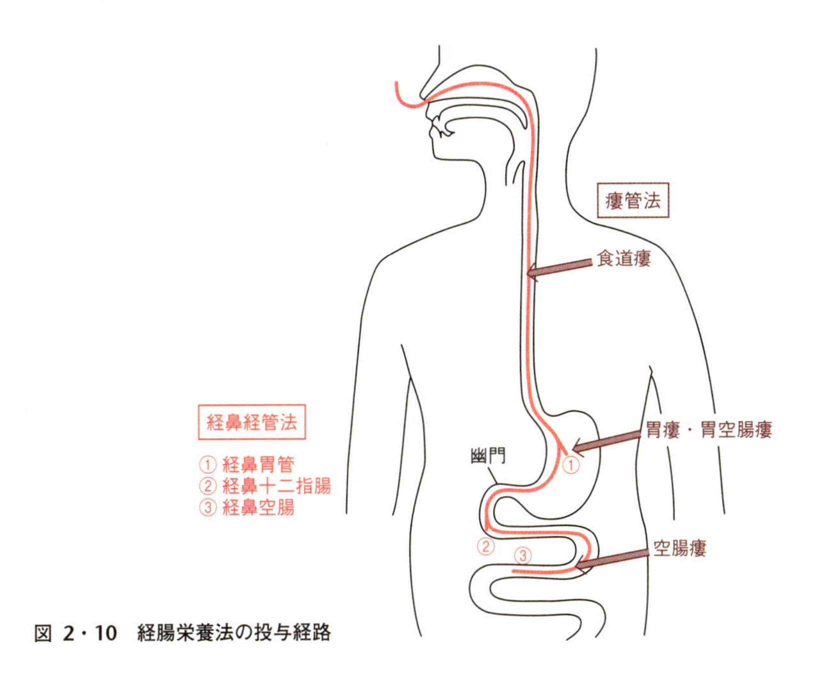

図 2・10　経腸栄養法の投与経路

表 2・11　経皮内視鏡的胃瘻造設術（PEG）

<table>
<tr><th colspan="2">Pull 法/Push 法</th><th>イントロデューサー法（および変法）</th></tr>
<tr><td colspan="2">・胃瘻カテーテルを口腔・咽頭を通過させて，胃内腔から腹壁外へ引き出して造設する方法
・胃瘻カテーテルが口腔内を通過するため，感染のリスクが高い
・太い径のカテーテルが挿入できる
・胃内カテーテルの形状はバンパー型のみ可能</td><td rowspan="2">・腹壁に太い針を挿入し，筒を介してカテーテルを胃内に挿入する方法
・胃瘻カテーテルが口腔内を通過しないため，感染のリスクが少ない
・胃内カテーテルの形状はバルーン型，体外はチューブ型のみ可能
・イントロデューサー法の変法では，さまざまな胃瘻カテーテルの造設が可能．
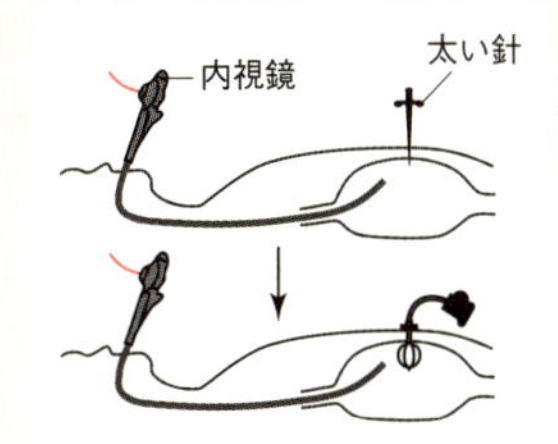
</td></tr>
<tr><td>Pull 法：口から出したガイドワイヤーにカテーテルを結び付けて腹壁外へ引き出す
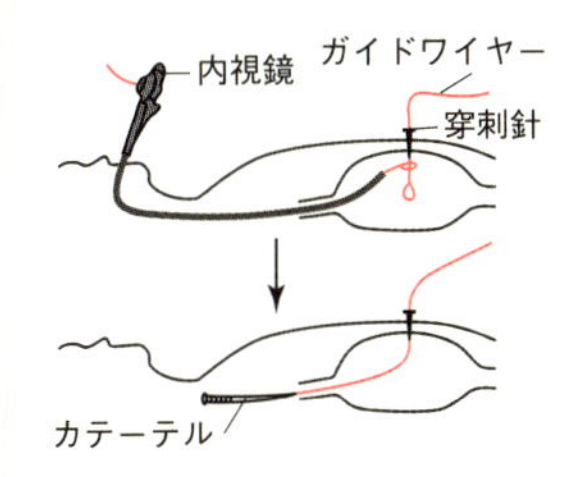
</td><td>Push 法：口から出したガイドワイヤーに沿ってカテーテルを腹壁外へ押し出す
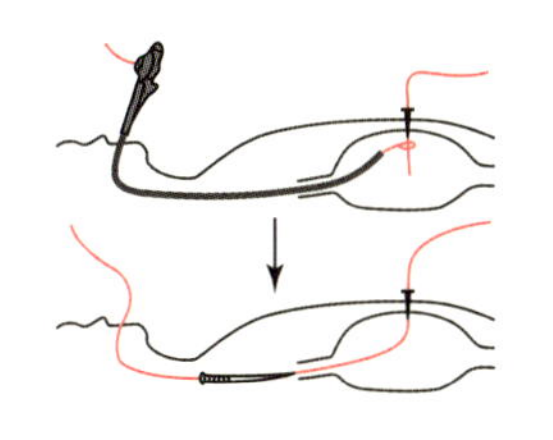</td></tr>
</table>

表 2・12　胃瘻カテーテルの種類と特徴

	バルーン ・交換が容易である ・バルーンが破裂することがある ・交換の頻度が多い（1〜2 カ月ごと）	バンパー ・カテーテルが抜きにくい ・交換時に痛みや圧迫を感じる ・交換の頻度が少ない（4〜6 カ月ごと）
ボタン型 ・目立たず動作の邪魔にならない ・自己抜去のリスクが低い ・逆流防止機能がある ・投与時は栄養チューブと接続するためのカテーテルを装着する必要がある ・清潔保持がしやすい	体外→ 腹壁→ 胃壁→ 胃内→	
チューブ型 ・露出したチューブが動作の邪魔になる ・自己抜去のリスクが高い ・投与時の栄養チューブとの接続が簡単である ・チューブ内が汚染されやすい		

PEG: percutaneous endoscopic gastrostomy の略．食道瘻，空腸瘻にも同様の造設法があり，それぞれ PETG（percutaneous trans esophageal gastrotubing），DPEJ（direct percutaneous endoscopic jejunostomy）とよばれる．

（**PEG**，**ペグ**とよばれる）という．経皮内視鏡的胃瘻造設術の方法を表 2・11 に，胃瘻カテーテルの種類と特徴を表 2・12 に示す．

胃瘻は，チューブの先端が胃内の場合は，胃の容量を利用して投与することができるため，急速投与が可能となる．しかし，腸の蠕動運動が弱い場合は，栄養剤の胃から腸への排出が遅くなるため，逆流のリスクが高くなる．その場合はカテーテルの先端を十二指腸または空腸に留置する．

空腸瘻では，胃からの投与よりも腸での吸収が早くなるため，急速な投与では下痢やダンピング症状を起こしやすくなる．細径チューブを使用し，経腸栄養ポンプを利用することが推奨されている．経腸栄養ポンプを使うことにより一定量を一定の速度で確実に投与することができる．

2・4・3　経腸栄養の投与方法

投与方法には，**持続的投与**，**間歇的投与**，**周期的投与**，**ボーラス投与**があり，それぞれ病態により選択する．

- **持続的投与**: 経腸栄養剤を一定の速度で連続投与する方法である．投与速度は，開始時は 20〜50 mL/時，8 時間ごとに 30 mL ずつ増加していくことが推奨されている．腸管は胃のように貯留機能がないことから，特に空腸内への投与では持続的投与を選択する．また，重症症例の胃内投与でも持続的投与が実施される．
- **間歇（かんけつ）的投与**: 1 日に投与する回数を決め，1 回に 250〜300 mL の経腸栄養剤を 2〜3 時間程度で投与する方法である．朝・昼・夜の 1 日 3 回の投与など，食事に近いパターンで投与できる．胃内に経腸栄養剤を投与する場合に行われる方法である．
- **周期的投与**: 投与する時間と投与しない時間を交互につくる方法で，昼間は食事をし，夜間に経腸栄養剤を投与して不足分を補う場合などに実施される．
- **ボーラス投与**: 胃瘻から胃内に 30 分以内で経腸栄養剤を 300〜500 mL 注入する方法である．

2・4・4 経腸栄養剤の種類と特徴

経腸栄養法ではチューブを通して栄養剤を投与するため，栄養剤は流動体である．経腸栄養剤は**自然食品流動食**と**人工濃厚流動食**に大別され，人工濃厚流動食は，含まれる窒素源により**半消化態栄養剤**，**消化態栄養剤**，**成分栄養剤**に分類される（表2・13）．

1）**自然食品流動食**：自然食品を素材として作られたもので，普通流動食，天然濃厚流動食がある．普通流動食は，重湯，牛乳，鶏卵などを基本素材として作られる．繊維成分を含み，粘性が高いのでチューブの目詰まりを起こしやすい．

2）**人工濃厚流動食**：半消化態栄養剤，消化態栄養剤，成分栄養剤に分類され，医薬品扱いのものと食品扱いのものがある．

① **半消化態栄養剤**：上部消化管の通過障害，摂食障害や嚥下困難，化学療法や放射線療法など消化管機能に問題がない場合に適応となる．

② **消化態栄養剤**：消化が不要で吸収性に優れ，窒素源は低分子ペプチドとアミノ酸で，タンパク質は含まれていない．消化管を安静に保つ必要がある上部消化管縫合不全や消化管瘻，短腸症候群，重度のタンパク質アレルギー，クローン病などが適応となる．

③ **成分栄養剤（ED）**：窒素源が結晶アミノ酸で，成分が科学的に明らかなもののみで構成されている．脂質含量がきわめて少ないことから，成分栄養剤のみで1カ月栄養管理する場合には，必須脂肪酸欠乏症予防のために脂肪乳剤を静脈投与する．消化が不要で，残渣もきわめて少ないが，浸透圧が高いので，下痢，腹部膨満感，腹痛などの腹部症状が起こりやすい．また，腸管吸収はするが消化機能を使わないので，小腸粘膜の萎縮を起こしやすい．短腸症候群，膵外分泌機能不全などの吸収不良症候群，重症急性膵炎，クローン病などが適応となる

ED：elemental diet

表2・13 経腸栄養剤の比較

		自然食品流動食	半消化態栄養剤	消化態栄養剤	成分栄養剤
区 分		食 品	医薬品・食品	医薬品・食品	医薬品
三大栄養素	窒素源	タンパク質	タンパク質	ジペプチド，トリペプチド，アミノ酸	結晶アミノ酸
	糖 質	デンプン	デキストリンが主成分	デキストリン，二糖類	デキストリン
	脂肪含有量	多 い	比較的多い	少ない～きわめて少ない	きわめて少ない
繊維成分		(＋)	(±)	(－)	(－)
味・香り		良 好	比較的良好	不 良	不 良
消化液の分泌		必 要	多少必要	不 要	不 要
残 渣		多 い	少ない	きわめて少ない	きわめて少ない
浸透圧		低 い	比較的低い	高 い	高 い
粘 性		高 い	やや高い	やや高い	低 い
適 応		狭 い	かなり広い	広 い	広 い
栄養チューブサイズ		太 い（直径3～4 mm）	直径2～3 mm（8 Fr以上）†	直径2～3 mm（8 Fr以上）†	直径1～1.5 mm（5 Fr以上）†
副作用		下 痢	下痢，腹部膨満	下痢，腹痛	下痢，腹痛，必須脂肪酸欠乏

† 1 Fr＝1/3 mm

2・4・5　経腸栄養剤のその他の分類

a. 病態別栄養剤　エネルギー量や栄養素の組成などを調整した病態別経腸栄養剤や免疫増強作用のある栄養素が強化された栄養剤がある．

① **耐糖能異常用経腸栄養剤:** 炭水化物の割合を低くして脂質の割合が多いもの，血糖値の急激な上昇を抑制することを目的に緩徐に吸収する糖質を配合したものなどがある．緩やかに吸収する糖質として，パラチノースや分岐鎖デキストリン，タピオカデキストリンが使われている．

② **肝不全用経腸栄養剤:** フィッシャーの理論によって，芳香族アミノ酸（チロシン，フェニルアラニン）含量を減らし分枝アミノ酸（バリン，ロイシン，イソロイシン）含量を高めている．肝不全用経腸栄養剤は，肝硬変や肝性脳症の回復期，就寝前補食療法に使用することが推奨されている．

③ **呼吸不全用経腸栄養剤:** 呼吸商（RQ）を低くすることを考慮し，脂質の割合を多く，炭水化物の割合を低くしている．

④ **腎不全用経腸栄養剤:** 高エネルギー低タンパク質，リン・カリウム・ナトリウムを制限している．水分制限に対応するため，濃度が高い．

⑤ **免疫能増強経腸栄養剤（免疫能賦活化経腸栄養剤）:** 免疫能を上げる作用のあるグルタミン，アルギニン，*n*−3 系多価不飽和脂肪酸，RNA などが添加されている．食道がん手術，膵頭十二指腸切除などの高度侵襲手術の周術期，中等度侵襲手術の術前に用いることが推奨されている．

b. 半固形化栄養剤　通常の経腸栄養剤は液状であるが，柔らかいゼリー状の形態にしたものが半固形化栄養剤である．胃瘻を造設した患者で使われている．半固形化栄養剤を使用するメリットとして，誤嚥性肺炎の予防，胃瘻部のスキントラブルの予防，下痢の予防があげられる．

c. 栄養剤の濃度　通常の経腸栄養剤は 1 kcal/mL に調整されている．高濃度のタイプでは，1.5 kcal〜2.0 kcal/mL のものがある．高濃度タイプは水分量が少ないので，水分制限のある病態や経口摂取量を少なくしたい場合などに用いられている．

d. 経腸栄養剤の製品の特徴　表 2・14，表 2・15 に 2017 年現在販売されているおもな経腸栄養剤とその特徴を示す．これらは一部であり，毎年，新しい製品が発売される．

2・4・6　経腸栄養法の合併症と対応

a. 機械的合併症　チューブの刺激や圧迫による鼻腔・鼻翼の虚血性壊死，咽頭炎，食道びらん・潰瘍を防ぐためには，シリコーン製，ポリウレタン製の細いチューブとする．逆流性食道炎や誤嚥性肺炎を防ぐために，投与中および投与後 1〜2 時間は頭部を 30° 程度挙上して，胃食道の逆流を予防する．腸の蠕動運動を確認し，状態によりチューブの先端を胃から空腸留置に変える．また半固形化栄養剤を利用する*．チューブの閉塞を防ぐために栄養剤投与後に温水で十分に洗浄する．また，0.4％ 酢水（食用酢の 10 倍希釈）を使いチューブを洗浄・留置して，タンパク質凝固による閉塞を防ぐ．

＊　胃瘻投与では，半固形化している栄養剤を投与することができる．経鼻胃管投与では，液体の経腸栄養剤を投与する前に増粘剤を先に投与しておくことで，胃内で半固形化にすることができる．

b. 消化器合併症　高濃度の栄養剤の投与や急速な投与，胃排泄時間の遅延などで，腹部膨満，腹痛，吐き気，嘔吐が起こる．対策として，投与速度を落とす，投与前にチューブに注射器をつないで吸引し，胃内容の残留量をチェックする（100 mL 以上の場合は投与を中止）などがあげられる．

表 2・14　おもな経腸栄養剤の組成と特徴（2017 年 8 月現在販売中のもの）

エネルギー比は タンパク質：脂質：糖質＝15：25：60 が標準

濃度は 1 kcal/mL が標準

体液の浸透圧は 290 mOsm/kgH_2O

病態	タイプ	区分	製品名（1 パック容量・エネルギー量）	エネルギー比（%） タンパク質（窒素源）	脂質	炭水化物	濃度 kcal/mL	浸透圧 mOsm/L	特長 基質栄養素	その他	メーカー†
一般	自然食	食品	オクノス流動食品 A	19.6	23.4	57.2	1	496	自然食品（牛乳，鶏卵，大豆，小麦粉含む）	天然食品をベースに各栄養素をバランスよく配合	（ホ）
一般	自然食	食品	オクノス流動食品 C	20.8	21.6	58	1	405	自然食品（牛乳，鶏卵，大豆含む）	天然食品をベースに各栄養素をバランスよく配合 カルシウム，鉄，亜鉛を強化	（ホ）
一般	半消化態	食品	アイソカル・RTU（200 mL/200 kcal）	13.2	37.8	48	1	280	デキストリン，ショ糖，大豆タンパク質，カゼインカルシウム，ダイズ油，MCT	NPC/N＝160 脂質中の 20% が MCT 低粘度（8 mPa·s），水分 87%	（ネ）
一般	半消化態	食品	アイソカル プラス（200 mL/300 kcal）	15	41	44	1.5	450	マルトデキストリン カゼイン 大豆タンパク質 MCT	NPC/N＝140 脂質中の 40% が MCT 食塩相当量 1.35 g/200 mL 亜鉛，銅，ビオチン，セレン添加 乳糖ゼロ，水分 76.5%	（ネ）
一般	半消化態	食品	アイソカル 1.0 ジュニア（200 mL/200 kcal）	11	30	59	1	290	デキストリン，カゼイン Na，MCT，ダイズ油，なたね油	NPC/N＝200 乳糖ゼロ 脂質中の 15% が MCT カルニチン 20 mg 配合，水分 83%	（ネ）
一般	半消化態	食品	CZ-Hi（シーゼットハイ）（200 mL/200 kcal）	20	20	60	1	300	デキストリン，豆乳，乳タンパク質，植物油	NPC/N＝100 EPA 10 mg/100 mL，DHA 40 mg/100 mL 難消化性デキストリン，ラクツロース（ミルクオリゴ糖），水分 84%	（ク）
一般	半消化態	食品	MA-8 プラス（200 mL/200 kcal）	16	27	57	1	260	デキストリン，カゼイン Na，植物油，グラニュー糖	NPC/N＝131 EPA 10 mg/100 mL，DHA 40 mg/100 mL セルロース，水分 85%	（ク）
一般	半消化態	食品	テルミールミニ α（125 mL/200 kcal）	15	34	51	1.6	抹茶 420，いちご 470	デキストリン，乳タンパク質，大豆タンパク質，植物油	乳成分，大豆含有 難消化性デキストリンとイソマルトオリゴ糖を配合 食物繊維 2.5 g/125 mL，水分 75% 食塩相当量 0.38 g/125 mL	（テ）
一般	半消化態	食品	テルミール 2.0 α（200 mL/400 kcal）	15	34	51	2.0	ストロベリー 480，バニラ 450	デキストリン，乳タンパク質，植物油	400 kcal/200 mL 水分 70%	（テ）
一般	半消化態	食品	リカバリー Mini（125 mL/200 kcal）	16	34	50	1.6	550	デキストリン，水あめ，豆乳（大豆），乳タンパク質，大豆ペプチド，植物油脂	乳成分，大豆含有 難消化性デキストリン，水分 74% 食塩相当量 0.6 g/125 mL	（ニ）
一般	半消化態	食品	JuiciO ミニ（125 mL/200 kcal）用途：経口	16	12	糖質 69 繊維 3	1.6	731	デキストリン，乳タンパク質分解物，ゼラチン分解物，MCT	EPA 含有 食物繊維 3.2 g/125 mL 難消化性デキストリン，果汁入り，水分 74%，	（ニ）
一般	半消化態	食品	サンエット-N3（200 mL/200 kcal）	16	23	61	1	310	デキストリン，乳タンパク質，食用植物油，砂糖，MCT	脂質中の 20% が MCT，EPA：28 mg，DHA：12 mg，n-6/n-3＝2.8 グァーガム分解物，ガラクトオリゴ糖配合，NPC/N＝131，水分 85%	（ニ）
一般	半消化態	食品	メイバランス 1.0（200 mL/200 kcal）	16	25	59	1	380	デキストリン，なたね油，パーム分別油，乳タンパク質，ショ糖	難消化性デキストリン，水分 84.5%	（メ）

食物アレルギーのある場合は注意

脂質の割合が高い

濃度が 1 を超えるものは高エネルギー，摂取量を少なくできる，ただし浸透圧は高め

ナトリウム強化（Na：530 mg/200 mL）

小児に適切なタンパク質配合比

水分制限の場合コントロールが容易，水分制限がない場合は脱水に注意

† （A）アボット，（E）EA ファーマ，（Q）キユーピー，（オ）大塚製薬，（ク）クリニコ，（テ）テルモ，（ニ）ニュートリー，（ネ）ネスレヘルスサイエンス，（ホ）ホカリフーズ，（メ）明治．
NPC/N 比：非タンパク質エネルギー/窒素比，MCT：中鎖脂肪酸トリグリセリド

表 2・14（つづき）

病態	タイプ	区分	製品名 （1パック容量・エネルギー量）	エネルギー比（%） タンパク質（窒素源）	脂質	炭水化物	濃度 kcal/mL	浸透圧 mOsm/L	特長 基質栄養素	その他	メーカー†
一般	半消化態	食品	メイバランス 1.0 Na （200 mL/200 kcal）	16	25	59	1	475	デキストリン， なたね油， パーム分別油， 乳タンパク質，ショ糖	難消化性デキストリン， 食塩相当量 1.2 g/200 mL （Na：480 mg） 水分 84.5%	（メ）
一般	半消化態	食品	メイバランス Mini （125 mL/200 kcal）	15	25	60	1.6	コーヒー 460	デキストリン，乳タンパク質，なたね油， パーム分別油，ショ糖	難消化性デキストリン， 水分 74.4%	（メ）
一般	半消化態	食品	メイバランスArg Mini （125 mL/200 kcal）	20	34	46	1.6	490	デキストリン， カゼイン Na，なたね油， パーム分別油，ショ糖	難消化性デキストリン， アルギニン 2.5 g/125 mL 水分 75.6%	（メ）
一般	半消化態	食品	YH-Flore （200 mL/200 kcal）	16	25	糖質 57.5 繊維 1.5	1	700	ハチミツ，デキストリン，乳製品，なたね油， パーム分別油， 精製魚油，ショ糖	難消化性デキストリン， ガラクトオリゴ糖，乳清発酵物 水分 約84%	（メ）
一般	半消化態	食品	K-5S （300 mL/300 kcal） （400 mL/400 kcal）	18	30	52	1	350	デキストリン， 乳タンパク質， 植物油脂，MCT	NPC/N＝116 脂質中の 30% が MCT，フラクトオリゴ糖，難消化性デキストリン， 食塩相当量 0.38 g/100 mL， 水分 84.7%	(Q)
一般	半消化態	食品	リキッドダイエットNEW K-2S （300 mL/300 kcal） （400 mL/400 kcal）	14	30	56	1	300	デキストリン， 乳清タンパク，砂糖， 乳タンパク，植物油脂， MCT	NPC/N＝157 脂質中の 30% が MCT， 食塩相当量 0.24 g/100 mL 水分 85.1%	(Q)
一般	半消化態	食品	メディエフ バッグ （300 mL/300 kcal） （400 mL/400 kcal）	18	25	57	1	350	デキストリン，砂糖， カゼイン Na，植物油， MCT	NPC/N＝116 難消化性デキストリン， 乳果オリゴ糖を配合， 食塩相当量 0.47 g/100 mL 水分 84%	（ネ）
一般	半消化態	医薬品	エンシュアリキッド （250 mL/250 kcal）	14	32	54	1	330	デキストリン， カゼイン Na， 分離大豆タンパク質， とうもろこし油	水分 約85%	(A)
一般	半消化態	医薬品	ラコール NF （200 mL/200 kcal） （400 mL/400 kcal）	18	20	62	1	330〜360	マルトデキストリン 乳カゼイン 分離大豆タンパク質 大豆油，しそ油， パーム油	含有するビタミン K1 がワルファリンの作用に拮抗することがある 水分 約85%	（オ）
一般	半消化態	医薬品	エネーボ （250 mL/300 kcal）	18	29	53	1.2	350	分離牛乳タンパク質 濃縮乳清タンパク質 分離大豆タンパク質 高オレイン酸ひまわり油 ナタネ油，MCT，魚油， 精製白糖	含有するビタミン K1 がワルファリンの作用に拮抗することがある セレン，L-カルニチン， フラクトオリゴ糖，クロム， モリブデン，タウリン， 難消化性デキストリン，水分 約81%	(A)
糖尿病	半消化態	食品	グルセルナ-Ex （250 mL/250 kcal）	17	51	32	1	355	デキストリン，ガゼイン Na（乳由来），なたね油， ひまわり油， 大豆多糖類，果糖	L-カルニチン，イノシトールを配合 オレイン酸多い低 GL（グリセミックロード），ショ糖を含まず 水分 約85%	(A)
糖尿病	半消化態	食品	インスロー （200 mL/200 kcal）	20	30	50	1	500	パラチノース，乳タンパク質，デキストリン， ひまわり油，しそ油， 難消化性デキストリン	甘味料（キシリトール），牛乳， 大豆由来成分含有 水分 約84%	（メ）
肝不全	半消化態	食品	ヘパス （125 mL/200 kcal）	13	30	57	1.6	650	デキストリン， 植物油， グラニュー糖， ラフィノース， ラクツロース （ミルクオリゴ糖）	BCAA＝3500 mg/125 mL フィッシャー比 12 NPC/N＝167 難消化性デキストリン，オリゴ糖， EPA，DHA 水分 約74%	（ク）
肝不全	半消化態	医薬品	アミノレバン EN	26	15	59	約1	640	デキストリン， アミノ酸， カゼインナトリウム加水分解物，米油	粉末50 g/包を 180 mL の水または温湯で溶かし 210 kcal/200 mL となる BCAA：6.1 g/包 フィッシャー比 約38	（オ）

ナトリウム強化

アルギニン強化

タンパク質量が少なめ

浸透圧が低め，下痢を起こしにくい

食塩量が少なめ

保険の取扱い上，医薬品と食品の区分がある

服用薬による禁忌にも注意

糖質の割合が少ない

血糖値のコントロールがしやすい

† (A)アボット，(E)EA ファーマ，(Q)キューピー，(オ)大塚製薬，(ク)クリニコ，(テ)テルモ，(ニ)ニュートリー，(ネ)ネスレヘルスサイエンス，

表 2・14（つづき）

病態	タイプ	区分	製品名（1パック容量・エネルギー量）	エネルギー比（%）			濃度 kcal/mL	浸透圧 mOsm/L	特　　長		メーカー†
				タンパク質（窒素源）	脂質	炭水化物			基質栄養素	その他	
肝不全	成分	医薬品	ヘパン ED	15	1.5	80	約 1	633	結晶アミノ酸 14 種類，デキストリン，ダイズ油	粉末 80 g/包を 250 mL の水または微温湯で溶かすと 310 kcal/300 mL となる BCAA 5.4 g/包，フィッシャー比 61 NPC/N＝148	(E)
呼吸不全	半消化態	食品	プルモケア-Ex（250 mL/375 kcal）	17	55	28	1.5	385	マルトデキストリン，カゼイン Na（乳由来），ショ糖，なたね油，MCT，コーン油，高オレイン酸ひまわり油	抗酸化ビタミン C，E，β-カロテン強化，L-カルニチン配合 水分 約 79%	(A)
腎不全	半消化態	食品	リーナレン LP（125 mL/200 kcal）	4	25	70	1.6	720	デキストリン，パラチノース，なたね油，パーム分別油，MCT，精製魚油，乳タンパク質，	食塩相当量＝0.15 g/125 mL 低リン，低カリウム，低ナトリウムカルニチン，難消化性デキストリン 水分 約 76%	(メ)
腎不全	半消化態	食品	リーナレン MP（125 mL/200 kcal）	14	25	60	1.6	730	デキストリン，パラチノース，なたね油，パーム分別油，MCT，精製魚油，乳タンパク質	食塩相当量＝0.3 g/125 mL 低リン，低カリウム，低ナトリウムカルニチン，難消化性デキストリン 水分 約 75%	(メ)
腎不全	半消化態	食品	レナウェル A（125 mL/200 kcal）	1.5	40	65	1.6	410	デキストリン，植物油，カゼイン Na	食塩相当量＝0.15 g/125 mL 低リン，低カリウム，低ナトリウム 難消化性デキストリン，トレハロース，水分 約 75%	(テ)
腎不全	半消化態	食品	レナウェル 3（125 mL/200 kcal）	6	40	60	1.6	340 6.5	デキストリン，植物油，乳清タンパク，カゼイン Na	食塩相当量＝0.15 g/125 mL 低リン，低カリウム，低ナトリウム 難消化性デキストリン，水分 約 75%	(テ)
消化器	消化態	食品	ペプチーノ（200 mL/200 kcal）	14	0	86	1	プレーン 470，アップル風味・レモン風味 500	デキストリン，乳清タンパク分解物	食物繊維含有無し オリゴペプチド 80% 水分 85%	(テ)
消化器	消化態	食品	ペプタメンスタンダード（200 mL/300 kcal）	14	36	50	1.5	520	デキストリン，乳清タンパク分解物（乳成分を含む），MCT，なたね油	脂質中の 60% は MCT NPC/N＝150 水分 51%	(ネ)
消化器	消化態	食品	ペプタメン AF（200 mL/300 kcal）	25	40	35	1.5	440	デキストリン，乳清タンパク分解物（乳成分を含む），MC，大豆油，精製魚油	脂質中の 50% は MCT NPC/N＝74 水分 52%	(ネ)
消化器	消化態	医薬品	ツインライン NF	16	25	59	1	470〜510	マルトデキストリン，乳タンパク加水分解物，L-メチオニン，L-トリプトファン，サフラワー油	ワルファリンの作用が減弱することがある． 食塩相当量 0.7 g/400 mL 水分 85%	(オ)
消化器	成分	医薬品	エレンタール	17.6	1.5	84.4		755	デキストリン，結晶アミノ酸（17 種類），ダイズ油	粉末 80 g/包を 250 mL の水または微温湯で溶かすと 300 kcal/300 mL となる NPC/N＝128	(E)
消化器	成分	医薬品	エレンタール P	12.4	8.1	79.6	開始時 0.4〜0.6 維持期 0.7〜0.8	630	デキストリン，結晶アミノ酸（18 種類），ダイズ油	新生児・乳幼児用 NPC/N＝193 粉末 40 g/包	(E)
免疫	半消化態	食品	アノム（200 mL/200 kcal）	20	25	55	1	約 400	マルトデキストリン，乳タンパク，小麦ペプチド，MCT，植物油	*n*-3 系脂肪酸（EPA，DHA，α リノレン酸），グルタミン（小麦ペプチド），アルギニン，核酸（DNA） 水分 85%	(オ)
免疫	半消化態	食品	インパクト （125 mL/110 kcal，ミルクコーヒー味） （250 mL/253 kcal，ヨーグルト風味）	38 22	34 25	28 53	0.9 1.0	— 410	ショ糖，デキストリン，カゼイン Na，なたね油，MCT	EPA，DHA，L-アルギニン，酵母，核酸（RNA） 水分 86%（ミルクコーヒー味），84%（ヨーグルト風味）	(ネ)

(ホ)ホカリフーズ，(メ) 明治．

高脂肪，低炭水化物

タンパク質の割合が低い

無脂肪

高タンパク質，高脂質，低炭水化物

低脂肪

免疫賦活成分を配合

表 2・15　おもな微量栄養素強化剤（栄養補助食品）の組成と特徴（2017年8月現在販売中のもの）

病態	区分	製品名	1個当りの含有量(g)			濃度 kcal/mL	浸透圧 mOsm/L	特長		メーカー†
			タンパク質(窒素源)	脂質	炭水化物			おもな栄養素	その他	
一般	食品	ブイ・クレス キャロット	1.0	0	21.2	0.64		亜鉛 10 mg, セレン 50 μg, ビタミン11種類, 鉄, カルシウム, オリゴ糖	80 kcal/125 mL コエンザイム Q10 15 mg/125 mL	(ニ)
一般	食品	ブイ・クレス ニューベリーズ	0.3	0	6.0	0.2		クロム 30 μg を配合 亜鉛, セレン, ビタミン11種, オリゴ糖	25 kcal/125 ml コエンザイム Q10 30 mg/125 mL 鉄は配合せず	(ニ)
一般	食品	サンキスト ポチプラス	0.6	0	23	0.6	オレンジ 870, アップル & キャロット 820	ビタミンC 500 mg, ビタミン11種類, 鉄 5 mg, 亜鉛 11 mg, 食物繊維 5 g, オリゴ糖 2 g を配合	75 kcal/125 mL 難消化性デキストリンを配合	(ク)
一般	食品	テゾン	0	0	3.3 3.6	0.15	アップル 255, サワー 185	銅, 亜鉛, マンガン, セレン, クロム, 水溶性ビタミン8種	20 kcal/125 mL 甘味料（アセスルファム K, ステビア, スクラロース）	(テ)
一般	食品	アルジネード	5	0	20	0.8		ビタミンC 500 mg, 鉄 7 mg, 亜鉛 10 mg アルギニン 2500 mg	100 kcal/125 mL リン 630 mg	(ネ)

リンの制限がある場合は注意

† (ニ) ニュートリー, (ク) クリニコ, (テ) テルモ, (ネ) ネスレヘルスサイエンス

下痢の原因としては，急速な投与，1回投与量が多い，栄養剤の浸透圧が高い，栄養剤の温度が低い，乳糖不耐症，栄養剤の細菌汚染などが考えられる．対策として，投与速度の調整（25 mL/時ぐらいにゆっくり），整腸剤・止瀉薬の投与，栄養剤の温度を常温にする，栄養剤作製後はできるだけ早く投与する（粉末で6時間以内，液状で8時間以内を推奨），容器や投与ラインを清潔にするなどがあげられる．

便秘の原因としては，脱水や薬剤の影響がある．対策として，水分の補給，緩下剤の利用を検討する．

c. 代謝性合併症　高血糖は，感染症，術後早期，外傷などのストレスによる糖代謝異常などで起こる．対策として，インスリンの投与，糖質の減量・脂肪含有量の増加が行われる．

肝機能障害や腎機能障害がみられた場合は，病態に応じた対策をとる．血糖値，血清電解質，肝機能，腎機能などをモニタリングして予防する．

必須脂肪酸欠乏は，成分栄養剤の長期使用時に起こる．対策として，脂肪乳剤を投与（末梢静脈）する．

経腸栄養剤長期投与による低 Na 血症に対しては塩分の補充，激しい嘔吐や下痢による酸塩基平衡異常時は輸液で補正する．

2・4・7 経腸栄養法に必要な器具・機械

a. 経腸栄養用チューブ　経鼻チューブは，経腸栄養専用の細いチューブを用いる．通常は 5 Fr から 12 Fr のものが用いられる．成分栄養剤は残渣が少ないので，5 Fr のチューブが使用できるが，半消化態栄養剤は食物繊維を含むため，8 Fr 以上のチューブを使用する．経鼻チューブの材質としては，シリコーン製，ポリウレタン製が用いられている．瘻管法では，胃瘻用チューブ，空腸瘻用チューブと専用のチューブが用いられる．

Fr: French（フレンチ）の略．カテーテルの太さ（外径）を表す単位．1 Fr は，1/3 mm.

b. 経腸栄養剤用容器　経腸栄養剤を入れるための容器は，バック型とボトル型があり，使い捨てである．バック型の容器に経腸栄養剤が入って販売されているも

のは，バック型製剤（ready-to-hang：RTH）とよばれている．バック型製剤は，経腸栄養剤を容器に移す手間が省けるだけでなく，無菌的に投与できるので清潔である．

c. 経腸栄養用ポンプ　空腸からの投与では，経腸栄養用のポンプを利用することが推奨されている．

2・5 静脈栄養法

1. 静脈栄養法は，経腸栄養法が禁忌となる場合に適用され，2 週間以内の短期間では末梢静脈栄養法，2 週間以上では中心静脈栄養法が選択される．
2. 末梢静脈栄養法は，1 日 1200 kcal 程度の投与が可能である．末梢静脈から投与するため，高濃度の栄養剤投与では血管痛や静脈炎をきたしやすい．
3. 中心静脈栄養法では，感染症や代謝性合併症，欠乏症に注意する．
4. 在宅栄養療法は，患者の状態が安定しており，経腸栄養もしくは静脈栄養の管理が選択されることを本人および家族が理解していること，実施にあたり医療管理体制などの環境が整備されていることなどの条件が整ったときに実施される．

静脈栄養法は，静脈から直接栄養補給を行う方法で，**経静脈栄養法**ともよばれる．消化管機能が低下し，消化管を安静に保つ必要のある患者に対して，栄養状態の維持や改善を図ることを目的として行われる．静脈栄養法は，輸液の投与ルートで大きく二つに分けられ，腕などの末梢静脈から投与する**末梢静脈栄養法**と中心静脈内に栄養を投与する**中心静脈栄養法**がある．

また，近年では経口栄養法や経腸栄養法が可能であっても，エネルギー必要量が十分に摂取できない場合に，静脈栄養法を併用することもある．中心静脈栄養法については，食事や経腸栄養法が併用され，中心静脈栄養法による投与エネルギー量が総エネルギー摂取量の 60％ である場合を，特別に**補充的中心静脈栄養**（**SPN**）とよぶ．

SPN：supplemental parenteral nutrition

静脈栄養法を施行中であっても，消化管機能の維持を目的として，常に経腸栄養法の併用および移行を考慮する．

2・5・1 末梢静脈栄養法（PPN）

PPN：peripheral parenteral nutrition

末梢静脈栄養法は，栄養状態が比較的良好な患者に対して，2 週間以内の短期間の栄養状態を維持することを目標として実施される．末梢静脈から栄養輸液を投与するため，生体に必要なエネルギーおよび栄養素の全量を投与することはできないが，ブドウ糖液にアミノ酸および脂肪乳剤を併用して 1 日 1200 kcal 程度の投与が可能である．高濃度の栄養剤投与では，血管痛や静脈炎をきたしやすく，末梢静脈から投与できる糖質濃度は浸透圧の関係で 10% 程度が限界である．しかし，末梢静脈栄養は，中心静脈栄養に比べて手技が簡単で，合併症を起こしにくく，ある程度体タンパク質の異化が防止できる．

1）**適応疾患**：末梢静脈栄養が適応となるのは，① 食欲不振や下痢，嘔吐の症状などがあり，経口摂取が不十分な場合，② 軽度から中等度の消化管手術，咽頭がん，喉頭がん，意識障害など栄養状態が比較的良好で短期間の経口摂取不能な場合，③ 重症感染症や出血傾向などの原因で中心静脈カテーテルの留置が危険な場合，④ 中心静脈栄養の導入期，離脱期，⑤ 末期がん患者などで，水，電解質，栄養すべてを最低維持量とする場合である．

2) **投与方法**: 末梢静脈栄養は四肢の末梢静脈から投与する（図 2・11）．静脈炎予防のためには，細径の末梢静脈カテーテルの使用が推奨されている．持続的に 24 時間投与するのが原則であるが，病態に合わせて昼間のみの投与にとどめることもある．投与速度は，使用する製品により決められているので基本的にそれに従う．

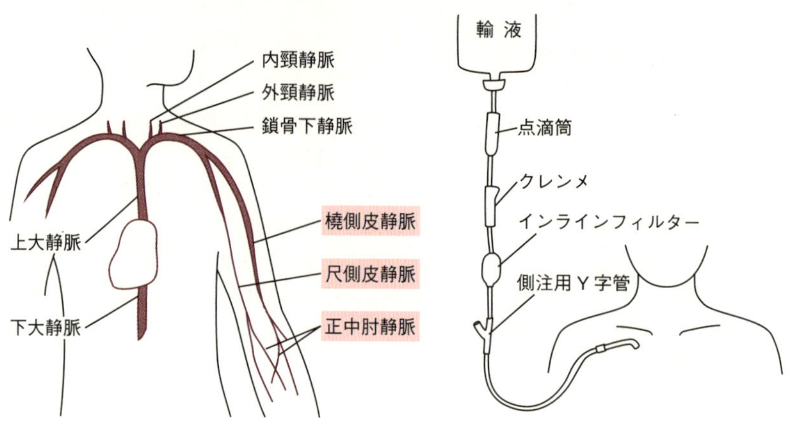

図 2・11　静脈栄養法の投与ルート　末梢静脈栄養法では四肢の末梢静脈（　）から投与する．

図 2・12　中心静脈栄養法（鎖骨下静脈穿刺の場合）

TPN: total parenteral nutrition

2・5・2　中心静脈栄養法（TPN）

中心静脈栄養法は，一般に，内頸静脈や鎖骨下静脈から中心静脈カテーテルを挿入し，上大静脈の右心房近傍部分に留置して，直接血液中に高濃度，高浸透圧の輸液を投与する方法である．上大静脈は太い血管で血液量が多く，血流量も速いため，糖濃度の高い輸液を投与することができる．静脈栄養の施行期間が長期になる場合や，経静脈的に高カロリーの輸液を投与する必要がある場合に中心静脈栄養法を用いる．

1) **適応疾患**: 中心静脈栄養が適応となるのは，① 短腸症候群，消化管縫合不全，消化管通過障害，化学療法による食欲不振・吐気などで経口摂取が不可能か不十分な場合，② 炎症性腸疾患，重症下痢，急性膵炎，広範囲熱傷，多発外傷急性期，肝性脳症，腎不全などで経口摂取が好ましくない場合である．

2) **投与方法**: 中心静脈カテーテルの血管への挿入は，血管が太くて血流が多く，中心静脈に近い部位となるが，感染防止のためには，鎖骨下静脈からの挿入が第一選択となる（図 2・12）．大腿静脈に穿刺をして下大静脈にカテーテルを留置する方法は，カテーテル感染や深部静脈血栓症のリスクがある．

中心静脈栄養は持続投与が基本である．高濃度の輸液を投与するので，代謝応答を確認するための慣らし期間をおいている．投与の開始時には，糖質濃度の低い開始液を 3〜7 日間程度の期間投与し，代謝異常などの問題が生じなければ維持液に移行し，必要エネルギー量を投与する．また，中心静脈栄養から離脱するときは，2〜3 日かけて徐々に投与エネルギー量を減らす．

2・5・3　静脈栄養法の輸液の種類

輸液の重要な目的は，喪失した体液（水・電解質）の補給と栄養補給であり，輸液には，**電解質輸液**と**栄養輸液**がある．

電解質輸液には，**等張電解質輸液**（細胞外補充液）と**低張電解質輸液**（維持液）がある．等張電解質輸液は，生理食塩液，乳酸リンゲル液，酢酸リンゲル液などがあり，細胞外の水・電解質を補給するときに使われる．0.9% 生理食塩液は，Na 濃度が 154 mEq/L と血清 Na 濃度よりも高いので，投与した生理食塩液はすべて細胞外液に分布する．低張電解質輸液は，身体全体の水分を補充するときに使われる．

栄養輸液は，糖電解質製剤，アミノ酸製剤，脂肪乳剤，ビタミン製剤，微量元素製剤，調整用電解質製剤，およびこれらを組合わせたキット製剤がある．基本液は，末梢静脈栄養輸液製剤と中心静脈栄養輸液製剤に大別される．

静脈栄養法による輸液の組合わせと投与エネルギー量を図 2・13 に示す．輸液の内容は，エネルギー量だけでなく，水分量，電解質量，タンパク質，その他の栄養素の必要量により決まる．

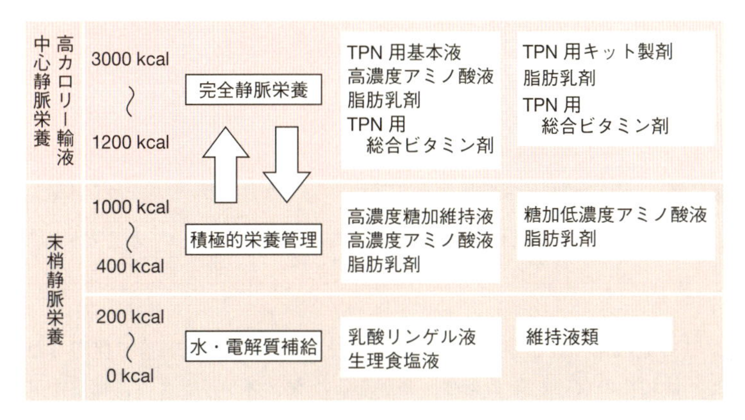

図 2・13　静脈栄養法と投与エネルギー量

1）**末梢静脈栄養輸液製剤：** 末梢静脈栄養で使用する輸液には，糖電解質輸液，アミノ酸加総合電解質液，脂肪乳剤がある（表 2・16）．

表 2・16　末梢静脈栄養輸液製剤の特長と成分・組成

	特　長	成分・組成
糖電解質輸液	・末梢静脈から糖質でエネルギー補給を行う場合に使用 ・グルコースに加え，フルクトースや，キシリトールを用いた製品は耐糖能異常患者に対して有用	・糖質の濃度は 7.5～12.5% ・糖質の種類はおもにグルコースのみ ・電解質の組成は低張電解質輸液と同様
アミノ酸加総合電解質液	・糖とアミノ酸を同時に投与することができる維持電解質液 ・アミノ酸組成は，TEO 基準に準じる	・おもにアミノ酸 3%，グルコース 7% 含有 ・製品によりビタミン B_1 を配合
脂肪乳剤	・投与の目的は ① 必須脂肪酸欠乏の予防，② エネルギー効率のよい脂肪の投与，③ 静脈炎の予防（浸透圧比 1，血管内皮保護作用），④ 脂肪肝や肝障害の予防	・原料はおもに大豆油と卵黄レシチン ・リノール酸 52～53% 含有 ・リノレン酸は約 7% 含有

2）**中心静脈栄養輸液製剤：** 中心静脈栄養で使用する輸液には，高カロリー輸液用基本液，キット製剤，高濃度アミノ酸製剤，総合ビタミン製剤，微量元素製剤，脂肪乳剤がある（表 2・17）．また，これらを組合わせた高カロリー輸液用キット製剤がある．

表 2・17　中心静脈栄養輸液製剤の特長と成分・組成

	特　長	成分・組成
高カロリー輸液用基本液	・糖質の濃度により開始液（糖濃度12～16％程度）と維持液（糖濃度16～25％程度）に大別される．	・糖質の種類はおもにグルコースのみ ・ナトリウム，カリウム，クロール，マグネシウム，カルシウム，亜鉛が含有
アミノ酸製剤	・アミノ酸組成がFAO/WHO基準に準じた製品は鶏卵や人乳のアミノ酸組成を参考にしている． ・アミノ酸組成がTEO基準に準じた製品はBCAAを増量しており，侵襲時の使用に適している．	・アミノ酸濃度は10～12％ ・FAO/WHO基準の製品は必須アミノ酸/非必須アミノ酸比（EAA/NEAA）が約1 ・TEO基準の製品はBCAAが約30％，EAA/NEAAは約1.4
ビタミン製剤	・ビタミン製剤には，単剤と高カロリー輸液用総合ビタミン製剤がある． ・ビタミンA，B_1，B_2，B_6，C，Kは，光線に不安定なため，投与時には遮光が必要．	・高カロリー輸液用総合ビタミン製剤は，ビタミンA，D，E，K，B_1，B_2，B_6，B_{12}，C，ニコチン酸アミド，パントテン酸，葉酸，ビオチンが含有
微量元素製剤	・長期の中心静脈栄養法では，コバルト，クロム，セレン，モリブデンの欠乏症に注意が必要であり，これらの製剤を用いて補う．	・鉄，亜鉛，マンガン，銅，ヨウ素が含有されているものと，製品によりマンガンが含有されていないものがある．

高カロリー輸液用キット製剤には，糖質液とアミノ酸液を隔壁で仕切ったダブルバックと，仕切りのないシングルバックがある．シングルバックは，糖質とアミノ酸の混合によるメイラード反応を予防するために滴定酸度を高くしている．

病態別輸液栄養剤には，肝不全用アミノ酸製剤と腎不全用アミノ酸製剤がある．

2・5・4　静脈栄養法の合併症

1）**末梢静脈栄養法**：末梢静脈栄養法では，細い血管に輸液を投与するため，高濃度（糖質濃度10％以上）で，浸透圧の高い輸液を投与すると静脈炎や血管痛を起こしやすい．静脈炎や血管痛の予防として，輸液の糖質濃度は10％以下とし，浸透圧を900 mOsm/L以下，浸透圧比を3以下，pHは5以上9以下とする．また，2～3日ごとに点滴位置を刺し替え，投与速度は緩徐にする．

2）**中心静脈栄養法**

① **カテーテル留置に伴う合併症**：中心静脈カテーテル（CVC）の挿入時および留置に伴い，気胸，血胸，皮下血腫，神経損傷，胸管損傷，空気塞栓，血管外輸液，カテーテル塞栓，不整脈を合併する可能性がある．対策として，カテーテルの挿入後は，胸部X線にて先端位置と気胸や血腫などの合併症がないかを確認する．

② **輸液ルートに関する合併症**：カテーテルの挿入部や輸液ラインの接続部，輸液の汚染による感染症があり，発熱や白血球数の増加がみられたときは感染症を疑い早期に対応をする．対策として，カテーテル挿入部や輸液ライン接続部の消毒を行い，輸液ラインは3～4日ごとに交換する．ただし，脂肪乳剤は24時間ごとに交換する．

③ **代謝に関する合併症**

● **糖　質**：高血糖による高浸透圧性昏睡や糖尿病ケトアシドーシスをひき起こすことがある．対策として，成人の糖質の投与速度を5 mg/kg/分以下（侵襲時は4 mg/kg/分以下）とする．また，血糖値をモニタリングし，200 mg/dL以上になるときは

表 2・18 中心静脈栄養管理におけるビタミン欠乏症，および 微量元素欠乏症

ビタミン	欠乏症
ビタミン B_1	ウェルニッケ脳症（意識障害，昏睡，眼症状），乳酸アシドーシス
ビタミン B_2	脂漏性皮膚炎，舌炎，口角亀裂，眼瞼炎，結膜炎
葉　酸	汎血球減少症，脱毛，舌炎
ビオチン	皮膚湿疹，脱毛，口角亀裂，易刺激性，せん妄，知覚異常
ビタミンA	夜盲症
ビタミンC	斑状出血
ビタミンD	くる病，骨粗鬆症
ビタミンE	溶血性黄疸
ビタミンK	出血傾向

微量元素	欠乏症	発症までの期間
銅	貧血，骨幹端の不整，骨皮膚の非薄化	半年以上
亜　鉛	顔面・陰部の湿疹，口内炎，舌炎，脱毛，成長障害	14～104日
セレン	筋肉痛，歩行障害心筋症，耐糖能異常	1～2年
クロム	末梢神経障害	3年以上
モリブデン	頻脈，多呼吸，夜盲症	1年半以上
マンガン	発育障害，毛髪の赤色化	2年以上

インスリンを投与して血糖をコントロールする．

中心静脈栄養を急に中断すると糖質が投与されず低血糖をきたすため，中断するときは，末梢静脈から5～10% 濃度のグルコースを投与し，糖質の量を徐々に減らす．

● **脂　質**：中心静脈栄養施行時に脂肪を投与しなかった場合には，必須脂肪酸欠乏，脂肪肝や肝障害をひき起こすことがある．また，過剰投与では，高トリグリセリド血症となり，膵炎の誘因となる．対策として，脂肪乳剤を適正量，適切な速度（0.1 gTG/kg/時間）で投与する．血清トリグリセリド値が 350 mg/dL 以上では，脂肪乳剤の投与は控え，190～260 mg/dL では少量を長時間で投与する．

● **ビタミンおよび微量元素**：中心静脈栄養が長期に及ぶ場合には，各種ビタミンや微量元素の欠乏に注意する（表2・18）．

ビタミン B_1 不足は，乳酸アシドーシスやウェルニッケ脳症の原因となる．ビタミン B_1 が不足すると，糖質代謝におけるピルビン酸から乳酸の産生経路が亢進し，乳酸が蓄積する．乳酸の蓄積により H^+ が放出されアシドーシスの状態となる．対策として，ビタミン B_1 は 3 mg/日以上投与する．低栄養障害や侵襲時には，容易にビタミン B_1 欠乏を起こすため注意する．また，糖質の投与量を考慮してビタミン B_1 の投与量を決定する．発生時はビタミン B_1 を大量投与（100～200 mg/日）する．

微量元素欠乏では，亜鉛欠乏が多数報告されている．亜鉛欠乏，銅欠乏は特にクローン病で高率に認められている．セレン欠乏では，下肢筋肉痛，不整脈，心筋症などの症状を呈した症例が報告されている．セレンは市販の微量元素製剤に含まれていないので，各医療施設が院内製剤として作成し使用している．

④ **長期絶食に伴う合併症**：腸管の粘膜は絶食が続くと萎縮し，腸における免疫機能が低下すると**バクテリアルトランスロケーション**が起こることが考えられる．

バクテリアルトランスロケーション（bacterial translocation，BT）：本来消化管の中にとどまる腸内細菌が腸管粘膜上皮のバリアを超えて血流やリンパ流を介して体内に移行し，感染症をひき起こすこと．長期絶食による腸管粘膜の萎縮や免疫力低下，高度な栄養不良状態などが関与し，敗血症といった重症感染症の一因となる．

2・5・5 在宅栄養療法

在宅栄養療法は，病態が安定していて，経口摂取のみでは必要量の栄養を満たすことができない患者を家庭や社会へ復帰させることを目的として行う栄養療法である．在宅栄養に関わる管理栄養士は，在宅医療の制度を理解し，病院スタッフと地域の医療および福祉のスタッフと連携をとることが重要である．在宅医療に関わる職種は，医師，看護師，薬剤師，管理栄養士，歯科医師，歯科衛生士，理学療法士，言語聴覚士，作業療法士，臨床心理士，ケアマネージャー（介護福祉専門員），訪問ヘルパー，ソーシャルワーカーなどである．在宅医療の対象となる患者は，虚弱な高齢者，脳血管障害後遺症，神経筋難病，認知症，脊髄損傷，悪性腫瘍（がん，肉腫），重症心身障害など広く，年齢は乳幼児から高齢者まで幅広い．

HEN：home enteral nutrition

HPN：home parenteral nutrition

在宅栄養療法には，**在宅経腸栄養法**（HEN）と**在宅静脈栄養法**（HPN）があり，原則として，在宅経腸栄養法を選択することが推奨される．しかし，消化管が機能せず経腸栄養法では十分に管理できない場合は，静脈栄養法が適応となる．経口摂取と不足分を静脈栄養法で補う場合もあり，患者の病態や社会的環境，患者の希望を考慮して適切な方法を選択する．

高齢者で**在宅経腸栄養法**の適応となるのは，脳血管疾患や認知症，神経筋疾患などで摂食嚥下障害をきたした場合が多い．在宅経腸栄養法を実施するためには，患者や家族に対して，経腸栄養法の必要性を説明することや具体的な手技・手順，衛生的な取扱い，トラブルが起きたときの対応などを教育することが必要である．使用する経腸栄養剤は，医薬品扱いのものは医療保険の適用となるが，食品に分類される濃厚流動食品の利用では全額負担となることも考慮して選択する．医療保険制度には，在宅成分栄養経管栄養法指導管理料，在宅経管栄養法用栄養管セット加算，注入ポンプ加算がある．診療報酬を算定するためには，成分栄養剤および消化態栄養剤を使用することが条件となっている．半消化態栄養剤を使用した場合には，在宅寝たきり患者処置指導管理料を算定することができる．

在宅静脈栄養法を実施するための前提条件として，① 患者の病態が安定していて，在宅静脈栄養によりQOLが向上すると判断できる，② 医療管理体制が整備されている，③ 患者や家族が在宅静脈栄養を理解し，希望している，④ 家庭で問題なく実施でき，合併症の危険も少ないと判断できるなどがあげられる．

退院前に患者および家族に，在宅静脈栄養の実施に必要な器具や輸液，使用量，注入方法，トラブルや合併症に対する対処法などについての指導を行う．

リフィーディングシンドロームの高リスク患者の判断基準

○以下の1項目以上を有する
- BMI 16 kg/m^2 未満
- 過去3〜6カ月間の意図しない15％以上の体重減少
- 10日以上の経口摂取減少あるいは絶食
- 栄養療法開始前の血清カリウム，リン，マグネシウムの低値

○以下の2項目以上を有する
- BMI 18.5 kg/m^2 未満
- 過去3〜6カ月間の意図しない10％以上の体重減少
- 5日以上の経口摂取減少あるいは絶食・アルコールの濫用あるいはインスリン，化学療法，制酸剤，利尿薬を含む薬剤の使用歴

リフィーディングシンドローム

栄養障害が高度な患者に対して，急速に大量の栄養を投与することで起こる代謝性合併症を総称して，**リフィーディングシンドローム**という．長期の絶食や慢性的な栄養不良状態のときは，糖質の代わりに遊離脂肪酸とケトン体がおもなエネルギー源となっている．このような状態のときに急速に大量の炭水化物を投与すると，エネルギー源が脂質から糖質に急速に切り替わりインスリン分泌が増加し，ブドウ糖だけでなくリン，カリウム，マグネシウムの細胞内取込みが促進される．また，糖質代謝の過程における細胞内のリン，マグネシウム，ビタミン B_1 の需要が増大する．そのため，低リン血症，低カリウム血症，低マグネシウム血症を起こし，心不全や呼吸不全，意識障害などがみられたり，死に至ることもある．

対策として，著しい低栄養障害がみられるときは，原則，必要エネルギー量の50％以下から開始し，カリウム，リン，マグネシウムをモニタリングしながら，徐々に投与量を増やす．中等度の栄養障害では，10 kcal/kg/日から開始して4〜7日間かけて目標量まで増量する．また，BMI 14 kg/m^2 以下もしくは半飢餓状態が2週間以上続いた重度の栄養障害者では，5 kcal/kg/日から開始して1〜2週間かけて目標量まで増量する．開始時より，リン，カリウム，マグネシウム，ビタミン B_1 を補充し，血清濃度を適正範囲内に維持する．

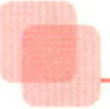

2・6　傷病者，要支援者・要介護者への栄養教育

1. 栄養ケアマネジメントの概要について理解する.
2. 外来・入院・退院時・在宅患者訪問の栄養食事指導について理解する.
3. 傷病者に応じた適切な栄養教育形態・方法・教材を選択できる力を身につける.
4. 要支援・要介護状態について理解する.
5. 老人福祉施設（入所，通所），在宅要支援者・要介護者の栄養食事指導について理解する.

2・6・1　傷病者への栄養教育

栄養教育は，**栄養ケア・マネジメント**（**NCM**）の一環として位置づけられている．NCM とは，患者の栄養状態を判定し，改善すべき栄養上の問題を解決するために，患者に最適な栄養ケアを行い，その業務遂行上の機能や方法，さらに手順を効率的に行うためのシステムをいう（図 2・14）．NCM の目的は，患者の栄養状態を改善し，QOL を向上させることにある．栄養スクリーニング，栄養アセスメント，栄養ケア計画（栄養補給計画，栄養教育計画，他職種との連携による栄養ケア計画）の作成，実施，モニタリング，評価の順に展開し，管理栄養士や栄養士は，この一連の流れに沿って，患者の QOL の改善に導くことが必要となる．

NCM: nutrition care and management

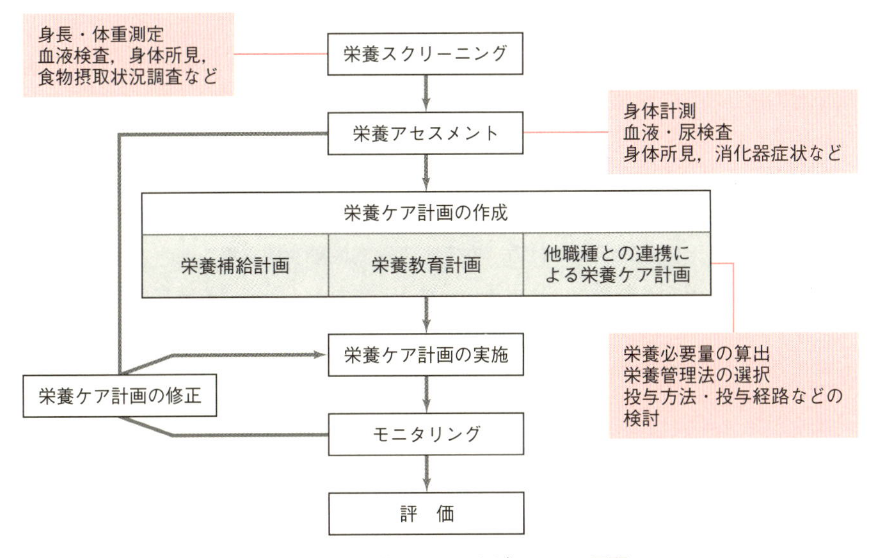

図 2・14　栄養ケア・マネジメントの展開

傷病者への栄養教育は，外来・入院・退院時・在宅患者の栄養食事指導など，患者の療養にとって必要とされる時期に実施される．教育形態は個別指導だけでなく，講義などの一斉学習，グループ学習などの患者の病態レベルと行動の意識レベルを考慮して決める．また，チーム医療として医師，看護師，薬剤師などと協働で取組む．

a. 外来栄養食事指導　患者の病態と患者のニーズ，家族などのソーシャルサポートを確認し，栄養指導を行う．一般的には，個別に対話形式で食生活状況を聴き取り，詳しく把握するために，患者の負担にならない程度の食物摂取状況調査を行い，食生活状況を主観的・客観的に把握する．患者自身が栄養指導を行うことが困難

ソーシャルサポート: ソーシャルネットワーク（家族・親戚，知人・友人，職場・学校などでの社会関係，保健・医療・福祉スタッフなど）のなかで相談に乗る，情報を伝えるなどの好ましい結果をもたらす支援をする相互作用.

行動変容ステージモデル: J. O. Prochaska（プロチャスカ）らにより禁煙教育の研究から開発され，肥満や運動などの生活習慣に関わる健康教育にも応用されている．無関心（前熟考）期，関心（熟考）期，準備期，実行期，維持期の五つの行動変容のステージに分けられ，各ステージに合わせて効果的に働きかける．

な場合や実際に患者の食事作り・食事管理を行っている家族などがいる場合，同伴して栄養指導を実施する．指導においては，患者の病態と疾病に対する準備性（**行動変容ステージモデル**の活用，現在の病気に対する認知度，その病気に対する危機感など）を考慮し，学習形態や学習方法を決定し進める．

b. 入院患者に対する栄養食事指導　患者の病態をカルテや医師，看護師らの医療スタッフなどと協議し，詳しく把握したうえで，患者に対し，病院食の特徴やその病態に対する食事療法について説明する．患者が自身の病態を理解し，病院食が治療の一環であることを認識してもらう．病院食を全量摂取すること，病院食以外の持ち込みによる補食をしないことなど注意を促す．病院食摂取後は，患者の喫食状況（残食調査）を詳しく確認する．糖尿病などの慢性疾患で退院後も栄養食事療法が必要な場合には，患者が病院食を家庭でも実践できるよう入院中に提供した病院食のレシピの提供や料理のアレンジ方法，栄養価計算方法について指導する．また患者の病態に合わせた献立の具体例を作成し，患者またはその家族に食事作りの援助を行う．指導形態には，個別指導と集団指導がある．集団指導の場合，参加人数，目的，場所，経費に合わせて設定する．管理栄養士以外の医療スタッフと連携して行うことが多い．

c. 退院後栄養食事指導　退院後は，入院時と異なりライフスタイルが変化し，入院中よりも身体活動量が増加するため必要栄養量が増加する場合があり，入院時に提供していた食事に必要栄養量を付加した内容の栄養指導を行う必要がある．なぜ付加量が必要なのか，どの栄養素を付加して，どの栄養素を制限しなければいけないのか，患者やその家族に理解を促しながら指導する．また，消化器疾患の術後患者などでは，退院時に軟食であっても経過とともに常食に慣らしていくことを伝える．経腸栄養剤を減らして経口食を増やしていく必要がある場合には，食材の形態調節や必要に応じてとろみ剤を使用するなど食事のバリエーションについても指導を行う．

d. 訪問栄養指導　管理栄養士が療養者の自宅などへ訪問して栄養食事指導を行うことに対しての保険上の評価は，介護保険における“（管理栄養士が行う）**居宅療養管理指導**”と医療保険における“**在宅患者訪問栄養食事指導**”がある．ともに医師が特別食が必要だと判断し，指示箋を受ける必要がある．訪問栄養食事指導の対象は，おもに高齢者が多く，食事づくりが困難な患者や家族の協力が得られない場合，宅配食の利用を勧めるケースも多い．表2・19に対象となる特別食を示す．

表 2・19　訪問栄養食事指導の対象となる特別食

• 腎臓病食	• 心臓疾患などに対する減塩食
• 肝臓病食	• 特別な場合の検査食（潜血食，大腸 X 線検査・大腸内視鏡検査のために特に残渣の少ない調理済食品を使用した場合）
• 糖尿病食	• 十二指腸潰瘍に対する潰瘍食
• 胃潰瘍食	• クローン病および潰瘍性大腸炎による腸管機能の低下に対する低残渣食
• 貧血食	• 高度肥満症食（肥満度が +40% 以上または BMI が 30 以上）
• 膵臓食	• 高血圧に関する減塩食（食塩 6 g 以下）
• 脂質異常症食	
• 痛風食	

1）**居宅療養管理指導:** 管理栄養士が医師の指示に基づき，特別食を必要とするまたは低栄養状態にある利用者に対して，居宅または居住系施設を訪問し，栄養管理に関する情報提供および栄養食事相談または助言を行う．1回につき，30分以上の指導が必要である．

2）**在宅患者訪問栄養食事指導**：在宅での療養を行っている患者に対し，医師が特別食を必要と認めた者または入院栄養食事指導料に該当する疾患の者に対し，食事計画案や栄養指導箋を患者またはその家族に対して交付するとともに，管理栄養士が患者の自宅や居宅する場所を訪問し，患者やその家族に対し，調理指導を含めた具体的な指導を 30 分以上行う．

e. 栄養教育で用いる教材　教育目標を達成するために管理栄養士が患者に習得させたい教育内容を，患者の学習課題として取組むことができる形に具体化した材料である．管理栄養士は，患者の行動変容を促すために効果的な教材を使用して，栄養教育を行う必要がある．パンフレットやカードなどの印刷物，スライドやビデオなどの視聴覚教材，ポスターや卓上メモなどの掲示物，模型も含めた食品・食事の実物，調理の実演や紙芝居など，さまざまな媒体に展開して使う．

2・6・2　要支援者・要介護者への栄養教育

要支援状態とは，身体上もしくは精神上の障害があるために入浴，排泄，食事などの日常生活における基本的な動作の全部もしくは一部について，厚生労働省令で定める期間にわたり継続して常時介護を要する状態の軽減もしくは悪化の防止に特に資する支援を要すると見込まれ，または身体上もしくは精神上の障害があるために厚生労働省令で定める期間にわたり継続して日常生活を営むのに支障があると見込まれる状態であって，支援の必要の程度に応じて厚生労働省令で定める区分（要支援状態区分）のいずれかに該当する者をいう（介護保険法第 7 条第 2 項）．

この要支援状態にある 65 歳以上の者，もしくは要支援状態にある 40 歳以上 65 歳未満の者であって，その要支援状態の原因である身体上または精神上の障害が特定疾病によって生じた者を**要支援者**と定義している．

また**要介護状態**とは，身体上または精神上の障害があるために，入浴，排泄，食事などの日常生活における基本的な動作の全部または一部について，厚生労働省令で定める期間にわたり継続して，常時介護を要すると見込まれる状態であって，その介護の必要の程度に応じて厚生労働省令で定める区分（要介護状態区分）のいずれかに該当する者（要支援状態に該当する者を除く）をいう（介護保険法第 7 条第 1 項）．この要介護状態にある 65 歳以上の者，もしくは要介護状態にあり 40 歳以上 65 歳未満の者であって，その要介護状態の原因である身体上または精神上の障害が加齢に伴って生じる心身の変化に起因する疾病であって政令で定めるもの（特定疾病）によって生じた者を**要介護者**と定義している．

a. 老人福祉施設（入所，通所）　**老人福祉施設**とは，老人デイサービスセンター（介護保険法上は，指定通所介護事業所という），老人短期入所施設，養護老人ホーム，特別養護老人ホーム，軽費老人ホーム，老人福祉センター，老人介護支援センターのことをさす（老人福祉法，第 5 条の 3）．

これらの施設に入る（**入所**），もしくは通う（**通所**）高齢者への栄養指導は，提供されている食事の全量摂取を指導することが中心であり，そのためには個々の咀嚼・嚥下・消化管機能に応じた適切な食事，個人の嗜好を取入れた食事，行事食などを提供する．また食べることが楽しいと思えるような雰囲気づくり，簡単な調理をする機会を設けるなどの工夫をする．

厚生労働省の研究班が作成した介護予防給付栄養改善サービスにおける栄養ケア計画書を図 2・15 に示す．栄養ケア計画は，医師の指示，利用者および家族の意向，

栄養スクリーニング　（通所・居宅）【記入事例】

記入者氏名　管理栄養士T　　　作成年月日　平成△年　4月　4日

氏　名	（ふりがな） △山　〇男 明・大・昭 15年 3月 3日（82才）	男・女	要介護度　要支援2 特記事項

低栄養状態のリスクのレベル

実施日	△年　4月　4日	年　月　日	年　月　日	年　月　日
リスク	低・中・高	低・中・高	低・中・高	低・中・高
身　長（cm）	160　cm	cm	cm	cm
体　重（kg）	46.6　kg	kg	kg	kg
BMI（kg/m²）	（ 18.2 ） リスク　低・中・高	（　　） リスク　低・中・高	（　　） リスク　低・中・高	（　　） リスク　低・中・高
体重減少率	6か月に7%（減・増） リスク　低・中・高	か月に　%（減・増） リスク　低・中・高	か月に　%（減・増） リスク　低・中・高	か月に　%（減・増） リスク　低・中・高
血清アルブミン値† （検査日）	不明　g/dl（ / ） リスク　低・中・高	g/dl（ / ） リスク　低・中・高	g/dl（ / ） リスク　低・中・高	g/dl（ / ） リスク　低・中・高
食事摂取量	全体　45　% 主食　30　% 副食　60　% （内容：　） リスク　低・中・高	全体　% 主食　% 副食　% （内容：　） リスク　低・中・高	全体　% 主食　% 副食　% （内容：　） リスク　低・中・高	全体　% 主食　% 副食　% （内容：　） リスク　低・中・高
栄養補給法	□経腸栄養法 □静脈栄養法 リスク　中・高	□経腸栄養法 □静脈栄養法 リスク　中・高	□経腸栄養法 □静脈栄養法 リスク　中・高	□経腸栄養法 □静脈栄養法 リスク　中・高
褥　瘡	■なし　□あり リスク　高	□なし　□あり リスク　高	□なし　□あり リスク　高	□なし　□あり リスク　高

†　検査値がわかる場合に記入

低栄養状態のリスクの判断

上記のすべての項目が低リスクに該当する場合には，“低リスク”と判断する．高リスクにひとつでも該当する項目があれば“高リスク”と判断する．それ以外の場合は“中リスク”と判断する．

BMI，食事摂取量，栄養補給法については，その程度や個々人の状態などにより，低栄養状態のリスクは異なることが考えられるため，対象者個々の程度や状態などに応じて判断し，“高リスク”と判断される場合もある．

リスク分類	低リスク	中リスク	高リスク
BMI	18.5～29.9	18.5 未満	
体重減少率	変化なし（減少3% 未満）	1カ月に3～5% 未満 3カ月に3～7.5% 未満 6カ月に3～10% 未満	1カ月に5% 以上 3カ月に7.5% 以上 6カ月に10% 以上
血清アルブミン値	3.6 g/dL 以上	3.0～3.5 g/dL	3.0 g/dL 未満
食事摂取量	76～100%	75% 以下	
栄養補給法		経腸栄養法 静脈栄養法	
褥　瘡			褥　瘡

図 2・15　栄養ケア計画書　［杉山みち子，介護予防マニュアル 分担研究班，“栄養改善マニュアル（改訂版）”，p.65（2009）より］

栄養アセスメント・モニタリング　（通所・居宅）【記入事例】

利用者名	△山　○男	記入者	管理栄養士 T
身体状況、栄養・食事に関する意向	長男が単身赴任で帰ってくるまで、1 人暮らしができる最低限の機能は維持したい	家族構成とキーパーソン	本人 独居

以下は、利用者個々の状態に応じて作成し、利用者の状態及び家族等の状況により、確認できない場合は空欄とする。

実　施　日	△年 4 月 4 日(記入者名T)	△年 7 月 7 日(記入者名T)	△年10月10日(記入者名T)	年　月　日(記入者名　)
本人の意欲[1)] (健康感、生活機能、身体機能など)	[　4　] (　J2　)	[　3　] (　J2　)	[　2　] (　J2　)	[　　] (　　)
身体計測等：体　重 (kg)	46.6 (kg)	47.5 (kg)	48.5 (kg)	(kg)
身体計測等：BMI (kg/m^2)	18.2 (kg/m^2)	18.6 (kg/m^2)	18.9 (kg/m^2)	(kg/m^2)
身体計測等：3% 以上の体重減少	□無　■有(3.5 kg/3ヶ月)	■無　□有(　kg/　ヶ月)	■無　□有(　kg/　ヶ月)	□無　□有(　kg/　ヶ月)
身体計測等：血清アルブミン値 (g/dl)	■無　□有(　　(g/dl))	■無　□有(　　(g/dl))	■無　□有(　　(g/dl))	□無　□有(　　(g/dl))
身体計測等：その他				
食生活状況等：食欲・食事の満足感[1)]	[　4　]	[　3　]	[　2　]	[　　]
食生活状況等：栄養補給の状況：食事摂取量 ・主食の摂取量 ・副食の摂取量 ・その他（補助食品、経腸・静脈栄養など）	45%（推定） 30%（推定） 60%（推定） (デイサービスでの間食のみ)	75%（推定） 60%（推定） 90%（推定） (家の間食にお饅頭)	90%（推定） 90%（推定） 90%（推定） (家の間	% % %
食生活状況等：必要栄養量（エネルギー・タンパク質など）	1,500 kcal　62 g	1,500 kcal　62 g	1,500	
食生活状況等：食事の留意事項の有無 (療養食の指示、食事形態、嗜好、禁忌、アレルギーなど)	□無　■有 (常食・常菜、自立・テーブル、油物嫌い)	□無　■有 (常食・常菜、自立・テーブル、油物嫌い)	□無　■有 (常食・常菜、自立・テーブル、油物嫌い)	□無　□有 (　　)
食生活状況等：食事に対する意識[1)]	[　4　]	[　3　]	[　2　]	[　　]
食生活状況等：他のサービスの使用の有無など (訪問介護、配食など)	□無　■有 訪問介護（週 2 回） 配食（週 2 回）	□無　■有 訪問介護（週 2 回） 配食（週 4 回）	□無　■有 訪問介護（週 2 回） 配食（週 4 回）	□無　□有 (　　)
食生活状況等：その他（食習慣、生活習慣、食行動などの留意事項など）	食事準備意欲あまりなし 朝食欠食 7/7 日	食事準備意欲少しできた 朝食欠食 3/7 日	食事準備意欲さらに UP 朝食欠食 0/7 日	
多職種による栄養ケアの課題（低栄養関連問題）[2)]				
①褥瘡　②口腔及び摂食・嚥下　③嘔気・嘔吐　④下痢　⑤便秘　⑥浮腫　⑦脱水　⑧感染・発熱　⑨経腸・静脈栄養　⑩生活機能低下　⑪閉じこもり　⑫うつ　⑬認知機能　⑭医薬品　⑮その他	□無　■有 [⑤、⑩、⑪、⑭（ラキソベロン）、⑮食欲低下]	□無　■有 [⑤、⑩、⑭（ラキソベロン）]	□無　■有 [⑩　　]	□無　□有 [　　]
特記事項	なし	なし	なし	
評価・判定：問題点[2)] ①食事摂取・栄養補給の状況（補助食品、経腸・静脈栄養など） ②身体機能・臨床症状（体重、摂食・嚥下機能、検査データなど） ③習慣・周辺環境（食・生活習慣、意欲、購買など） ④その他	□無　■有 [問題点：①エネルギー摂取不足（約 400kcal）] 原因：朝食欠食 7/7 日 症状・兆候：体重減少 3.5kg/3 ヶ月	□無　■有 [問題点：①エネルギー摂取不足（約 200kcal）] 原因：朝食欠食 3/7 日 症状・兆候：体重回復が未達成。食べる意欲↑	□無　■有 [問題点：①エネルギー摂取不足解消] 原因：朝食欠食 0/7 日 症状・兆候：体重 2 kg 増大。元の体重に戻っていないため、3 ヶ月サービスを継続	□無　□有 [　　]
総合評価	□改善　□改善傾向　□維持 □改善が認められない	□改善　■改善傾向　□維持 □改善が認められない	□改善　■改善傾向　□維持 □改善が認められない	□改善　□改善傾向　□維持 □改善が認められない
サービス継続の必要性	□無（終了）　■有（継続）			

(必要エネルギー)＝元体重 50 kg×30
(必要タンパク質)＝理想体重 56.3 kg×1.1
(理想体重は BMI 22 として計算)
＊当該ケース

1) 1：大いにある　2：ややある　3：ふつう　4：ややない　5：全くない　0：不明　から［　］へ該当数字を記入し、必要に応じて（　）へ記入する。
2) 問題があれば、有にチェックし、［　］へ問題点の番号を記入する。

図 2・16　栄養アセスメント・モニタリング（通所・居宅）の例　［杉山みち子，介護予防マニュアル　分担研究班，"栄養改善マニュアル（改訂版）"，p.64（2009）より］

解決すべき課題（ニーズ），長期目標（ゴール）と期間など具体的計画が記入される．

また，栄養アセスメント・モニタリング（通所・居宅）の例を図2・16に示す．栄養モニタリングは，介護予防ケアプランに基づき，栄養改善プログラムが実施されている間，実施担当者がその実施状況や改善状況を把握する．

b. 在宅要支援者・要介護者への栄養食事指導　居宅での食事状態（自分で食事作りが可能か，食事の内容，家族の協力，家族構成など）を把握し，個人に応じた指導を行う．また，低栄養，咀嚼・嚥下の状態をしっかりと把握することが重要である．国立長寿医療研究センターが，在宅療養患者である高齢者990名を対象にした調査結果によれば，低栄養の者は356名（37.4％），低栄養のおそれありの者は335名（35.2％），合わせて691名（72.7％）が栄養状態に問題ありとの報告もある*．

＊　国立長寿医療研究センター，平成24年度老人保健健康増進等事業 在宅療養患者の摂取状況・栄養状態の把握に関する調査研究報告書より．

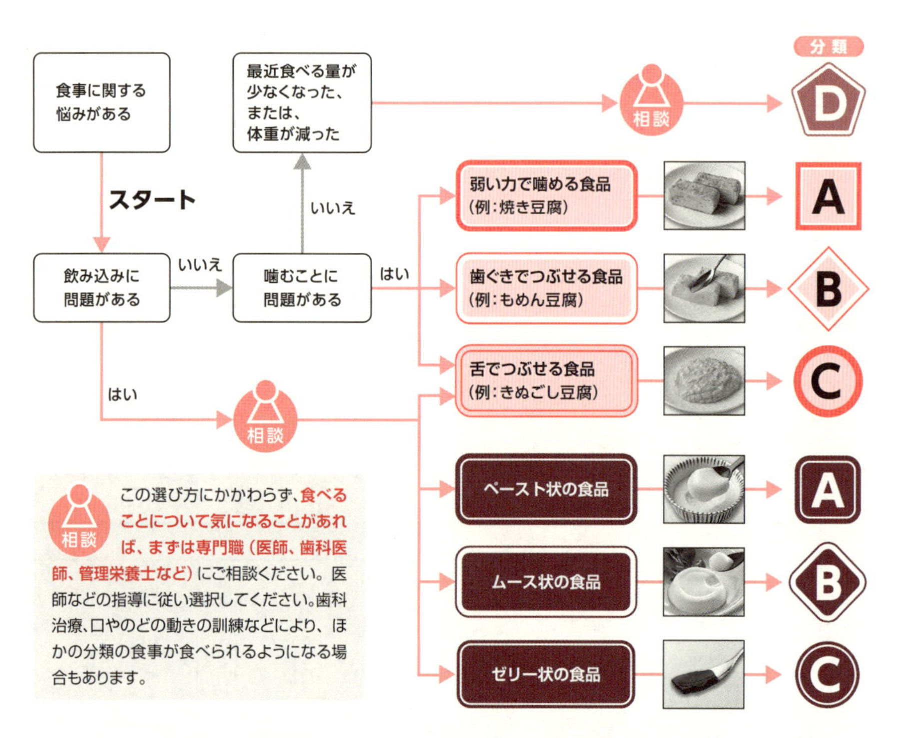

図 2・17　新しい介護食品（スマイルケア食品）の選び方　［農林水産庁 HP より］

農林水産省では，噛むこと，飲み込むことに問題がある場合の食品および低栄養の予防・改善につながる食品などについて，“新しい介護食品（スマイルケア食）の選び方”を策定した（図2・17）．また2015年3月に，食品関連事業者がスマイルケア食をどのように提供していけばよいかを示すガイドラインを公表するとともに，噛むこと・飲み込むことに問題を抱えた高齢者などが豊かな生活を送るために食品関連事業者，医療・歯科医療・介護などの専門職がどのような役割を担うことが有効的か，またどのように連携をしていけばよいか，社会システムの構築に向けての課題を中間整理としてとりまとめた．

また高齢者は，食のアクセシビリティ（食物の入手可能性）が制限されている場合や，貧困，社会的孤立（食の砂漠化）が多いため，市販の惣菜や宅配食を活用した指導を行う．

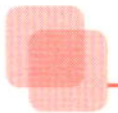

2・7 モニタリングと再評価

1 栄養ケア・マネジメントでのモニタリングとは，定期的に栄養アセスメントを行うことであり，必要に応じて栄養ケアプランの再検討を行い栄養治療効果につなげる．
2 投与エネルギー量の再検討では，身体活動量の変化や消化・吸収障害や代謝障害の変化についても考慮する．
3 高齢者のフレイル，サルコペニアの症候に対し，適正なタンパク質量を検討し，体重だけでなく骨格筋量の変化もモニタリングし，投与量を再評価すべきである．
4 高齢者は，タンパク質の過剰投与により腎機能障害をきたしやすいのでモニタリングは頻回に行う．
5 食事摂取量の再評価では，2 週間ごとに目標量に対して 50〜70％ 以下，あるいは，3〜7 日以上ほとんど摂取できていない場合には，食事以外の栄養補給法を検討すべきである．

2・7・1 臨床症状や栄養状態のモニタリング

栄養ケア・マネジメントでは，栄養アセスメントを行い栄養状態を評価し，病態を考慮した栄養ケアプランを立案し，実施する．この際に，決定した栄養投与量，栄養補給法が最適なものであるか，問題はないか，栄養状態が改善してきているかなど定期的にモニタリングし，必要に応じて栄養ケアプランの再検討を行い修正・変更することで最適な栄養治療の効果を得ることにつながる．

栄養ケア・マネジメントでのモニタリングとは，定期的に栄養アセスメントを行うことである．モニタリングの項目は，評価するタイミングにより以下の三つに分類される．

1）**静的栄養アセスメント**（表 2・20）：患者の状態を把握し，栄養療法の長期的な効果判定をする．血清総タンパク質，（血清）アルブミンなど生物学的半減期が長く，代謝回転の遅い指標や，BMI，除脂肪量，上腕三頭筋皮下脂肪厚（TSF），上腕筋囲（AMC），体脂肪率，握力などを用いる．免疫能の判定には，総リンパ球数（TLC），遅延型皮膚過敏反応，ツベルクリン反応，免疫グロブリンなどがある．総リンパ球数は，簡便で安価な評価値であるが，白血球数が変動する化学療法，ステロイド療法や感染症の場合は用いない．

TLC：total lymphocyte count

表 2・20 静的栄養アセスメント

血液・生化学的指標	血清総タンパク質，アルブミン，コレステロール，コリンエステラーゼ，クレアチニン身長係数（尿中クレアチニン），血中ビタミン，ミネラル，免疫グロブリン，末梢血中総リンパ球数
皮内反応	遅延型皮膚過敏反応，ツベルクリン反応
身体計測	BMI，除脂肪量，体脂肪率，握力
身体機能検査	上腕三頭筋皮下脂肪厚（TSF），上腕筋囲（AMC）

2）**動的栄養アセスメント**：栄養療法の効果判定を行う．短期間の栄養状態を評価するのは困難な場合が多い．半減期が短く，代謝回転の速い表 2・21 に示した指標を用いることで代謝や栄養状態のリアルタイムの評価が可能となる．肝臓で合成されるタンパク質のうち半減期が短い RTP（急速代謝回転タンパク質）は，侵襲下で炎症のみられる状態では変動があるため，炎症マーカー（CRP や白血球数など）を併用

表 2・21　動的栄養アセスメント	
血液・生化学的指標	●急速代謝回転タンパク質（RTP）：トランスフェリン，レチノール結合タンパク質，プレアルブミン（トランスサイレチン），ヘパプラスチンテスト ●タンパク質代謝動態：窒素平衡，尿中3-メチルヒスチジン ●アミノ酸代謝動態：アミノグラム，フィッシャー比（分枝アミノ酸/芳香族アミノ酸モル比），BTR（分枝アミノ酸/チロシン）
間接熱量測定	安静時エネルギー消費量（REE），呼吸商，糖利用率

して評価するのがよい．プレアルブミン（トランスサイレチン）は，腎機能や貧血の影響を受けにくい．その他の指標としては，安静時エネルギー消費量やアミノ酸代謝動態（アミノグラム，フィッシャー比など），呼吸商などが用いられる．

3）**予後栄養アセスメント**：栄養療法の適応を判定し，適切な方法を選択する．外科領域で術前の手術の危険度を判定するために用いられている．いくつかの栄養評価指標を組合わせたBuzbyら，小野寺らの**予後栄養指数**（**PNI**）があり，PNIは術後合併症を起こすリスクを示している（表2・22）．

PNI：prognostic nutritional index

表 2・22　予後栄養指数（PNI）
Buzbyら
PNI＝158－(16.6×Alb)－(0.78×TSF)－(0.22×TFN)－(5.8×DHC) 50≦PNI：高度リスク 40≦PNI＜50：中等度リスク PNI＜40：低度リスク
小野寺ら
PNI＝(10×Alb)＋(0.005×TLC) PNI≦40：切除吻合禁忌 40＜PNI：切除吻合可能

PNI：予後栄養指数
Alb：アルブミン〔g/dL〕，TSF：上腕三頭筋皮下脂肪厚〔mm〕，TFN：トランスフェリン〔mg/dL〕，DHC：遅延性皮膚過敏反応，TLC：総リンパ球数〔mm^3〕

栄養アセスメントでは，分類にこだわらず，各指標の特徴を理解し，どのような目的でどの指標を用いるのかを的確に判断することが重要である．

2・7・2　栄養投与量のモニタリング

栄養投与量は，前述の動的アセスメント，静的アセスメントの変化を確認することで評価できる．体重は，簡便で安定したモニタリング指標であり，短期的な効果を判定する場合は鋭敏性に欠けるが，月単位での長期的な判定には有用である．体重を計測するタイミングにより測定値が変わるため，測定時間や衣服の重量など計測方法を決めておくとよい．

栄養投与量を評価する場合には，手術後のドレーン排液，下痢，外傷や手術創などからの滲出液により栄養素や電解質の喪失分を考慮する．摂取栄養素量については，食事だけでなく，輸液，栄養剤，間食，飲み物などすべての投与栄養素量をモニタリング・評価して栄養投与量の再検討を行う．

a. エネルギー量の再評価　一定期間の体重の変化量や変化率が栄養評価の指標となる（表2・23）．短期間での体重の著しい変化は，測定機器や方法，浮腫の有無など投与栄養量以外の原因が影響していないか精査する．体組成の変化（筋肉や体脂肪量）の検討では，上腕三頭筋皮下脂肪厚（TSF），上腕筋囲（AMC）を計測し，投与開始時の値との変化を評価する*．バイオインピーダンス法（BIA法）では，定量的な筋肉および脂肪量の測定が可能であり，評価判定が明瞭である．安静時代謝エネルギー量は，実測することが望ましいが，測定機器の特性や公式ごとに算出されるエネルギー量の違いを十分理解して決定すべきである．必要なエネルギー量は，身体活

* これらは，測定者間で誤差を生じやすいため，測定は同一のスタッフが行うことが望ましい．

表 2・23　栄養評価プロトコール[a]

A. スクリーニング

体重減少†	点 数	食事摂取量	点 数
変化なし，あるいは増加	0	変化なし，あるいは増加	0
3カ月で2.5～5%の体重減少	1	5日間以上かなり食事摂取が減っている	2
3カ月5%以上の体重減少	2	1週間以上元気なときに比べ明らかに食事摂取が減る	1
1週間で1.5～2.5%の体重減少	2		
不 明	1		

† 正確な体重測定がなくても明らかに減ったと思われるものは2点とする．
合計2点以上：アセスメント，介入を行う．1点：厳重に経過観察．

B. アセスメント

栄養状態	A. 良　好	B. 軽度～中等度の栄養不良	C. 高度な栄養不良
体重変化	変化なし	1カ月間で5%以下，あるいは6カ月間で10%以下の体重減少．あるいは現在も体重が減少し続けている．	1カ月間で5%以上，あるいは6カ月間で10%以上の体重減少．現在も体重が減少し続けている．
食事摂取量	変化なし，あるいは増えている．	明らかな摂取量の減少．	2週間以上にわたり必要量の50～70%以下の摂取，あるいは1週間以上ほとんど摂れていない．
筋肉の喪失	な　し	軽度～中等度	高度の減少
皮下脂肪の減少	な　し	軽度～中等度	高度の減少
BMI	18.5 kg/m² 以上	17.0～18.5 kg/m²	17.0 kg/m² 未満
活動量	正　常	中程度の機能低下あるいは最近の機能低下．	かなり低下．ほとんどゴロゴロしている．
疲れやすさ	な　し	軽度みられる	高度あり
握力，脚力の低下	な　し	軽　度	高度あり

Aが主たるときにはAに，Cが主たるものはCに分類する．Bを中心にA，Cが混在するときはBとする．
B，Cとされたものは介入を行う．Aについてはリスク評価を行う

C. 栄養リスク

臨床症状や検査値から総合的に評価し，中等度以上の栄養不良に陥るリスクが高いもの	++
臨床症状や検査値から総合的に評価し，栄養不良に陥るリスクがあるもの	+

Aであっても，++のものは予防的な介入を考慮する．A+のものは経過を厳重に観察する．

a) 日本病態栄養学会 編，“NSTガイドブック2014改定第4版”，メディカルレビュー社（2014）より．

動量の変化により増減するため，リハビリの有無や生活活動の変化など見逃さないようにする．投与エネルギー量の再検討の際には，消化・吸収障害や代謝障害の変化（表 2・24）についても考慮する．

表 2・24　低栄養をきたしやすい病態と原因疾患[a]

摂取不足	食欲不振，摂食障害，消化管疾患による通過障害など
消化・吸収障害	消化管・肝・胆・膵疾患，消化管手術後後遺症など
栄養素の喪失	下痢，タンパク質漏出性胃腸症，消化管出血，糖尿病，ネフローゼ症候群，尿崩症，腎透析，広範な熱傷，消化管瘻など
栄養素の消費の増大	甲状腺機能亢進，炎症性疾患，発熱，悪性新生物，広範な熱傷，外傷手術など
肝障害	タンパク質合成能の低下，糖・脂質代謝障害
薬物の影響	食欲抑制薬，糖質コルチコイド，免疫抑制薬，抗腫瘍薬など

a）門脇 孝，永井良三総編集，“内科学”，‘17 章 代謝・栄養疾患，低栄養をきたす疾患・病態’，西村書店（2012）より．

b. タンパク質量の再評価　過栄養・低栄養患者へのタンパク質量を再評価することは，栄養状態の改善のうえで重要である．特に，栄養不良の患者や侵襲などによるタンパク質異化亢進状態にある患者については，エネルギー量だけでなくタンパク質量を頻回に評価すべきである．タンパク質代謝を把握する指標を表 2・25 に示す．血清アルブミンは肝臓で合成されるため，肝機能障害や腎臓，消化管，皮膚などからのタンパク質の漏出により低下する．血清アルブミン値は，入院後の輸液による脱水補正によって急速な低下がみられる場合があり，浮腫の改善により値が変わる場合があるため栄養療法実施前の採血時のアセスメントが重要である．窒素出納は，タンパク質の摂取量と尿や便から失われる窒素量の差を確認できる．高齢者のフレイル，サルコペニアの症候に対しては，適正なタンパク質量について検討を行い，体重だけでなく骨格筋量の変化もモニタリングし，投与量を再評価すべきである．尿素窒素（BUN）は，タンパク質の最終代謝産物である窒素化合物であり，肝臓で生成され腎臓から尿中へ排泄されるため，体組織の崩壊や腎機能に異常が起こると上昇する．特

窒素出納：nitrogen balance，NB

BUN：blood urea nitrogen

表 2・25　タンパク質代謝を知る検査[a]

内臓タンパク質の合成能力
血清総タンパク質，アルブミン，急速代謝回転タンパク質（トランスフェリン，プレアルブミン，レチノール結合タンパク質）
タンパク質の合成と分解（Blackburn ら）
窒素出納〔g/日〕＝タンパク質摂取量÷6.25−(24 時間尿中窒素排泄量＋4)
骨格筋のタンパク質量
クレアチニン身体係数 CHI〔%〕＝ $\dfrac{24\text{時間クレアチニン排泄量〔mg〕}}{\text{標準クレアチニン排泄量〔mg〕}}\times 100$ 標準クレアチニン排泄量＝理想体重×クレアチニン係数（男：23，女：18）〔mg/kg〕
筋タンパク質の崩壊量
尿中 3-メチルヒスチジン排泄量（男：135〜550，女：70〜370）〔μmol/日〕 筋肉量の少ない女性・高齢者で低値

a）足立香代子 著，“検査値に基づいた栄養アセスメントとケアプランの実際”，チーム医療（2006）より．

に高齢者は，過剰投与により腎機能障害をきたしやすいので注意する．

c. 投与ビタミン・微量元素量の再評価　各種ビタミン・微量元素の欠乏症・過剰症の臨床徴候を熟知して観察する（表 2・26）．経口摂取が不十分または栄養投与量の不足が長時間持続すると，体内貯蔵が枯渇して欠乏症が出現する．腸管からの吸収障害，侵襲後の需要量が増加することで欠乏する場合がある．血清中の濃度を定期的にモニタリングし，再評価する．特に，ビタミン B_1，鉄，亜鉛，銅，マンガン，セレンなどは，欠乏症状が出現しやすく，積極的なモニタリングが必要である．

表 2・26　各種ビタミン欠乏症の症状

	ビタミン	欠乏による症状
脂溶性	ビタミンA	眼：暗順応障害，夜盲症，角膜や結膜の肥厚，ビトー斑[†] 皮膚：乾燥，肥厚，角質化
	ビタミンD	腸管からのカルシウム吸収の低下と腎臓でのカルシウム再吸収の低下による低カルシウム血症→二次性副甲状腺機能亢進症→骨吸収の亢進→骨軟化症
	ビタミンE	溶血性貧血
	ビタミンK	血液凝固の遅延
水溶性	ビタミン B_1	全身倦怠感，動悸，睡眠障害，食欲不振，便秘，末梢神経障害，脚気，ウェルニッケ脳症，コルサコフ症候群
	ビタミン B_2	成長抑制，口内炎，口角炎，舌炎，脂漏性皮膚炎
	ビタミン B_6	脂漏性皮膚炎，舌炎，口角症，リンパ球減少症 成人では，うつ状態，錯乱，脳波異常，けいれん発作
	ビタミン B_{12}	巨赤芽球性貧血，脊髄・脳の白質障害，末梢神経障害
	ナイアシン	皮膚炎，下痢，精神神経症状
	葉　酸	巨赤芽球性貧血．母体の葉酸欠乏による胎児の神経管閉鎖障害や無脳症
	パントテン酸	手足のしびれと灼熱感，頭痛，食欲不振，成長停止，副腎障害
	ビオチン	乾いた鱗状の皮膚炎，萎縮性舌炎，食欲不振，憂うつ感
	ビタミンC	壊血病．壊血病の症状は，疲労倦怠，皮下や歯肉からの出血，貧血，筋肉減少，心筋障害，呼吸困難

† ビトー斑：白眼に現れる泡状の沈殿物

d. 投与水分量の再評価　水分量の評価では，投与量（in）と尿量（out）を毎日チェックし，水分の出納をモニタリングする．発熱がある場合は，発汗や不感蒸泄も考慮する必要がある．経腸栄養の場合は，経腸栄養剤の水分含有量や追加で投与される水も加える．体重でモニタリングすることが可能であるが，急性の場合や重症患者，腎機能障害がある場合では，浮腫などによる組織間液の蓄積により評価が困難となる．脱水の評価では，血清ナトリウムをモニタリングする．低値は，低張性脱水で食塩摂取不足，利尿剤の過剰投与などを確認する．高値は，高張性脱水で水分の不足を確認する．経腸栄養では，浸透圧を低めに維持するためにナトリウムを少量とするので，経腸栄養剤の投与内容についても確認をする．

2・7・3　栄養補給法の再評価

栄養補給法を変更する際は，患者の栄養状態の改善だけでなく，家族や介護者の能力や経済的負担なども考慮して再評価すべきである．

食事摂取量の再評価では，2 週間ごとに目標量に対して 50～70% 以下，あるいは，3～7 日以上ほとんど摂取できていない場合には，食事以外の栄養補給法を検討すべきである（表 2・23，B. アセスメント参照）．高齢者の摂取不足の原因を精査する場合には，評価者が食事時に立ち会い，食事内容や形態などを観察することが大切である．術後や治療により長期間の食止めの後に経口摂取が再開した場合は，咀嚼・嚥下機能が低下している場合があり，反復唾液嚥下テスト・水飲みテストなどを行い嚥下機能を評価する*．経腸栄養では，流速が適性であるか確認し，比較的高頻度に発生する胃食道逆流症や誤嚥の有無を確認する．誤嚥性肺炎は致死的になりうるため，発熱や炎症マーカーのモニタリングを必ず行う．誤嚥のリスクが高い場合は，カテーテルの留置位置を幽門後にすべきか医師と慎重に検討する．静脈栄養では，腸管の不使用期間や栄養量の不足が長期化していないかモニタリングする．中心静脈栄養を受けている患者は，高血糖などの代謝異常やビタミン・微量元素などの欠乏の有無をモニタリングする．

* 咀嚼・嚥下機能の評価については § 19・1 参照.

2・7・4 栄養ケアの修正

栄養ケアの修正では，栄養ケア・マネジメントそのものの評価が重要である．診療計画を確認し，栄養ケアプランが合致しているか，栄養ケアの効果が得られているかを確認する．栄養サポートチーム（NST）との検討や他チームとの関わりについても精査・評価し，課題に添って修正する．経過記録は，定期的にまとめ，中間サマリーを作成しておくと理論的に整理され，複数の医療者間での評価が可能となる．

2・8 薬と栄養・食事の相互作用

1. 病態に応じた薬物治療とその種類，栄養療法の知識を身につける．
2. 薬の体内動態，作用，副作用，作用機序について理解する．
3. 食品成分の生理作用，機能性，主要成分について理解する．
4. 薬剤と薬剤，薬と食品・飲料・嗜好品および含まれる栄養素との併用や組合わせについての弊害や有益について理解する．
5. 最新の薬や食品に関する学術情報を入手し，エビデンスをもとに患者に説明できる力をつける．

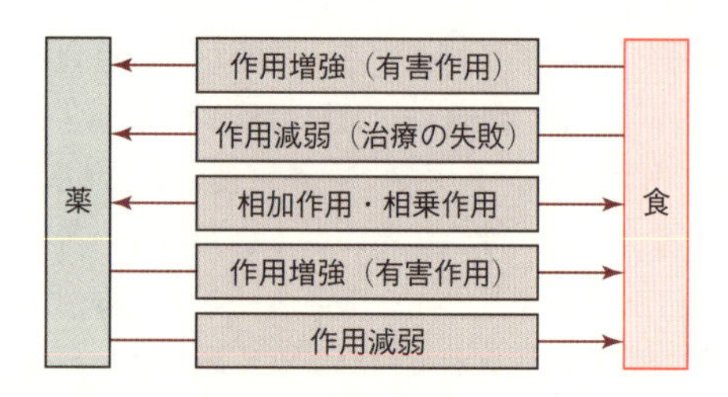

図 2・18 薬と食との間で起こる相互作用の種類
［澤田康文，“薬と食の相互作用（上巻）”，医薬ジャーナル社(2007)より］

薬は水で飲むのが大原則であり，ジュースや牛乳などで飲んではいけない．

薬剤と薬剤，薬剤と食品・飲料・嗜好品（および含まれる栄養素）との併用は，組合わせによっては，有害な場合もあれば，疾病の予防や治療に有益な場合もある（図

2・18）．これらの相互作用については，栄養・食事の専門家である管理栄養士・栄養士が患者の治療と栄養管理を行ううえで的確に指導できなければならない．患者のQOLの向上のためにも医師，管理栄養士，薬剤師，看護師などの医療スタッフがチームとして連携して，投薬，栄養教育，治療を遂行することが求められる．

2・8・1　食品成分が薬に及ぼす影響

a．グレープフルーツ　Baileyは，抗高血圧薬のフェロジピン（Ca拮抗薬）の研究中にグレープフルーツジュースがフェロジピンの降圧作用を増強することを発見し，その後多くの研究が進められるようになった．

グレープフルーツジュース中のある種の化学物質が，小腸壁にある薬物代謝酵素シトクロームP450の3A4（CYP3A4）を阻害すると考えられている．CYP3A4は多くの薬物を代謝し，失効させることが報告されている．グレープフルーツの苦味成分であるフラバノグリコシド類のナリンジン，そのアグリコンであるナリゲニンおよびベルガモチン，6,7-ジヒドロキシベルガモチンおよびその二量体など，一連のフラノクマリンにCYP3A4阻害作用があると考えられている*．

* 柑橘類のなかでもグレープフルーツジュースだけがこの作用を有し，オレンジジュースは示さない．

グレープフルーツジュースと薬剤の相互作用には以下のようなものがある．

1）**カルシウム拮抗薬**：抗高血圧薬であるカルシウム拮抗薬では，グレープフルーツジュースによって血圧降下が顕著に表れ，さらに頻脈，頭痛，紅潮，末梢の浮腫などの副作用が強く現れる．

2）**HMG-CoA還元酵素阻害薬**：コレステロールの生合成に関わるHMG-CoA還元酵素を阻害するスタチン類の過量投与は，横紋筋融解を伴うミオパシー（筋障害）の危険性があり，ロスバスタチン，フルバスタチン，プラバスタチンでミオパシーが報告されている．これらの薬剤とグレープフルーツジュースの同時飲用により，血中量比がロスバスタチンで15.3倍と吸収が高まることが報告されている．スタチン類の服用時には，グレープフルーツとグレープフルーツジュースを摂取することは避けるべきである．

3）**ジアゼパム**（抗不安薬）：グレープフルーツジュースとの同時服用により，血中量比率が3.2倍に上昇するとの報告がある．

4）**その他の薬物**：イマニチブ，イリノテカン，エベロリスムなどの抗がん薬，抗HIV薬のサキナビル，催眠薬のラメルテオンなどもグレープフルーツジュースによる作用の増強が報告されている．

b．乳飲料・乳製品　乳および乳製品に含まれるカルシウムやマグネシウムなどの無機成分は，ある種の薬物と消化管内での不溶性の化合物を形成し，薬効を減弱させる．吸収が抑制される薬剤に，ベーチェット病や骨吸収，骨粗鬆症および骨転移腫瘍での高カルシウム血症で破骨細胞阻害薬として使用されるビスホスホネート類やドロネート類がある．そのほかに，前立腺がん治療薬であるエストラムスチンや抗感染症薬であるテトラサイクリン類がある．

c．茶

1）**茶と鉄剤**：鉄剤と茶中の**タンニン**との結合はよく知られており，鉄剤補給時に茶で服用することを避けるように多くの鉄剤の服用指示書に示されているが，近年の臨床実験では，茶の使用がいかなる場合にも鉄の吸収を妨げるわけではないとの報告もいくつかある．しかしながら鉄剤を服用するのにあえて茶を用いるより白湯か水の方がよく，食事時においてもタンニンの多い飲料は避けることが好ましい．

2）**カフェインと医薬品**：茶類やコーヒーなどには**カフェイン**が含まれており，これらを薬物服用中に飲用すると薬物の作用を強めたり，カフェインのもつ中枢神経作用を薬物が強めたりする．カフェインは，大脳皮質に作用して，精神機能を高め，中枢興奮により眠気が去り，意識が澄明となる．他剤との相互作用を生じることがあるため，飲料についても注意が必要である．

①シメチジン（ヒスタミン H_2 ブロッカー；十二指腸潰瘍，胃潰瘍治療薬）：シメチジンの服用は，カフェインの代謝酵素（CYP1A2，2C9，C19，2D6）を阻害する．そのためカフェインの作用が強く発現することとなり，茶やコーヒー中のカフェインの中枢興奮作用がより強く発揮され，不整脈，虚脱，めまい，不眠，不安，瞳孔拡散などを発症させる．

②ジスルフィラム（禁酒補助薬）：アルコール依存症の治療に使用されるジスルフィラムは，肝臓でアルコールから生じたアセトアルデヒドを酢酸に変化させるアルデヒド脱水素酵素を阻害するため，体内にアセトアルデヒドが蓄積されて，不快感を催すことで，禁酒意向を強める．ジスルフィラムはカフェインの代謝も抑制するため，カフェインを体内に蓄積させる可能性がある．

③ジアゼパム（抗不安薬）：ジアゼパムは鎮静薬であり，カフェインは中枢興奮物質であるため，両者の共存で作用が拮抗し，効果が減弱する可能性がある．

④テオフィリン（喘息治療薬）：テオフィリンは，カフェインとの共存で中枢作用が相乗的に現れ，テオフィリンの副作用である頭痛，不眠，心悸亢進，胃腸不快感などを強める可能性がある．

d. セント・ジョーンズ・ワート（St. John's wort）　日本名セイヨウオトギリソウとよばれ*，ハーブとして使用されている．抗うつ，抗ストレス，抗ウイルス，抗炎症作用があるとされ，本品を含有する食品が多数販売されている．肝臓のシトクローム P450 のサブファミリーである CYP3A4 および CYP1A2 の誘導作用により，併用する種々の薬剤の血中濃度を低下させ，薬効を減じる可能性がある．影響を受ける薬物として，抗 HIV 薬，免疫抑制剤，強心薬，気管支拡張剤，血液凝固防止薬，抗てんかん薬，抗不整脈薬，経口避妊薬などがあげられる．

* 日本の山野に自生するオトギリソウは，民間薬に使われることがあるが，セイヨウオトギリソウとは別の植物である．

e. アブラナ科の野菜　キャベツ，芽キャベツ，ブロッコリー，カリフラワーなどのアブラナ科野菜に含まれるインドール化合物は，肝臓における CYP タイプと第 2 相のグルクロン酸抱合代謝系の酵素作用を促進することが報告されている．影響を受ける薬物として，解熱・鎮痛薬であるアセトアミノフェン，抗不安薬であるオキサゼパムがあげられる．

また，アブラナ科野菜に含まれるチオオキサゾリジンは，ヨウ素の吸収を妨害することから，甲状腺製剤服用者はアブラナ科野菜の大量摂取を控えるべきである．

f. モノアミンオキシダーゼ（MAO）阻害剤と食品　抗結核薬や抗うつ薬は，生体内モノアミン（ノルアドレナリン，アドレナリン，ドーパミン，ヒスタミンおよびセロトニン）の代謝酵素であるモノアミンオキシダーゼ（MAO）を阻害する．チーズや発酵食品中に含まれるチラミンは，これらのカテコールアミンと化学構造が類似しており，ノルアドレナリンを神経伝達物質とする神経の終末部に取込まれてノルアドレナリンと置換することにより，ノルアドレナリンを遊離させて間接的にアドレナリンを刺激する．その結果，血圧上昇や動悸，血糖上昇，頭痛，悪心・嘔吐，発汗などの症状が発現することがある．特に血圧高値の人の場合，高血圧発作を起こし，脳血管障害や心筋梗塞をひき起こすことがあるので，MAO 阻害剤を服用している場合には，表2・27のようなチラミン高含有食品の摂取に注意しなければならない．

さらにこれらの薬を服用中にヒスタミンの前駆物質であるヒスチジンを多く含む魚（マグロ，サバ，カジキ，ブリ，ハマチ，サンマ，カツオ）などを食べると，生体内でヒスタミンが蓄積し，アレルギー症状（顔面紅潮，頭痛，じんましんなど）をひき起こすことがある．

表 2・27 チラミンを多く含む食品

食　品	チラミン含有量〔μg/g〕
チェダーチーズ（長期間発酵品）	1532
ブルーチーズ	93〜256
スチルトン・ブルーチーズ	2170
ロマノチーズ	238
ポー・デュ・サリューチーズ	1116
パルメザンチーズ	4〜290
ニシン塩漬	470

g. ビタミンKを含有・産生する食品　クマリン系抗凝結薬である**ワルファリン**（ワルファリンカリウム）は，肝臓で**ビタミンK**と競合して血液凝固因子生成酵素と結合し，その作用を阻止するため，ビタミンK由来の第Ⅱ，Ⅲ，Ⅳ，Ⅴ因子の活性を低下させ，血栓形成を抑制する薬剤である．服用中の患者の出血が止まらないときは，ビタミンKの注射で血液を凝固させるようにする．ワルファリンとの相互作用に気をつけるべき，ビタミンK含量の多い食品を表2・28に示した*．

＊ ビタミンK含有食品以外にも，アルコールやセント・ジョーンズ・ワート含有食品はワルファリンの代謝を促進することが報告されており，これらの食品にも注意を要する．

表 2・28 ビタミンKを多く含む食品

食　品		ビタミンK含有量〔μg/100 g〕
納　豆	糸引き納豆	600
	挽き割り納豆	930
ホウレンソウ	葉・生	270
コマツナ	葉・生	210
抹　茶	粉	2900

1）**納　豆**：納豆の原料である大豆のビタミンK含有量は，ほかの野菜に比べて多くないが，納豆を摂取すると腸管内で納豆菌（ビタミンK合成能の強い枯草菌に属す）の作用によりビタミンKが多量に合成される．ワルファリンの血栓形成抑制作用は納豆を摂取すると打消されてしまうため，摂取を控えるようにする．トロンボテスト値（TT値；血液凝固作用率試験）はワルファリン服用により低下するが，納豆を摂取すると上昇する．

2）**野菜類**：ワルファリンを服用している患者が，ビタミンK含量の多いホウレンソウやブロッコリーなどの緑色野菜を摂取すると，薬効が低減する．ただし，栄養学的に野菜類の摂取は重要であるため，一度に大量に摂取せず，ビタミンKの1日摂取量を250 μg以内を目安にする，または緑色の少ないキャベツなどを勧める．健康食品であるクロレラ，青汁は摂取を避ける．

h. アルコール　アルコールの飲用と服薬については多数の問題が存在し，薬効に及ぼす影響は無視できない．薬効が増強される医薬品として，バルビツール酸類（催眠薬）やベンゾジアゼピン系（抗不安薬）がある．ベンゾジアゼピン系のトリアゾラム（睡眠導入薬）では，アルコールとの同時摂取により記憶・意識障害，ふらつきなどが現れる．薬効が減弱する医薬品として，ワルファリンカリウム，抗てんかん薬のフェニトイン，糖尿病治療薬のトルブタミドなどがある．解熱鎮痛薬のアセトアミノフェンは，肝毒性をもつ活性代謝産物に変化して肝障害を生じるため，特にアルコール性肝炎の患者では使用は危険である．

2・8・2　薬が栄養・食事に及ぼす影響

a. 栄養素の吸収を促進する薬　栄養素の吸収を促進する薬として，胃酸分泌抑制剤があげられる．消化性潰瘍の治療で用いられる H_2 受容体拮抗薬（H_2 ブロッカー）は，胃液酸度と分泌液量を減少させるため，十二指腸以降での酸負荷を軽くし，栄養素の消化・吸収を改善する．

b. 食欲増進・体重増加をひき起こす薬

1）**抗精神病薬・抗うつ薬**：抗精神病薬の作用点は，ドーパミン D_2 受容体やアドレナリン α 受容体，セロトニン 5-HT_2 受容体を遮断することに主眼が置かれている．抗精神病薬のクロルプロマジンやオランザピンは，使用による体重増加が報告されている．クロルプロマジンでは，使用により 10〜30 kg の体重増加がみられ，その理由に薬物自体の中枢作用として，自律神経機能および内分泌機能の障害や，意欲減退により体力的な行動を伴わないにもかかわらず，摂食量が多くなることがあげられる．

うつ病は，ノルアドレナリンおよびセロトニン機能不足によりひき起こされると考えられており，抗うつ薬はノルアドレナリンやセロトニンの再取込みを阻害して，機能を増強するものである．三環系抗うつ薬のアミトリプチリンやイミプラミンは，食欲増強を促し，体重増加をきたす．また緩和な抗不安薬であるジアゼパムなども食欲増進による過食をまねく可能性がある．

2）**インスリン**：インスリンは血糖を細胞内に取込む作用がある．また，脂肪合成亢進作用があり，過剰のインスリン投与では体重増加が考えられる．

3）**ステロイドホルモン・性ホルモン**：副腎皮質ステロイド（グルココルチコイド）には，抗炎症作用，免疫抑制作用，抗アレルギー作用があるが，胃酸分泌亢進を誘発し食欲亢進作用を示す．性ホルモンの一つであるエストロゲンには，薬剤としての服用において電解質代謝を介した浮腫および体重増加作用が報告されている．

4）**β 遮断薬**：プロプラノロール（狭心症，不整脈薬）やメトプロロール（本態性高血圧薬，狭心症薬）は非選択性 β 遮断薬であるが，アドレナリン β_1，β_2 作用には脂肪分解作用があるため，遮断により脂肪が体内に蓄積して体重増加を起こしうる．

c. 食欲低下・体重減少をひき起こす薬

1）**アンフェタミン類**：中枢神経刺激薬であるアンフェタミン類は食欲を抑制し，著しい体重減少を生じる可能性がある．過去には肥満の治療薬として用いられたこともあるが，最近ではこのような目的で用いられることはない*．アンフェタミンは，小児の注意欠陥多動性障害に使われる場合があるが，使用の小児には用量依存性に発育遅延がみられる．

* メタンフェタミン（ヒロポン）は，覚醒剤取締法の適用対象となっている．

2）**マジンドール**：わが国で認められている唯一の抗肥満薬で，アンフェタミン類と同じく中枢興奮および視床下部の食欲中枢を抑制して食欲低下をひき起こす．しかし，BMI が 35 以上の肥満者にしか適用できない．

d. 味覚変化を起こす薬　亜鉛が味覚感知の重要な役割を担っていることは広く

知られている．重金属中毒，関節リウマチ，シスチン尿症に用いられるキレート剤のD-ペニシラミンは，亜鉛と結合することにより，亜鉛欠乏をきたして味覚障害をひき起こす．そのほかに味覚障害をきたすものとして，利尿薬，抗腫瘍薬であるメトトレキサートや塩酸ドキソルビシン，パーキンソン病治療薬がある．アスピリンは苦味を増強させる．歯磨剤で清浄効果を高めるためによく用いられている成分の一つに発泡剤のラウリル硫酸ナトリウムがあるが，これはオレンジジュースの味を苦く感じさせる．

そのほか，味覚や嗅覚に異常をきたす薬はきわめて多く存在し，日常頻用される医薬品として抗生物質，ニューキノロン系抗菌薬，降圧剤であるACE阻害薬，カルシウム拮抗薬，β遮断薬などがあげられる．味覚障害をきたす薬を使用する場合は，食事において味覚や嗅覚を刺激するための調味料，調理形態，温度の工夫が必要となる．

e．消化器症状（ドライマウス，嘔吐，下痢・腹部膨満感）を起こす薬　ドライマウスは，おもに副交感神経の抑制による唾液および口腔粘膜の分泌低下によるものと考えられている．低下した唾液分泌は，唾液と血液間のイオン濃度を変えて味覚の感覚が衰える．ドライマウスをひき起こす薬としては，抗コリン作動性の薬のほか，中枢抑制性の催眠薬や抗うつ薬などの向精神薬，延髄抑制の制吐薬などが代表的である．ドライマウスの軽減対策として，無糖のガムを噛ませたり，トローチ剤や口臭防止用のミントを使用する．また人工唾液スプレーの使用やコリン作動性の経口ピロカルピン錠の使用も効果があるとされる．

嘔気・嘔吐は，細胞障害性の薬，特にがんの薬物治療において高度に起こりやすく，低栄養や体重減少の原因ともなる．催吐性の顕著な抗がん薬での治療中は，延髄の嘔吐中枢抑制薬を使用して制吐する必要がある．

プロスタグランジン産生を抑制する薬は，下痢をひき起こすことがある．抗生物質や抗がん薬，非ステロイド性抗炎症薬が代表的な薬である．

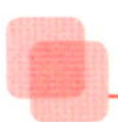

2・9 栄養ケアの記録

1. 栄養ケア記録は管理栄養士が実施した患者への栄養管理や栄養教育を記録したものであり，栄養ケアの経過や計画を他職種と共有できる点からチーム医療の実践に重要な役割を果たす．
2. 栄養ケアの記録は問題志向型システム（POS）に基づき，問題志向型診療録（POMR）を用いて記載する．
3. POMRは基礎データ，問題リスト，初期計画，経過記録，退院時要約の五つの部分から構成される．
4. 栄養アセスメントは，栄養ケア計画の立案と実施における重要な過程であり，情報収集，問題点の抽出と分析を経て，患者の栄養状態の判定・評価を行う．
5. 経過記録にはSOAP形式の経過録を用いる．

2・9・1 栄養ケアの記録の意義

診療録とは，一般に医師が患者の診療に伴って記録するものをよぶことが多い．しかし，広義には看護記録や各種検査の結果も診療録の一部であり，管理栄養士が行う栄養療法や栄養教育に関する記録も診療録の一つである．

栄養ケア記録は，患者の栄養状態の評価や栄養教育を行った場合に記録し診療録に残すものであり，栄養ケアで得られた情報，栄養管理上の問題点，栄養ケア計画と経過を的確に記載しなくてはならない．

栄養ケア記録を記載することで，栄養ケア情報を医療スタッフと共有することができ，栄養ケア計画を達成するために各スタッフが果たすべき役割が明確となり，チーム医療の実践につながる．ただし，質の良い栄養ケア記録を作成することが目的ではなく，患者やその家族の抱える問題解決を中心に，質の高い診療や栄養ケアをチームで行うことが最終目的であることを忘れてはならない．

2・9・2　問題志向型システム（POS）の活用

POS: problem oriented system

POMR: problem oriented medical record

a. POS の概要　一般的によく使用される診療録の記載方法は**問題志向型システム（POS）**である．これは患者の抱える治療上の問題（problem）について，医師をはじめとした各医療スタッフがその問題解決に意識を向け（orient），患者を中心とした医療チームとして組織的かつ理論的に問題解決にあたることを進めていくシステム（system）である．

POS の導入により，患者中心の医療の実践，問題解決の手順を踏む理論的診療，診療録を利用したチーム医療の実践，チェック機構による診療・教育の質の向上がもたらされる．POS の実践には患者が抱える問題を系統立てて記載する診療録が必要であり，1968 年に米国の L. L. Weed 医師が提唱した**問題志向型診療録（POMR）**が一般的に用いられる．POMR は，基礎データ，問題リスト，初期計画，経過記録の四つのステップに区分され，全体を要約し考察を加えたものが退院時要約である．栄養ケア記録にも POMR を用いることが望ましい．

b. 基礎データ　一般的に患者を診察するうえで必要な情報のすべてが**基礎データ**となる．栄養ケアにおいては栄養関連情報の収集は重要であり，栄養アセスメントに必要な項目を取得する．情報収集の対象は患者に限らず，小児，意識障害，認知機能の低下が認められる症例などの患者自身が情報を伝えられない場合には，家族との面接により情報を得る．医師や看護師などの医療スタッフの POMR から情報を収集することも重要である（表 2・29）．

c. 栄養アセスメント　“基礎データ”で収集した情報を基準値や目標値と比較し，栄養管理上の問題点を明確にして，その原因の考察を行い，総合的な栄養状態を評価・判定する過程のことを**栄養アセスメント**という．栄養アセスメントは栄養ケア計画の立案と実施にあたり重要である．

d. 問題リスト　栄養アセスメントをもとに，栄養介入により解決あるいは改善できる課題を明確にする．**問題リスト**の例を表 2・30 に示す．最も重要な問題や効率的な介入の順序を考察し，明記する順番を決める．ここで注意しなければならないことは，管理栄養士が立案する問題リストは，医師の医療診断（2 型糖尿病，心不全，慢性腎臓病など）とは異なり，栄養領域に限局した問題とすべき点である．栄養領域に限局した問題とは，栄養の介入により問題を完全に解決できる場合，あるいは少なくとも兆候と症状を改善できる事柄をさす．

近年，公益社団法人 日本栄養士会を中心として，栄養管理の国際標準化を目指し，米国栄養士会で採用されていた“栄養ケアプロセス”の概念の導入が進んでいる．栄養ケアプロセスのなかでは，栄養管理に使用されている言語や概念が定義づけられており，栄養管理に関連する問題は“栄養診断”と標準化されている．

表 2・29 基礎データ

1）患者のプロフィール
　年齢，性別，職業
　生活環境・社会的要因（独居・単身赴任，民族・宗教習慣，経済的問題）
2）病　歴
　主訴，現病歴，既往歴（輸血歴，服薬歴，アレルギー歴を含む）
　家族歴，社会歴（生育歴，学歴，職業歴など）
3）身体所見
　身長，体重，通常時体重，体格指数（BMI），体重変化
　上腕周囲長，上腕筋面積，上腕三頭筋皮下脂肪厚，上腕筋囲長，ウエスト周囲長
　体組成（除脂肪量，体脂肪量，骨格筋量など）
　浮腫・腹水・褥瘡などの有無
4）検査結果
　血液・生化学検査，尿検査，安静時エネルギー消費量
5）栄養関連情報
　栄養素摂取量（エネルギー，タンパク質，脂質，食塩）
　栄養投与ルート（経口摂取，経腸栄養，経静脈栄養）
　食習慣（食事時間や規則性，調理担当者，間食・飲酒・外食習慣）
　消化器症状（食欲不振，悪心，嘔吐，下痢，便秘）
　咀嚼・嚥下機能
　食歴（疾患との関連を念頭に過去の食生活の経時的変化を聴取する）
　知識・信念

表 2・30 問題リストの例[a]

経口摂取や静脈栄養法を通して摂取するエネルギー・栄養素・水・生物活性物質に関する問題
　エネルギー摂取過多
　タンパク質摂取不足
　炭水化物摂取量が一定でない

栄養代謝と臨床検査，または身体状況に関する栄養の所見・問題
　消化管機能の変化
　栄養関連指標の変化（低アルブミン血症）
　嚥下障害
　意図しない体重減少
　過体重

知識，態度，信念，物理的環境，食物の入手や食の安全に関する栄養素所見・問題
　食品や栄養に関する知識不足
　自己監視不足
　栄養関連の推奨に対するアドヒアランス不良

a）日本栄養士会監訳，“国際標準化のための栄養ケアプロセス用語マニュアル”，第一出版（2012）より．

e. 栄養ケア計画　“問題リスト”にあげた項目について，栄養ケア目標を設定し，実行可能な栄養療法を立案する段階である．目標から得られる成果は客観的に評価できるものであることが望ましく，目標を設定する際には達成期限を設け，再評価を行い，計画を適切に修正する．

1）診断的計画（Dx）：栄養状態の評価や食事療法・栄養教育の実施に必要な情報収集のための計画を記載する．食事摂取内容を把握するための食事記録や病態把握のための検査を依頼することなどが含まれる．

Dx：diagnostic plan

2）治療的計画（Rx）：目標となるエネルギー，タンパク質量，脂質量，ビタミン量，ミネラル量，水分量などの設定，食品構成，調理形態の選択など栄養ケアのための計画を記載する．複数の栄養投与ルートを併用する場合は，各栄養投与ルート（経

Rx：therapeutic plan

口・経腸・経静脈）ごとの投与量や投与方法を記載する．

Ex：educational plan

3）教育的計画（Ex）：食事療法の実践に必要な知識や技術の習得に必要な教育手段を記載する．本人だけでなく調理担当者も栄養指導・教育を受けられるように調整する．目標は患者自身が考え立案することで達成意欲も高まる．管理栄養士はその内容が適切であるかを評価するとともに，達成期限の設定や数値化できる評価項目となるよう導く．

f. 栄養ケア実施記録 栄養ケア実施記録には，それぞれの問題に応じて立案した栄養ケア計画を実践した経過をSOAPの4項目に分けて記載する（表2・31）．

表 2・31 SOAPの記載例

症例	55歳，男性，化学療法中の食欲不振患者	68歳，男性，初回教育入院の糖尿病患者
問題	・タンパク質，エネルギー摂取不足 ・嚥下障害	・食品や栄養に関する知識不足 ・望ましくない食品選択
S	口の中が痛くて食べられない． 最近はうどんやお粥だけ食べている．	糖尿病と言われてご飯を減らした． お腹が空いてお菓子を食べてしまう． 自宅では揚げ物がよく出てくる．
O	身長 160 cm，体重 46 kg，BMI 18.0 理想体重 56.3 kg，通常時体重 48 kg 体重変化 −2 kg（−4.2%）/月 プレアルブミン 18.5 mg/dL，Alb 2.8 g/dL，Hb 10.2 g/dL 胃がんに対しSP療法（S-1＋CDDP）を実施している 口内炎（＋），嚥下痛（＋） ［目標栄養量 1700 kcal，P 65 g に対し］ 摂取栄養量 1200 kcal，P 20 g	身長 157.2 cm，理想体重 54.2 kg 体重 63.8 kg，BMI 25.9 HbA1c(N) 8.6%，GA 22.2%，尿タンパク（−） ［指示栄養量 1400 kcal/日（26 kcal/IBW），糖質60%に対し］ 摂取栄養量 食事 1400 kcal/日(P：F：C＝20：32：48) 間食 400 kcal/日（せんべい，パンなど） 栄養指導歴 なし 調理者 妻
A	−4%/月の体重減少やプレアルブミン18.5 mg/dLにみられるように，化学療法に起因する口内炎によるエネルギー・タンパク質摂取不足である．	正しい食事療法の知識の欠如から誤った食事調整（脂肪の摂取比率が高いなど）となっている．
P	Dx）プレアルブミンの週1回の評価を医師に依頼 Rx）食形態の調整 栄養補助食品の追加 250 kcal/本 朝夕に1本ずつ Ex）口腔内を刺激しない食事形態の工夫の指導 栄養補助食品の使用方法の指導	Dx）3日間の食事記録，間食の記録 Rx）1400 kcalの適切な食品構成の理解 間食内容の修正（果物・乳製品にする） Ex）DM食（糖尿病食），交換表の説明 調理者である妻の栄養指導への参加

- **S**（subjective data，主観的データ）：患者や家族が訴えた内容のうち，食事に対する意識や病識など栄養療法・教育の実施に関連した事柄を記載する．
- **O**（objective data，客観的データ）：身体計測値，摂取エネルギー・栄養素量，検査値などの情報を記載する．医師や看護師などの他職種から得られた情報（治療内容，病状など）もこの部分に含まれる．
- **A**（assessment，評価）：SとOで得た情報から実施された栄養ケアの効果を評価・考察する．栄養教育に関しては，患者や家族の知識の習得度，食事療法に対する意識，行動の変容などを評価する．栄養療法・教育の効果が認められないと判断した場合には，その原因となる問題点を明確にし，次に記載するPの情報とする．
- **P**（plan，計画）：Aの内容を踏まえ，栄養ケア計画の修正を行う．

第Ⅱ部

疾患・病態別の
栄養ケア・マネジメント

3 栄養障害

1 タンパク質・エネルギー栄養障害には，エネルギーとタンパク質の欠乏によって生じるマラスムスと，タンパク質の欠乏によって生じるクワシオコールがある．
2 栄養障害では，身体観察，身体計測，臨床検査，食事摂取調査などによって，栄養問題の正しい情報を把握することで栄養スクリーニングを行う．
3 長期の栄養不足では，栄養投与後のリフィーディングシンドロームに注意する．
4 ビタミンやミネラルの摂取量は，疾患や性別，ライフステージを考慮し，日本人の食事摂取基準に基づいて計画する．

栄養障害は，栄養素の必要量と摂取量のバランスの崩壊から生じるもので，“栄養過多”と“栄養不足（低栄養）”がある．低栄養は生体防御力の低下を伴うことから，感染症になりやすく，疾病の悪化や創傷治癒の遅延，運動機能の低下などがみられる．乳幼児期において低栄養が続くと，身体発育の障害のみでなく，知能発達も遅延させることがある．乳幼児期は必要エネルギーやその他の栄養素の必要量も多いことから，低栄養に陥りやすく，十分注意する必要がある．

低栄養は発展途上国の乳幼児に多いが，要介護の高齢者や若い女性の極端なダイエットなど，わが国でも多くみられるようになった．低栄養の患者は予後が悪く，入院期間も長くなり，医療費の増大にもつながることが指摘されている．

低栄養に関わる医療・介護制度として，低栄養状態またはそのおそれのある施設利用者一人一人に対して，栄養改善を目的に食事相談などの栄養管理を行うことで，栄養改善加算の介護報酬が算定される．また2016年度の診療報酬改定では，外来および入院，在宅患者の訪問栄養食事指導の対象に“摂食機能または嚥下機能が低下した患者，低栄養状態にある患者”が追加された．今後，在宅医療が増えるわが国では，在宅高齢者の低栄養予防とケアは非常に重要な課題である．

表3・1に，栄養不足をきたしやすい病態と原因疾患を示した．基礎疾患がある場合は，その治療を優先する．

表 3・1　栄養不足をきたしやすい病態と原因疾患[a]

摂取不足	食欲不振，摂食障害，消化管疾患による通過障害など
消化・吸収障害	消化管・肝・胆・膵疾患，消化管手術後後遺症など
栄養素の喪失	下痢，タンパク質漏出性胃腸症，消化管出血，糖尿病，ネフローゼ
栄養素消費の増大	甲状腺機能亢進症，炎症性疾患，発熱，悪性新生物，広範な熱傷，外傷，手術など
薬　物	食欲抑制薬，糖質コルチコイド，免疫抑制剤，抗がん薬など

a）後藤昌義，瀧下修一 著，“新しい臨床栄養学（改訂第5版）”，南江堂（2011）より一部改変．

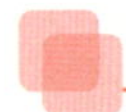

3・1 タンパク質・エネルギー栄養障害

PEM: protein energy malnutrition

低栄養の多くは，**タンパク質・エネルギー欠乏症**（**PEM**）で，主としてエネルギーとタンパク質の欠乏によって生じる**マラスムス**と，主としてタンパク質の欠乏によって生じる**クワシオコール**がある（表3・2）．

表 3・2 マラスムスとクワシオコールの違い

	マラスムス	クワシオコール
病 因	エネルギー・タンパク質欠乏	タンパク質欠乏
体 重	顕著な減少	軽度な減少
血清アルブミン	正常なことが多い	低 下
浮 腫	な し	あ り
肝肥大	な し	あ り

3・1・1 タンパク質・エネルギー栄養障害の病態と原因

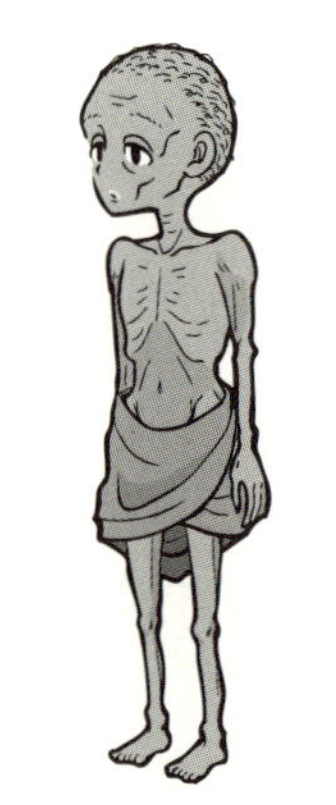

マラスムスの子ども

a. マラスムス　摂取エネルギー不足が長期間続くために生じる栄養障害で，通常，タンパク質の摂取量も減少している．授乳を出産後早期に中止し，子どもに十分な食事が与えられなかった状態で発症する．飢餓状態になると，まず肝臓のグリコーゲンが利用され消費され，ついで筋肉のタンパク質がアミノ酸に分解され，糖新生に利用される．さらに長期間の飢餓状態では脂肪組織の脂肪も分解され，エネルギー源となる．これがさらに続くと，筋肉だけでなくその他の体内のタンパク質の分解もみられ，タンパク質の栄養障害が生じる．

症 状　マラスムスでは顕著な体重減少がみられ，皮下脂肪の消失がみられる．筋肉も萎縮し，骨と皮だけといえる体形になる．一般に浮腫はみられない．皮膚は乾燥し，骨が浮き出る老人様の容姿である．また下痢などの胃腸症状を示す．

治 療　摂取エネルギー量を徐々に増やし，タンパク質の補給も少しずつ増加させる．著明なエネルギーおよびタンパク質欠乏のために免疫力も落ちており，感染症に罹患しやすく，死亡率も高い．

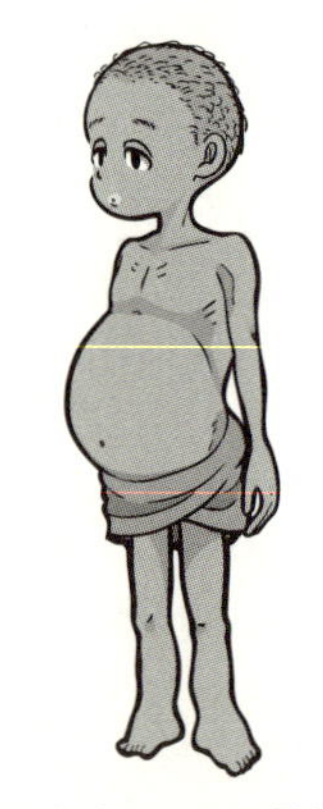

クワシオコールの子ども

b. クワシオコール　極度のタンパク質欠乏のために起こる急性の栄養不良状態である．アフリカ諸国では現在でも多産であることが多く，すべての子どもにタンパク質を十分含む食事を与えることができないため，クワシオコールの病態を呈する子どもが多い．十分なタンパク質を含んだ母乳から引き離されて，炭水化物を中心とした食事となるためにタンパク質不足になりやすい．そのほかにも，不十分なタンパク質の摂取，疾患によるタンパク質の必要量や喪失量の増大などによって，クワシオコールの状態に陥ることがある．

症 状　クワシオコールでは，体重減少，浮腫，脂肪肝，肝臓の肥大に伴う腹部の肥大，毛髪の変質，皮膚炎，貧血，知能低下などがみられる．これらはすべてタンパク質の欠乏が原因であり，浮腫は血漿タンパク質（おもにアルブミン）が減少して，細胞外液の増加が起こるために生じる．脂肪肝はタンパク質欠乏に伴うアポタンパク質の合成の低下により，リポタンパク質が減少したために生じる．

治 療　クワシオコールでは良質のタンパク質を含むエネルギーの高い食品を少

量から始め，徐々に増加させる．タンパク質の摂取量を増やしてもエネルギー量が少なければ，摂取したタンパク質はエネルギー源として消費されるので，エネルギー量にも十分な注意が必要である．

3・1・2 タンパク質・エネルギー栄養障害の栄養評価

低栄養状態の栄養評価は栄養スクリーニング（詳細な栄養評価が必要か否かを決定する検査）での身体観察と問診によって，栄養問題の正しい情報を把握し，各疾患の治療に関する栄養状態の経緯，身体計測，身体構成と身体検査，免疫能と栄養代謝と二次的に随伴する栄養障害の総合評価を行う．

a. 臨床診査

1）問診（患者からの情報）：主訴，現病歴，既往歴，食生活歴，生活活動状態などの基礎項目，味覚の変化，食欲不振の状況，水分摂取状況，嘔気・嘔吐の有無，下痢・便秘の状態，疲労感，不定愁訴などを把握する．

なぜ食欲不振が起きているか原因を知るために，以下の点を把握する．

① 原疾患によるものなのか・医原性（医療行為が原因となって起こる病気や障害）によるものなのか
② 化学療法・放射線療法・薬物療法の副作用はないか
③ 咀嚼困難や嚥下障害はないか
④ 胃痛，腹痛，腹部不快感がみられないか
⑤ 過去の不快な体験からの食べることへの恐怖などないか

2）身体観察：体格・筋肉の張り，皮膚状態（色，張り具合，脱水，浮腫，乾燥など），顔貌（むくみ，紅斑，紅潮，顔面蒼白など），眼瞼・眼球，口腔粘膜の滑らかさや色調，歯牙歯肉の出血の有無，爪の状態などを観察する．体重減少のある場合は平常時体重や体重減少の期間など体重歴を把握する．面接時には対話の反応，注意力も把握する．起座，歩行の確認をする．

b. 身体計測　身体測定は栄養所要量とも関わるので，体格指数や標準体重などの算定を行い，正確に測定する．

1）体重による評価：体重は骨格筋，内臓，血漿タンパク質，細胞外成分，骨格，皮膚，体脂肪量の合計の重量で，身体の変化を評価することができる．現体重と標準体重（理想体重）の比較，平常時体重と現体重比率，体重減少率などを評価する．

$$\text{標準体重}\quad \text{IBW (kg)} = [\text{身長 (m)}]^2 \times 22$$

$$\text{標準体重比 (\%IBW)} = \frac{\text{実測体重 (kg)}}{\text{標準体重 (kg)}} \times 100$$

$$\text{平常時体重と現体重比率 (\%UBW)} = \frac{\text{実測体重 (kg)}}{\text{平常時体重 (kg)}} \times 100$$

$$\text{体重減少率 (\%LBW)} = \frac{\text{平常時体重 (kg)} - \text{実測体重 (kg)}}{\text{平常時体重 (kg)}} \times 100$$

標準体重：ideal body weight，IBW

実測体重：body weight，BW

平常時体重：usual body weight，UBW

体重減少率（%）については期間により栄養障害の程度が異なる（表3・3）．また，標準体重比（%IBW）および平常時体重に対する栄養障害の程度の目安を表3・4に示す．

2）体脂肪量および骨格筋量による評価：体脂肪測定と皮下脂肪厚から推定体脂肪率（%FAT）を算出し，体脂肪量を算出する．除脂肪体重（LBM）は体重から体脂肪を差し引いて算出する．除脂肪体重と上腕筋囲（AMC）は相関が強く，骨格筋量

除脂肪体重：lean body mass，LBM

上腕筋囲：arm muscle circumference，AMC

表 3・3　体重減少率による評価		
期 間	有意な体重減少	重度な体重減少
1 週間	1～2%	2%以上
1 カ月	5%	5%以上
3 カ月	7.5%	7.5%以上
6 カ月	10%	10%以上

表 3・4　栄養障害の程度の目安			
	軽 度	中等度	高 度
平常時体重% UBW〔%〕	85～95	75～84	75 未満
標準体重% IBW〔%〕	80～90	70～79	70 未満
AMC〔%〕	80～90	60～79	60 未満
AMA〔%〕	80～90	60～79	60 未満

上腕筋面積: arm muscle area, AMA

＊　詳しい計測方法については§2・1・4, p.23 参照.

(上腕筋面積: AMA) の推定ができる＊.

c. 食事摂取調査

1) 入院中: 医師から指示された栄養基準と食事摂取量より栄養障害を評価する. 毎食の栄養基準の食事量と食事摂取量から, 実際の摂取栄養量を評価する. また経口摂取不足で経腸栄養剤 (消化態栄養剤・半消化態栄養剤) が出されている場合は, 合計の総栄養計算から摂食栄養量を評価する. 食止めで中心静脈栄養・末梢静脈栄養が実施されている場合も投与量を計算し, 過不足の栄養量評価を行う.

2) 外来・在宅: 目安量記憶法, 秤量記録法とは, 決められた 3 日間あるいは 1 週間分にわたり料理名, 食品名, 重量を毎食記録していく方法である. 面接などで記録を再確認する場合は, 食品量を推定する調査者のスキルに左右されることがあるので注意する. 食物摂取頻度調査法は習慣的摂取状況を把握するのによい. 24 時間思い出し法は, 調査前日の食事内容を聞き取る方法で, 個人の摂取量を把握するには記録法の方が比較的正確に評価できるが, 重量換算の知識と技術が必要である. また, スマートフォンやデジタルカメラによる簡易調査方法もある.

表 3・5　栄養障害を反映する臨床検査値			
	検査項目	基準範囲†	評 価
血液検査	血清総タンパク質 (TP)	6.5～8.2 g/dL	栄養不良 (タンパク質摂取不良, 消化吸収や代謝障害による合成不足, 過剰代謝による異化亢進など) が原因で低値になる.
	血清アルブミン (Alb)	3.8～5.3 g/dL	低栄養 (摂取不良, 吸収不良, 飢餓など), 合成低下 (肝硬変), 代謝亢進で低値を示す.
	トランスフェリン (Tf)	200～400 mg/dL	鉄結合性タンパク質で, 各組織に鉄を運搬している. 半減期は 7～10 日である.
	トランスサイレチン (TTR)	16～40 mg/dL	プレアルブミンともいう. 術後, 肝障害, 感染症などで低下する. 半減期は約 2 日である.
	レチノール結合タンパク質 (RBP)	7～10 mg/dL	ビタミン A と結合し, 各組織にビタミン A を輸送している. 半減期は 12～16 時間と半減期の短いタンパク質である.
	総コレステロール (TC)	130～200 mg/dL	エネルギー, タンパク質不足の低栄養ではコレステロール値が低下.
尿生化学検査	クレアチニン身長係数 (CHI)	男性 23 mg/標準体重 女性 18 mg/標準体重	骨格筋量を推定する. 消耗により減少.
	尿素窒素 (NB)	7～13 g/日	窒素バランスの算出に用いる. 体タンパク質の消耗がある場合に負になる.
免疫能検査	末梢血総リンパ球 (TLC)	2000 mm^3 以上	800～1200 mm^3 は中等度, 800 mm^3 未満は高度の栄養障害

†　基準値は検査機関により異なる.

d. 臨床検査（表3・5）

1）血液生化学検査では，血清総タンパク質，血清アルブミン，トランスフェリン，トランスサイレチン，総コレステロールのほかに，血液一般検査の赤血球（RBC），ヘモグロビン（Hb），ヘマトクリット（Ht）などの低値に注意する．

2）尿生化学検査のクレアチニン（Cr）の低値，負の窒素出納に注意する．

3）免疫能では末梢血リンパ球数などを把握する．

3・1・3 タンパク質・エネルギー栄養障害の食事療法

栄養基準量は個人の性別・年齢・日常生活動作（ADL）のレベルを考慮し，病態・栄養状態に準じた栄養量を決める．高エネルギー，高タンパク質を基本とする．経口摂取が不可能な場合，もしくは経口摂取が可能でも総エネルギーの50％以下の場合は栄養補給のための経管栄養（経腸栄養剤）または中心静脈栄養を併用する．ただし，長期の栄養不足では，栄養投与後の**リフィーディングシンドローム**に注意する*1．栄養補給開始時には血清リン濃度のチェックを行い，炭水化物の増量は緩やかに行うようにする．また，食事回数は朝食・昼食・夕食の3食を基本とするが，1食の摂取量が不足する場合は，1日5〜6回程度の少量頻回食とする．

*1 リフィーディングシンドロームについてはp.56コラム参照.

a. エネルギー　エネルギーは1日の安静時エネルギー代謝を測定し，栄養基準量を設定する．測定装置のない場合は，ハリス-ベネディクトの式から求める．基礎疾患がある場合は，まずその疾患に応じてエネルギー量を決定する．

b. タンパク質　マラスムスでは，“日本人の食事摂取基準（2015年版）”の推奨量である1.0〜1.2 g/kg標準体重を目標とする．クワシオコールでは，1.5〜2.0 g/kg標準体重を目安とし，十分なタンパク質量を摂取するようにする．ただし，腎疾患などタンパク質制限が必要な場合には配慮が必要である．

その他の栄養素については，“日本人の食事摂取基準”の推奨量および目安量を摂取するようにする．食形態については，咀嚼障害・嚥下障害のレベルに準じて，流動食・軟菜食・常食から選ぶ．

3・2 ビタミンの欠乏と過剰

ビタミンはヒトが健全に生活していくために必須の栄養素であり，成長，生殖，生命維持に深く関わっている．現代のわが国において健常人が通常の食生活をしていれば，ビタミンの欠乏や過剰に陥ることはまれである．しかし，極端な偏食やサプリメントの過剰摂取がある場合，欠乏症や過剰症を起こすことがある．また，妊娠中は必要量が増えるビタミンもある．傷病者では代謝亢進や下痢などにより一時的にビタミンが欠乏したり，補給量が多すぎて過剰になったり，薬物の服用で需要が増加するなど，ビタミンの栄養状態に異常が生じやすいので，身体状況を観察することが大切である．

ビタミンは，**脂溶性ビタミン**4種（A，D，E，K）と**水溶性ビタミン**9種（B_1，B_2，ナイアシン，B_6，B_{12}，葉酸，パントテン酸，ビオチン，C）の全13種である*2．ビタミンの欠乏・過剰の評価は血中のビタミン濃度を測定し，基準値と比較することで正確に分かる．治療は原則として摂取量の補正である．偏食がある場合には是正し，食事からの補給が難しい場合には栄養補助食品を併用する．食事摂取調査は，1日の記録では傾向をつかめないので1週間くらいの食事記録で評価する．摂取量の目

*2 脂溶性ビタミンは，炭素原子に対して酸素原子が非常に少ないため，水に溶けにくく，水溶性ビタミンは，炭素原子数と酸素原子数が等しいことから，水に溶けやすい．

標は性別やライフステージを考慮し，日本人の食事摂取基準に基づいて計画する．

3・2・1 脂溶性ビタミンの欠乏

a. ビタミンAの欠乏　ビタミンAは網膜で光を感知するロドプシンの生成に必要であることから，欠乏すると暗順応障害が生じ，暗いところで物が見えにくい**夜盲症**に至ることがある．ビタミンAの欠乏では，角膜上皮や結膜上皮において眼球乾燥症を発症することがあり，皮膚においても上皮細胞が角質化して，乾燥や肥厚がみられることがある．また，ビタミンAは骨や歯の成長にも必要で，ビタミンAの欠乏により成長障害，骨や神経系の発達抑制などがみられる．年齢が低くなるほど，この影響は大きいことから，成長期の子どもには注意が必要である．

栄養評価　食事摂取調査からビタミンA摂取量の評価を行う．ビタミンAの多い食品を摂取する．油脂類と一緒に摂取するとビタミンの吸収がよい．

b. ビタミンDの欠乏　くる病や骨粗鬆症，骨軟化症の原因となる．ビタミンDの欠乏は，腸管からのカルシウムの吸収を低下させたり，腎臓からのカルシウムの再吸収を低下させるため，骨疾患が生じる．ビタミンDは紫外線を浴びると皮膚でも合成されるので，日照時間が短いとビタミンD不足が発症しやすい．ビタミンDは体内で活性型ビタミンDに変換されて作用を発揮することから，活性型のビタミンDの合成を行う肝臓や腎臓に障害がある場合も欠乏症になりやすい．

栄養評価　食事摂取調査からビタミンD摂取量の評価を行う．ビタミンDの多い食品を摂取し，日光照射を心がける．しかし，ビタミンDの過剰摂取は軟組織の石灰化の原因となるので注意する．

c. ビタミンEの欠乏　ビタミンEは生体において重要な抗酸化物質である．ビタミンE欠乏では赤血球膜が壊れやすく，溶血性貧血がみられる．ビタミンEは細胞膜に多く存在し，欠乏すると細胞膜の機能障害が起こる．ヒトにおいて通常の食生活では欠乏症はみられないが，低出生体重児や吸収不全でみられることがある．吸収不全としては，短腸症候群や胆汁うっ滞症，嚢胞性線維症などがある．

栄養評価　食事摂取調査からビタミンE摂取量の評価を行う．食事摂取基準はライフステージにより異なるため，不足傾向に注意する．

d. ビタミンKの欠乏　ビタミンKの欠乏では血液凝固が遅延し，出血しやすくなる．また，新生児は肝臓におけるプロトロンビン合成も未熟で，母乳含まれるビタミンK量も多くないことから欠乏症に陥りやすいため，新生児にはビタミンKシロップが投与されている．また，ビタミンKは骨形成に関わるタンパク質を活性化させることから，欠乏すると骨粗鬆症のリスクを高める．

栄養評価　食事摂取調査からビタミンK摂取量の評価を行う．ワルファリン服用時はビタミンK含有食品は禁忌である．

表 3・6　脂溶性ビタミンを多く含む食品

ビタミンA	緑黄色野菜，肝臓，藻類，卵黄，チーズ，バターなど
ビタミンD	魚類（あんこうの肝，しらす干し，いわし，いくらなど），きのこ類（きくらげ，まいたけ）
ビタミンE	種実類（アーモンドなど），あんこうの肝，いくら，サフラワー油，ナタネ油，西洋かぼちゃ
ビタミンK	納豆，緑色野菜

3・2・2 水溶性ビタミンの欠乏

a. ビタミン B_1 の欠乏 ビタミン B_1 の欠乏症は知覚・運動障害，意識障害などを起こす．末梢神経障害の**脚気**，中枢神経障害のウェルニッケ・コルサコフ症候群がある．中枢神経症状が中心となるウェルニッケ脳症では，眼球運動麻痺，歩行運動失調，意識障害などがみられる．また，コルサコフ症候群は多発性神経炎を合併する記憶力障害，健忘症などの症状を呈する．ウェルニッケ脳症は急性型，コルサコフ症候群は慢性型のビタミン B_1 欠乏症と考えられている．基礎疾患として，アルコール中毒症であることが多いが，消耗性疾患，妊産婦，激しい肉体運動などで欠乏症が生じることがある． 栄養評価 妊娠，激しい運動，重労働，高熱，基礎代謝亢進など，ビタミン B_1 需要亢進の要因には注意が必要である．エネルギー摂取量，炭水化物，ビタミン B_1 摂取量，アルコール摂取量には注意する．

b. ビタミン B_2 の欠乏 ビタミン B_2 が欠乏すると，咽頭痛や口角炎，舌炎，脂漏性皮膚炎，皮膚乾燥などを生じる．透析や抗うつ薬などにより欠乏することがある． 栄養評価 ビタミン B_2 の消費量が増大する慢性肝疾患の病態，妊娠・授乳の状況を把握する．食事摂取調査では，ビタミン B_2 の摂取量だけでなく，タンパク質の摂取量に留意する．

c. ビタミン B_6 の欠乏 ビタミン B_6 はタンパク質の代謝に不可欠な栄養素で，アミノ基転移酵素などの補因子である．欠乏すると，口内炎，舌炎，脂漏性皮膚炎，ペラグラ様皮膚炎，食欲不振，下痢などがみられる． 栄養評価 食事摂取調査は動物性タンパク質の摂取量に注意する．ビタミン B_6 の多い食品を選択し，長期間の投薬，サプリメントの過剰摂取に注意する．

d. ナイアシンの欠乏 ナイアシンは体内で NAD や NADP となり，酸化還元反応の補酵素として糖質や脂質代謝に関与している．欠乏は皮膚炎，下痢，舌炎，頭痛，めまい，幻覚などの症状を示す．ナイアシンの化学名はニコチン酸であり，**ニコチン酸欠乏症**または**ペラグラ**ともいう．光過敏症皮膚炎や下痢，認知症の症状を示す． 栄養評価 タンパク質，ナイアシン，トリプトファンの多い食品を選択し，同時にマグネシウムや亜鉛を補給する．

e. ビタミン B_{12} の欠乏 ビタミン B_{12} は胃粘膜から分泌される内因子と結合し吸収され，核酸合成に関与する．ビタミン B_{12} が欠乏すると赤血球核が成熟せず，未成熟の巨赤芽球の増加する**巨赤芽球性貧血**（**悪性貧血**）となる． 栄養評価 ビタミン B_{12} は植物性食品には含まれていない．菜食中心の有無や，胃切除などの内因子欠如による吸収障害がないか注意する．食事摂取調査ではタンパク質摂取量とビタミン B_{12} 摂取量の評価を行う．ビタミン B_{12} の多い食品を摂取する．

表 3・7 水溶性ビタミンを多く含む食品

ビタミン B_1	豚肉，たらこ，大豆，小麦胚芽
ビタミン B_2	肉（肝臓など），うなぎ，納豆，卵黄，乳製品
ビタミン B_6	肉，魚，豆類，種実類，にんにく，アボガド，バナナ
ナイアシン	魚類，たらこ，肝臓，まいたけ，種実類
ビタミン B_{12}	魚介類，肉類，卵類，乳製品
葉 酸	緑黄色野菜，肝臓，藻類，豆類，種実類
ビタミン C	パプリカ，ピーマン，芽キャベツ，にがうり，ゆず，レモン，緑黄色野菜など

f. 葉酸の欠乏　葉酸が欠乏すると造血機能に異常が生じ，巨赤芽球性貧血や神経障害がみられる．また葉酸の欠乏によって起こる血中のホモシステイン濃度の上昇は，動脈硬化のリスクを高める．妊婦に葉酸欠乏が起こると，新生児の神経管閉塞障害のリスクを高める．栄養評価 食事摂取調査では動物性タンパク質の摂取量に注意する．妊産婦・高齢者・アルコール多飲者では摂取不足になりやすい．

神経管閉塞障害：中枢神経のもとになる神経管が正常に形成されない疾患．胎児の神経管形成は，妊娠4週目までに起こる．

g. ビタミンCの欠乏　ビタミンCは生体内の代表的な抗酸化物質であり，欠乏すると**壊血病**を発症する．全身倦怠感，疲労に加え，毛細血管の脆弱性がみられることで，コラーゲン合成が障害され血管の結合組織が脆弱し，皮下出血や歯肉出血が生じる．増悪すると消化管，尿路から出血を起こすこともある．栄養評価 ストレス，アルコール，喫煙などはビタミンCの消費量を増加させる．食事摂取調査からビタミンCの摂取量を評価する．ビタミンCは調理での破壊もあることから，多めに摂取する．

3・2・3 ビタミンの過剰

ビタミンは，微量で成長や生殖，生命維持に深く関わる必須の栄養素であるが，必要量以上に摂取すると過剰症をひき起こす．一般的に水溶性ビタミンは過剰に摂取しても尿中に排出されるため有害作用はみられないが，脂溶性ビタミンの過剰摂取は体内に蓄積する可能性があるため，脂溶性ビタミンの過剰症が懸念されている．通常の生活ではビタミン過剰症になることはまずない．しかし，錠剤やサプリメントなどのビタミンを強化した食品を利用する場合には，注意する必要がある．

ビタミンAの過剰症は，特定の1日の摂取量よりむしろ蓄積が関連する．ビタミンAの短期過剰摂取による障害として，吐き気，頭痛，めまいなどがある．また，妊婦が妊娠前期にビタミンAを過剰摂取すると，胎児の頭蓋や顔面異常，中枢神経系の異常などの先天性異常を起こすことがある．したがって，妊娠中の女性はビタミンAを過剰に摂取しないよう注意する必要がある．

ビタミンDを過剰に摂取すると，骨からのカルシウムの動員が起こり，血清のカルシウムが高値になり，腎臓や筋肉へのカルシウムの沈着や軟組織への石灰化が起こる．その他の有害影響として，嘔吐，食欲不振，体重減少などがみられる．

ビタミンEの過剰症がみられることはほとんどないが，ワルファリンなどの血液凝固剤を併用している場合，多量のビタミンEを摂取すると血液凝固能に影響がある可能性がある．

ビタミンKの過剰症は，頭蓋内出血予防のため出産前母親に大量のビタミンKが投与されると，新生児に核黄疸が生じることが知られている．

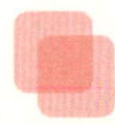

3・3 ミネラルの欠乏と過剰

身体の約96%は炭素，窒素，水素，酸素であるが，その4元素以外の生体の元素を総称して**ミネラル**という．ミネラルは，生体でつくることができないことから，食物などから摂取する必要がある．多量ミネラルと微量ミネラルに分類される*．**多量ミネラル**は，体内のミネラルの約99%を占めており，カルシウム，カリウム，マグネシウム，リンが含まれる．**微量ミネラル**には，鉄，亜鉛，銅，ヨウ素，フッ素，セレン，クロム，マンガン，モリブデンが含まれる．

* 多量ミネラルは1日の必要量が100 mg以上のもの，微量ミネラルは100 mg未満（数mg程度）のものである．

3・3・1 多量ミネラルの欠乏と過剰

a. カルシウム ミネラルとして体内に最も多量に存在し，その 99％は骨に存在し骨格として身体を支えている．ほかには血中や細胞内にあり，情報伝達などに関与している．食物として摂取されるカルシウムは腸から吸収され，骨に蓄えられる．血中カルシウム濃度は 9～12 mg/dL であり，副甲状腺ホルモンとカルシトニンが血中濃度を調節している．カルシウムの摂取が減少すると副甲状腺ホルモンの分泌が亢進し，骨から血中へのカルシウムの放出が増加するので，骨のカルシウムが減少し，骨粗鬆症になりやすい． 栄養評価 食事摂取調査は偏食による動物性タンパク質の摂取量をみる．カルシウムの多い食品を 3 食バランス良く摂取する．食事から十分摂取できている場合は栄養補助食品の必要はない．

b. カリウム 細胞内液のおもなイオンであり，浸透圧や酸塩基平衡を調節する．また，神経や筋肉の興奮伝達にも関与している．カリウムは体内のナトリウム排泄を促進する作用があり，血圧の上昇を抑え，高血圧を予防する働きがある．
栄養評価 食事摂取調査からカリウムの摂取量を評価する．高血圧ではカリウムの摂取が推奨されるが，腎障害などにより血中カリウムが高値である場合は，摂取量を厳しく制限する．

c. マグネシウム カリウムについで細胞内に多く存在しており，骨の構成成分であるとともに，多種の酵素反応に関与している．また，細胞膜でイオンの輸送や筋収縮，神経伝達にも関わっている．欠乏すると，神経障害，筋収縮障害，循環器症状がみられ，マグネシウムの欠乏は骨粗鬆症の危険因子でもある．ただし，マグネシウムは日常の食事で欠乏することはまれである．過剰摂取では，下痢などの症状がみられる． 栄養評価 食事摂取調査からマグネシウムの摂取量を評価する．欠乏時には，マグネシウムを多く含む食品を摂取する．精製された食品，食物繊維の過剰摂取，リン酸塩（加工食品）は利用効率が悪いので量的に抑える．

d. リ ン 体内に存在する約 90％が骨や歯にある．ほかに，アデノシン 3-リン酸（ATP）として細胞内のエネルギー代謝に関わっており，リン脂質など細胞膜の構成成分でもある．リンは副甲状腺ホルモンやビタミン D によって調節されており，副甲状腺ホルモンは血清リンを低下させ，逆にビタミン D は増加させる．加工食品には食品添加物としてリンが多く含まれていることから，過剰摂取には注意する．リンを過剰摂取すると，副甲状腺ホルモンが分泌され，骨からのカルシウム流出が増加する． 栄養評価 タンパク質・動物性食品の過剰摂取，リン酸を多く含む加工食品・飲料の摂取に注意する．食事摂取調査からタンパク質の摂取量とリンの摂取量を評価する．リンはタンパク質を摂取していれば欠乏することはない．

表 3・8 多量ミネラルを多く含む食品

カルシウム	乳製品（チーズなど），干物，乾物類，藻類（ひじき，青のりなど），ごま
カリウム	野菜，魚介類，種実類，藻類，大豆
マグネシウム	全粒小麦，オートミール，種実類，藻類，大豆，しらす干し
リ ン	魚介類，肉，乳製品（チーズなど），種実類，加工食品

3・3・2 微量ミネラルの欠乏と過剰

a. 鉄 体内に約 4～5 g 程度存在しており，その大部分（80％）は機能鉄として，残りの約 20％は貯蔵鉄として，いずれもタンパク質と結合して存在している．機能鉄には赤血球成分であるヘモグロビンや筋肉成分であるミオグロビンがあり，貯蔵鉄にはフェリチン，ヘモジデリンなどがある．鉄には，ヘモグロビンやミオグロビンに由来するヘム鉄（2 価鉄），それ以外の非ヘム鉄（3 価鉄）があり，ヘム鉄の方が吸収率が高い．

鉄欠乏になると，まず貯蔵鉄が減少し，血清鉄，赤血球鉄が順々に減少する．鉄欠乏の代表的疾患は貧血で，全身への酸素の供給が減り，動悸や息切れ，だるさなどがみられ，臨床所見としてスプーンのように爪が反り返る匙状爪がみられる．

栄養評価　食事摂取調査からタンパク質，鉄，ビタミン C の摂取量を評価する．欠乏時はヘム鉄の多い植物性食品を摂取し，吸収を促進するビタミン C を多く含む食品を摂取する．離乳期の乳児，妊産婦，思春期，月経のある女性，スポーツ・重労働，手術後などの鉄不足・需要量増加時には十分な補給を心がける．

b. 亜　鉛　体内に約 2 g 程度存在しており，多くは筋肉にあり，ついで骨や肝臓に存在する．亜鉛は多くの酵素の活性化に関わっており，タンパク質や核酸の代謝に関与している．抗酸化酵素である銅-亜鉛スーパーオキシドジスムターゼ（Cu/Zn-SOD）や，核酸合成に関わる DNA ポリメラーゼなどの構成成分である．亜鉛が欠乏すると，味覚や成長遅延，生殖機能障害がみられ，免疫機能の低下や脱毛，皮膚炎などが起こる．亜鉛の過剰摂取によって，銅の吸収が阻害される．

栄養評価　食事摂取調査から亜鉛摂取量を評価する．欠乏時は亜鉛の多い食品を摂取する．

c. 銅　体内に約 80 mg 程度あり，筋肉，骨，肝臓などに多く存在する．抗酸化酵素である銅-亜鉛スーパーオキシドジスムターゼ（Cu/Zn-SOD）の構成成分である．血清中の銅の約 90％以上はセルロプラスミンと結合しており，その作用は鉄を 2 価から 3 価に変えてトランスフェリンに渡すもので，このため銅の欠乏では貧血が生じる．銅はコラーゲン合成にも関わっていることから，その不足は血管障害や骨形成に障害を及ぼす．

栄養評価　食事摂取調査から銅，タンパク質の摂取量を評価する．欠乏の場合は，銅を多く含む食品を摂取する．ウィルソン病では食品からの銅の摂取を制限する．

d. ヨ ウ 素　体内に 15～20 mg 含まれており，その多くが甲状腺に存在している．甲状腺ホルモンであるチロキシンやトリヨードチロニンの構成成分であり，エネルギー代謝の亢進を促し，体の正常な成長に必要である．ヨウ素を過剰に摂取すると，甲状腺機能低下症や甲状腺腫がみられる．胎児や乳幼児では，ヨウ素の欠乏によって成長障害と精神発達障害を伴う甲状腺機能低下症（クレチン病）が起こる．これは母親のヨウ素欠乏がおもな要因で，発展途上国に多く発生している．ただし，ヨウ素を多く含む海藻類などを摂取している日本では欠乏症はほとんどみられない．

栄養評価　日本においては欠乏症よりもヨウ素のサプリメントの過剰摂取に注意する．

e. フ ッ 素　95％以上が骨や歯に存在し，残りは筋肉や皮膚にある．食物からの摂取に加え，飲料水からも摂取される．フッ素は骨や歯のヒドロキシアパタイトの構成成分で，歯ではエナメル質の形成に関与している．歯の形成期に過剰のフッ素を摂取すると，エナメル質の形成が阻害され，歯に白い斑点やしみなどの症状が現れる斑状歯がみられる．　栄養評価　食事摂取調査からフッ素摂取量を評価する．ただし，フッ素は日本人の食事摂取基準に摂取量が定められていない．

表 3・9　微量ミネラルを多く含む食品

鉄	肉類（肝臓），魚介類，小松菜，ほうれん草，ひじきなど
亜　鉛	魚介類（かき，かに，からすみなど），小麦胚芽，牛肉，チーズ，種実類
銅	肝臓，甲殻類，大豆，ごま，ココア，抹茶など
ヨウ素	藻類（昆布，わかめなど），魚介類
フッ素	魚介類，藻類
セレン	魚介類，肝臓，卵黄
クロム	藻類，魚介類
マンガン	しょうが，種実類，のり，緑茶
モリブデン	豆類，種実類，穀類，肝臓，のり

f. セレン　体内に 10 mg 程度存在する．セレンは抗酸化酵素であるグルタチオンペルオキシダーゼの構成成分である．セレンが欠乏すると，筋肉痛，心筋障害，爪の白色変化などを起こす．セレンは小腸上部より吸収され，摂取過剰であれば爪の変形，脱毛，脱力感，嘔吐などを生じる．欠乏すると，成長障害，筋肉萎縮，肝障害，免疫機能低下などが起こる．中国のある地域で起こった**克山病**という心筋症はセレン欠乏が原因である．東アジアでみられる骨関節疾患のカッシン・ベック病もセレンの慢性欠乏症である． 栄養評価 食事摂取調査から動物性食品の摂取量を評価する．またサプリメントなどの過剰摂取には注意する．

g. クロム　体内に 2 mg 程度存在する．クロムには 3 価のクロムと 6 価のクロムが存在するが，3 価のクロムは人体の必須栄養素である．6 価のクロムはきわめて毒性が強い物質である．3 価のクロムはインスリン分泌に関与している物質で，欠乏すると耐糖能低下や体重減少，昏睡などがみられる． 栄養評価 通常の食事で欠乏することはほとんどない．クロムを含まない完全静脈栄養や高カロリー輸液の投与により，欠乏症がみられたという事例がある．

h. マンガン　体内に 15 mg 程度存在し，一様に分布している．マンガンは，糖・脂質代謝，タンパク質や核酸合成に関する酵素の補酵素としての働きがある．また，抗酸化酵素であるマンガンスーパーオキシドジスムターゼ（Mn-SOD）の構成成分でもある．マンガンの欠乏により血液凝固異常，髪，骨，爪などの発育不全，貧血などの症状がみられる． 栄養評価 通常の食事で欠乏することはほとんどない．サプリメントなどの過剰摂取に注意する．

i. モリブデン　体内に約 9 mg 含まれており，肝臓や腎臓に多く存在する．モリブデンはキサンチン，ヒポキサンチン代謝に関与しているので，欠乏するとその生成物である尿酸のクリアランスが低下する．健常人では欠乏することはほとんどないが，クローン病などの吸収障害がみられる場合に欠乏症が起こることがある．また，不足すると頻脈，頭痛，夜盲症などがみられる．過剰症では，尿酸値の上昇や関節痛の症状を呈することがあり，過剰摂取は銅の排泄を促進して銅欠乏症が生じることがある．ただし，通常の食事で過剰症が問題となることはない．
栄養評価 通常の食事で欠乏することはほとんどない．サプリメントなどの過剰摂取に注意する．

4 肥満と代謝疾患

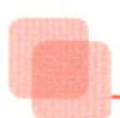

4・1 肥満，メタボリックシンドローム

1. 肥満は脂肪組織が過剰に蓄積した状態であり，日本では BMI 25 kg/m^2 以上をいう．
2. 肥満症とは肥満に起因ないし関連する健康障害を合併するか，その合併が予測される場合で，医学的に減量を必要とする病態をいう．
3. メタボリックシンドロームは内臓脂肪蓄積を中心とし，高血糖や脂質代謝異常，血圧高値などの心血管疾患の危険因子が重複した病態である．
4. 摂取エネルギー量は，25≦BMI<35 の肥満症の場合は 25 kcal/kg 標準体重/日以下，35≦BMI の高度肥満では，20 kcal/kg 標準体重/日以下を目安とする．
5. BMI 25 以上 35 未満の肥満症では，3〜6 カ月で現在の体重から 3% の減量を目標とし，BMI 35 以上の高度肥満症では，現体重の 5〜10% の減量を目標とする．
6. 食行動質問表を用いて食習慣の問題点を抽出する．また，セルフモニタリングを継続して行う．

成因・病態 **肥満**とは脂肪組織が過剰に蓄積した状態をいう．肥満は，成因が不明な**原発性（単純性）肥満**と，成因が明らかな**二次性（症候性）肥満**に分けられる．二次性肥満には，内分泌性肥満（クッシング症候群，甲状腺機能低下症など），遺伝性肥満，視床下部性肥満（間脳腫瘍など），薬物による肥満（向精神薬，副腎皮質ホルモンなど）があげられる．肥満者の大部分は原発性肥満であり，食生活（エネルギー摂取量の過剰，飲酒など），身体活動，ストレスなどの心理的要因，加齢，遺伝的要因などが関与している．

肥満と**肥満症**は明確に区別されるべきであり，肥満症は肥満に起因ないし関連する健康障害を合併するか，その合併が予測される場合で，医学的に減量を必要とする病態をいい，疾患単位として取扱う．

メタボリックシンドロームは肥満の基準を超えていなくても，**内臓脂肪**の過剰蓄積があり，それを基盤に高血糖，脂質代謝異常，血圧高値のうち，二つ以上リスクが集積している病態をいう．内臓脂肪組織は，**アディポサイトカイン**と総称される生理活性物質を分泌する活発な内分泌臓器であり，内臓脂肪蓄積やアディポサイトカイン産生調節異常は，インスリン抵抗性や高血糖，脂質代謝異常，血圧高値などの各リスクを高める．このことは，内臓脂肪蓄積を減少させることによって，一挙にメタボリックシンドロームの病態の改善が期待できることを意味する．この概念に基づき，2005 年にメタボリックシンドロームの診断基準が発表され，2008 年より特定健康診査（特定健診）が施行されている．

アディポサイトカイン：白色脂肪細胞から分泌される生理活性物質の総称で，アディポカインともよばれる．TNF-α，プラスミノーゲンアクチベーターインヒビター1（PAI-1），レジスチン，アンギオテンシノーゲン，レプチン，アディポネクチンなど 50 種類以上が知られ，広範囲な生理作用を示す．

症 状 肥満により腰痛，下肢痛，変形性関節症，歩行障害，心悸亢進，心臓圧迫，接触性皮膚炎，睡眠障害などが生じることがある．また，肥満に起因ないし関連する

白色脂肪細胞と褐色脂肪細胞

白色脂肪細胞はおもに生体のエネルギー代謝に関連し，多量のトリグリセリドを貯蔵することができる．**白色脂肪組織**では大型脂肪滴1個に満たされた白色脂肪細胞が密集しているのに対し，**褐色脂肪組織**は小型脂肪滴を有する褐色脂肪細胞からなる（図4・1）．褐色脂肪細胞はミトコンドリアが発達しており，ミトコンドリア内膜に特異的に発現する脱共役タンパク質1（UCP-1）の作用により，体内での非ふるえ熱産生を行うことで体温維持やエネルギー消費に寄与している．褐色脂肪組織は，冬眠する脊椎動物や新生児期の動物に多く存在し，ヒトにおいても新生児に豊富であるが，加齢に伴って退縮し，成人では頸部，鎖骨上，傍脊柱，腎臓周囲などに認められる．

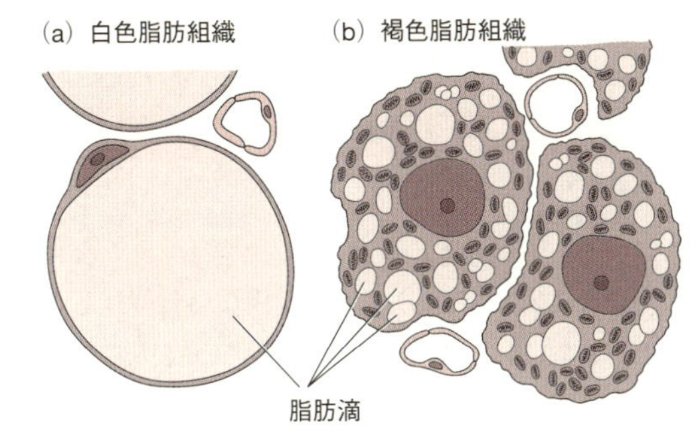

図4・1 脂肪組織 (a) 白色脂肪組織は大きな脂肪滴を含む脂肪細胞からなる．(b) 褐色脂肪組織は小さな脂肪滴とミトコンドリアを多数含む脂肪細胞からなり，毛細血管が豊富である．

健康障害として，① 肥満症の診断基準に必須な健康障害（11項目），② 診断基準には含めないが，肥満に関連する健康障害，③ 高度肥満症の注意すべき健康障害，がある（表4・3参照）．

診 断

1) **肥満の判定**: 肥満の判定基準については，現在日本をはじめ国際的にも［体重(kg)］/［身長(m)］^{2} で算出される **BMI** が用いられている．BMIは水分や骨，筋肉量などの除脂肪体重も反映するため，浮腫やサルコペニアなど病態によっては正確な体脂肪を反映しないという問題はあるが，身長と体重測定から求められるという簡便さがある．より正確に体脂肪を測定するためには，水中体重法，二重エネルギーX線吸収法（DEXA）などがあるが，これらの測定には装置が必要かつ煩雑であり，生体電気インピーダンス法は体内の水分により測定誤差が生じるため，まだ確立した方法となっていない．

BMI: body mass index

DEXA: dual energy X-ray absorptiometry

世界保健機関（WHO）の診断基準では，BMI≧25をoverweight（過体重），BMI≧30をobese（肥満）と定義している．一方，国民健康・栄養調査によると，日本におけるBMI≧30の割合は3.5%程度であり，高度な肥満が少ないこと，日本における30歳以上の15万人を対象にしたコホート研究において，BMI 26〜27.9の群で高血糖，高血圧，高トリグリセリド血症，高コレステロール血症，低HDLコレステロール血症を発症するオッズ比が，普通体重群（20≦BMI<25）の2倍以上になると報告され，日本人は軽度の肥満でも健康障害につながりやすいと考えられる．そのため日本における肥満の基準はBMI≧25であり，表4・1のような肥満判定基準が設けられている．

疾患合併率はBMIの増加とともに高くなり（J型曲線を描く），最も低いのはBMI 22付近であることから，わが国では男女ともに［BMI 22］×［身長(m)］^{2} を**標準体重**と定めている．

表 4・1　肥満の程度によるわが国とWHO基準の比較 [a]

BMI	判　定	WHO 基準
BMI＜18.5	低体重	Underweight
18.5≦BMI＜25.0	普通体重	Normal range
25.0≦BMI＜30.0	肥満1度	Preobese
30.0≦BMI＜35.0	肥満2度	Obese Ⅰ
35.0≦BMI＜40.0	肥満3度	Obese Ⅱ
40.0≦BMI	肥満4度	Obese Ⅲ

a）日本肥満学会，“肥満症診療ガイドライン 2016”，ライフサイエンス出版（2016）より．

2）**肥満症**：肥満（BMI≧25）で，① 肥満に起因ないし関連し，減量を要する健康障害を有する場合，または，② 健康障害を伴いやすい高リスク肥満として，ウエスト周囲長によるスクリーニングで内臓脂肪蓄積を疑われ，腹部CT検査によって確定診断された内臓脂肪型肥満，のいずれかを満たすと，わが国における**肥満症**と診断する（図4・2）．また，BMI≧35（肥満3度以上）を**高度肥満**と定義している．

肥満症：obesity disease

3）**メタボリックシンドローム**：表4・2に示すように，内臓脂肪の蓄積（ウエスト周囲径の増加で表す）を必須項目として，高血糖，脂質代謝異常，血圧高値の3項目のうち2項目以上を満たすものを**メタボリックシンドローム**と診断する．

表 4・2　メタボリックシンドロームの診断基準 [a]

内臓脂肪（腹腔内脂肪）蓄積	
ウエスト周囲径	男性≧85 cm 女性≧90 cm
（内臓脂肪面積　男女とも≧100 cm^2 に相当）	
上記に加え以下のうち2項目以上（男女とも）	
高トリグリセリド血症	≧150 mg/dL
かつ/または	
低HDLコレステロール血症	＜40 mg/dL
収縮期血圧	≧130 mmHg
かつ/または	
拡張期血圧	≧85 mmHg
空腹時高血糖	≧110 mg/dL

a）日本内科学会誌，**94**，p.794～809（2005）より．

治 療　肥満症の治療は**食事療法**が基本であり（p.94 参照），内臓脂肪の減少が得られ，肥満に伴う健康障害の改善が期待できる．食事療法に加えて，運動療法，行動療法が併用され，必要に応じて薬物療法や外科療法が実施される場合がある．

治療目標は，減量によって肥満に伴う健康障害を解消あるいは軽減することである．3～6カ月で現在の体重から3％の減量を目標とする．合併症改善には，リバウ

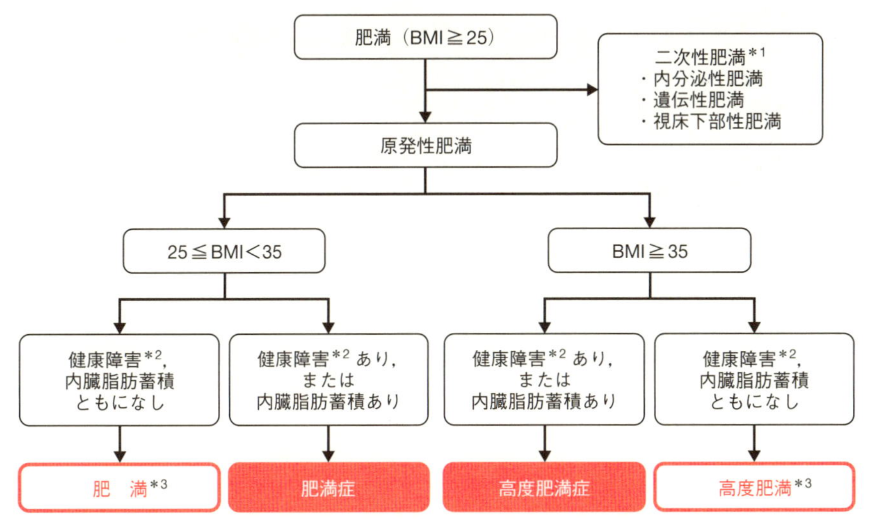

図 4・2　肥満症診断のフローチャート［日本肥満学会，"肥満症診療ガイドライン 2016"，ライフサイエンス出版（2016）より.］

*1 二次性肥満を常に念頭において診療する.

*2 耐糖能障害，脂質異常症，高血圧，高尿酸血症・痛風，冠動脈疾患，脳梗塞，非アルコール性脂肪性肝疾患，月経異常，睡眠時無呼吸症候群，運動器疾患，肥満関連腎臓病.

*3 肥満，高度肥満でも減量指導は必要.

ンドを伴わない継続した減量が最も有効である．高度肥満症患者においては，現在の体重から 5〜10% の減少を目標とする．メタボリックシンドロームの減量目標としても，3〜6 カ月で 3%，高度肥満では 5〜10% の減少とする.

1）**運動療法**: 運動療法による体重減少はエネルギー消費量に依存し，身体活動量の増加により減量体重の維持が期待できる．したがって，肥満に伴う健康障害の改善には，まずエネルギー消費量を増す運動療法が優先されるべきである．運動療法を行うことにより，体重の減少とともに，インスリン感受性の改善，HDL コレステロールの増加も期待できる．肥満者は運動により骨や関節を痛めやすく，心肺への負担も大きいため，運動療法を開始する前にメディカルチェックを行い，患者の状況に合わせて安全に実施できる内容を設定する必要がある．1 日合計 30〜60 分，週 150〜300 分実施し，運動の種類としては有酸素運動を主体とし，レジスタンス運動，ストレッチングなどを併用し，本人が楽しめて習慣化できる種目をみつけるよう促すとともに，日常の生活活動も増加させるよう指導する.

2）**行動療法**: 肥満症患者には程度の差はあるが，間食，ストレス誘発性食行動，過食，夜間大食，偏食，早食い，朝食の欠食などといった食行動の異常を伴うことが多い．行動療法は，患者が問題行動に気づき，行動を修復し，さらに報酬により意欲を高め，修復した行動を持続し，問題行動を克服していく方法であり，リバウンドを避けて減量を成功するために有効である.

3）**薬物療法**: 食事療法，運動療法，行動療法を行っても有効な減量が得られない，あるいは合併疾患の改善がない肥満症例に対して考慮する．さらに以下の適応基準，① BMI≧25 で内臓脂肪面積≧100 cm^2 かつ表 4・3 の 1）に示す健康障害を二つ以上有する場合，② BMI≧35 で表 4・3 の 1）の健康障害を一つ以上有する場合，のいずれかに合致すれば，薬物療法の適応となる.

マジンドールは中枢性食欲抑制薬であり，アドレナリンの再取込みを阻害し，放出されたアドレナリンの作用を高めるが，多くの問題点があるため，BMI≧35 の高度肥満に限定され，継続投与は 3 カ月までとされている．日本では 1992 年に承認され

表 4・3　肥満に起因ないし関連し，減量を要する健康障害[a]

1）肥満症の診断基準に必須な健康障害
・耐糖能障害（2 型糖尿病・耐糖能異常など）
・脂質異常症
・高血圧
・高尿酸血症・痛風
・冠動脈疾患：心筋梗塞・狭心症
・脳梗塞：脳血栓症・一過性脳虚血発作（TIA）
・非アルコール性脂肪性肝疾患（NAFLD）
・月経異常・不妊
・閉塞性睡眠時無呼吸症候群（OSAS）・肥満低換気症候群
・運動器疾患：変形性関節症（膝・股関節）・変形性脊椎症，手指の変形性関節症
・肥満関連腎臓病
2）診断基準には含めないが，肥満に関連する健康障害
・悪性疾患：大腸がん，食道がん（腺がん），子宮体がん，膵臓がん，腎臓がん，乳がん，肝臓がん
・良性疾患：胆石症，静脈血栓症・肺塞栓症，気管支喘息，皮膚疾患，男性不妊，胃食道逆流症，精神疾患
3）高度肥満症の注意すべき健康障害
・心不全
・呼吸不全
・静脈血栓
・閉塞性睡眠時無呼吸症候群（OSAS）
・肥満低換気症候群
・運動器疾患

a）日本肥満学会，“肥満症診療ガイドライン 2016”，ライフサイエンス出版（2016）より．

その他の抗肥満薬：セチリスタットは膵リパーゼ阻害薬で，消化管からの脂質の吸収を抑制する．副作用は脂肪便・下痢が多く，製造承認されたものの現時点では保険収載されていない．

VLCD：very low caloric diet

フォーミュラ食：糖質，脂質を抑えて，タンパク質，ビタミン，ミネラルを十分に摂取できるように調整した食品．VLCD では，1 日 180 kcal 程度のものを 3～4 回利用する．また，20～25 kcal/kg 標準体重/日以下の低エネルギー食（LDC）では，1 日 3 食のうち，1～2 食をフォーミュラ食とし，それ以外を 400～500 kcal の一般食とする方法も用いられている．BMI 25 以上 35 未満の肥満症のエネルギー制限食においても 1 食をフォーミュラ食にすることで，ビタミン・ミネラルを補いながら減量することができる．

現在に至るが，欧米では中止となっている．

4）**外科療法**：高度肥満症で内科的治療による減量とその維持がきわめて難しい場合，胃バンディング術，胃バイパス術，スリーブ状胃切除術，スリーブ状胃切除術＋十二指腸スイッチ術（スリーブバイパス術）などを行う場合がある．

栄養評価　BMI や肥満度，ウエスト周囲長（径），ウエストヒップ比，体脂肪量（率），腹部 CT 検査による内臓脂肪面積などから肥満を判定する．臨床検査から健康障害の有無を把握する．食事摂取状況，水分・飲料およびアルコールの摂取状況，食事歴，食行動，生活状況，身体活動から総合的に評価する．

食事療法　エネルギー制限が基本となるが，極端なエネルギー制限による減量はリバウンドを起こしやすいので，肥満度や病態を考慮して必要エネルギー量の設定を行う．エネルギー制限では，アミノ酸などの異化亢進が懸念されるので，タンパク質が不足しないようにする．また，エネルギー制限により食事量が減ると，ビタミン・ミネラルが不足しやすいので，日本人の食事摂取基準量を確保するよう留意する．

摂取エネルギー量は，25≦BMI＜35 の肥満症の場合は 25 kcal/kg 標準体重/日以下を基本とする．35≦BMI の高度肥満では，20 kcal/kg 標準体重/日以下を目安にエネルギー量を設定するが，現在の体重から 5～10％ の減量が得られない場合は，600 kcal/日以下の**超低エネルギー食**（VLCD）の導入を検討する．超低エネルギー食は，2～3 週間の短期間とし，専門医の管理下で入院にて行う．副作用（空腹感，嘔気，下痢，便秘，うつ，ケトン体や尿酸の増加，低血糖，不整脈など）に注意しながら実施する．通常の食事内容では，タンパク質やビタミン，ミネラルを確保することが困難であることから，**フォーミュラ食**を利用する．

炭水化物はエネルギー摂取量の 50〜60% とする[*1]．タンパク質は 1.0 g/kg 標準体重/日，エネルギー比率 15〜20% とする．脂質は，エネルギー比率 20〜25%，飽和脂肪酸は 7% 以下とする．食物繊維は 20 g/日以上を目標とする．食物繊維を多く摂取しているほど腹部肥満が軽度であることが報告されている．飲酒は内臓脂肪蓄積作用があるので禁酒することが望ましい．飲酒する場合はエタノール 25 g/日以下とする．

高度肥満症（肥満度が +70% 以上または BMI が 35 以上）に対して食事療法を行う場合は，脂質異常症に準じて特別食加算が適応できる．

患者教育 食生活や食習慣，生活習慣，身体活動量から，肥満症の原因となる問題点を抽出し分析する．食行動質問表を用いることで，客観的に食習慣の問題を把握できる．肥満症の治療においては，患者自身でコントロールできるようになることが重要であり，セルフモニタリングを継続して行う．行動療法として，体重変動（毎日，起床直後，朝食直後，夕食直後，就寝直前の体重測定）をグラフに記載するグラフ化体重日記や，食事の際に一口 30 回咀嚼する 30 回咀嚼法がある．

*1 短期間であれば，個々人の病態や食生活に応じて，糖質エネルギー比率 40% 程度の**低糖質食**に制限することは可能である．肥満への効果があるといわれるが議論も多い．

4・2 糖 尿 病

1. 糖尿病は，1 型，2 型，他疾患などに伴うもの，妊娠糖尿病に分類され，それぞれに適切な治療法がある．
2. 糖尿病は初期には自覚症状に乏しく，適切な治療が行われないと，細小血管合併症（網膜症，腎症，神経障害）や大血管合併症（動脈硬化症）などの合併症が出現する．
3. 糖尿病では，適正なエネルギー量の食事を摂取することが重要であり，ほぼ 3 食均等に配分することが望ましい．
4. 糖尿病では，栄養バランスがとれた食事をとるよう心がける．

血液中のグルコース（ブドウ糖）濃度は**血糖値**とよばれ，食事摂取の前後などで変化するものの，100 mg/dL（＝5.5 mM）を中心とした比較的狭い範囲に制御されている．**糖尿病**とは，血糖値を調節するホルモンである**インスリン**の作用が低下することによって，持続的な高血糖状態となる疾患である．糖尿病では，高血糖と，インスリン作用低下によるさまざまな代謝異常により，合併症とよばれる多彩な組織・臓器障害が発症する．

成因と病態 糖尿病の根本的な病態はインスリン作用の低下であり，それにより持続的な高血糖が生じる．作用低下の原因として，① **インスリン分泌の絶対量が不足**している場合と，② インスリンの効き方，すなわち**インスリン感受性が低下**している場合（**インスリン抵抗性**という）がある．

糖尿病はその成因によって，**1 型，2 型，他の特定の機序や疾患によるもの，妊娠糖尿病**の四つに分類される[*2]（表 4・4）．

1）**1 型糖尿病**：体内唯一のインスリン生産の場である膵 β 細胞が自己免疫により広汎に破壊され，急激にインスリン分泌量が不足するために発症する．**小児から思春期**にかけて発症することが多い．生命を維持するために，発症直後から生涯にわたって**インスリン治療**が必要である．日本では比較的発症頻度が低く，糖尿病の数%程度である．

2）**2 型糖尿病**：日本人の糖尿病の大部分を占める．過食や運動量（身体活動量）の低下などを背景に，肥満を伴って中年期以降に徐々に発症してくることが多い．同

*2 以前は，1 型糖尿病はインスリン依存型糖尿病，2 型糖尿病はインスリン非依存型糖尿病とよばれていた．

一家系内の発症が多く遺伝も関係している．初期では，インスリン分泌量の不足よりも**インスリン抵抗性**が中心的な病態であることが多い．長期の罹病期間を経てインスリン分泌量が徐々に低下し，インスリン治療が必要になることもある．

3）**その他の糖尿病**：他の疾患や機序によって発症した糖尿病．代表例としては，慢性膵炎などの膵疾患，クッシング症候群などの内分泌疾患に伴うもの*1 などがあげられる．また頻度は少ないが，ミトコンドリア遺伝子異常など，インスリンの産生や作用発揮に関わる特定の遺伝子異常を直接原因とする糖尿病も存在する．

*1 成長ホルモン，コルチゾール，甲状腺ホルモン，アドレナリンなどは血糖値を上げる作用があり，このため先端巨大症，クッシング症候群，甲状腺機能亢進症，褐色細胞腫など，さまざまな内分泌疾患が糖尿病の原因となりうる．

4）**妊娠糖尿病**：妊娠中は糖尿病を発症しやすい状態である．妊娠中に発症してくる糖尿病を妊娠糖尿病とよび，診断基準や食事療法を含む治療の進め方が非妊娠時とは異なる（§22・1参照）．

表 4・4　糖尿病の成因に基づく分類

表 4・4　糖尿病の成因に基づく分類
Ⅰ．1 型糖尿病
Ⅱ．2 型糖尿病
Ⅲ．その他の特定の機序，疾患による糖尿病
A．特定の遺伝子異常が解明されたもの
例：ミトコンドリア糖尿病，MODY†
B．他の疾患や状態に伴うもの（二次性糖尿病）
例：膵疾患，内分泌疾患，感染症，ステロイドなどの薬剤性
Ⅳ．妊娠糖尿病

† MODY：maturity-onset diabetes of the young

症 状　糖尿病になっても血糖がそれほど高値でなければ，自覚症状は乏しい．糖尿病が進行したり，何かのきっかけで急激に増悪すると，血糖が上昇し，**口渇**，**多飲多尿**，**体重減少**，**易疲労感・倦怠感**などの自覚症状が出現する．高血糖が高度になると意識障害（**糖尿病性昏睡**）に至る場合もある．自覚症状がみられない程度の高血糖であっても長期間放置していると，さまざまな慢性合併症が出現してくる．

糖尿病合併症は，**急性合併症**と**慢性合併症**に分けられる．

- **急性合併症**：インスリン作用低下が急激かつ高度に生じるために起こる合併をさす．**糖尿病性ケトアシドーシス**や**高血糖高浸透圧昏睡**などが代表で，死に至ることもあり緊急治療を必要とする．1 型糖尿病の発症時のほか，治療中の糖尿病患者において，感染症などほかの全身疾患をきっかけに起こることもある．また，清涼飲料水多飲時やステロイド剤内服治療中などにみられることもある．

糖尿病性ケトアシドーシス：インスリン不足が高度となり，糖の利用が著しく障害され，その結果，脂肪の分解と**ケトン体産生**が亢進し，**アシドーシス**が生じたもの．

- **慢性合併症**：長年の高血糖により起こる血管障害を中心とした合併症であり，細小血管合併症と大血管合併症がある．**細小血管合併症**はおもに細小血管（毛細血管）の障害による合併症をさす．**糖尿病性網膜症**，**糖尿病性腎症**，**糖尿病性神経障害**は，糖尿病の“三大合併症”とよばれる．また，糖尿病患者は動脈硬化が進行しやすく，非糖尿病者と比較して冠動脈疾患や脳卒中などの心血管疾患のリスクが2〜4 倍も高い．これらの心血管疾患を**大血管合併症**とよぶ．大血管合併症は糖尿病に特有の合併症ではないが，糖尿病患者の生命予後に直結する重大な合併症である．

診 断　糖尿病の診断は，日本糖尿病学会による診断基準に基づいて行われる（図 4・3）．空腹時の血糖値，随時の血糖値，**75 g 経口糖負荷試験**における負荷 2 時間後の血糖値（図 4・4），**HbA1c** により判断する．1 型糖尿病と 2 型糖尿病の鑑別には血中インスリン濃度や抗 GAD 抗体*2 などを測定する．

*2 1 型糖尿病は自己免疫によって起こると考えられており，患者血中には抗ランゲルハンス島抗体や抗 GAD（glutamic acid decarboxylate）抗体などが検出され，診断の役に立つ．

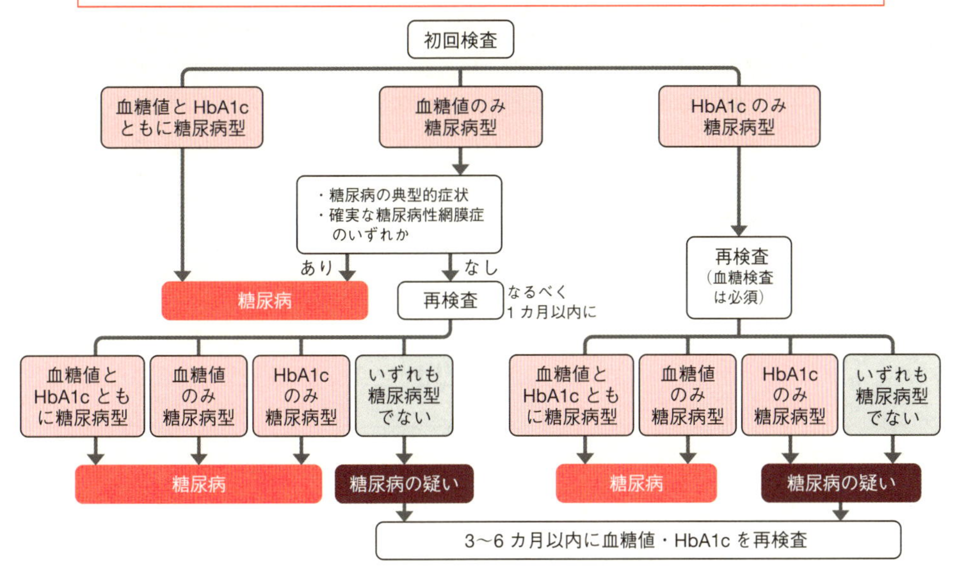

図 4・3 糖尿病の臨床診断のフローチャート 初回検査として，糖尿病が疑われる場合は血糖値と同時に HbA1c を測定する．同日に血糖値と HbA1c が糖尿病型を示した場合には，初回検査だけで糖尿病と診断する．［日本糖尿病学会 編・著，"糖尿病治療ガイド 2016-2017"，p.21，文光堂（2016）より］

75 g 経口糖負荷試験（75 g OGTT）は，朝空腹時に糖（グルコース）75 g を含む水溶液を服用し，その前後の血糖値を測定する．服用前と 2 時間後の血糖値に基づき，**糖尿病型**，**正常型**，もしくはいずれにも属さない**境界型**に分類する（図 4・4）．境界型はさらに耐糖能異常（IGT）と空腹時血糖異常（IFG）の二つに分類される．境界型は糖尿病に準じる状態で，その後，糖尿病への移行が高頻度にみられる．

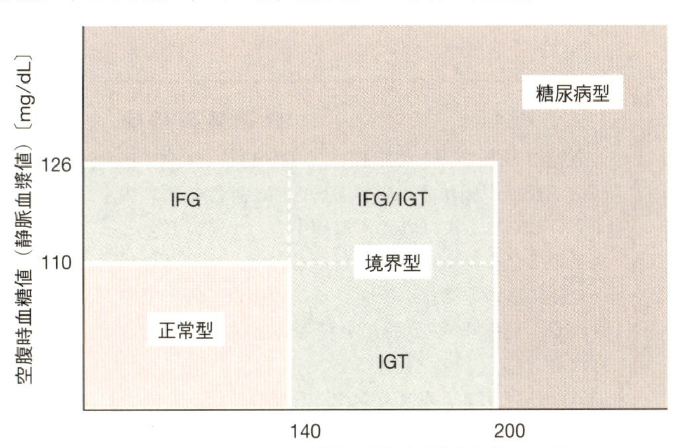

図 4・4 空腹時血糖値および 75 g OGTT 負荷後 2 時間血糖値による "型" の判定区分 正常型であっても，75 g OGTT の負荷後 1 時間血糖値が 180 mg/dL 以上の場合は，180 mg/dL 未満の者に比べて糖尿病を発症する危険が高いので，境界型に準じた取扱い（経過観察など）が必要である．"糖尿病型" イコール "糖尿病" ではないことに注意．［日本糖尿病学会 編・著，"糖尿病治療ガイド 2016-2017"，p.23，文光堂（2016）より改変］

治 療　糖尿病の病因であるインスリン分泌能やインスリン感受性の低下には，加齢や遺伝的な要素も関与しており，糖尿病自体の完全治癒はあまり期待できない．そこで発症早期から生涯にわたって適切な医療援助のもとで血糖を良好な状態に維持し，合併症を予防することが重要である．これを**糖尿病のコントロール**という．**食事療法**，**運動療法**，**薬物療法**は糖尿病コントロールの 3 本柱といわれる．

糖尿病コントロールの指標には**血糖値**や **HbA1c** が用いられるが，血糖値は常に変動しているため，少数の測定結果からふだんの血糖コントロールの良否を知ることは難しい．そこで HbA1c が糖尿病コントロールにおいては最も重要な指標となる．合併症予防の観点から，血糖コントロールのための一般的な目標値（成人の場合．ただし妊娠例は除く）は **HbA1c（NGSP 値）7.0％ 未満***とする（図 4・5）．

＊　HbA1c 値については，以前は日本独自の基準である JDS 値を使用していたが，現在では国際標準である NGSP 値が用いられている．
JDS：Japan Diabetes Society
NGSP：National Glycohemoglobin Standardization Program

65 歳以上の高齢者については“高齢者糖尿病の血糖コントロール目標”を参照．

	コントロール目標値*4		
目　標	血糖正常化を目指す際の目標*1	合併症予防のための目標*2	治療強化が困難な際の目標*3
HbA1c(%)	6.0 未満	7.0 未満	8.0 未満

*1　適切な食事療法や運動療法だけで達成可能な場合，または薬物療法中でも低血糖などの副作用なく達成可能な場合の目標とする．
*2　合併症予防の観点からHbA1cの目標値を7%未満とする．対応する血糖値としては，空腹時血糖値130mg/dL未満，食後2時間血糖値180mg/dL未満をおおよその目安とする．
*3　低血糖などの副作用，その他の理由で治療の強化が難しい場合の目標とする．
*4　いずれも成人に対しての目標値であり，また妊娠例は除くものとする．

図 4・5　糖尿病患者における各種コントロールの目標と評価　治療目標は年齢，罹病期間，臓器障害，低血糖の危険性，サポート体制などを考慮して個別に設定する．［日本糖尿病学会 編・著，“糖尿病治療ガイド 2016-2017”，p.27，文光堂（2016）より］

血糖値の指標

血糖コントロールの指標には **HbA1c**（ヘモグロビン A1c）が頻用される．HbA1c は別名グリコヘモグロビンともよばれ，赤血球中のヘモグロビンと血液中のグルコースが結合したもので，ヘモグロビン全体に占める糖化ヘモグロビンの割合（%）で表される．過去 1～2 カ月の血糖値の指標として用いられる．

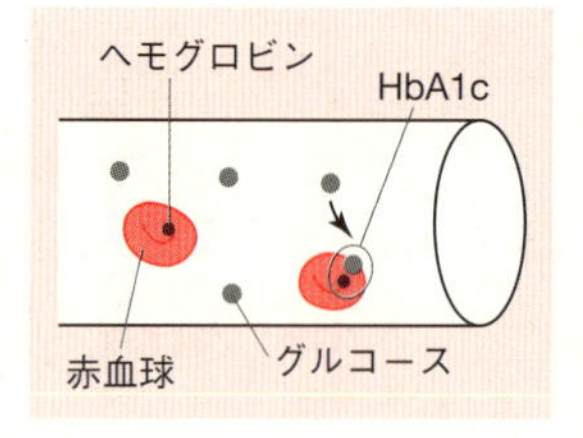

ほかにグリコアルブミンや 1,5-AG（1,5-アンヒドログルシトール）などが補助的に用いられる．グリコアルブミンは糖化したアルブミンであり，HbA1c と同様に総アルブミンに占めるグリコアルブミンの割合（%）で表され，過去 2～3 週間の血糖値の指標となる．1,5-AG はグルコースに似た構造をもつ多価アルコールで，健常者では腎尿細管でほぼ 99.9％の再吸収を受けるが，高血糖の場合，グルコースが尿中に排泄される（尿糖）ことに伴い，1,5-AG の再吸収が競合的に阻害され，尿中へ排出されるため血中濃度が低下する．このため，数日間程度の短期間の血糖コントロール状態を示す指標となる．血糖値が高いと 1,5-AG は低値となる．

また合併症を予防するためには血糖コントロールのみでなく，体重，血圧，血清脂質などをすべて良好な状態に維持しておくことが必要である．特に肥満のある患者は，まず適正な体重まで減量することが重要である．

1）**食事療法**：糖尿病における治療の基本である（p.101 参照）．糖尿病患者は，病型や血糖コントロール状態，薬物治療の有無にかかわらず，食事療法を一生継続する必要がある．

2）**運動療法**：運動療法はエネルギー消費を増すだけでなく，インスリン感受性を改善させる効果が大きい．これらの効果を得るには，軽～中等度の持続的な**有酸素運動**が最も適している．たとえば息がはずんで少しきついと感じられる程度の運動強度で，ウォーキング，自転車，水泳などを 30～60 分，1 日おき以上の頻度で実施する．ただし，血糖コントロールが極端に悪い状態や，合併症が著しく進行した状態では，運動療法は制限または禁止される場合がある．また糖尿病患者は心血管疾患を合併していることが多いので，運動療法開始前には，運動負荷心電図などを含むメディカルチェックを行うことが重要である．

3）**薬物療法**：食事療法と運動療法で十分な血糖コントロールが得られないときには，**経口血糖降下薬**や注射薬（**インスリン製剤**など）を用いた薬物治療を併用する．1 型糖尿病，著しい高血糖，糖尿病性昏睡，妊娠，静脈栄養時などでは，インスリン注射の使用が第一選択となる．日本人の糖尿病の多くを占める 2 型糖尿病では，経口薬から開始されることが多い．経口薬やインスリンを使用する際には低血糖に注意する．

● **経口血糖降下薬**：日本で用いられている経口血糖降下薬の種類とその作用は表 4・5 の通りである．糖尿病の病態に応じて 1 種類または複数種類を選んで使用する．

表 4・5 経口血糖降下薬の種類（2017 年現在）

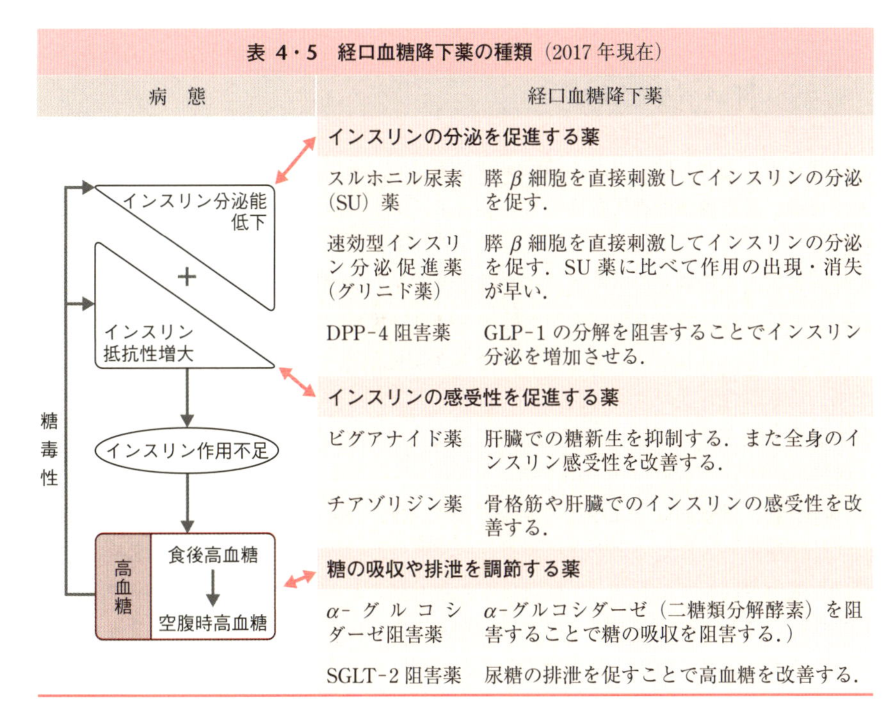

病態	経口血糖降下薬	
	インスリンの分泌を促進する薬	
	スルホニル尿素（SU）薬	膵 β 細胞を直接刺激してインスリンの分泌を促す．
	速効型インスリン分泌促進薬（グリニド薬）	膵 β 細胞を直接刺激してインスリンの分泌を促す．SU 薬に比べて作用の出現・消失が早い．
	DPP-4 阻害薬	GLP-1 の分解を阻害することでインスリン分泌を増加させる．
	インスリンの感受性を促進する薬	
	ビグアナイド薬	肝臓での糖新生を抑制する．また全身のインスリン感受性を改善する．
	チアゾリジン薬	骨格筋や肝臓でのインスリンの感受性を改善する．
	糖の吸収や排泄を調節する薬	
	α-グルコシダーゼ阻害薬	α-グルコシダーゼ（二糖類分解酵素）を阻害することで糖の吸収を阻害する．）
	SGLT-2 阻害薬	尿糖の排泄を促すことで高血糖を改善する．

DPP-4（dipeptidyl peptidase-4）：GLP-1（glucagon-like peptide-1，グルカゴン様ペプチド-1）を分解する酵素である．GLP-1 は消化管ホルモン（インクレチン）の一種であり，消化管に入った炭水化物を認識して消化管粘膜上皮から分泌され，膵臓からのインスリン分泌を促進する作用がある．

SGLT-2（sodium glucose transporter-2）：ナトリウム・グルコース共役輸送体 2．腎臓の近位尿細管に存在し，近位尿細管でのグルコースの再吸収を担う．

● **注射薬**：注射薬にはインスリンとインスリン以外の注射薬がある．

インスリンは，1 型糖尿病（インスリン依存状態）の患者では必須の治療である．2 型糖尿病でもインスリン分泌能が低下し，経口薬のみではコントロールを維持することができなくなった患者に用いられる．通常は毎日，おもに腹部への皮下注射を患者自らで行う（＝**自己注射**）．携帯型血糖測定器による**自己血糖測定**（**SMBG**）の併用が勧められる．

SMBG：self-monitoring of blood glucose

インスリン製剤は，作用時間と薬効パターンにより超速攻型，速攻型，中間型，混合型，持効型に分類される（図 4・6）．超速攻型，速攻型は基本的に 1 日 3 回，食前に使用し，混合型や持効型は 1 日 1〜2 回使用する．健常人におけるインスリン分泌は"持続的な基礎分泌"と"食事摂取時の追加分泌"という日内変動を示すが，インスリン自己分泌が欠乏している患者においても，適切なインスリン製剤を使用することで，この日内変動に近いパターンを再現することができる．

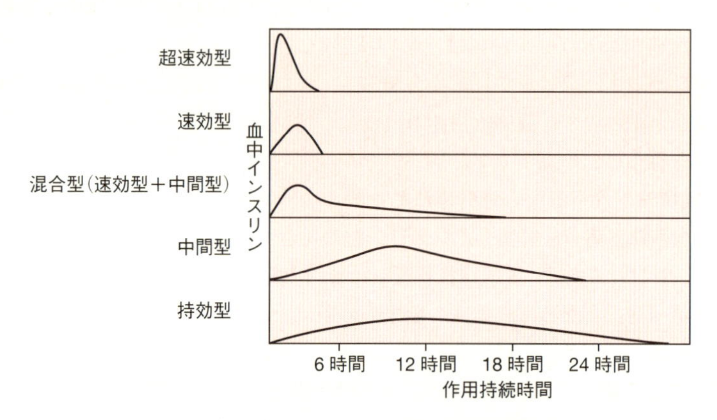

図 4・6　各種インスリン製剤の作用時間

インスリン以外の注射薬としては，GLP-1 の受容体の作動薬がこれにあたる（表 4・5 の DPP-4 阻害薬を参照）．

4）**合併症の治療**：血糖コントロールと同時に，合併症そのものに対する対症治療も行われる．急性合併症である**糖尿病性昏睡**では，適切な輸液とインスリン投与が必要となる．**高血糖高浸透圧昏睡**では高浸透圧による脱水が病態の中心であり，糖尿病性ケトアシドーシスでは脱水よりも，インスリン不足により生じたケトン体によるアシドーシスが主病態となるため，**高浸透圧性非ケトン性昏睡**では輸液による**脱水の補正**が，糖尿病性ケトアシドーシスでは**インスリン投与**が重要となる．慢性合併症に関しては，糖尿病性網膜症に対して**レーザー光凝固治療**や硝子体手術などが行われる．また，糖尿病性腎症の進展を抑えるために，タンパク質摂取制限などの食事療法や各種の薬物療法が行われる*．腎不全が進行した腎症では**人工透析**が行われる．

＊　糖尿病性腎症については§7・3 参照．

栄養評価　糖尿病はさまざまな病気を合併するため，現病歴や既往歴を明らかにし，治療を進めるうえで留意すべきことを把握する必要がある．糖尿病の発症には遺伝的な要因も関わっており，血縁関係のある家族にどのような病型の糖尿病患者がいるかも知っておく必要がある．糖尿病の合併症を予防するためには血糖コントロールのみでなく，体重，血圧，血清脂質などをすべて良好な状態に維持しておくことが必要である．特に肥満は糖尿病の進展を促進することから，肥満の有無も確認する．肥満歴を確認するため，20 歳時の体重や過去の最大体重なども把握しておく．

また，糖尿病では血糖値や HbA1c の測定を定期的に行うとともに，合併症の兆候についても確認を行う．グリコアルブミン，1,5-AG などは，短期間の血糖コントロールの指標として用いることができる．高血糖状態で尿中ケトン体が検出されるような場合は，血糖コントロールの顕著な悪化が生じている．これは糖代謝が行われず脂肪酸代謝が亢進している状態で，ケトアシドーシスのおそれがあることから，早急な処置が必要である．

食事療法　糖尿病では**血糖のコントロール**が最も重要である．食事療法はすべての糖尿病患者において基本的な治療法であり，適正なエネルギー量で栄養バランスのとれた食事を摂取することが重要である．また合併症の進展抑制には，肥満，脂質異常に加えて，血圧コントロールも重要である．高血圧や腎症を合併する場合は，食塩の過剰摂取を避け，6 g/日未満に制限する．

摂取エネルギーは，標準体重をもとに以下の式により決定する．

摂取エネルギー量(kcal)＝標準体重(kg)×身体活動量

- 標準体重＝[身長(m)]^2×22
- 身体活動量（kcal/kg 標準体重）
  - 25〜30：軽い労作（デスクワークが多い職業など）
  - 30〜35：普通の労作（立ち仕事が多い職業など）
  - 35〜　：重い労作業（力仕事が多い職業など）

ただし，年齢，臨床検査値，合併症の有無なども考慮する必要がある．肥満者や高齢者では，身体活動量は低い方に設定する．血糖コントロールのためには，欠食をせず3食均等に摂取エネルギーを配分する．

炭水化物は摂取エネルギーの 50〜60％ とする．極端な糖質制限食は，長期的に腎症や動脈硬化の進行などが懸念される．食品摂取後の血糖値上昇の程度を示す指標に**グリセミック・インデックス（GI）**がある．ふだんの食事は複数の食品を組合わせたもので，調理方法にも影響されることから，通常の食生活において単純に GI 値を使用することは難しい．

GI（glycemic index）：グルコースの摂取2時間後の血糖上昇率を 100 としたときに，その食品の血糖上昇率を相対的に表したもの．この値が小さいほど，血糖の上昇が低い．GI に炭水化物量を乗じた値を GL（glycemic load）という．

タンパク質は摂取エネルギーの 15〜20％ とし，タンパク質量は 1.0〜1.2 g/kg 標準体重とする．ただし，微量アルブミン尿がみられた場合のタンパク質量は 0.8 g/kg 標準体重とする．腎症の合併症を考慮し，タンパク質の過剰摂取を避ける．

炭水化物とタンパク質の残りのエネルギー量を脂質とする．脂質の摂取は質にも配慮する必要があり，飽和脂肪酸は摂取エネルギーの 7％ 以内にすることが望まれる．したがって，動物性食品からの脂質摂取は抑える．

食物繊維（特に水溶性食物繊維*1）は，グルコースの吸収を遅らせることにより，血糖値の上昇を抑える作用がある．したがって，食物繊維は十分摂取することが望ましく，1 日 20〜25 g 程度の摂取が勧められている．

*1 水溶性食物繊維を多く含む食品：海藻類，きのこ類，果物，野菜など

アルコールの多飲はインスリン抵抗性を悪化させることから，アルコールは 1 日 25 g 程度に制限する*2．また，摂取したアルコールのエネルギー量は食事で調節する．

*2 アルコール 25 g 分の目安量
ビール：中ビン 1 本（500 mL）
日本酒：1 合（180 mL）
焼酎：0.5 合（90 mL）
ワイン：200 mL（2 杯）

糖尿病の栄養教育では，**食品交換表**や**カーボカウント**などが使用されている．

- **食品交換表**：糖尿病の食事療法を簡単に実践できるようまとめたものが“糖尿病食事療法のための食品交換表”である．炭水化物，タンパク質，脂質，ビタミン・ミネラルなどの含有量が似ている食品ごとに，六つのグループに分類されており，それぞれの食品は 80 kcal を 1 単位としている．1 日の指示エネルギー量を単位に変換することで，1 日または 1 食当たりどれくらいの食品をとってよいか理解しや

すい．食事の総エネルギーに占める炭水化物の割合は 50～60％ が推奨されていることから，糖尿病の食品交換表では 50％，55％，60％ の 3 段階で配分表を示している．表 4・6 に炭水化物 55％でのエネルギー別単位配分表を示した．また，表 1 や表 3，表 6 などの食品は朝食，昼食，夕食にほぼ均等に配分する．

表 4・6　糖尿病食事療法のための食品交換表とエネルギー別単位配分表[a)]
（1 単位 80 kcal，炭水化物 55％）

群		類		1200 kcal（15 単位）	1440 kcal（18 単位）	1600 kcal（20 単位）	1840 kcal（23 単位）
Ⅰ群	炭水化物を多く含む食品	表 1	穀物，いも，炭水化物の多い野菜と種実，豆（大豆を除く）	6 単位	8 単位	9 単位	11 単位
		表 2	くだもの	1 単位	1 単位	1 単位	1 単位
Ⅱ群	たんぱく質を多く含む食品	表 3	魚介，大豆とその製品，卵，チーズ，肉	3.5 単位	4.5 単位	5 単位	6 単位
		表 4	牛乳と乳製品（チーズを除く）	1.5 単位	1.5 単位	1.5 単位	1.5 単位
Ⅲ群	脂質を多く含む食品	表 5	油脂 脂質の多い種実 多脂性食品	1 単位	1 単位	1.5 単位	1.5 単位
Ⅳ群	ビタミン，ミネラルを多く含む食品	表 6	野菜（炭水化物の多い一部の野菜を除く），海藻，きのこ，こんにゃく	1.2 単位	1.2 単位	1.2 単位	1.2 単位
調味料		みそ，みりん，砂糖など		0.8 単位	0.8 単位	0.8 単位	0.8 単位

a）日本糖尿病学会 編・著，“糖尿病食事療法のための食品交換表 第 7 版”，p13, 30, 31，日本糖尿病協会・文光堂（2013）をもとに作成．

● **カーボカウント**：炭水化物量を基準に血糖コントロールを行う食事療法で，“基礎カーボカウント”と“応用カーボカウント”の二段階がある．基礎カーボカウントは 1 日に摂取できる炭水化物量を決め 3 食に等分することで，血糖値の上昇を一定にして，食後高血糖を目標範囲内におさめる方法である．基礎カーボカウントでは，炭水化物量を 1 日の摂取エネルギーの 50～60％ としており，1 型と 2 型すべての病型の糖尿病患者が対象となる．応用カーボカウントは食事の炭水化物量と食前の血糖値に応じて，インスリンの投与量を調節する方法で，インスリン療法を行っている患者で用いることができる．

ペットボトル症候群：糖質を含む清涼飲料水やスポーツドリンクを多量に摂取することによって高血糖が生じ，その高血糖による口渇のため，さらにこれらを多飲することで，インスリンの作用不足のケトアシドーシスが生じること．**ソフトドリンクケトーシス**ともよばれる．重篤化すると昏睡状態に陥る．

患者教育　食事療法は，継続するためにも個人の生活習慣を考慮することが重要である．食事内容だけでなく，食嗜好や食習慣，身体活動量なども十分配慮する．肥満の改善は耐糖能異常の改善に大きく貢献するが，肥満者における急激な体重減少はリバウンドをまねくこともある．したがって，減量は当初の 3～6 カ月で 5％ 程度，次の 3 カ月で 2％ 程度と段階的に行う方法もある．早食いは肥満をもたらす要因であることから，よく噛んで時間をかけて食事をすることが大切である．喉が渇いた際に糖質を含むソフトドリンクなどの多飲は避け，ノンカロリーの水やお茶などを摂取するよう心がける．糖尿病の食事療法では，治療における食事の重要性を血糖コントロールと合併症の進展抑制の観点から理解させ，十分な動機づけを行うことが必要である．

4・3 脂質異常症

1 血中の LDL コレステロールやトリグリセリドが高い，もしくは HDL コレステロールが低い状態を，脂質異常症という．

2 脂質異常症は動脈硬化性疾患の主要な危険因子である．

3 動脈硬化性疾患の危険因子を改善するために，野菜，果物，未精製穀類，大豆製品の摂取を増やす．

4 高 LDL コレステロール血症では，飽和脂肪酸やコレステロール，トランス脂肪酸を減らした食事とする．

5 高トリグリセリド血症では，炭水化物を制限し，*n*−3 系多価不飽和脂肪酸を増やした食事とする．また，アルコールの過剰摂取は避ける．

成因と病態 **脂質異常症***とは，血中脂質のうち LDL コレステロールやトリグリセリドが高い状態（**高 LDL コレステロール血症**，**高トリグリセリド血症**），もしくは HDL コレステロールが低い状態（**低 HDL コレステロール血症**）をいい，動脈硬化性疾患の主要な危険因子である．脂質異常症は**カイロミクロン**，**VLDL**，IDL，**LDL**，**HDL** といった**リポ蛋白**の代謝障害により発症し（図 4・7，4・8），どのリポ蛋白の分画でコレステロールやトリグリセリドが高くなるかによって，I～V 型に分類されることもある（表 4・7）．他の基礎疾患の関与を否定できる原発性（一次性）と，他の基礎疾患に基づいて生じる続発性（二次性）に分けられる．続発性でよくみられる疾患としては，高コレステロール血症では，甲状腺機能低下症，ネフローゼ症候群，原発性胆汁性肝硬変，閉塞性黄疸など，高トリグリセリド血症では，飲酒，肥満，糖尿病などで，この場合，基礎疾患の治療が優先される．脂質異常症において，高コレステロール血症での過剰の血中 LDL，高トリグリセリド血症での IDL，カイロミクロンレムナント，小粒子 LDL の増加は**動脈硬化**を進展させる（§6・2 動脈硬化を参照）．

症 状 自覚症状はほとんどないことが多い．しかし，脂質異常症により循環障害が起こると，胸痛，間欠性跛行，めまいなどの症状が生じる．また，高度な高コレステロール血症では黄色腫などの特有な症状が出現する．表 4・7 に示した表現型分類

＊ 以前は**高脂血症**という診断名であったが，HDL コレステロールが低い病態も“高脂血症”とよぶことに違和感があったことから，2007 年の動脈硬化性疾患予防ガイドライン改訂より，**脂質異常症**という診断名が使用されるようになった．

カイロミクロン（chylomicron）：（比重＜0.96）

VLDL（very low density lipoprotein）：超低比重リポ蛋白（比重 0.96～1.006）

IDL（intermediate density lipoprotein）：中間型リポ蛋白（比重 1.006～1.019）

LDL（low density lipoprotein）：低比重リポ蛋白（比重 1.019～1.063）

HDL（high density lipoprotein）：高比重リポ蛋白（比重 1.063～1.21）

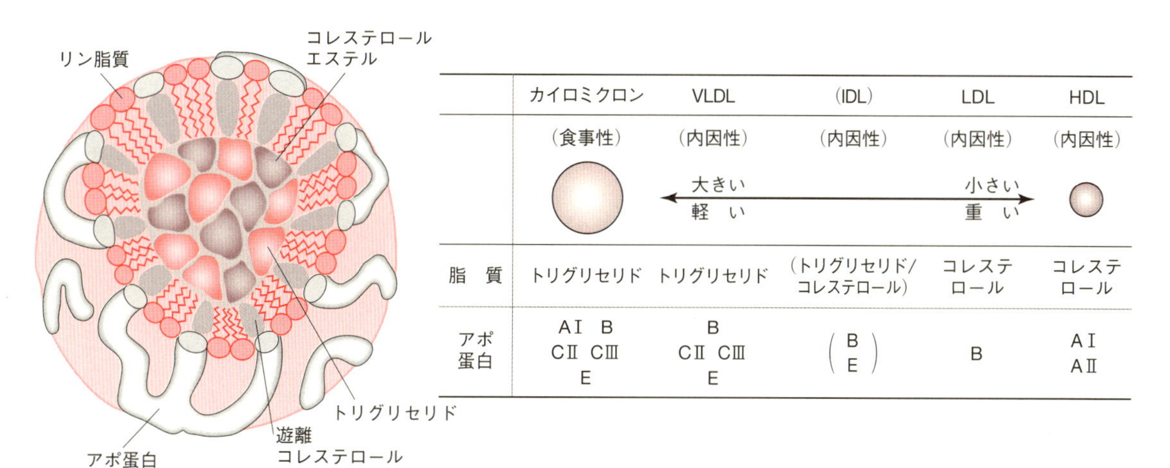

	カイロミクロン	VLDL	(IDL)	LDL	HDL
	（食事性）	（内因性）	（内因性）	（内因性）	（内因性）
脂　質	トリグリセリド	トリグリセリド	（トリグリセリド/コレステロール）	コレステロール	コレステロール
アポ蛋白	AI B CII CIII E	B CII CIII E	（B E）	B	AI AII

図 4・7 リポ蛋白の構造と種類

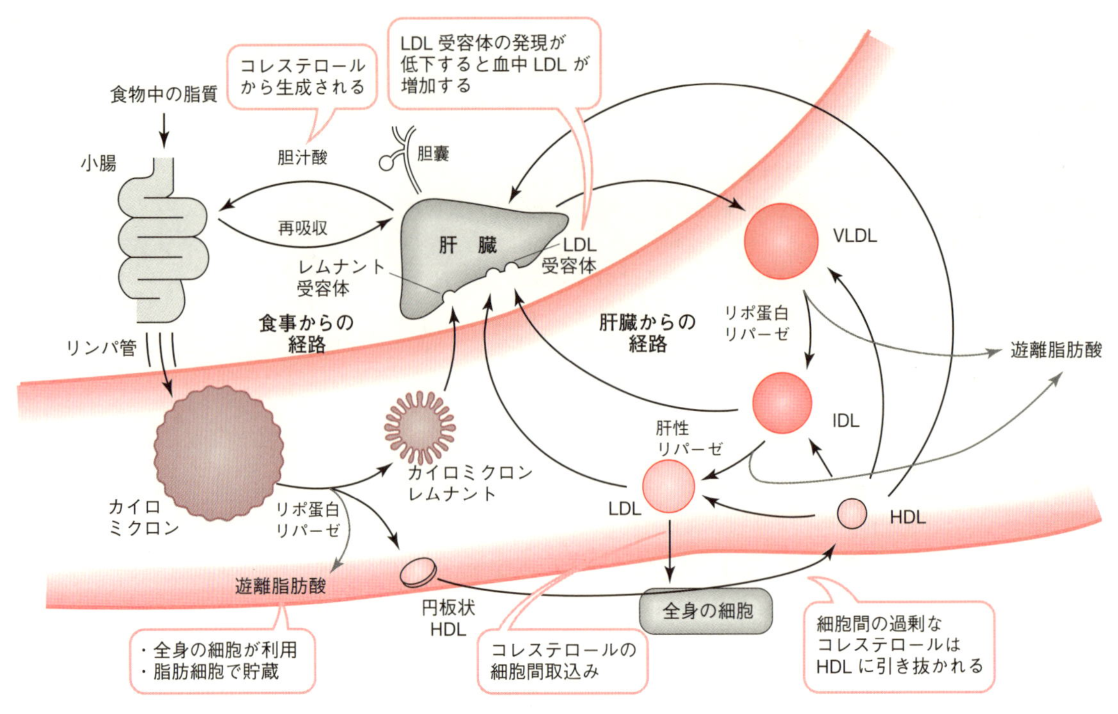

図 4・8　リポ蛋白代謝

表 4・7　脂質異常症の表現型分類

型	I	IIa	IIb	III	IV	V
増加するリポ蛋白分画	カイロミクロン	LDL	LDL VLDL	IDL レムナント (β-VLDL)	VLDL	カイロミクロン VLDL
コレステロール	→または↑	↑↑↑	↑↑	↑↑	→または↑	↑↑
トリグリセリド	↑↑↑	→	↑	↑↑	↑↑	↑↑↑

のうち，アキレス腱や手背の黄色腫，眼瞼黄色腫，眼球の角膜輪はIIa型，手掌線状黄色腫はIII型，全身性の発疹性黄色腫はI，V型でみられる．さらに 1000 mg/dL 以上の高トリグリセリド血症では急性膵炎を発症することがある．また，眼底で血管が白濁する網膜脂血症がみられる．

診 断　動脈硬化性疾患予防ガイドライン 2017 年版では，10 時間以上絶食後の空腹時の LDL コレステロール濃度が 140 mg/dL 以上，HDL コレステロール濃度が 40 mg/dL 未満，トリグリセリド濃度が 150 mg/dL 以上，non-HDL コレステロール濃度が 170 mg/dL 以上を脂質異常症として，動脈硬化の危険因子と定めている（表 4・8）．ただし，この基準値はスクリーニングのためのもので，薬物療法を開始するための値ではない．

診断には血清総コレステロール（TC），トリグリセリド（TG），HDL コレステロールを測定し，LDL コレステロールは原則として Friedewald の式（LDL コレステロール＝TC−HDL コレステロール−$\frac{1}{5}$TG）で算出する．空腹時採血が行えない場合や空腹時のトリグリセリドが 400 mg/dL 以上で Friedewald の式を用いることができない場合は，LDL コレステロールの代わりに **non-HDL コレステロール**（TC −HDL

コレステロール）を用いて評価する．LDL コレステロールが 120～139 mg/dL を境界型高 LDL コレステロール血症，non-HDL コレステロールが 150～169 mg/dL を境界型高 non-HDL コレステロール血症といい，高リスク病態がないかどうかを検討し，治療の必要性を考慮する．

表 4・8 脂質異常症の診断基準（空腹時採血）[†1, a)]

LDL コレステロール	140 mg/dL 以上	高 LDL コレステロール血症
	120～139 mg/dL	境界域高 LDL コレステロール血症[†2]
HDL コレステロール	40 mg/dL 未満	低 HDL コレステロール血症
トリグリセリド	150 mg/dL 以上	高トリグリセリド血症
non-HDL コレステロール	170 mg/dL 以上	高 non-HDL コレステロール血症
	150～169 mg/dL	境界域高 non-HDL コレステロール血症[†2]

†1 10 時間以上の絶食を“空腹時”とする．ただし水やお茶などカロリーのない水分の摂取は可とする．
†2 スクリーニングで境界域高 LDL-C 血症，境界域高 non-HDL-C 血症を示した場合は，高リスク病態がないか検討し，治療の必要性を考慮する．
● LDL-C は Friedewald 式（TC−HDL-C−TG/5）または直接法で求める．
● TG が 400 mg/dL 以上や食後採血の場合は non-HDL-C（TC−HDL-C）か LDL-C 直接法を使用する．ただしスクリーニング時に高 TG 血症を伴わない場合は LDL-C との差が +30 mg/dL より小さくなる可能性を念頭においてリスクを評価する．
a) 日本動脈硬化学会，“動脈硬化性疾患予防ガイドライン 2017 年版”より．

脂質異常症と診断したあと，リポ蛋白電気泳動などにより脂質異常症のタイプを決定し，原発性か続発性かを鑑別する．病因の探索のため，肝・腎などの臓器，内分泌検査と脂質関連の検査が行われる場合がある．脂質関連の検査として，高コレステロール血症では，アポリポ蛋白 B，E，リポ蛋白(a)［Lp(a)］，高トリグリセリド血症では，アポリポ蛋白 CII，CIII，E，リポ蛋白リパーゼ（LPL），レムナント様リポ蛋白コレステロール，HDL コレステロールとの関連で，アポリポ蛋白 AI，AII，レシチンコレステロールアシルトランスフェラーゼ（LCAT）などを調べる．

治 療 個々の患者の背景（性別，年齢区分，危険因子の個数，程度）は大きく異なるので，絶対リスクを評価し，そのカテゴリー分類に基づいて脂質の管理目標値が設定される（表 4・9）．動脈硬化性疾患予防ガイドライン 2017 年版では，リスク分類に吹田スコアを用いているが，吹田スコアの算出は煩雑であるため，性・年齢・危険因子の個数による層別化のチャートが作成されている（図 4・9）．治療は，生活習慣の改善から始める．食事療法，運動療法，禁煙指導を行い，目標改善がみられない場合に薬物療法の適応を検討する．LDL コレステロール管理目標値としては，一次予防高リスク患者では 120 mg/dL 未満を目標とし，また二次予防患者では発症後早期から少なくとも 100 mg/dL 未満を目指した積極的治療を行い，合併するリスクの状況に応じてさらに低い値を目指すことも考慮する．

吹田スコア: 大阪府吹田市の一般住民を対象としたコホート研究である吹田研究をもとに作成された冠動脈疾患発症リスクを予測するスコア．八つの危険因子（年齢，性別，喫煙，血圧，HDL-C，LDL-C，耐糖能異常，早発性冠動脈疾患家族歴）の有無および程度により点数が定められており，合計得点が 40 以下では予測される 10 年間の冠動脈疾患発症リスクが 2% 未満（低リスク），41～55 で 2～9% 未満（中リスク），56 以上で 9% 以上（高リスク）と判定される．

薬物療法について，おもな治療薬とそれぞれの薬効を表 4・10 にまとめた．

1）**LDL コレステロールが高い場合**: 高 LDL コレステロール血症に対する第一選択薬は **HMG-CoA 還元酵素阻害薬（スタチン）**である．いずれかの単剤で開始し，効果が十分でなければ各薬剤の増量もしくは併用を考慮する．

● HMG-CoA 還元酵素阻害薬（スタチン）: コレステロール合成の律速酵素である HMG-CoA 還元酵素の阻害により，肝臓におけるコレステロール合成を抑制する．

表 4・9　リスク区分別脂質管理目標値[a)]

治療方針の原則	管理区分	脂質管理目標値〔mg/dL〕			
		LDL-C	non-HDL-C	TG	HDL-C
一次予防	低リスク	<160	<190	<150	≧40
	中リスク	<140	<170		
	高リスク	<120	<150		
二次予防	冠動脈疾患の既往	<100(<70)[†]	<130(<100)[†]		

† 家族性高コレステロール血症，急性冠症候群のときに考慮する．糖尿病でも他の高リスク病態（非心原性脳梗塞，末梢動脈疾患(PAD)，慢性腎臓病(CKD)，メタボリックシンドローム，主要危険因子の重複，喫煙）を合併するときはこれに準じる．
- 一次予防における管理目標達成の手段は非薬物療法が基本であるが，低リスクにおいても LDL-C が 180 mg/dL 以上の場合は薬物治療を考慮するとともに，家族性高コレステロール血症の可能性を念頭においておくこと（出典の第 5 章参照）．
- まず LDL-C の管理目標値を達成し，その後 non-HDL-C の達成を目指す．
- これらの値はあくまでも到達努力目標値であり，一次予防（低・中リスク）においては LDL-C 低下率 20〜30％，二次予防においては LDL-C 低下率 50％ 以上も目標値となり得る．
- 高齢者（75 歳以上）については出典の第 7 章を参照．

a) 日本動脈硬化学会，"動脈硬化性疾患予防ガイドライン 2017 年版" より．

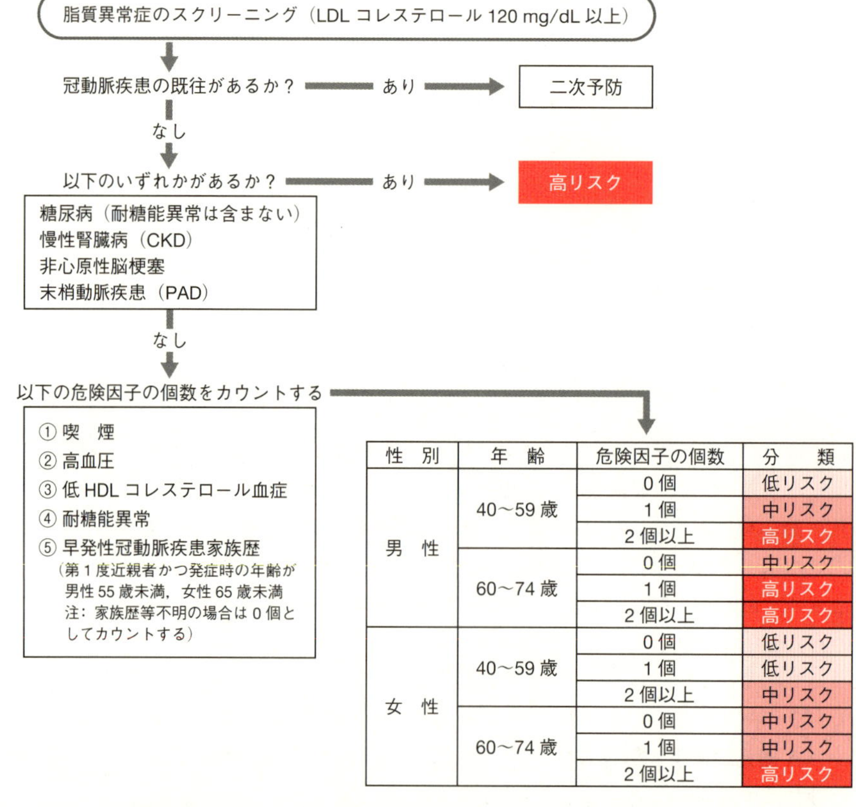

図 4・9　冠動脈疾患予防からみた LDL コレステロール管理目標設定のためのフローチャート（危険因子を用いた簡易版）［日本動脈硬化学会，"動脈硬化性疾患予防ガイドライン 2017 年版" より］

また LDL 受容体の合成を亢進する．

- 小腸コレステロールトランスポーター阻害薬（エゼチミブ）：小腸上部の刷子縁膜上に存在するコレステロールトランスポーター NPC1L1 に作用し，食事および胆汁由来のコレステロール吸収を抑制する．
- 陰イオン交換樹脂（レジン）：胆汁酸排泄を促進し，コレステロールから胆汁酸への異化，排泄を促進する．脂溶性ビタミン（A，D，E，K），葉酸の吸収を阻害する可能性があるため，長期服用には注意が必要である．
- ニコチン酸誘導体：肝臓からの VLDL の分泌抑制により，結果的に血中 LDL が低下する．
- プロブコール：コレステロールの胆汁酸への異化を促進する．また LDL の酸化を抑制する．
- PCSK9 阻害薬：肝臓の LDL 受容体の分解に関わる PCSK9 の作用を阻害し，LDL 受容体のリサイクリングを増加させることで血中 LDL コレステロールを低下させる．既存の薬剤のなかで，LDL コレステロール低下効果は最も強力である*1．
- MTP 阻害薬：MTP（ミクロソームトリグリセリド転送タンパク質）阻害により，VLDL 産生を低下させ，LDL コレステロール，トリグリセリドを低下させる*2．

2）トリグリセリドが高い場合

- フィブラート系薬：PPARα の活性化により，肝臓でのトリグリセリド合成を抑制する，リポ蛋白リパーゼの活性亢進によりトリグリセリド分解を亢進する．
- ニコチン酸誘導体：ホルモン感受性リパーゼの活性抑制により脂肪組織での脂肪分解を抑制する，遊離脂肪酸の肝臓への流入を低下させることで，肝臓における VLDL の合成を抑制する．

NPC1L1（Niemann-pick C1 Like1）：小腸におけるコレステロールの吸収に関わるタンパク質．ヒトでは小腸のほか，肝臓にも存在する．植物ステロールも同じ経路で取込まれる．

*1 PCSK9 阻害薬の投与適応は，家族性高コレステロール血症（FH）または心血管イベントの発症リスクが高く，最大耐用量のスタチン治療でも効果不十分な高コレステロール血症の患者である（2017 年現在）．

*2 MTP 阻害薬は他の薬が効果を示さない FH ホモ接合体でも LDL コレステロール低下効果が認められるが，肝臓の脂肪蓄積や腹痛，下痢などの副作用がある．日本では FH ホモ接合体患者のみに適応される．

PPARα（ペルオキシソーム増殖剤応答性受容体 α）：PPARα は肝臓や褐色脂肪組織，小腸，心臓，腎臓で強く発現し，おもに脂質代謝を調節する．

表 4・10 脂質異常症治療薬の薬効による分類

分類	LDL-C	TG	HDL-C	non-HDL-C	おもな一般名
スタチン	↓↓～↓↓↓	↓	—～↑	↓↓～↓↓↓	プラバスタチン，シンバスタチン，フルバスタチン，アトルバスタチン，ピタバスタチン，ロスバスタチン
小腸コレステロールトランスポーター阻害薬	↓↓	↓	↑	↓↓	エゼチミブ
陰イオン交換樹脂	↓↓	↑	↑	↓↓	コレスチミド，コレスチラミン
プロブコール	↓	—	↓↓	↓	プロブコール
フィブラート系薬	↓	↓↓↓	↑↑	↓	ベザフィブラート，フェノフィブラート，ペマフィブラート，クリノフィブラート，クロフィブラート
多価不飽和脂肪酸	—	↓	—	—	イコサペント酸エチル，オメガ-3 脂肪酸エチル
ニコチン酸誘導体	↓	↓↓	↑	↓	ニセリトロール，ニコモール，ニコチン酸トコフェロール
PCSK9 阻害薬	↓↓↓↓	↓～↓↓	—～↑	↓↓↓↓	エボロクマブ，アリロクマブ
MTP 阻害薬†	↓↓↓	↓↓↓	↓	↓↓↓	ロミタピド

† 家族性高コレステロール血症（FH）ホモ接合体患者が適応
↓↓↓↓：−50％以上，↓↓↓：−30～−50％，↓↓：−20～−30％，↓：−10～−20％，↑：10～20％，↑↑：20～30％，—：−10～10％，
a）日本動脈硬化学会，"動脈硬化性疾患予防ガイドライン 2017 年版" より．

●n−3 系多価不飽和脂肪酸：肝臓におけるトリグリセリドの合成を抑え，VLDL の合成を抑制する．脂肪酸の β 酸化を亢進する．

3）**HDL コレステロールが低い場合：**多くはトリグリセリド高値を伴い，この場合は高トリグリセリド血症の治療により HDL コレステロールが上昇することから，2）に準じる*．喫煙は HDL コレステロール低下の危険因子であり，禁煙が勧められる．

＊ HDL コレステロール増加を標的として，HDL から VLDL や LDL にコレステロールを転送する役割を担うコレステロールエステル転送タンパク質（CETP）の阻害剤が開発されてきたが，開発中止が相次ぎ，現時点では，低 HDL コレステロール血症に対する有効な薬物療法はない．

栄養評価　臨床検査（LDL コレステロール，HDL コレステロール，トリグリセリドなど），身体状況（BMI，内臓脂肪，血圧など），食生活，家族歴，閉経の有無などから総合的に評価する．食事記録などから，摂取エネルギー・栄養素摂取量を把握する．食生活状況は食事回数と時間，食習慣や嗜好，間食の有無，飲酒習慣，外食・中食の有無および頻度などを確認する．食事調査より，肉類，乳製品，卵，魚介類の摂取状況，油脂のとり方などを把握し，摂取エネルギー・栄養素摂取量とともに評価する．ストレスや生活活動状況，運動習慣も把握して総合的に評価する．

食事療法　食生活や生活習慣が血清脂質値に関与していることから，食事療法は治療の基本となる．肥満の改善や適正体重の維持を図るために，身体活動量に適したエネルギー摂取量で，栄養素バランスのよい食事とする．血清脂質を改善するために

表 4・11　動脈硬化性疾患予防のための食事療法[a]

1）総エネルギー摂取量と栄養素配分
　摂取エネルギー量＝標準体重×25〜30（kcal）
　脂肪エネルギー比率：20〜25％，炭水化物エネルギー比率：50〜60％
2）脂質の選択
　脂肪酸：飽和脂肪酸をエネルギー比率 4.5％ 以上 7％ 未満，
　　　　　n−3 系多価不飽和脂肪酸の摂取を増やす
　トランス脂肪酸の摂取を控える
　コレステロール：200 mg/日未満
3）食物繊維の摂取を増やす
4）食塩：6 g/日未満を目標
5）アルコール：25 g/日以下

a）日本動脈硬化学会，“動脈硬化性疾患予防ガイドライン 2017 年版”をもとに作成.

表 4・12　危険因子を改善するための食事（病態に応じた食事療法）[a]

1）**高 LDL コレステロール血症**
　飽和脂肪酸のエネルギー比率 7％ 未満
　トランス脂肪酸の摂取を減らす
　コレステロール：200 mg/日未満
　動物性脂肪を減らし，野菜や大豆製品の摂取を勧める
2）**高トリグリセリド血症**
　炭水化物エネルギー比率をやや低めとする
　アルコールの過剰摂取を制限
　n−3 系多価不飽和脂肪酸の摂取を増やす
3）**高カイロミクロン血症**
　脂質エネルギー比率 15％ 以下
　中鎖脂肪酸を主として用いる
4）**低 HDL コレステロール血症**
　炭水化物エネルギー比率をやや低めとする
　トランス脂肪酸を控える

a）日本動脈硬化学会，“動脈硬化性疾患予防ガイドライン 2017 年版”をもとに作成.

は，脂肪酸やコレステロール，食物繊維の摂取などに留意する（表4・11）．また，高LDLコレステロール血症，高トリグリセリド血症，高カイロミクロン血症，低HDLコレステロール血症などの病態に応じて食事内容を強化する*1（表4・12）．

1）**エネルギー：** 総エネルギー摂取量は標準体重*2×25〜30（kcal）とし，肥満者，高齢者，女性，運動量の少ない患者は標準体重当たりの摂取エネルギー量を低めにする．肥満者では減量により血清LDLコレステロール，トリグリセリドの低下を認める．減量のためには，現状から1日250 kcal程度を減じることから始め，肥満者は体重やウエスト周囲長を3〜6カ月間で3％減量することを目標とする．

2）**タンパク質：** タンパク質は標準体重当たり1.0〜1.2 g/kg/日とする．大豆タンパク質や大豆イソフラボンには血清コレステロール低下作用がある．女性では，大豆に含まれるイソフラボンの摂取が冠動脈疾患や脳梗塞の発症抑制と関連することが報告されている．

3）**脂　質：** 脂肪エネルギー比は20〜25％とし，飽和脂肪酸の摂取は総エネルギー比率4.5％以上7％未満とする．飽和脂肪酸摂取の増加は，LDLコレステロールの上昇やインスリン抵抗性の悪化をきたすが，極端に摂取量が少ないと脳出血の発症率が高くなることが示されている．

多価不飽和脂肪酸は，*n*−3系の*α*-リノレン酸，エイコサペンタエン酸（EPA），ドコサヘキサエン酸（DHA）を多くする．EPAやDHAは肝臓におけるトリグリセリドの合成を抑制することから，VLDLの低下作用が示されている．飽和脂肪酸を多く含む肉類や乳製品の過剰摂取を避け，*n*−3系多価不飽和脂肪酸を多く含む魚類を積極的にとる．脂肪酸の摂取バランスとしては，飽和：一価不飽和：多価不飽和の比が3：4：3で，多価不飽和のなかで*n*−3系：*n*−6系の比が1：4となるのが望ましく，日本の食事パターンはこのバランスに当てはまっている．

高LDLコレステロール血症が持続する場合は，LDLコレステロールを上昇させる飽和脂肪酸，コレステロール，トランス脂肪酸*3の摂取を減らす．コレステロールは1日200 mg未満に制限する．

*1 コレステロールとトリグリセリドの両方が高い複合型の場合は，それぞれの注意すべきポイントをふまえた食事指導を行う．

*2 標準体重＝[身長(m)]^2×22

脂質異常症食： 高LDLコレステロール血症，高トリグリセリド血症，低HDLコレステロール血症において表4・8の診断基準を満たす患者の入院食は特別食加算の対象となる（§1・2・3参照）．

*3 トランス脂肪酸の過剰摂取は，酸化LDLの上昇やHDLコレステロールの低下をまねき冠動脈疾患のリスクを増加させる．そのため，トランス脂肪酸を多く含むハードマーガリンやショートニングを多量に使用しないようにする．

コレステロール摂取制限の科学的根拠

米国心臓病学会は，2013年にコレステロールの摂取制限を設けないことを表明した．日本でも“日本人の食事摂取基準 2015年版”において，コレステロール目標量の上限は設定されなかった．その理由として，米国心臓病学会も日本の食事摂取基準においても，十分な科学的根拠が得られなかったことをあげている．この要因としては，コレステロール摂取制限では血中コレステロールが低下する人と低下しにくい人がおり個体差が大きいこと，非家族性高コレステロール血症では食事のみならず生活習慣の影響も大きいことなどが考えられている．また，血中のコレステロール上昇には，飽和脂肪酸やトランス脂肪酸の摂取も影響するので，コレステロール摂取のみを制限しても血中のコレステロールの改善は得にくいことがいわれている．日本動脈硬化学会では，食品に含まれる栄養素は一つではないことや，さまざまな食品を組合わせて摂取していることを考慮して，飽和脂肪酸，トランス脂肪酸，コレステロールの摂取を減らすことをガイドラインで示している．

高コレステロール血症の食事療法では，脂肪酸のバランスやコレステロールの量，そのほかの栄養素を考えて食材を選ぶことや献立を工夫することが大切である．また，生活習慣の要因やそのほかの健康障害，高齢者のフレイルなどにも配慮して，個々人に適した栄養教育を行う必要がある．

高カイロミクロン血症では，脂肪エネルギー比率を 15% 以下に制限し，中鎖脂肪酸や $n-3$ 系多価不飽和脂肪酸の摂取を増やす．

4）**炭水化物**：炭水化物エネルギー比率は 50〜60% とする．高トリグリセリド血症が持続する場合は，炭水化物エネルギー比をやや低めにする．炭水化物には糖質や食物繊維などがあり，糖質の種類や摂取量は，血清トリグリセリドや HDL コレステロール値に影響する．食物繊維は 1 日 25 g 以上を目安にできるだけ多くする．未精製穀類（玄米や大麦など），野菜類，海藻類などから食物繊維を摂取できる．水溶性食物繊維や大豆および胚芽に多く含まれる植物ステロールは，小腸でのコレステロールの吸収を抑制するため，高コレステロール血症では摂取量を増やす．

内臓脂肪が蓄積し，インスリン抵抗性がみられるときは，GI，GL の低い食事が望ましい*．

* GI，GL については §4・2（p.101）参照.

5）**食　塩**：食塩の摂取は 6 g/日未満を目標にする．食塩の過剰摂取は血圧の上昇をきたし，動脈硬化を促進させることになる．

6）**アルコール**：アルコール摂取は 25 g/日以下に抑える．アルコール飲料の摂取は適量であれば HDL を上昇させるが，過剰摂取は肝臓における VLDL の合成を亢進させ，高トリグリセリド血症，低 HDL 血症をもたらす．

7）**ビタミン**：β-カロテン，ビタミン C，ビタミン E は抗酸化作用があり，動脈硬化の進展予防に有用とされているため，不足しないように配慮する．

患者教育　生活習慣を修正し，正しい食行動を身につけることが重要である．自覚症状がなく動機づけが困難であるが，動脈硬化の危険因子の一つであることを理解させる．そして，患者の食事摂取状況や生活習慣を把握し，問題点を抽出する．食事療法が継続できるように個々の患者に合わせ，確実にできることから始めるように指導する．**高トリグリセリド血症**の場合は，アルコール，果物，菓子類，清涼飲料水，砂糖（飲み物，調味料）などを多量に摂取していないかを確認する．

4・4　高尿酸血症，痛風

1. 高尿酸血症は，血清尿酸値が 7.0 mg/dL を超えるものと定義される．成人男性に圧倒的に多く，女性に少ない．
2. 痛風は，高尿酸血症が持続した結果として関節内に析出した尿酸塩が起こす結晶誘発性の関節炎である．
3. 高尿酸血症の食事療法は，エネルギー摂取量を適正にし，プリン体や果糖の過剰摂取を避ける．また，十分に飲水することで尿酸排泄が促進される．

成因・病態　**高尿酸血症**の成因は，**尿酸**の産生量の増加（尿酸産生過剰型），尿中尿酸排泄能の低下（尿酸排泄低下型）および両者の混在した混合型に大別される．尿酸の産生過剰には食事が密接に関与する．食品のうま味物質である**プリン体**の過剰摂取や，動物性タンパク質，アルコールなどの過剰摂取で亢進する内因性プリン体の分解によって，血清尿酸値の上昇につながる．尿酸排泄低下型は，腎機能障害，糖尿病，薬物の副作用などにより発症する．実際にはこの両者の混合型が多い．

高尿酸血症は成人男性に圧倒的に多く，女性に少ない．日本では増加傾向にあり，30 歳以上の男性における頻度は 30% に達していると推定されている．

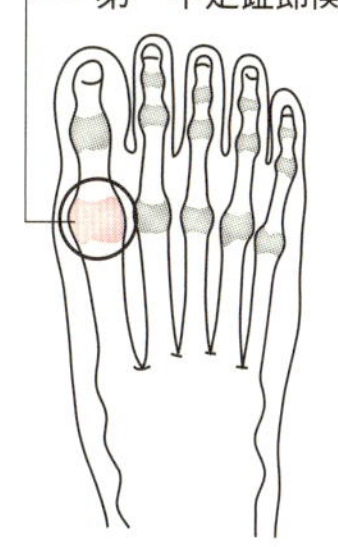

症 状　急性関節炎は最もよくみられる**痛風**の初期症状である．好発現部位は第一中足趾節関節である．痛風発作はしばしば夜間の激痛と関節腫脹として発症し，関節が急速に熱感，発赤，痛みを伴うようになる．1週間程度で軽快し，次の発作までは無症状であるが，血清尿酸値をコントロールせずに放置すると，次第に頻発し，慢性関節炎に移行する．そして，**痛風結節**とよばれる尿酸塩を中心とした肉芽組織が出現するに至る．重篤になると関節の変形も生じることがある．また，高尿酸血症が長期間持続すると，腎髄質に間質性腎炎の所見が出現し，**痛風腎**を併発する．

診 断　高尿酸血症は血清尿酸値が 7.0 mg/dL 以上と定義されている．尿酸の測定は，一般的にウリカーゼ・ペルオキシダーゼ法（酵素法）が用いられる．痛風は，高尿酸血症が持続した結果として関節内に析出した尿酸塩が起こす関節炎であり，高尿酸血症と同義ではない．また，痛風発作中では，血清尿酸値は必ずしも高値を示さないこともあり，診断の補助にはならない．

痛風関節炎の発症は，以前から高尿酸血症を指摘されている患者の第一中足趾節関節または足関節周囲に発赤，腫脹を伴う急性関節炎が出現した場合に診断しうる．診断基準としては，米国リウマチ学会のものが用いられる（表 4・13）．しかし，可能な限り，急性関節炎の関節液を偏光顕微鏡で観察し，好中球に貪食された針状の尿酸結晶を証明することが確定診断のために推奨される．

表 4・13　痛風関節炎の診断基準

1. 尿酸塩結晶が関節液中に存在すること
2. 痛風結節の証明
3. 以下の項目のうち 6 項目以上を満たすこと

a）2 回以上の急性関節炎の既往がある	f）片側の第一中足趾節関節の病変である
b）24 時間以内に炎症がピークに達する	g）片側の足関節の病変である
c）単関節炎である	h）痛風結節（確診または疑診）がある
d）関節の発赤がある	i）血清尿酸値の上昇がある
e）第一中足趾節関節の疼痛または腫脹がある	j）X 線上の非対称性腫脹がある
	k）発作の完全な寛解がある

治 療　高尿酸血症の治療指針を図 4・10 に示した．高尿酸血症の治療の目的は，痛風発作（痛風関節炎）の発症を予防し，尿酸沈着による痛風腎や尿路結石の発症・進展を防止することである．血清尿酸値を 4.6〜6.6 mg/dL にコントロールしたときが最も痛風発作の発症率が低いとされる．さらに，高尿酸血症・痛風には，脂質異常症，高血圧，耐糖能異常，肥満などの生活習慣病が高率に合併することが知られており，こうした合併症に対する十分な配慮も重要となる．これらの点をふまえ，血清尿酸値は 6.0 mg/dL 以下にすることが望ましいとされている．

このためには，まずプリン体摂取の制限，水分摂取，アルコール摂取の制限などの食事療法が必要である．食事療法により，目標値に達しないときには，薬物療法を併用する．

無症状性高尿酸血症においては，血清尿酸値 8.0 mg/dL 以上が薬物療法の適応となる．尿酸降下薬には，尿酸排泄促進薬（プロベネシド，ベンズブロマロンなど）と尿酸生成抑制薬（アロプリノールなど）がある．痛風発作時には薬物療法を行う．コルヒチン，非ステロイド性抗炎症剤，ステロイド剤の 3 剤で，コルヒチンは発作の前兆期に投与すると有効である．また非ステロイド性抗炎症剤も，症状が軽快すれば投与を中止することが原則である．尿の pH が 5.5 以下になると尿酸が過飽和になり結

＊ 腎障害，尿路結石，高血圧，虚血性心疾患，糖尿病，メタボリックシンドロームなどがある．（腎障害と尿路結石以外は血清尿酸値を低下させてイベント減少を検討した介入試験は未施行）

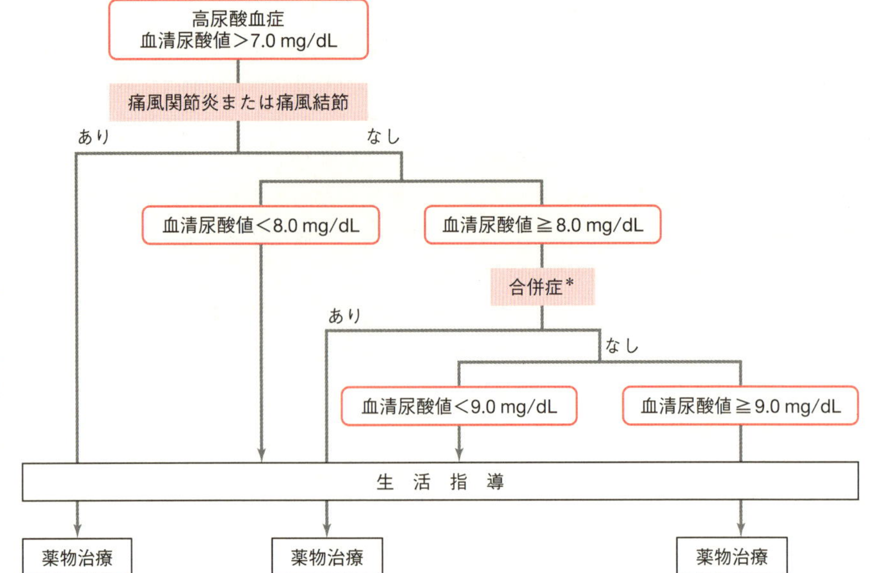

図 4・10　高尿酸血症の治療指針　［日本痛風・核酸代謝学会ガイドライン改訂委員会 編，“高尿酸血症・痛風の治療ガイドライン 第 2 版（2012 年追補 ダイジェスト版）”，メディカルレビュー社（2012）より］

石を誘発するので，5.5 未満では尿アルカリ化薬を用いる．痛風関節炎を繰返す症例や痛風結節を認める症例は薬物療法の適応となり，血清尿酸値を 6.0 mg/dL 以下に維持するのが望ましい．

栄養評価　血清尿酸値，血清クレアチニン値，尿中尿酸値，クレアチニン・クリアランス値を確認する．また，動脈硬化の危険因子の合併が多いので，血清脂質（総コレステロール，トリグリセリドなど），血糖値，HbA1c 値を確認する．また，BMI や体脂肪率などから肥満について評価する．

不規則な生活や過食，偏食，外食が多い，アルコール・清涼飲料水の多飲などが原因となっていることが多いので，食生活状況調査，食事記録より栄養素などの摂取状況，生活活動量，運動習慣を把握し評価する．

食事療法　エネルギーは，性，年齢，生活活動強度などを考慮した適正エネルギー量とする．肥満者の摂取エネルギー量は標準体重当たり 25 kcal/kg 標準体重/日以下を目安とする．肥満者の高尿酸血症の頻度は高率であり，特に体脂肪率と血清尿酸値との間には正の相関が認められている．肥満者をエネルギー制限食で治療すると体重減少に伴って血清尿酸値が低下することが多い．しかし，超低エネルギー食による極端な減量を行うと，脂肪がエネルギー源として利用され，ケトン体の産生が高まり尿酸排泄が抑制されて血清尿酸値が上昇する．段階的な減量となるようにエネルギー量を設定する．

プリン体の摂取：食品として供給される外因性のプリン体は，内因性のプリン体量に比べて少なく，厳格なプリン体制限を行っても血清尿酸値の低下はわずかであるとの報告もあるため，従来ほど厳しい制限は行われなくなった．しかし，症例によっては食事のプリン体を制限することで明らかな血清尿酸値の低下が認められることも示されている．

タンパク質食品はプリン体が多く含まれているので，過剰にならないよう 1.0 g/kg 標準体重/日程度とする．**プリン体**は，動物の内臓や魚の干物などに含まれており（表 4・14），食品 100 g 当たりプリン体を 200 mg 以上含むものを高プリン食品とよぶ．プリン体の極端に多い食品は避け，1 日の摂取量が 400 mg を超えないようにする．

脂質の過剰摂取はケトン体の生成が増加するため，食事中の脂質エネルギー比を20〜25% とする．

低タンパク質高炭水化物食はインスリン抵抗性を増悪させることになるので避ける．ショ糖，果糖の摂取量に比例して血清尿酸値の上昇がみられることから，ショ糖，果糖の過剰摂取は避ける．

高血圧，腎臓疾患などの合併症予防のためには，食塩を制限することが望ましい．

アルコール飲料は種類を問わず制限または禁止する．エタノールの代謝に伴い，大量の尿酸の生成，乳酸の増加による腎臓での尿酸排泄の障害，アルコール飲料に含まれるプリン体に由来する尿酸産生の増加などの機序によって血清尿酸値が上昇するためである．

1 日の尿量が 2 L 以上に維持できるように水分は十分に補給する．水分摂取を多くして尿量を増やすと，尿酸排泄が促進されて尿中尿酸濃度が低下する．尿路での尿酸析出の予防となる．

尿 pH の酸性化を防ぐことは尿路での尿酸析出の予防につながり，野菜・海藻類などのアルカリ性食品は，尿のアルカリ化に有効であるといわれている．また，アルカリ性食品はプリン体の少ないものが多く，この点からも推奨できる．

表 4・14 食品のプリン体含有量[a]（100 g あたり）

きわめて多い（300 mg 以上）	鶏レバー，マイワシ干物，イサキ白子
多　い（200〜300 mg）	豚レバー，牛レバー，カツオ，マイワシ，大正エビ，マアジ干物，サンマ干物
少ない（50〜100 mg）	ウナギ，ワカサギ，豚ロース，豚バラ，牛肩ロース，牛タン，マトン，ボンレスハム，プレスハム，ベーコン，ツミレ，ホウレンソウ，カリフラワー
きわめて少ない（50 mg 以下）	コンビーフ，魚肉ソーセージ，かまぼこ，焼ちくわ，さつま揚げ，カズノコ，スジコ，ウインナーソーセージ，豆腐，牛乳，チーズ，バター，鶏卵，トウモロコシ，ジャガイモ，サツマイモ，米飯

a）日本痛風・核酸代謝学会ガイドライン改訂委員会 編，“高尿酸血症・痛風の治療ガイドライン 第 2 版（2012 年追補 ダイジェスト版）”，メディカルレビュー社（2012）より．

患者教育 高尿酸血症・痛風に脂質異常症，高血圧，耐糖能異常，肥満などの生活習慣病が高率に併発する．したがって，痛風関節炎の発症，血清尿酸値のコントロールのみならず，腎障害や尿路結石などの合併症，併発する生活習慣病に対しても十分に配慮して栄養教育を行う．

また，高尿酸血症の発症要因を十分に理解させ，患者自らが食事療法に取組めるようにする．適正なエネルギー摂取とするため，早食い，大食い，偏食，夜食の摂取などを是正し，バランスのとれた食事に改善する．アルコールを飲用する場合は，日本酒 1 合，またはビール 500 mL，またはウィスキー 60 mL 以内にとどめ，1 週間に 2 日程度は禁酒日を設けるように指導する．アルコールは尿酸値を上昇させるとともに，食欲を増進し肥満の原因ともなるので注意が必要である．水分の補給に際し，ジュースや牛乳を多く飲むことは肥満の原因ともなるため禁止し，水やお茶を飲むように勧める．

5 消化器疾患

1. 消化器系に不調をきたすと，腹痛や吐き気，食欲不振，下痢，便秘など生活の質を落とすさまざまな症状が出現する．
2. 良性疾患として，胃食道逆流症，胃・十二指腸潰瘍，タンパク質漏出性胃腸症，過敏性腸症候群，潰瘍性大腸炎，クローン病などがある．潰瘍性大腸炎やクローン病は良性疾患であるが，難治性疾患である．
3. 消化管疾患では，摂食量が低下しやすいだけでなく，栄養素の吸収障害が生じやすい．栄養補給法や食事内容は病態に応じた対応をとる．
4. 肝炎の原因として一番多いのは肝炎ウイルスであり，C 型肝炎は慢性化することが多い．急性期は経腸栄養や静脈栄養を考慮し，回復期には経口摂取に移行する．鉄制限食が有効なこともある．
5. 肝硬変では肝臓の線維化が進み，肝臓に流入できる血液量が減少し，食道などに静脈瘤ができる．栄養障害の予防と是正を目指し，分割食（夜食）と BCAA 製剤利用を考慮する．
6. 非アルコール性脂肪性肝疾患（NAFLD）の原因は内臓肥満であることが多く，メタボリックシンドロームを合併しやすい．食事療法と運動療法が基本となる．
7. 脂肪肝ではバランスのよい食事を含めた生活習慣の是正が基本であり，アルコール性脂肪肝の場合には禁酒とする．
8. 胆石はコレステロール結石が一番多く，胆嚢炎をひき起こす場合もある．
9. 胆石症，胆嚢炎，膵炎では，痛みや発作を誘発しない食事が基本となり，脂質，香辛料，飲酒を制限する．膵炎の非代償期には，インスリン分泌不全と消化不良に対応した食事とする．

5・1 口内炎，舌炎

口腔粘膜（硬・軟口蓋，頬粘膜，歯肉）に炎症が生じたものを**口内炎**という．そのうち舌に炎症が起こったものを**舌炎**とよぶ．

成因と病態　原因により，アフタ性口内炎，カタル性口内炎，ウイルス性口内炎，アレルギー性口内炎，ニコチン性口内炎に分けられる．**アフタ性口内炎**は，抵抗力の低下，ストレス，栄養障害（ビタミン不足）やベーチェット病などの全身疾患に伴いできる．ビタミン不足による口内炎にはビタミン B 群が関与し，特にビタミン B_2，B_6 の不足が影響するとされている．**カタル性口内炎**は，虫歯，入れ歯の不具合，薬品の刺激などが原因となる．**ウイルス性口内炎**は，ウイルス感染に伴いできる．**アレルギー性口内炎**は，食べ物，金属などのアレルギー反応によりできる．**ニコチン性口内炎**は，喫煙の習慣のある者に生じる．そのほか，カビや細菌が原因となる口内炎もある．

全身疾患の一つとして起こる**舌炎**として，鉄欠乏性貧血や悪性貧血に伴うものがある．鉄欠乏性貧血による舌炎は，舌の表面の乳頭が萎縮して，舌の表面が赤く平らになる．ビタミンB_{12}欠乏による悪性貧血の舌炎は，舌の先端の灼熱感や痛みを伴う．

症 状 アフタ性口内炎，アレルギー性口内炎，ニコチン性口内炎では，口腔内に円形，楕円形の潰瘍ができる．カタル性口内炎では，口腔粘膜が発赤し，痛みが強く，食べ物がしみたり，口臭がひどくなることもある．ウイルス性口内炎では，粘膜に水泡ができ，破れるとびらんや潰瘍になる．

診 断 症状，経過より原因となる疾患を疑い，それぞれに応じた検査を行う．細菌感染を疑う場合は培養検査，ウイルス感染を疑う場合は血清中の抗体価検査を行う．全身疾患に伴う場合は，原疾患の検査を行う．

治 療 感染が原因の場合は抗菌薬を投与し，刺激となる原因物質がある場合はそれらを避ける．口腔内の清潔を保つためのうがいと，副腎皮質ホルモン剤（ステロイド）の軟膏などを使用する．また，全身疾患に伴うものは原疾患の治療を行う．

栄養評価 口腔内に痛みがあると摂食量が低下しやすく，栄養不良となりやすいので注意が必要である．口内炎・舌炎が長期にわたり十分に経口摂取ができない場合には，栄養状態が不良でないか評価する．また，口内炎や舌炎の原因となりうるビタミンB_2，B_{12}，葉酸などのビタミン欠乏がないかを調べる．

食事療法 口腔内の炎症の状態に応じた食べやすい形態の食事とする．疼痛がひどく食事をとりにくい場合には，刺激が少ない食べやすい食品を利用し，食べやすい味つけとなるよう調理法を選択する．熱いもの，冷たいものも炎症部位に刺激となるため避ける．また，食事形態をきざみ食や軟食とすることも有用である．

患者教育 食べやすい味つけや調理法を教育する．一度に量を食べられないときには頻回の食事で栄養を摂取するよう指導する．

5・2 胃食道逆流症

胃食道逆流症とは，おもに胃液や胆汁・膵液および食べ物からなる胃・小腸内容物が食道に逆流し，食道粘膜に障害が起こった状態である（図5・1）．

成因と病態 食道下部には，下部食道括約筋（LES）が存在し，胃内容物の逆流を

LES: lower esophageal sphincter

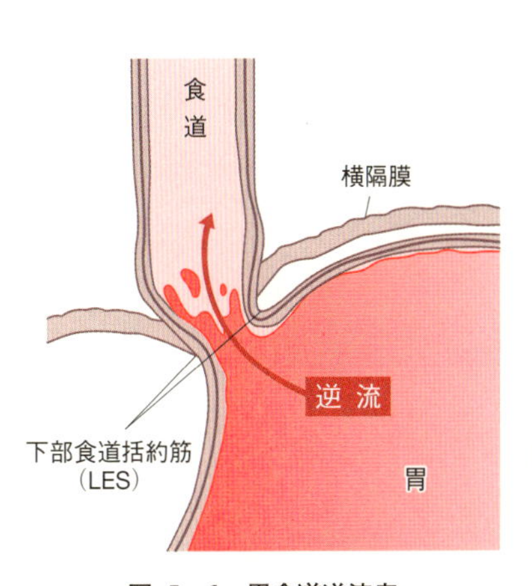

図 5・1 胃食道逆流症

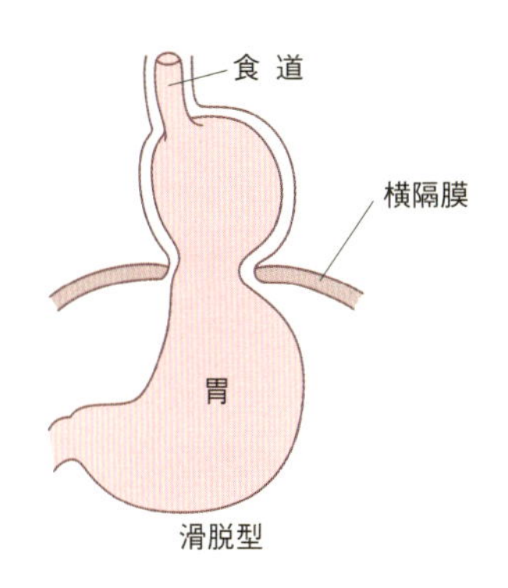

図 5・2 食道裂孔ヘルニア 胸部と腹部の間の横隔膜には，食道や大動脈，大静脈が通るための穴が開いている．食道が通る穴を**食道裂孔**といい，胃の一部がこの食道裂孔から胸部に脱出してしまっている状態を食道裂孔ヘルニアという．

防止している．**食道裂孔ヘルニア**（図 5・2）や加齢による胃食道逆流防止機能の低下が胃食道逆流症の原因となる．また，胃酸分泌を増加させる食べ物の摂取や，ベルト・コルセットなどによる腹部の締めすぎによる腹圧の上昇，ストレスによる食道知覚過敏などが原因となる．

症 状　胸やけ，呑酸，げっぷなどが生じる．消化器症状とは別に，食道に逆流した胃酸により，喉の違和感，持続する咳，胸痛などが生じる場合がある．

呑酸：胃液が喉の奥や口まで上がってきて口の中が酸っぱく感じること．

診 断　自覚症状および問診より本疾患を疑い，内視鏡検査にて診断する．内視鏡検査では，食道粘膜の発赤，びらん，潰瘍を認める**胃食道逆流症**（GERD）と，所見のない**非びらん性胃食道逆流症**（NERD）が存在する．NERD の場合は，pH モニタリングなどの検査を行う．

GERD：gastroesophageal reflux disease

NERD：non-erosive reflux disease

pH モニタリング：微小電極を経鼻的に食道内へ挿入し，24 時間の食道内の pH の変化を測定する．

治 療　まずは生活習慣の改善を試みる．薬物治療として，ヒスタミン H_2 受容体拮抗薬（H_2 ブロッカー）やプロトンポンプ阻害薬などの制酸剤や消化管運動機能改善薬を用いる．生活習慣の改善や薬物療法で効果が不十分な場合は，内視鏡的治療および外科的治療が考慮される．

栄養評価　栄養状態が不良でないか，身体計測や血液検査値から評価を行う．脱水と電解質の喪失がないか注意する．

食事療法　薬物療法を中心に，食事療法を併用する．胃内容物が胃や食道に逆流を起こしにくい食事とする．胃液の分泌を増加させないために胃内滞留時間が短い食事を心がけ，少量・頻回食とする．逆流を予防するため，就寝前の食事を避け，就寝時に上体を少し高くすることも有用である．暴飲暴食や早食いをしないようにする．高脂肪食は胃酸の分泌を増すため避ける．食道粘膜を刺激する食品（アルコールや酸味の強い食品）や下部食道括約筋（LES）の圧を低下させやすい食事（炭酸飲料など）を控える．体重増加や便秘も原因となるので注意が必要である．

患者教育　再発率が高い疾患であるため，規則正しい食生活を送るよう指導する．また，食後すぐに横になると胃液の逆流を起こしやすいため避けるように指導する．

粘膜筋板：胃壁は内側から粘膜層，粘膜筋板，粘膜下層，固有筋層，漿膜下層，漿膜からなっている．粘膜筋板は粘膜層と粘膜下層との間の薄い平滑筋層である．

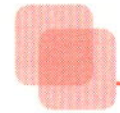

5・3　胃・十二指腸潰瘍

胃・十二指腸粘膜に粘膜筋板を超えた組織欠損が生じたものを**潰瘍**という．潰瘍よりも浅く粘膜層に欠損が局限するものを**びらん**という．

成因と病態　正常な状態では，**攻撃因子**（胃酸や消化酵素）と**防御因子**（粘膜保護）のバランスが成り立っている．つまり強い酸性の胃酸や消化酵素から胃粘膜が傷つかないようになっている（図 5・3）．しかし，ヘリコバクター・ピロリ菌感染や NSAID（非ステロイド性消炎鎮痛剤）の内服，ストレスなどによりバランスが崩れることにより胃・十二指腸潰瘍が発生する．

NSAID（non-steroidal anti-inflammatory drug）：シクロオキシナーゼ（COX）という酵素の働きを抑えることによりプロスタグランジンの産生を抑制し，鎮痛，抗炎症に作用する．炎症時にはさまざまな物質が放出されるが，なかでもプロスタグランジンの産生が大きく関与する．プロスタグランジンは炎症や痛みに関与しているが，胃粘膜保護にも関わっている．COX1 と COX2 があり，COX1 は胃粘膜や血管にあって機能を維持するために働いているが，一方，COX2 は炎症や痛みに関与する．多くの NSAID は，COX2 だけでなく COX1 も抑制してしまうため胃粘膜障害の原因となる．

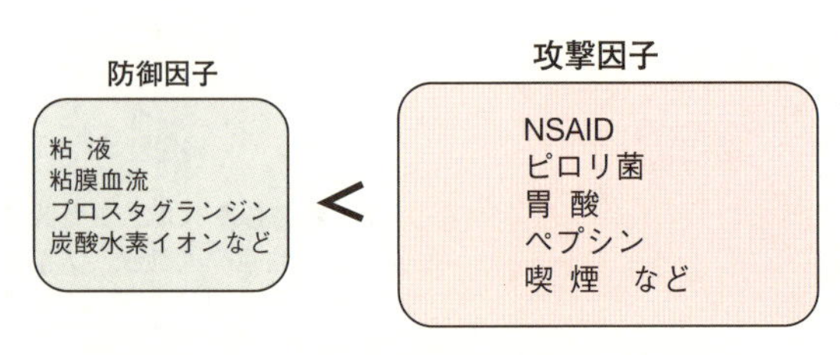

図 5・3　胃・十二指腸潰瘍の攻撃因子と防御因子

ヘリコバクター・ピロリ菌

ヘリコバクター・ピロリ菌 *Helicobacter pylori* は，鞭毛をもったらせん状の形態をしたグラム陰性桿菌である．ウレアーゼを分泌することにより，胃液中の尿素を二酸化炭素とアンモニアに分解する．産生されたアンモニアが胃酸を中和するので，ピロリ菌は胃内で生息できる．感染経路は口-口感染や糞-口感染と考えられ，多くは幼少時期に感染する．ピロリ菌の感染は，粘膜障害をきたし，慢性胃炎，胃・十二指腸潰瘍，胃がんの原因となる．わが国でのピロリ菌の感染率は，40 歳代以上では 70% 以上と報告されている．しかし，40 歳未満では感染率は低下しており，わが国における環境整備によるものと考えられている．

内視鏡検査または消化管 X 線造影検査（胃透視）にて胃潰瘍または十二指腸潰瘍と診断された場合，また内視鏡検査で慢性胃炎と診断された場合に，ピロリ菌の検査を行う．検査は，内視鏡時の胃粘膜採取にて行う検査と，血清抗体価の測定，尿素呼気試験，便中抗原測定などで行う．除菌治療は，アモキシシリン（抗菌剤），クラリスロマイシン（抗菌剤），プロトンポンプ阻害薬または，カリウムイオン競合型アシッドブロッカーの三剤で除菌（一次除菌）を行う．無効であった場合は，クラリスロマイシンをメトロニダゾール（抗菌剤）に変更し除菌を行う（二次除菌）．二次除菌までは保険適応がある．

症 状　心窩部痛や悪心，嘔吐を繰返す．胃潰瘍は食後に痛みが強くなる．これに対して，十二指腸潰瘍は空腹時に症状が強くなり，食事をとると軽快するという特徴がある．また，出血性潰瘍の場合は，吐血（コーヒー残渣様）や下血（タール便）を認める場合がある*．

診 断　自覚症状と問診から原疾患を疑い，上部消化管内視鏡検査を行って診断する．

治 療　薬物治療としては，ヒスタミン H_2 受容体拮抗薬やプロトンポンプ阻害薬，カリウムイオン競合型アシッドブロッカー，粘膜保護薬，プロスタグランジン製剤の投与を行う．NSAID が原因の場合は，可能な限り中止とする．ピロリ菌感染が原因であれば除菌治療を行う．

吐血，下血がみられ，内視鏡検査にて出血点が明らかであれば，内視鏡的止血術を行う．大量出血ではショック状態となる場合があるので，輸液，輸血などを優先にし，全身状態を安定させてから内視鏡治療を検討する．

栄養評価　急性期には絶食とし，軽快に伴い中心静脈栄養，末梢静脈栄養，経腸栄養での栄養補給を行う．胃・十二指腸潰瘍では，摂食量が低下するだけでなく消化や吸収が障害されていることがあり低栄養状態となりやすいため，摂食量からの評価だけでなく，体重変化や血液検査値などにより栄養状態を把握する．消化管から出血をきたし貧血となる場合もあるため，貧血でないかも確認する．

食事療法　急性期には絶食として輸液管理を行う．経口摂取開始後は，薬物療法を行いながら，胃や十二指腸への負担を減らし，潰瘍の治癒促進を促す食事とする．攻撃因子となる食事因子を除去し，防御因子が活発となるよう栄養状態を改善することを目指す．胃内滞留時間が長い脂肪は胃液の分泌を増加させるため，揚げ物などは控える．刺激となる香辛料や味の濃い料理，アルコールなどを避ける．胃・十二指腸粘膜の潰瘍を治癒するため，タンパク質を十分に摂取する．

食事がとりにくい場合には軟菜食を用い，症状が安定すれば軟食から常食に移行する．軟食時にエネルギーが不足する場合は輸液により不足分を補う．

* コーヒー残渣様嘔吐物やタール便とは，嘔吐物や便が黒くなることである．胃または十二指腸から出血した血液中のヘモグロビンが胃液によって変色するために起こる．

胃酸分泌を抑制する薬

胃酸は胃粘膜上皮内にある壁細胞から分泌される．ヒスタミン，ガストリン，アセチルコリンが各受容体に結合すると，最終的にプロトンポンプが活性化されて酸の分泌が起こる（図5・4）．ヒスタミン H_2 受容体拮抗薬は，胃壁細胞のヒスタミン H_2 受容体に結合し，胃酸分泌を抑制する．プロトンポンプ阻害薬は，壁細胞の酸分泌の最終段階のプロトンポンプに結合して，プロトンポンプを不活化し胃酸分泌を抑制する．胃酸分泌抑制効果はヒスタミン H_2 受容体拮抗薬よりもプロトンポンプ阻害薬の方が強い．

近年，新しい胃酸分泌抑制薬としてカリウムイオン競合型アシッドブロッカーが開発された．プロトンポンプに存在するカリウムイオンを直接阻害することにより酸の分泌を抑制する．プロトンポンプ阻害剤が効果を発揮するには，体内で代謝される必要があるのに対して，カリウムイオン競合型アシッドブロッカーは代謝による活性化が必要なく，効果発現が速いとされている．

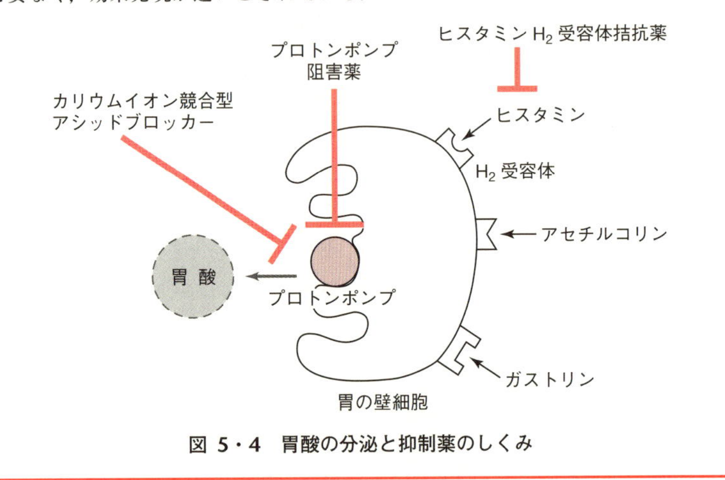

図 5・4　胃酸の分泌と抑制薬のしくみ

なお，胃・十二指腸潰瘍食では流動食を除くものに特別食加算がつく．

エネルギーは 30〜35 kcal/kg 体重/日，タンパク質は 1.2〜1.5 g/kg 体重/日，脂質は 20〜30％ とし，ビタミン・ミネラルを十分に摂取する．

患者教育　栄養バランスのとれた食事を摂取するよう指導する．禁酒，禁煙，ストレスを避け，規則正しい生活リズムとなるよう指導する．

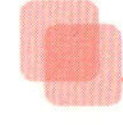

5・4　タンパク質漏出性胃腸症

消化管粘膜からタンパク質，特にアルブミンが管腔に漏れ出ることにより，低タンパク質血症をきたす症候群である．

成因と病態　原因が不明な点も多いが，腸管リンパ系の異常，毛細血管透過性の亢進，消化管粘膜上皮の異常が考えられている（表5・1）．

1）**腸管リンパ系の異常：** 先天的なリンパ系の形成不全や後天的なリンパ管の閉塞，圧迫などによるリンパの流れの障害，静脈圧の上昇などによりリンパ管内圧が亢進し，拡張したリンパ管が破綻することにより，タンパク質が腸管腔内へ漏出する．疾患としては，悪性リンパ腫，リンパ管形成不全，腸リンパ管拡張症などがある．

2）**毛細血管透過性の亢進：** アレルギー性胃腸症やアミロイドーシスによって起こ

アミロイドーシス： タンパク質であるアミロイドが，さまざまな組織や臓器に沈着し正常な働きを阻害する疾患．

表 5・1 タンパク質漏出性胃腸症の原因

(a) 小腸疾患・大腸疾患	(b) 胃疾患
・リンパ管拡張症	・メネトリエ病
・クローン病	・好酸球性胃腸症
・潰瘍性大腸炎	(c) 消化管以外の疾患
・セリアック病	・うっ血性心不全
・腸結核	・収縮性心外膜炎
・悪性リンパ腫	・フォンタン手術後
・アレルギー性胃腸症	・肝硬変
・非特異的小腸潰瘍	・全身性エリテマトーデス（SLE）
・ウィップル病	・強皮症
・クロンカイト・カナダ症候群	・ヘノッホ・シェーンライン紫斑病
・アミロイドーシス	・後腹膜線維症
	・低 γ グロブリン血症

る．アミロイドーシスでは，アミロイドが血管内に沈着して，血管がもろく弱くなり，血管透過性が亢進しタンパク質が腸管腔内へ漏出する．

3）**消化管粘膜上皮の障害**：潰瘍性大腸炎，メネトリエ病，クローン病などによりひき起こされる．

症 状 下痢，悪心，嘔吐，腹痛などの消化器症状と，浮腫，腹水・胸水貯留などの低タンパク質血症に伴う症状を認める．

診 断 便中 α_1-アンチトリプシンの定量と腸管クリアランスの測定，および ^{99m}Tc 標識ヒト血清アルブミン（^{99m}Tc-HSA）を用いた消化管シンチグラフィーにてタンパク質漏出を証明する．また，消化管内視鏡検査にて器質的疾患の有無を調べる．

治 療 原因となる疾患の治療を十分に行う．

薬物療法としては，浮腫に対して利尿薬やアルブミン製剤を投与する．副腎皮質ホルモン剤の投与が有効な場合もある．

栄養評価 タンパク質漏出性胃腸症では，タンパク質が漏出して低タンパク質血症が生じる．それに加え，脂肪や鉄，亜鉛などの吸収が障害されていることが多い．タンパク質の漏出の程度や，他栄養素の吸収障害がないかを確認する．また，摂食量の低下から低栄養状態となりやすいため，摂食状況を把握し，身体測定や血液検査（総タンパク質，アルブミン，貧血など）で全身の栄養状態を評価する．低タンパク質血症では浮腫が生じやすいので浮腫や腹水の程度を把握する．なお，浮腫があるため体重の減少は起こりにくい．

食事療法 低栄養状態の改善を目指す．腸リンパ管の障害による脂肪吸収障害が合併しやすいため，脂質を制限し，高タンパク質・低脂肪食とし，リンパ管内圧を下げる．エネルギーは十分にとり，バランスのとれた消化のよい食事を心がける．摂食量が少ない場合は頻回食とし，経腸栄養剤を使用する．浮腫や腹水がある場合には食塩を制限する．脂肪便がみられる場合には低脂肪の栄養剤や中鎖脂肪酸入りの栄養剤を用いる．

エネルギーは 35～40 kcal/kg 体重/日，タンパク質は 1.2～2.5 g/kg 体重/日，脂質は 15～40 g/日とし，ビタミン・ミネラルを十分に摂取する．

患者教育 高エネルギー・高タンパク質・高ビタミン・低脂肪食が基本であること，また脂肪を多く含む食品，アルコール飲料，炭酸飲料，香辛料，食物繊維の過剰摂取を避けるよう指導する．

α_1-アンチトリプシンクリアランス試験：血清および糞便中の α_1-アンチトリプシンを測定して，血中から便中への移行を調べクリアランス値を計算する．α_1-アンチトリプシンは主として肝臓で産生されるが，通常は消化管に分泌されない．消化管腔へ漏出しても消化酵素や細菌の影響を受けず糞便に排出されるため，そのクリアランスがタンパク質漏出の証明となる．

中鎖脂肪酸：リンパ管へ入らず，門脈を通ってエネルギー源となる．

5・5 炎症性腸疾患

炎症性腸疾患は，感染性腸炎や薬剤性腸炎など原因がわかっている**特異的炎症性腸疾患**と，原因が不明の**非特異的炎症性腸疾患**に分けられる．非特異的炎症性腸炎を代表する疾患として**クローン病**や**潰瘍性大腸炎**がある（表5・2）．

表 5・2 クローン病と潰瘍性大腸炎の違い

	クローン病	潰瘍性大腸炎
好発年齢	若年者	若年者，中高年者
主症状	下痢，腹痛，発熱，体重減少，腹部腫瘤蝕知	粘血便，下痢，腹痛，発熱
病変部位	全消化管，回盲部に多い 非連続性，区域性	おもに大腸 直腸より口側に連続性
内視鏡所見 注腸検査所見	縦走潰瘍，敷石像，アフタ	血管透見消失，びまん性炎症 びらん，潰瘍，偽ポリポージス
病理組織所見	全層性炎症，非乾酪性肉芽腫	粘膜層に限局した炎症，陰窩膿瘍
合併症	肛門病変（痔瘻），瘻孔，狭窄，穿孔，関節炎，関節痛など	中毒性巨大結腸症，大量出血，穿孔，原発性硬化性胆管炎，壊疽性膿皮症，結節性紅斑など
治　療	栄養療法，薬物療法，手術	薬物療法，手術

5・5・1 クローン病

回盲部：小腸から大腸への移行部をさし，回腸終末部・盲腸・虫垂が含まれる．
アフタ：黄色または白色で赤いふちどり（紅暈）のある，円形の小さなびらんや潰瘍をさす．
瘻孔：炎症によって，腸管と腸管，腸管と皮膚に生じた管状の穴のこと．

クローン病は主として10歳代後半〜20歳代の若年者にみられ，口腔〜肛門に至る消化管に炎症や潰瘍が生じる疾患である．病変の好発部位は**回盲部**で，飛び飛びに障害される**非連続性**である．病変部位により**小腸型**，**大腸型**，**小腸大腸型**に分けられる．消化管の病変は，**縦走潰瘍**，**敷石像**，**多発するアフタ**を特徴とし，肛門病変は，**痔瘻**や**裂肛**などを特徴とする（図5・5）．腸管合併症として，**狭窄**，**瘻孔形成**を認め，腸管外合併症として，アフタ性口内炎，虹彩炎，胆石症，原発性硬化性胆管炎，高アミラーゼ血症，膵炎，尿路結石，腎炎，肛門周囲病変，痔瘻，関節炎，結節性紅斑，壊疽性膿皮症などを認める場合がある．

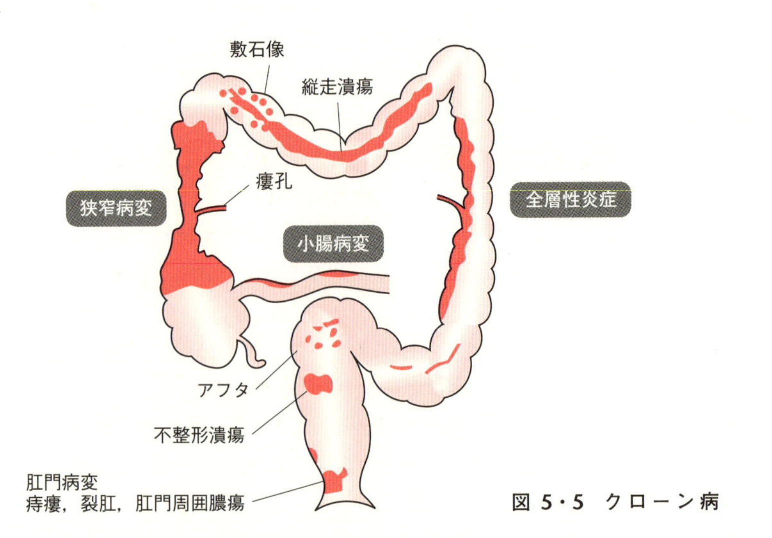

図 5・5 クローン病

成因と病態 原因は未だ不明であるが，遺伝的な要因，感染（結核菌類似の細菌や麻疹ウイルスなど），外来抗原（食事など），血流障害などが考えられている．

症 状 腹痛，下痢，発熱，体重減少がおもな症状である．そのほか，関節痛や全身倦怠感，血便などを認める．痔瘻や肛門周囲膿瘍などの肛門病変から診断されることもある．

診 断 自覚症状と問診より原疾患を疑う．血液検査，便培養を含む糞便検査，内視鏡検査，消化管 X 線造影検査，腹部 CT，MRI によって診断する．内視鏡検査時の病理組織検査にてみられる**非乾酪性類上皮肉芽腫**を特徴とする．

治 療 栄養療法として，食事刺激を取除くことで，腸管安静が保たれ腹痛や下痢などの症状の改善と消化管病変の改善が得られる．

内科的治療として，栄養療法に加え，5-アミノサリチル酸製剤（5-ASA）の内服加療を行う．重症度に従い副腎皮質ホルモン剤（ステロイド）や免疫調節薬や生物学的製剤（抗 TNF-α 受容体拮抗薬）などを用いる．

外科的治療として，通過障害を伴う狭窄病変や，穿孔，膿瘍などを併発した場合は手術が必要となる．また，内科的治療に抵抗する場合やがんを併発した場合は，手術適応である．

栄養評価 クローン病は腸管の疾患であるため，吸収障害が生じ栄養状態が悪い場合が多い．身体測定[*1]や血液検査値から栄養状態を把握する（表 5・3）．体重減少に伴い脂肪量，筋肉量ともに減少するため，TSF や AC なども測定する．血液検査では栄養状態を反映するマーカーのほか，炎症状態や微量栄養素[*2]についても注視する．クローン病の活動度の判定には IOIBD アセスメントスコアが用いられ，10 項目のうち 2 項目以上該当する場合には活動性，0～1 項目ならば臨床的寛解と評価される．

*1 体重は理想体重を求めて栄養計画を行う．

*2 鉄は消化管における損失が生じる．セレンや亜鉛は成分栄養剤使用で欠乏しやすい．

表 5・3 クローン病の栄養評価項目

身体計測	体重〔kg〕→% IBW 上腕三頭筋部皮下脂肪厚（TSF） 上腕周囲長（AC） 上腕筋囲長（AMC）	免 疫 能	総リンパ球数 皮膚遅延型過敏反応 血　沈 CRP
摂取状況	喫食内容（おもに食事として） 経腸栄養 完全静脈栄養	IOIBD アセスメントスコア	腹　痛 下痢または粘血便（>6 回/日） 肛門痛 瘻　孔 その他の合併症 腹部腫瘤 体重減少 発熱（>38 °C） 腹部圧痛 貧血（Hb<10 g/dL）
血液検査	総タンパク質 アルブミン（Alb） RTP（トランスフェリン，プレアルブミン，レチノール結合タンパク質） 総コレステロール トリグリセリド 血清鉄（Fe），ヘモグロビン（Hb），MCV，MCHC 電解質（Na，Cl，K，Ca） 微量元素（Se，Zn）	エネルギー代謝	安静時エネルギー消費量（REE） 呼吸商（RQ）

食事療法 食事による腸管の病態の悪化を避けることが目的となる．腸管を安静にするとともに，低栄養状態の改善を目指す．活動期の重篤な場合には絶食で中心静脈栄養を行い，回復に応じて経腸栄養，低脂肪・低残渣食に移行する．寛解期においても，食事のみでは腸管への負担が大きいため，低脂肪・低残渣の食事と経腸栄養を組

ED: elemental diet

合わせて摂取する．経腸栄養剤は第一選択として成分栄養剤（ED）を用いる．成分栄養剤は，窒素源がアミノ酸であるため消化の必要がなく，タンパク質を含まないので抗原性がなく，腸管での炎症が抑えられる．また低脂肪で糖質が主たるエネルギー源となっている利点がある．長期にわたる成分栄養剤の使用では，必須脂肪酸欠乏にならないように，脂肪乳剤の投与を行うとよい．

高エネルギー，高ビタミン・ミネラル，低脂肪とする．エネルギーは 30〜40 kcal/kg 標準体重/日（経腸栄養剤からの摂取も含む）とし，タンパク質は 1.2〜1.5 g/kg/日（うち食事から 0.6〜0.8 g/kg 標準体重/日）とする．脂肪摂取量が 30 g 以上は再燃しやすいとされるため，20〜30 g/日未満とする．炎症惹起物質を産生する *n*−6 系多価不飽和脂肪酸を減らし，炎症惹起物質の産生を抑制する *n*−3 系多価不飽和脂肪酸の摂取を心がける（*n*−6/*n*−3 比を 4 以下とする）．食物繊維は 10〜15 g とし，ビタミン・ミネラルは十分に摂取する．

患者教育 経腸栄養剤の取扱いを理解させることが重要である．食事は低脂肪・低残渣食，消化しやすい調理形態をとなるよう指導する．炎症再燃率を下げるため，食事の割合が多くなりすぎないよう経腸栄養剤で補うよう指導を行う．

5・5・2 潰瘍性大腸炎

再燃・寛解: 症状がぶり返したり，一時的に良くなったりする状態をいう．

潰瘍性大腸炎とは，大腸の粘膜にびらんや潰瘍ができる炎症性疾患で，**再燃・寛解**を繰返す慢性の腸疾患である．病変は**直腸から連続性**に認め，病変の範囲により**直腸炎型**，**左側大腸炎型**，**全大腸炎型**に分類される（図 5・6）．腸管合併症として，大量出血，中毒性巨大結腸症，がん化などを認める．**腸管外合併症**としては，アフタ性口内炎，虹彩炎，原発性硬化性胆管炎，高アミラーゼ血症，膵炎，強直性脊椎炎，関節炎，結節性紅斑，壊疽性膿皮症などを認める．

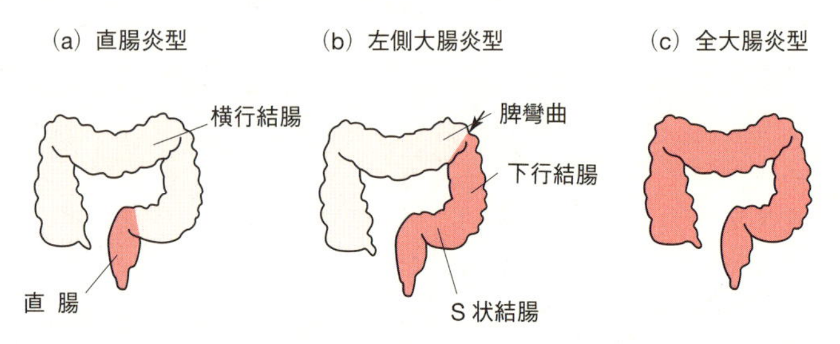

図 5・6 潰瘍性大腸炎 病変部を赤色で示す．

病因と病態 原因として腸内細菌の関与や自己免疫反応の異常，あるいは食生活の変化などが考えられているが，原因は不明である．

症 状 下痢，粘血便，腹痛などがおもな症状である．そのほか，全身倦怠感，体重減少，関節痛などを認める．

診 断 症状と問診より原疾患を疑う．血液検査，便培養を含む糞便検査，下部消化管内視鏡検査，消化管 X 線造影検査，腹部 CT によって診断する．内視鏡検査時の病理組織生検検査にて単核細胞浸潤によるびまん性炎症，杯細胞の減少，腸陰窩の萎縮，陰窩膿瘍の形成を特徴的とする．

治 療 病変範囲，活動性に準じて薬物療法を行う．5-ASA 製剤から開始し，無効な場合は，副腎皮質ホルモン剤（ステロイド）を使用する．血球成分除去療法の併用も有効である．中等症から重症に対しては，免疫調節剤（アザチオプリン），タクロ

表 5・4 潰瘍性大腸炎の栄養評価項目

身体計測	体重〔kg〕→% IBW 上腕三頭筋部皮下脂肪厚（TSF） 上腕周囲長（AC） 上腕筋囲長（AMC）	血液検査	総タンパク質 アルブミン（Alb） RTP （トランスフェリン，プレアルブミン，レチノール結合タンパク質） 総コレステロール トリグリセリド 血清鉄（Fe），ヘモグロビン（Hb），MCV，MCHC 電解質（Na，Cl，K，Ca） 微量元素（Se，Zn）
摂取状況	喫食内容（おもに食事として） 完全静脈栄養 経腸栄養		
		エネルギー代謝	安静時エネルギー消費量（REE） 呼吸商（RQ）

リムス，抗 TNFα 受容体拮抗薬などを使用する．

薬物療法が無効な場合や，穿孔，大量出血，中毒性巨大結腸症，大腸がんを合併した場合は外科的手術適応となる．

栄養評価 下痢による栄養不良の有無を確認し，身体測定や血液検査データから栄養状態を把握する（表 5・4）．出血が続くと貧血がみられることがあり，また，栄養状態が低下し低タンパク質血症，低アルブミン血症を生じることが多い．治療薬として用いられるサラゾピリンは葉酸の吸収を抑制するため，血球検査で MCV（平均赤血球容積）を確認する．

食事療法 薬物療法が主であり，栄養状態の維持・改善を目指して食事にも注意をする．重篤な場合は食事ではなく中心静脈栄養法で栄養補給を行う．炎症が改善したら様子をみながら経口摂取量を増やす．食事は下痢を減らし栄養状態の改善を目指すものとする．潰瘍の治癒のため，高エネルギー，高タンパク質，低脂肪で栄養バランスのとれた食事とする．エネルギーは 35～40 kcal/kg 標準体重/日，タンパク質は 1.2～1.5 g/kg 標準体重/日，脂質は 30～40 g/日とし，ビタミン・ミネラルは十分に摂取する．寛解期には再燃予防に有効とされる水溶性食物繊維を多くとることが望ましい（食物繊維の摂取目安は 10～15 g/日）．下痢によって脱水や電解質が不足する場合には，経口補水液などで不足を補う．また，EPA などの $n-3$ 系多価不飽和脂肪酸は炎症を抑制する働きがあるため摂取する（$n-6/n-3$ 比が 4 以下が望ましい）．

患者教育 下痢などの増悪がないか様子をみながらバランスのとれた食事を摂取するよう指導する．

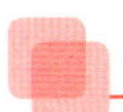

5・6 過敏性腸症候群

成因と病態 発生機序は不明であるが，中枢神経系と大腸を中心とした消化管運動の異常，消化管の知覚過敏が関連していると考えられている．**便秘型**，**下痢型**，**混合型**に分けられる．

症 状 腹痛，便秘または下痢，あるいは両者が交互に起こる．また，腹部膨満感，悪心，腹鳴（ふくめい）（空腹でないのに腹が鳴ること），腹部不快感などを伴うことがある．これらの症状は排便により改善することが多い．

診 断 Roma Ⅳ 分類が広く用いられている（図 5・7）．血液検査や便検査では異常がなく，内視鏡検査でも器質的疾患を認めないのが特徴である．

治療　ストレスの少ない規則正しい生活を送るよう指導する．薬物療法としては，下剤，止痢剤，消化管機能調節薬を用いる．抗不安薬も有効な場合がある．

栄養評価　ライフスタイルの乱れが症状を増悪させる．食事調査を行い，暴飲暴食がないか，内容や量，栄養素など摂取状況を把握する．ほとんどの場合は栄養状態の低下が生じることはないが，下痢や便秘の程度を把握する．

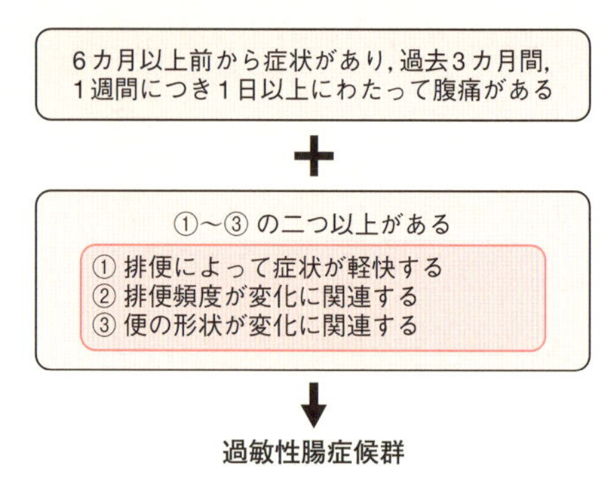

図 5・7　過敏性腸症候群の診断基準（Roma Ⅳ）

食事療法　栄養障害となることはほとんどないため，疾患に対する食事療法というよりも，下痢や便秘の病態に応じた食事をとることを目指す．

下痢型の場合には，腸管運動を亢進させる不溶性食物繊維の多い食品や香辛料などは控える．脂肪の多い食事は下痢を助長させるので避ける．アルコールは腸管の蠕動運動を亢進するため避ける．水溶性食物繊維は便性の改善が期待できる．加熱調理をした消化のよい調理形態となるよう心がける．

便秘型の場合にも，食物繊維を多く含む食品を摂取し，水分を十分に摂取する．脂肪が多い食事は胃からの排泄や腸管の通過が遅いので避ける．

患者教育　生活習慣の是正を行う．過度な食事制限は行わず，規則正しい食生活となるよう指導する．

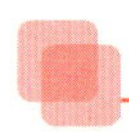

5・7　便　　秘

便秘とは，便の量が減り，硬い便のため排便に困難や苦痛を感じる状態である．3日以上排便がない，または毎日排便があっても残便感がある状態と定義されている．

成因と病態　原因により**機能性便秘**と**器質性便秘**に分けられる（図5・8）．

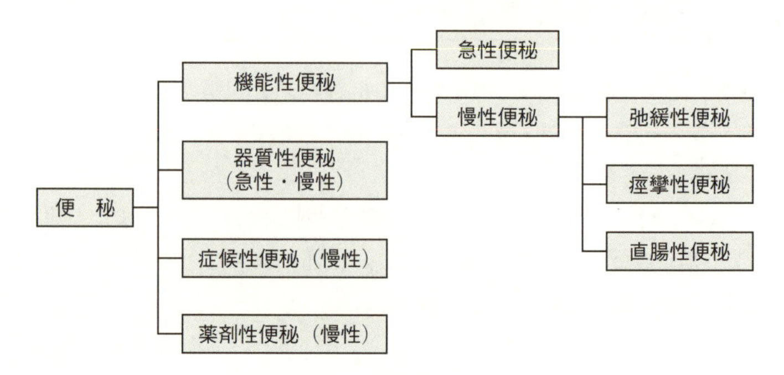

図 5・8　便秘の分類

機能性便秘は，大腸の動きの異常が原因で起こるものである．急性便秘は，食事や生活習慣の変化や，繊維質の少ない偏った食事をすることが原因となり一過性に起こる．慢性便秘は，弛緩性便秘，痙攣性便秘，直腸性便秘に分けられる．**弛緩性便秘**は，高齢者や経産婦に多く，大腸の動き（蠕動運動）が弱くなり，筋力低下により便を押し出すことができなくなった状態である．**痙攣性便秘**は，ストレスにより自律神経が乱れて，腸が過緊張となり便の通りが悪くなった状態で，下痢と便秘を交互に繰返すことがある（§5・6 過敏性腸症候群参照）．**直腸性便秘**は，便が直腸まで運ばれているにもかかわらず便意が脳に伝わらない状態であり，便意を我慢したり，下剤，浣腸を乱用したりすることが原因である．

器質性便秘は，大腸腫瘍や炎症，手術後の癒着や腸の形成異常により，通過障害をきたした状態である．

そのほか，代謝・内分泌疾患，神経筋疾患，膠原病に伴う症候性便秘や，カルシウム拮抗剤，麻薬，抗コリン薬，抗うつ薬，利尿剤使用時の薬剤性便秘がある．

症 状 腹部膨満感，腹痛，食欲不振など．そのほか，肌荒れ，頭痛などを自覚する場合もある．

診 断 血液検査，便検査（便潜血検査），放射線画像検査・内視鏡検査にて便秘の原因となる疾患を診断する．中高年で急激に発症した便秘や体重減少を伴うものは，大腸がんの可能性を考え検査を行う．

治 療 水分および食物繊維を十分にとるようにする．朝食後に腸の動きが活発になるため，食後に排便を試みるという排便の習慣をつけるようにする．無効な場合は下剤を使用するが，原因疾患の診断が重要である．

栄養評価 摂食量の不足が便秘の原因であることもあるため，食事摂取量や体重の変化を確認する．食事摂取状況や水分摂取状況などの食生活状況，運動習慣，排便習慣を把握する．下剤の使用状況も確認し，電解質異常がないか注意する．

食事療法 便秘の病態に応じた対応をとり，便秘の改善を図る．弛緩性便秘の場合には，食物繊維を十分に摂取し，低下している腸管の蠕動運動を促す．また，冷たい水などで腸結腸反応を刺激し，十分な水分を摂取する．痙攣性便秘の場合には，腸管への刺激を軽減するため不溶性食物繊維の摂取を控え，脂質の多い食品を避ける．水溶性食物繊維を多く摂取する．香辛料やカフェインなどの刺激物は避ける．直腸性便秘の場合には，排便反射を促す食事とする．

患者教育 痙攣性便秘の場合はストレスの少ない生活を送るよう指導する．

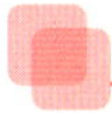

5・8 下　痢

下痢とは，通常の便と比較して，粥状あるいは液状化した状態である．

成因と病態 水分の吸収障害，腸液の分泌異常亢進，腸粘膜の障害，腸管運動異常などにより下痢が生じる．病態により**浸透圧性下痢**，**分泌性下痢**，**滲出性下痢**，**腸管運動異常性下痢**に分けられる．**浸透圧性下痢**は，浸透圧の高いものが腸に入り，腸内の浸透圧を低下させるために腸管壁から水分が引き出され，水分の吸収が阻害されることにより生じる．薬剤や吸収不良症候群などが原因となる．**分泌性下痢**は，消化管での腸液の分泌が異常亢進することにより生じる．感染性腸炎や内分泌腫瘍などが原因となる．**滲出性下痢**は，腸管の炎症による粘膜の障害により，腸粘膜の透過性亢進や吸収障害が起こることにより生じる．感染性腸炎や炎症性腸疾患が原因となる．**腸**

管運動異常性下痢は，腸管の蠕動運動が異常に亢進することにより，腸管内の水分の吸収が十分に行われないために生じる．過敏性腸症候群などが原因となる．

臨床的には，**急性下痢**と**慢性下痢**に分けられる．**急性下痢**は，急に始まり短期間で改善するもので薬剤や感染症が原因となる．**慢性下痢**は，慢性的に長く続き吸収不良症候群や炎症性腸疾患，内分泌腫瘍などが原因となる．

症状　原因疾患により発熱，腹痛，嘔吐，血便を伴うことがある．

診断　便の性状，血便の有無，海外渡航歴を聴取する．感染性腸炎が疑われれば，便の細菌培養検査，寄生虫検査を行う．また，抗生剤投与後の下痢症の場合は，***Clostridium difficile*** **毒素**（CD トキシン）の検査も行う．消化吸収不良が疑われる場合は，脂肪便の有無を検査する．内分泌腫瘍が疑われる場合は，血中のセロトニンおよび尿中 5-ヒドロキシインドール酢酸（5-HIAA）などを測定する．そのほか，甲状腺ホルモンや副甲状腺ホルモンの精査を行う．膵腫瘍や悪性腫瘍，炎症性腸疾患を疑う場合は，放射線画像検査や内視鏡検査を行い，原因となる疾患を診断する．

治療　下痢の場合，本来吸収されるべき水分が放出してしまうため脱水症状にならないように水分補給に注意する．原因となる疾患に準じた治療を行う．薬物療法として腸管運動抑制剤や整腸剤を用い，必要に応じて止痢薬を投与する．

栄養評価　下痢は栄養素の吸収障害をまねく．下痢により脱水や電解質異常がないかを把握する．下痢により炭酸水素イオン（HCO_3^-）が失われると体内の PH は下がり，代謝性アシドーシスをひき起こすため，血中 HCO_3^- 濃度や血中カリウム濃度（アシドーシスに伴い高値となる）に注意する．慢性下痢では低栄養をきたしやすいため，身体計測や血液検査により栄養状態を把握する．

食事療法　急性下痢では水分や電解質の補給に重点をおく．経口摂取が不可能な場合や重症の場合には静脈より摂取を行う．経口摂取が可能な場合には常温の電解質含有の飲用水で補う．慢性下痢では栄養状態の改善，腸管の庇護（ひご）を行い，下痢症状を悪化させないため，低脂肪・低残渣で消化のよい食事とし，症状が激しいときは絶食にする．下痢症状が重篤で長期にわたる場合にはカリウムを損失しやすいので補う．

浸透圧性下痢の場合は，吸収されにくい高浸透圧のものを避ける．

滲出性下痢の場合には，重篤な際は静脈栄養や経腸栄養によって栄養を補給する．

分泌性下痢の場合には，腸管の刺激を和らげるよう，水分補給を行ったり脂肪の摂取を制限したり，胃酸分泌を亢進させる食品の摂取を控える．

腸管運動異常の下痢の場合は，腸管を安静にするため，低脂肪で不溶性食物繊維が少ない食事とし，冷たいものや香辛料などの摂取は控える．

患者教育　脱水に陥らないよう注意し，下痢の原因別に，軟らかく消化のよい食事となるよう指導する．

5・9　肝　炎

肝臓の炎症である**肝炎**は，感染，飲酒，薬剤，自己免疫性，代謝異常などさまざまな原因によって起こる（表 5・5）．肝炎の原因として一番多いのは，肝炎ウイルスによる肝炎であり全肝炎の 70％ ほどである．

肝炎は，**急性肝炎**と**慢性肝炎**に分けられ，6 カ月以上継続する場合（持続感染）に慢性肝炎と診断される．慢性ウイルス性肝炎では，C 型肝炎が一番多く，肝硬変になる割合も高い．

表 5・5 肝炎の種類	
種　類	概　要
ウイルス性肝炎	A 型と B 型は，ほとんど急性肝炎として治癒する．C 型は慢性化することが多い．
アルコール性肝炎	中等度以上の量のアルコールを長期間（数十年）摂取することにより生じる．
非アルコール性肝炎	少量のアルコールを飲む，あるいはまったくアルコールを飲まない人に起こる．内臓肥満と関連しており脂肪肝になる．数年～数十年後に非アルコール性脂肪性肝炎になる．
薬剤性肝炎	中毒性とアレルギー性がある．処方薬だけでなく市販薬でも起こる．
自己免疫性肝炎	自身の体質によって起こる．
代謝性肝炎	銅代謝異常（ウィルソン病）や鉄の過剰蓄積（ヘモクロマトーシス）によって起こる．

5・9・1 ウイルス性肝炎

成因と病態　日本では，**A 型**，**B 型**，および **C 型肝炎**が広く知られている（表 5・6）．D 型と E 型肝炎は日本ではまれである．A 型，B 型，C 型肝炎ウイルスによる急性肝炎が，全急性肝炎の多くを占めている（90% 以上）．急性ウイルス性肝炎は，A～C 型いずれも 1～2 カ月程度で治癒する．ウイルスが体から排除され，抗体（それぞれ IgG HA 抗体，HBs 抗体，HCV 抗体など）が産生される．慢性肝炎になると，数年～数十年におよぶことが多く，生涯にわたることもある．ただし，肝炎ウイルス自体は，肝細胞を障害することはほとんどなく，肝炎ウイルスに対する免疫反応によって肝細胞が障害されていく．

表 5・6 肝炎ウイルスの特徴			
肝炎ウイルス	A 型	B 型	C 型
おもな感染源	汚染された水，食品（特に生の貝類）など	体液，血液など	血　液
感染経路	経　口	粘膜，傷，血管など	傷，血管など
経　過	ほとんどが急性肝炎として，1～2 カ月で治癒する．	90% は急性肝炎として発症し，1～2 カ月で治癒する．10% は慢性化する．	60～70% 以上が慢性化する．
ワクチン・免疫グロブリン	有	有	無
近年の状況	衛生環境の改善により，感染者は減少している．	ワクチン接種により母子感染は減少した．性行為による感染が増加傾向にある．	現在，輸血による感染はほとんどない．

その他の急性肝炎：肝炎ウイルス以外では，EB（エプスタイン・バール）ウイルスやサイトメガロウイルスなどによる急性肝炎がある．成人が EB ウイルスに唾液を介して感染すると，伝染性単核球症を発症し，発熱，リンパ節腫脹，咽頭炎などとともに，肝腫大を起こす．

a. 急性ウイルス性肝炎

症 状　A 型，B 型，C 型肝炎の発症初期は，感冒に類似した症状（全身倦怠感，発熱，悪心，嘔吐，食欲不振など）が出る．罹患者のなかには，風邪にかかったと思って受診することも少なくない．症状の悪化とともに血清ビリルビン，肝機能酵素である AST や ALT の血清濃度が上昇する．1～2 週間すると皮膚や眼球結膜が黄染してくる（黄疸）．このころから逆に，自覚症状，検査所見は改善してくる．しかし，まれに致死率の高い**劇症肝炎**を発症することがある（1% 未満）．

D 型肝炎は感染の仕方が特殊である．日本国内で感染する可能性は少ない．すでに B 型肝炎ウイルスに感染している人に，D 型肝炎ウイルスが血液などを介して感染する．このような重複感染をすると肝機能は悪化し，慢性化しやすい．E 型肝炎は，A 型肝炎のように水や食物を介して感染する．豚肉，鹿肉，猪肉などの加熱不十分な肉の摂食により発症する．多くの場合，急性肝炎として発症する．慢性化などについては不明な点が多い．

診 断　問診と身体所見とともに，肝炎ウイルスの抗原，抗体，DNA，核酸増幅検査などを行い，原因である肝炎ウイルスを確定する．血液検査で AST，ALT，γ-GTP，ビリルビン，アルブミンなどを検査し，全身状態や肝臓の障害程度などを診断する．

治 療　急性肝炎に対する薬物療法はなく，安静臥床と静脈栄養法を含めた栄養療法で対処する．嘔吐，嘔気が強く食欲がない場合には，末梢静脈栄養法を行う．回復状況をみながら，徐々に経口食へ変えていく．

b. 慢性ウイルス性肝炎

成因と病態　A 型肝炎は慢性化することはない．B 型肝炎も 90% が急性肝炎として治癒する．しかし，残り 10% が慢性化，あるいは**無症候性キャリア**状態へ移行する．C 型肝炎は，60〜70% 以上が慢性化（キャリア含む）へ移行する．慢性肝炎の多くは C 型肝炎が原因である（全慢性肝炎の 80% 前後）．

B 型肝炎は体液でも感染するため性行為による感染も多く（**水平感染**），若年者では近年増加傾向にある．成人では慢性化することが少ないが，免疫系が十分でない乳幼児が感染すると**無症候性キャリア**に移行する割合が増加する．母子感染（**垂直感染**）は，ワクチン接種，免疫グロブリン投与などが行われるようになり減少している．

C 型肝炎ウイルスは性行為で感染することは多くない．母子感染もまれである．日本の C 型肝炎ウイルス感染者は高齢化しており，その原因の多くは輸血など，ある程度以上の血液量を介することによって起きている．1992 年から精度の高い検査を献血時に行うことによって，輸血による肝炎ウイルス感染はほとんどなくなった．1999 年から核酸増幅検査が導入され，さらに安全性が向上した．近年の C 型肝炎ウイルス感染の原因は，HCV 陽性の血液を傷のある手で触ることや，針刺し事故などによることが多い．

キャリア：B 型および C 型肝炎ウイルスでは，感染した後，ウイルスが体から排除されない状態になることがある．乳幼児が感染した場合，このような状態になることが多く，**キャリア**（ウイルス保持者）とよばれる．自覚症状もなく，また肝機能もほぼ正常なので，**無症候性キャリア**とよばれることも多い．生涯にわたりまったく肝炎症状を発症しない場合も多い．しかし，途中で急性肝炎を発症したり，慢性肝炎に移行することもある．

垂直感染と水平感染：感染病原体が母親から子どもへと感染することを**垂直感染**（**母子感染**）といい，おもに三つの経路がある．胎盤を介する感染，分娩時の産道を介する感染，そして母乳を介する感染がある．垂直感染以外の人から人，動物などから人への感染を**水平感染**という．

症 状　慢性肝炎では，かなり肝機能の障害が進行しないと自覚症状は生じない．肝硬変になっても，代償期ではほとんど自覚症状がなく，非代償期肝硬変になってはじめて，倦怠感，浮腫，腹水などの症状が出現することが多い*1．

*1 肝硬変については §5・10 参照．

診 断　肝炎ウイルスの抗原，抗体，DNA，核酸増幅検査などを行い，経過や肝炎ウイルスの増殖性を判断する．血清 AST，ALT，γ-GTP，そしてビリルビンの濃度の上昇などがみられることがあるが，重症化しないとほとんど基準範囲であることが多い．そのため，通常の定期健康診断では，安定している慢性ウイルス性肝炎を診断することは難しい．

治 療　おもに血清 ALT 濃度および血小板数の経過をみながら，治療方針を決めていく*2．薬物治療としては，抗ウイルス療法と肝庇護（かんひご）療法がある．

*2 "肝硬変治療のガイドライン 2015" より．

B 型肝炎での抗ウイルス療法は，インターフェロンと核酸アナログ製剤である．C

型肝炎の抗ウイルス療法は，インターフェロン，リバビリン，プロテアーゼ阻害薬の投与（単独および併用）が行われてきた．近年C型肝炎に対して，新たな経口抗ウイルス薬（核酸型ポリメラーゼ阻害薬とリバビリンなどの合剤）が開発された．レジパスビル/ソホスブビル（ハーボニー配合錠®）は，12週間の内服により従来治療困難であったタイプのC型肝炎ウイルス（日本人に多いジェノタイプ1）に対する治療効果が非常に高くなっている（90% 以上）．これらの治療により，C型肝炎ではウイルスの完全排除が期待できるが，B型肝炎では現時点では難しい．抗ウイルス療法は，肝硬変非代償期では行わない．

肝庇護療法には，ウルソデオキシコール酸とグリチルリチン製剤による薬物療法がある．また，鉄による肝臓への障害を軽減するため，瀉血（しゃけつ）療法が行われることもある．肝庇護療法は，肝機能の改善効果はあるが，ウイルスに対する効果はない．

瀉血療法：献血と同様な処置により，静脈から血液を抜いて破棄する．体内の鉄を減少させ貧血傾向にする．保険適用の治療法である．

予 防 ウイルス性肝炎では，ウイルスへの曝露を回避することが重要である．曝露の危険が高い場合（医療従事，災害・事故現場，海外渡航など）は，A型とB型肝炎にはワクチンがあるので，事前の接種が推奨される．ワクチン接種により多くの場合，発症を予防でき，また発症しても軽症で済む可能性が高い．さらに，曝露早期ならば，免疫グロブリンの投与も効果がある．現時点では，C型肝炎に対するワクチンはない．

5・9・2 アルコール性肝炎

アルコール性肝炎とは，長期（通常は5年以上）にわたる過剰の飲酒が肝障害のおもな原因であり，以下の条件を満たす肝炎である*．慢性化すると脂肪肝や肝線維症を発症し，最終的に肝硬変に移行する（肝硬変の15% を占める）．

1）過剰の飲酒とは，1日平均純エタノール 60 g 以上の飲酒（常習飲酒家）をいう．ただし女性やアセトアルデヒド脱水素酵素（ALDH）2活性欠損者では，1日 40 g 程度の飲酒でもアルコール性肝障害を起こしうる．
2）禁酒により，血清 AST，ALT および γ-GTP 値が明らかに改善する．
3）肝炎ウイルスマーカー，抗ミトコンドリア抗体，抗核抗体がいずれも陰性である

アルコール性肝障害者では，栄養障害を伴う．生活習慣の改善と，飲酒を断つという（断酒）意志をもつように促進する．地域支援センターの利用や自助会への参加が，多くの場合有効である．必要に応じてアルコール依存症治療薬も考慮する．アルコール性肝炎自体に対する薬物療法はない．

* 日本アルコール医学生物学研究会，"JASBRA アルコール性肝障害診断基準（2011年度版）"より．

5・9・3 非アルコール性脂肪性肝炎（NASH）

非アルコール性脂肪性肝炎については，§5・11（p.134）参照．

5・9・4 薬物性肝炎

薬の副作用として肝臓が障害されることがある．その場合，**薬物性肝炎**（**薬剤性肝障害**）とよび，中毒性とアレルギー性に分けられる．中毒性は過剰な量の薬物服用が原因であり，アレルギー性は体質などが原因である．多くの薬物性肝炎はアレルギー性であるが，その薬剤の服用前に予測することは難しい．原因薬物としては抗菌薬，解熱鎮痛薬，精神神経系の薬，抗がん剤など多数あるが，そのほかの薬でも薬物性肝炎を起こす可能性がある．市販の解熱鎮痛剤（非ステロイド抗炎症薬）などによって生じることもある．重症になると，急性ウイルス性肝炎のような症状を発症するが，

多くは，発熱，皮膚症状（発疹，発赤，掻痒），黄疸などが発症する．明らかな自覚症状はなく倦怠感のみということもある．原因と考えられる薬剤の服用を中止し，多くは対症的な治療を行うことにより改善する．

5・9・5 自己免疫性肝炎

中年以降の女性に多く発症する．慢性肝炎の数％（5％未満）を占める．原因としては，遺伝的要因や免疫異常などが考えられている．診断には，抗核抗体，抗平滑筋抗体などの自己抗体の検査が用いられる．症状は，急性肝炎のような症状を生じることもあるが，ほとんどが無症状のことが多い．治療では副腎皮質ステロイド薬が多くの場合有効である．

5・9・6 その他の肝炎

銅代謝異常によるウィルソン病や，鉄過剰蓄積がおもな原因であるヘモクロマトーシスにおいても，慢性肝炎や肝硬変を起こすことがある．

5・9・7 肝炎の栄養評価と食事療法

栄養評価 急性期には，嘔吐，発熱などの症状から，栄養状態が低下しやすい．自覚的症状，経口摂取の可否，食欲の有無を確認をし，適した栄養補給法を選択する必要がある．栄養状態は，総タンパク質，アルブミン，トリグリセリド，中性脂肪，コリンエステラーゼなどの臨床検査値を用いて評価していくが，肝障害による影響との区別がつきにくいため，多面的に経時的に評価を繰返しながら，病期を見極めて適切な食事療法へとつなげる．

回復期では，症状の軽減とともに過剰摂取による脂肪肝の生じる危険性があるため，食事摂取量，身体計測値，臨床検査値から，エネルギーおよび栄養素摂取量過剰とならないような注意が必要である．

慢性期に移行した場合には，回復期同様にエネルギーおよび栄養素摂取量の過不足を評価しつつ，生活習慣の是正を図るため，飲酒やライフスタイルなども把握する．肝臓は糖代謝において主要な役割を担っているため，疾患が長期にわたる場合には，耐糖能への影響も併せて評価する．

食事療法 肝炎では，食事療法と安静が治療の基本となる．

急性期には，経口摂取困難あるいは経口摂取量低下であることが多いため，静脈栄養や経腸栄養を考慮する．エネルギー 25〜30 kcal/kg 標準体重/日，タンパク質 0.8〜1.0 g/kg 標準体重/日，脂質エネルギー比 20％（黄疸や消化器症状があれば制限）が目安となる．

回復期および慢性期には，経口摂取へと移行し，エネルギー 30〜35 kcal/kg 標準体重/日，タンパク質 1.0〜1.2 g/kg 標準体重/日，脂質エネルギー比 20〜25％ を目安として，患者の状態に合わせて増減させる．

肝臓での炎症に対しては，抗酸化ビタミン（ビタミン E，C，カロテンなど）や抗炎症作用のある $n-3$ 系脂肪酸（$n-3/n-6$ 比の上昇）の十分な摂取も効果的である．黄疸や消化器症状出現時の脂肪制限では，脂溶性ビタミンが不足しやすくなるので，注意が必要である．また，C 型肝炎においては，炎症の進行に伴い肝臓内に鉄が蓄積しやすくなり，炎症を助長することがある．血清フェリチン高値の際には，鉄を 7 mg 以下に制限した**鉄制限食**も有効である．

患者教育 病状と食事療法の必要性について把握してもらうことが大切である．特に，肥満，過度の飲酒などのある患者には，生活習慣の是正が重要な治療であることを認識してもらう．

食欲不振時には，消化のよい炭水化物を中心とした食事とするが，それ以外ではバランスのよい食事と節酒を心がける（常習飲酒者に対しては禁酒）．抗酸化ビタミンや $n-3$ 系脂肪酸の十分な摂取のために，野菜や魚の摂取を推奨する．定期的な体重測定を行い，適切な体重を維持する．

鉄制限食を実施する際には，鉄を多く含む食品に替えて少ない食品を選択するようにする．鉄製の調理器具は，調理食品の鉄含量を高めるため避ける．

5・10 肝 硬 変

肝硬変では肝細胞が壊死し，肝臓の線維化・再生結節化が進み，肝臓全体が硬化し萎縮していく．肝臓に流入できる血液が減少するため，門脈の迂回路として食道・胃・腹壁などに静脈瘤が出現する．また，代謝，解毒，胆汁生成など，肝臓が本来担っている機能が低下する．非代償期になると，高アンモニア血症による肝性脳症や低アルブミン血症による浮腫，腹水などが生じる．

成因と病態 肝硬変の原因には，ウイルス性肝炎，アルコール性肝炎，そして非アルコール性脂肪性肝炎などがあるが，C 型ウイルス肝炎が約 70％を占める．肝細胞が傷害され，酸化や炎症が繰返される．10〜30 年程度の慢性の経過をたどり，肝細胞の壊死と線維化が起こる．その結果，肝臓表面には大小の結節が出現し，肝臓は徐々に萎縮し硬化していく．機能的な問題がない**代償期**と，さまざまな障害（浮腫，腹水など），自覚症状（疲労感，肝性脳症など）が出現する**非代償期**に大きく分かれる．さらに，肝硬変では肝がんの合併率が高くなる（7％）．

肝臓に流入する血液の 70〜80％ は門脈からの血液であるが，肝硬変のために流入できる血液量が減少し門脈圧が上昇する．そのため，門脈の血液は肝臓を迂回する（**門脈大循環シャント**）ようになり，食道，胃，腹壁，痔核などの血管に流れる．しかし，本来は大量の血液が流れる血管ではないため，血液がうっ滞し，**静脈瘤**が生じる（図 5・9）．脾臓に流れる血流の増加のため**脾腫**が生じる．食道は食物が通るので，繰返される摩擦などにより**食道静脈瘤**（図 5・10）が傷つき出血する可能性もある．

肝硬変患者では，肝臓でのアミノ酸の代謝が障害される．そのため，肝臓で代謝されるべきアミノ酸の濃度は上昇する（芳香族アミノ酸，メチオニンが含まれる）．一方，**分枝アミノ酸**（**BCAA**）は，骨格筋，心臓などで代謝される（筋肉中の 35％ を占める）．さらに，高アンモニア血症があると，代償的なアンモニア代謝のために骨格筋での BCAA の消費が亢進する．このようなことから，肝機能が悪化するにしたがい二つのアミノ酸群の濃度差は大きくなり（アミノ酸インバランス），BCAA と芳香族アミノ酸の比である**フィッシャー比**は低下する．健常人では通常 3 以上であり，1.8 未満では **BCAA 製剤**による治療が必要になる．BCAA 製剤を利用することによって栄養状態改善や脳症軽減が期待できる*．BCAA 製剤には，肝不全用経腸栄養剤（アミノレバン EN，ヘパン ED）と BCAA 顆粒（リーバクト）とがある．

BCAA：branched-chain amino acid

＊ BCAA 顆粒製剤には，肝不全や低アルブミン血症の改善だけでなく，肝がんの発生抑制効果もある．さらに，血液脳関門において芳香族アミノ酸と競合して，肝性脳症を軽減させる．

また，アミノ酸代謝（脱アミノ反応など）の結果として**アンモニア**（NH_3）が産生される．アンモニアには毒性があり，特に神経毒性が強い．健常人では，アンモニアは肝臓で**尿素回路**により尿素へ変わるため，血中のアンモニア濃度が高くなることは

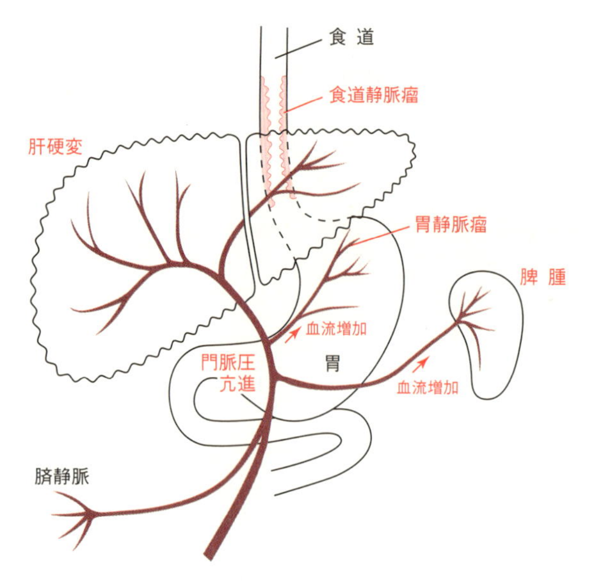

図 5・9 肝 硬 変

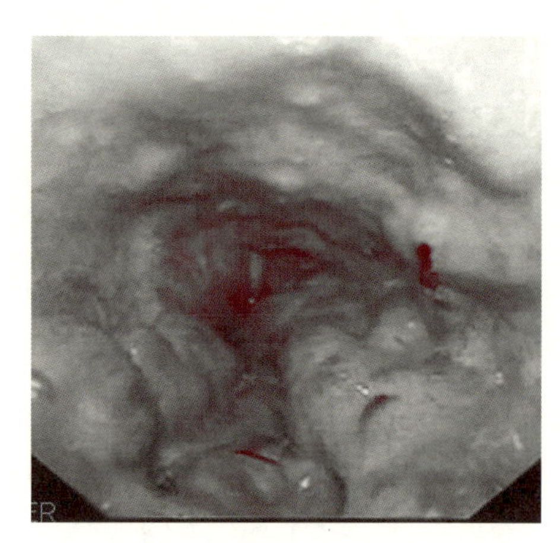

図 5・10 食道静脈瘤 赤みを帯びた静脈瘤が食道内部に出てきている.

ない. また, 腸管内でも, 食事由来のタンパク質が腸内細菌などにより代謝されてアンモニアが産生され, 腸管から吸収される. 肝硬変のときは, 門脈圧上昇のため迂回路から循環血液中へ入るため, 血中アンモニア濃度が上昇する. つまり, 腸管由来のアンモニアは, 高アンモニア血症を悪化させる.

肝臓でタンパク質合成ができなくなり, 血清アルブミンの濃度が減少していく. そのほか, 凝固因子の合成も低下する（プロトロンビン時間の延長）. さらに脾腫のために血小板数が減少し, 一次止血および二次止血ともに障害されはじめる.

代謝面では, 特に糖代謝に異常がみられるようになる. 食後に上昇したグルコースを肝臓に取込み, グリコーゲンとして貯めることができないため, 食後血糖は上昇しやすくなる（**肝性糖尿病**）. また, インスリン抵抗性（おもに末梢性）もみられ, 高インスリン血症になる. 一方で空腹になると, グリコーゲンが少ないために低血糖を起こしやすい. 特に早朝空腹時に低血糖を起こしやすい.

症 状 栄養状態は肝硬変の進行とともに悪化していく. しかし, 四肢の浮腫, 腹水などの影響により, 外見がやせたように見えないこともあり, 栄養障害が過小評価されることもある. 内分泌の異常, 性ホルモンの代謝異常などにより, クモ状血管腫, 手掌紅斑, 女性化乳房などがみられる. また, 下肢のこむら返りがみられることがある. 肝機能がさらに悪化すると, 高アンモニア血症のために, 意識障害や昏睡状態（**肝性脳症**）, 羽ばたき振戦が起こる.

診 断 代償期か非代償期かは, 病歴, 身体所見, 血液検査, 生理検査, 画像検査などにより総合的に判断する. 肝硬変の重症度を評価するためにチャイルド・ピュー（Child-Pugh）分類が使われる（表 5・7）. 肝硬変の予後は, チャイルド・ピュー分類に加えて, 肝不全, 消化管出血, 肝細胞がんの合併症により判断される.

治 療 ウイルス性肝硬変の場合, 代償期の肝硬変では, 抗ウイルス薬物療法を行う（§5・9・1b 参照）. 非代償期になると, 抗ウイルス薬物療法を行うことはなく, 栄養療法と肝庇護療法を行う. 肝硬変の原因に関係なく, 禁酒は予後を改善する. タンパク質の過剰摂取は肝性脳症を誘発する. 食塩の過剰摂取は腹水を悪化させる. したがって，日常生活では，禁酒と食事中のタンパク質と食塩の制限が必要となってくる．

胆汁の分泌障害のため，消化管での脂溶性ビタミン，特にビタミンKの吸収が低下し，ビタミン剤の補給が必要になることがある．腹水や浮腫の薬物治療として，利尿薬（ループ利尿薬，抗アルドステロン薬，水利尿薬）の内服が行われることがある．また一時的な効果だが，出血傾向を改善するために，ビタミンK補充や新鮮凍結血漿輸血（凝固因子補充）が行われることがある（これはアルブミンの補充にもなる）．

表 5・7 チャイルド・ピュー（Child-Pugh）分類[a]

項 目	1 点	2 点	3 点
脳 症	な い	軽 度	ときどき昏睡
腹 水	な い	少 量	中等量
血清ビリルビン値〔mg/dL〕	2.0 未満	2.0〜3.0	3.0 超
血清アルブミン値〔g/dL〕	3.5 超	2.8〜3.5	2.8 未満
プロトロンビン活性値〔%〕	70 超	40〜70	40 未満

グレード	合計点
A	5〜6
B	7〜9
C	10〜15

a）日本肝癌研究会 編，"臨床・病理原発性肝癌取扱い規約 2009 年 6 月（第 5 版補訂版）"，金原出版より．

栄養評価 代償期か非代償期かの病期評価や肝硬変の重症度分類を行い，病状に適した食事療法につなげる．病期評価は，**腹水**，出血傾向，**黄疸**，**食道静脈瘤**，**肝性脳症**などの症状出現状況などから，重症度評価はチャイルド・ピュー分類で用いられている脳症，腹水，血清総ビリルビン値，血清アルブミン値，プロトロンビン時間などから行う．また，肝臓は，糖・脂質代謝をはじめとする栄養代謝において主要な臓器なので，その機能不全により栄養不良が生じやすい．食欲，食事摂取量，身体状況（体重では浮腫の有無に注意），臨床検査値などを把握しながら，低栄養とならないように注意が必要である．

肝硬変では，肝臓にグリコーゲンを十分に蓄積できないため，食後高血糖や空腹時低血糖を起こしやすく，血糖コントロールが難しい．食事における糖質量の評価として，間接熱量測定による呼吸商の算出が有用である．

食事療法 肝機能低下による栄養障害の予防と是正を目的とする．

代償期では，肝臓がまだ機能を果たしているため症状が出にくい．肝炎慢性期の食事療法に準じ，安静とバランスのよい食事が基本となる．

非代償期では，アンモニア処理不足によるタンパク質不耐症の出現，耐糖能異常が生じやすくなる．

エネルギーは 25〜30 kcal/kg 標準体重/日を目安として，患者の状態に合わせて増減させる．

タンパク質は 1.2〜1.3 g/kg 標準体重/日を目安とするが，タンパク質不耐症のある場合には 0.5〜0.7 g/kg 標準体重/日を目安とし，残りを **BCAA 製剤**にて置き換える．低栄養状態のある場合には肝不全用経腸栄養剤を，食事はとれているが低アルブミン血症や**フィッシャー比**低下のみられる場合には BCAA 顆粒を利用する*．脳症からの覚醒が早急かつ十分に得られない場合には BCAA 輸液製剤が用いられる．

脂質は 20% エネルギー比程度とする．脂肪吸収障害や黄疸のみられる場合には，

* 食品のフィッシャー比は 3〜4 程度であるため，フィッシャー比を高めるためには BCAA 製剤を使用する必要がある．

消化吸収に胆汁を必要とせず，速やかにエネルギー源となる**中鎖脂肪酸**の利用が有効である．

食塩は1日5〜7g程度とし，腹水のみられる場合には2〜5g程度に制限する．

そのほかの栄養素としては，便秘になると腸内細菌によってアンモニアが生成されるため，食物繊維は適量摂取する．ラクツロースが利用されることもある．また，肝臓でのアンモニア処理に関わる酵素には亜鉛が必要とされるため，食事で十分に補えない場合には亜鉛製剤を利用して補充する．鉄制限，野菜や魚などの摂取については，肝炎慢性期に準じる．

ラクツロース：腸内細菌による分解で，有機酸を産生する合成二糖類．腸内pHを下げることで，アンモニア産生菌の発育やアンモニアの吸収を抑制する．

食後高血糖および空腹時低血糖への対応として，**分割食**（4回食）が推奨されている．朝食，昼食，夕食の食事量を少量ずつ減らし，夜間の空腹による低血糖を避けるため，就寝前に炭水化物を中心とした200 kcal程度の**夜食**（LES）をとる．BCAA製剤（肝不全用経腸栄養剤）を夜食に利用することも可能である．食道静脈瘤のある場合には，破裂を防ぐため，硬い物や香辛料などの刺激物は避ける．

LES：late evening snack

患者教育　食事療法実施によって良好な栄養状態を保つことが，病態の進行や合併症・発がんの予防につながることをしっかり理解してもらう．そのうえで，患者自身が体重測定（浮腫，腹水の出現），便の色のチェック（消化管出血の有無），食事療法の遵守といったことに取組む姿勢が大切である．BCAA製剤の利用が必須となる状況もあることから，BCAA製剤の必要性についても十分に説明し，納得して摂取してもらう．

5・11　脂肪肝，非アルコール性脂肪性肝疾患，非アルコール性脂肪性肝炎

肝細胞の30%以上に脂肪の蓄積がみられる場合，**脂肪肝**とよぶ．健康診断受診者の約30%に脂肪肝がみつかる．病因によりアルコール性と非アルコール性に大きく分けられ，前者はアルコール性肝炎が慢性化した状態である（§5・9・2参照）．この節ではおもに後者の非アルコール性脂肪性肝疾患について解説する．

成因と病態　飲酒歴がない，あるいは飲酒量が多くない場合（男性　20〜30 g/日未満，女性　10〜20 g/日未満）の脂肪肝を**非アルコール性脂肪性肝疾患**（**NAFLD**）とよぶ．通常，余剰なエネルギーはおもにトリグリセリドとして，皮下および内臓脂肪組織に蓄積されるが，その許容量を超えると脂肪組織以外にも蓄積し始める．つまり，NAFLDの一番大きな原因は，肥満，特に内臓肥満であり，異所性に肝臓に脂肪

NAFLD：nonalcoholic fatty liver disease

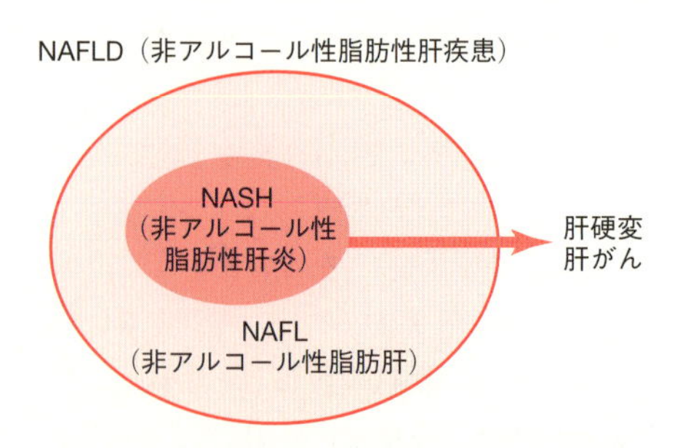

図 5・11　NAFLD，NAFL，NASHの関係
［日本消化器学会，"NAFLD/NASH 診断ガイドライン 2014"，南江堂より］

が蓄積することによって生じる*．そのため，“メタボリックシンドロームの肝臓での表現型”といわれることが多い．内臓肥満は，インスリン抵抗性が合併しやすいため，脂肪肝のインスリン抵抗性合併率も高く，2 型糖尿病の発症率も高い．NAFLD のうち，病態が長期間安定し，ほとんど悪化しない場合を**非アルコール性脂肪肝**（**NAFL**）という（図 5・11）．一方，NAFL に炎症反応や酸化反応などが起こり，肝細胞の障害（風船様変性），線維化が生じた場合を**非アルコール性脂肪性肝炎**（**NASH**）とよぶ．数年～数十年後に，肝硬変や肝がんの発生が約 10% にみられる．NAFLD の有病率は，日本人男性では中年層，日本人女性では高年層が多い．NASH の有病率は，3～5% と報告されている．

* 脂肪は本来，脂肪細胞に蓄積するが，脂肪細胞以外の組織に蓄積することもあり，**異所性脂肪**とよばれる．

NAFL：nonalcoholic fatty liver

NASH：nonalcoholic steatohepatitis

症 状 慢性肝炎と同じく，症状はほとんどない．症状がある場合は，慢性肝炎と同じく倦怠感である．肝硬変非代償期や肝がんなどを発症した場合には，それらの症状が出現する．NAFLD（NAFL，NASH）の人は，心血管疾患や肝臓疾患による死亡率が高い．

診 断 脂肪肝や肝障害が疑われる場合，ウイルス性肝炎や自己免疫性肝炎などを除外診断したあと，飲酒歴を問診などで確認する（図 5・12）．その後，肝生検などにより病理診断し，NAFL か NASH かを確定診断する．しかし，肝生検は侵襲が大きいので容易に行うことはできず，NASH か否かを確定する必要があるときに行う．通常の血液検査では，AST，ALT，γ-GTP の血清濃度が上昇するが，そのなかでも血清 ALT 濃度が上昇しやすい．また，血中のヒアルロン酸，4 型コラーゲンなどの濃度上昇が，肝臓の線維化の診断に有用といわれているが確実には判断できない．したがって，血液検査による診断は難しく，生理検査（腹部超音波検査），画像検査（腹部 CT 検査，腹部 MRI 検査）などを組合せて総合的に判断している場合が多い．

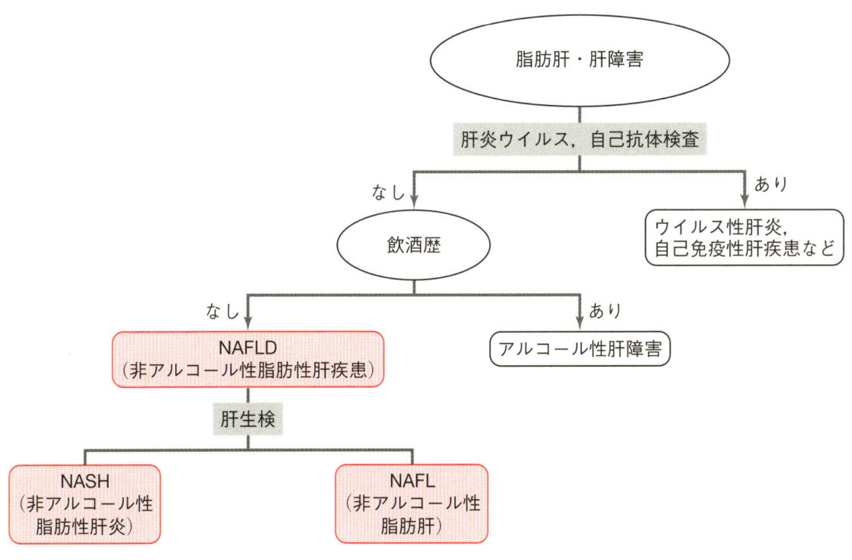

図 5・12 NAFLD/NASH 診断フローチャート ［日本消化器学会，“NAFLD/NASH 診断ガイドライン 2014”，南江堂より］

治 療 食事療法や運動療法による肥満と生活習慣の改善は，NAFLD（NAFL，NASH）の病態の改善に有用である．薬物療法では，糖尿病治療薬の一つであり，インスリン抵抗性を改善するピオグリタゾンが有効である．しかし，ピオグリタゾンは体重増加，浮腫などを起こしやすいので，特に心疾患や浮腫を合併している場合には注意が必要である．そのほか，さまざまな降圧薬，脂質異常症薬が NAFLD の治療候補として報告されているが，明らかな有効性は確立されていない．

栄養評価　食事摂取状況や運動習慣などから，エネルギー量の摂取と消費のバランスおよび飲酒状況について，併せて身体状況から，BMI，体脂肪率，肥満度などについて評価し，飲酒過多による脂肪肝なのか，それ以外を原因とした過栄養による脂肪肝なのかについて判断する．飲酒過多の脂肪肝では，低栄養状態を呈していることが多く，臨床検査値では AST，ALT 高値（AST>ALT）に加え γ-GTP の高値がみられる．一方，過栄養性の脂肪肝では，AST，ALT 高値（AST<ALT）である．NASH では炎症による血清高感度 CRP 値の上昇や肝臓への鉄蓄積による血清フェリチン値上昇，インスリン抵抗性指標である HOMA-IR 値上昇などがみられる．酸化ストレス抑制効果のあるビタミンの摂取や肥満を生じやすい夜遅い食事の有無など，食事・食生活状況について把握する．糖尿病，脂質異常症などの併発しやすい疾患の有無についても把握する．

食事療法・患者教育　アルコール性の場合には禁酒を基本とし，高エネルギーおよび高タンパク質の食事とする．エネルギー 35～40 kcal/kg 標準体重/日，タンパク質 1.2～1.5 g/kg 標準体重/日，脂質エネルギー比 20～25％ を目安とする．飲酒過多によるビタミン B 群の消費が多くなるため，不足しないように補給する．糖尿病や脂質異常症のある場合には，その食事療法に準じる．

非アルコール性の場合には，適正なエネルギーおよびバランスのとれた食事を基本とする．肥満のある場合には，運動療法も行い減量する．エネルギー 30 kcal/kg 標準体重/日，タンパク質 1.0～1.2 g/kg 標準体重/日，脂質エネルギー比 20～25％ を目安とする．飲酒は適量とする（アルコール量で 25 g/日程度）．NASH による鉄制限および野菜や魚の摂取については，肝炎慢性期に準じる．

患者には，適正な体重維持と節酒を含めた生活習慣の是正が基本であることを理解してもらう．脂肪肝とはいっても，肝硬変から肝がんに移行する危険性もあることを認識し，食事療法に取組んでもらうことが大切である．

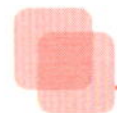

5・12　胆石症・胆囊炎

胆石は胆囊内や胆管にできる結石のことで，血清コレステロール濃度が高い人や肥満者に多く発症する．胆石が胆囊内で動いたり，細菌感染を起こしたりすると**急性胆囊炎**が生じる．急性胆囊炎が発症した場合には，入院して絶飲食として，静脈栄養法などを行う．

a. 胆 石 症

成因と病態　胆汁中の成分が固まることにより結石ができる．胆囊，総胆管，肝内胆管などにできる（図 5・13）．コレステロールを主成分とする**コレステロール結石**，胆汁色素のビリルビンを主成分とする**ビリルビン結石**・**黒色石**がある．近年はコレステロール結石の頻度が高くなっている（70％ 以上）．日本人の場合，約 1 割が胆石をもっているが，症状がない場合が多い．肥満した中高年に多く発症する*．

*　胆石症は従来は女性に多い疾患とされていたが，近年では男性に多い可能性も示唆されている（日本胆道学会，2013）．

コレステロール自体は水に溶けない物質であるため，胆汁中では胆汁酸とリン脂質によって溶かされている．試験管内の実験では，胆汁中の胆汁酸塩の割合が少ないとコレステロールの結晶が析出することが示されている（図 5・14）．このため，コレ

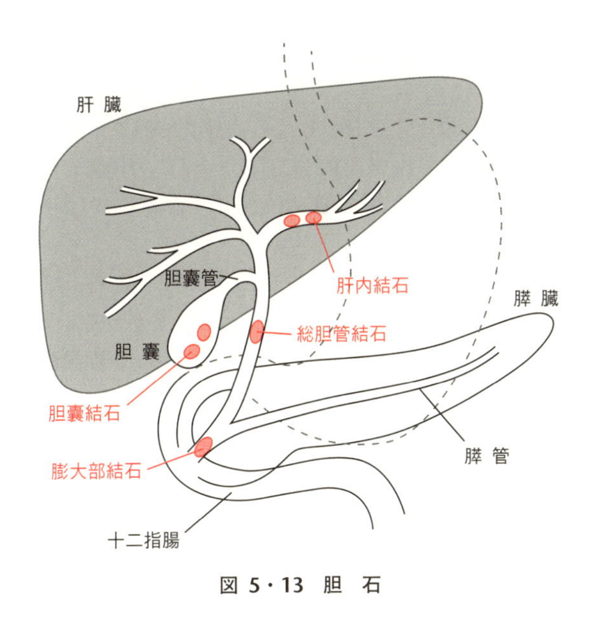

図 5・13 胆 石

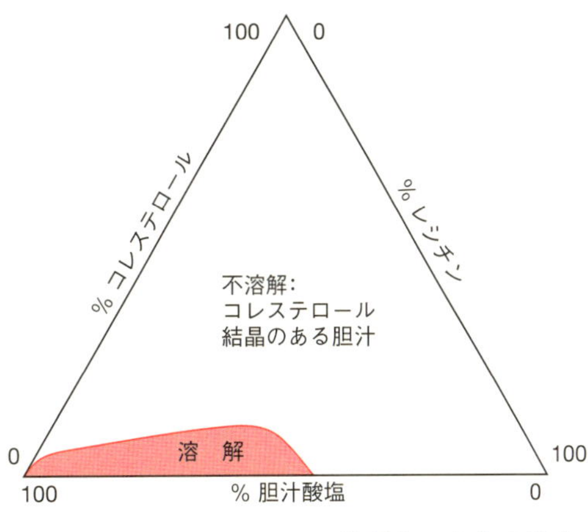

図 5・14 コレステロール結晶と 3 成分の割合
Admirand-Small の三角．コレステロール結晶（結石）ができない状態（溶解）は赤色の部分である．

ステロール胆石の予防と溶解に対する薬物療法として，胆汁酸の投与が行われている．胆石は，数ミリ大から数センチ大のものまであり，その数も 1 個から数十個までと多様である．

症状・診断 胆石発作を起こさなければ，胆石があっても多く（約 2/3）は無症状である．症状がある場合でも，上腹部の不快感，右肩痛，右背部の鈍い痛みなどである．そのため，超音波検査や腹部 CT 検査などをしてはじめて胆石があることに気づくことが多い．コレステロール結石では，血清コレステロール濃度が高値であることが多いが，必ずしも高値とは限らない．そのほかの血液検査においても胆石に特有の検査値異常はない．

治 療 無症状の場合は経過観察をすることが多いが，胆嚢壁が肥厚している場合や患者本人が将来の胆嚢炎発作回避などを望む場合には，胆嚢摘出術を行う．症状がある場合は，胆石の大きさや個数などにより，胆石溶解療法や超音波破砕術がある．また，内視鏡的逆行性胆道膵管造影法を行い，総胆管に石があれば取除く処置を行うこともある．コレステロール胆石に対しては，経口薬の胆汁酸利胆薬であるウルソデオキシコール酸やケノデオキシコール酸が投与されることが多い*．

* 胆汁酸の投与により胆汁酸の分泌を促進することを**利胆作用**という．

b. 胆 嚢 炎

成因と病態 急性胆嚢炎は，胆嚢内に胆石がある場合や，胆嚢の収縮異常などがある場合に起こりやすい．多くは胆石が原因であり（90％ 以上），胆嚢管をふさぐことにより発症する（図 5・13）．高脂肪食などの食事の刺激により胆石が胆嚢内で動いたり，細菌感染を起こして急性胆嚢炎が生じる．慢性胆嚢炎では，急性の炎症が繰返し起こり，胆嚢壁が厚くなる．また，主膵管の出口（膨大部）に胆石が詰まると，胆嚢炎に加えて膵炎も発生する．胆石がない場合でも急性胆嚢炎が生じることがある．急性胆嚢炎の 10％ 程度を占めるが，その原因は，腹部手術，外傷，長期間の絶食，感染症，熱傷，静脈栄養などである．

症 状 急性胆嚢炎は突然に発症し，右肋骨の下部に激しい痛みが生じることが多く，心窩部（しんかぶ）に及ぶことも多い．右肩・右背部へ放散する痛みや，嘔吐，悪寒，発熱を伴うこともよくある．また総胆管に胆石が詰まると，肝臓からの胆汁排泄なども障害され黄疸が出ることがある．細菌感染が合併することも多い．胆嚢穿孔が起きると，急性腹膜炎になり重症化する．

＊ 季肋部は肋骨のすぐ下で，みぞおちとよばれる部分のこと．

診断 問診，身体所見（右季肋部痛＊など）とともに，血液検査で胆道系酵素（ALP，ビリルビン），そして画像検査（超音波検査，腹部 CT 検査など）で腫大した胆嚢や結石の存在を確認することによって確定する．炎症所見を示す血清 CRP や白血球数の上昇などがみられる．

治療 急性胆嚢炎と診断された場合，入院のうえ治療する必要がある．安静，絶飲食にして末梢静脈栄養法を行う．多くの場合，抗菌薬の投与や，鎮痛薬が必要となる．発症後，数日で胆嚢摘出術を行うこともある．胆嚢摘出により**胆嚢摘出後症候群**が数 %～10％ 程度に起こり，嘔気，下痢，腹部膨満などの症状が出現する．胆汁排泄の生理的な連動リズムが消失し，十二指腸内に食事摂取と無関係に胆汁が排泄されるのも一つの原因であるが，ほかにも多くの原因が関与している．

c. 胆石症・胆嚢炎の食事療法

食事療法・患者教育 急性期には，痛みおよび発作を誘発しない食事が基本となる．疼痛時には絶食とし，輸液管理とする．症状の軽減とともに，低脂肪で糖質を中心とした消化のよい食事から摂取し始める．脂肪は胆汁分泌や胆嚢収縮を促すことから，10 g/日程度から開始し，疼痛の消失する安定期では 20～30 g/日程度まで増加させることができる．無症状結石では，食事摂取基準に準じるが，脂肪の過剰摂取は避ける．香辛料やカフェイン，飲酒なども胆汁分泌・胆嚢収縮を促すことから控える．安定期・無症状結石では，エネルギー 30 kcal/kg 標準体重/日，タンパク質 1～1.2 g/kg 標準体重/日程度を目安とする．

コレステロールの過剰摂取は，胆石形成を促進することから注意が必要である．逆に，コレステロールや胆汁酸の排泄作用が期待される食物繊維を十分に摂取する．肥満や高脂肪食も胆石形成の一因と考えられていることから，暴飲暴食を避け規則正しい食生活を心がけることで，適正体重を維持し栄養バランスのとれた食事となるよう指導する．

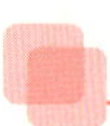

5・13 膵　炎

a. 急性膵炎

成因と病態 飲酒（アルコール）によって膵組織に炎症が起こることが急性膵炎の一番大きな原因である．ついで，胆石が総胆管や十二指腸乳頭部付近などに嵌頓する（詰まる）ことによって起こる．男性ではアルコール性，女性では胆石性が多い傾向がある．また，高トリグリセリド血症による急性膵炎は，急性膵炎全体では数 % である．血清トリグリセリド濃度が 500 mg/dL を超えると高カイロミクロン血症を伴いやすい．1000 mg/dL を超えると，膵臓の腺房細胞周囲で中性脂肪が分解されて遊離脂肪酸が多量に発生する．遊離脂肪酸は，その毒性により微小血管などを障害する．同時に，カイロミクロンによる粘調度上昇が血流障害を起こし，膵臓の腺房細胞を中心とした組織の崩壊が起こる．さらに膵臓内で消化酵素が活性化され，自らの酵素によって炎症が悪化する．重症な急性膵炎では，多臓器不全や重篤な感染症を合併しやすい．

症状 上腹部を中心に強い疼痛があり，このため腹部が硬くなっていることもある．仰向けよりも横になり（側臥位），前屈みになることにより症状が楽になることが多い．発熱，発汗，嘔吐を伴い，脱水になりやすい．

診 断 問診，身体所見，血液・尿検査値などにより総合的に診断する（表5・8）．通常は，多量の飲酒後に発症することが多い．血液検査では，血清および尿中のリパーゼ，アミラーゼなどが正常値上限の数倍〜数十倍程度に上昇する．しかし，膵炎を何度も起こしている場合には，軽度しか上昇しないこともある．また，白血球数や炎症マーカーである血清C反応性タンパク質（CRP）も上昇する．血清カルシウム濃度が低下している場合は，重症であることが多い．そのほか，腹部CT検査や超音波検査を行い，診断を確定する．

表5・8 急性膵炎の診断基準[a)]

1）上腹部に急性腹痛発作と圧痛がある．
2）血中または尿中に膵酵素[†]の上昇がある．
3）超音波，CTまたはMRIで膵に急性膵炎に伴う異常所見がある．

上記3項目中2項目以上を満たし，他の膵疾患および急性腹症を除外したものを急性膵炎と診断する．ただし，慢性膵炎の急性増悪は急性膵炎に含める．

† 膵酵素は膵特異性の高いもの（膵アミラーゼ，リパーゼなど）を測定することが望ましい．
a）厚生労働省難治性膵疾患に関する調査研究班，"急性膵炎の診断基準"，(2008) より．

治 療 発症時は，入院のうえ禁飲食とし，十分な量の補液（輸液量は通常の倍程度，4L程度まで）を行う．必要に応じて，抗菌薬や膵酵素阻害薬の投与も行う．胆石が原因である場合（胆石性膵炎）は，胆嚢摘出術などの胆石に対する治療も同時に行う．急性膵炎では必要エネルギー量が増加する．軽症では，早期から経口栄養法，あるいは経空腸栄養法（48時間以内）を開始する．重症例であっても可能な限り完全静脈栄養は回避する．慢性膵炎の急性再燃時（増悪時）も，急性膵炎に準じた治療を行う．

b. 慢性膵炎

成因と病態 慢性膵炎は，アルコール性と非アルコール性（特発性，遺伝性，家族性など）に分類されるが，長年の常習的な飲酒が原因として最も多い．急性膵炎を含む膵炎が繰返し起こることにより発症する．膵臓の外分泌および内分泌系細胞が壊死し線維化が進む．外分泌腺組織（腺房細胞）からの消化酵素分泌が低下するため，食物の消化・吸収が障害される．またランゲルハンス島のβ細胞が障害されるため，インスリン分泌が低下し2次性糖尿病（膵性糖尿病）が出現する．一方，α細胞も障害されグルカゴン分泌も低下するので低血糖も起こりやすくなる．一般人に比べて膵がんの合併率も高い．死亡原因としては栄養障害と糖尿病およびその合併症が多い．

症 状 急性膵炎に特徴的な腹痛や血清の膵酵素（リパーゼ，アミラーゼ，トリプシン）上昇は，非代償期になると徐々にみられなくなる（図5・15）．また，食物の消化・吸収低下のため栄養障害（やせ）や，下痢，脂肪便などがみられるようになる．

診 断 身体所見，画像所見（超音波検査，CTなど），血液検査，膵外分泌・内分泌機能などにより総合的に判断する．慢性膵炎は進行とともに臨床症状が変化し，代償期，移行期，非代償期に大きく分かれる．

治 療 病態の進行とともに，自覚症状やいくつかの検査値異常はむしろ軽度になるので，誤解がないように患者本人と家族などに十分な説明が必要となる．アルコー

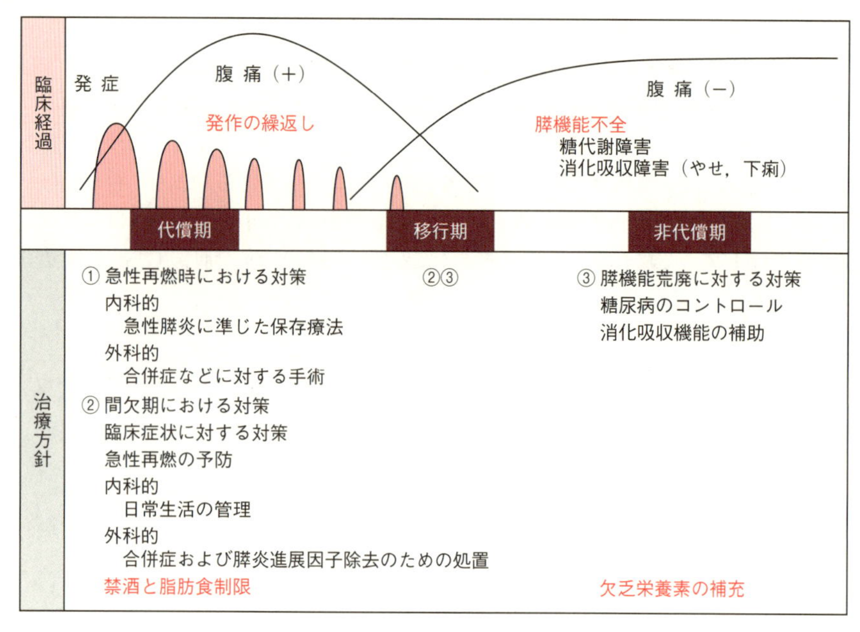

図 5・15　アルコール性慢性膵炎の典型的な経過と治療方針　［日本消化器学会，厚生省特定疾患難治性膵疾患調査研究班より］

ル性の場合には断酒が必要となる．栄養素の消化・吸収低下に伴い栄養障害が出現するため，食事療法が必須になる．消化酵素の分泌が低下している場合には，高力価の消化酵素薬（パンクレリパーゼ）やビタミン剤の投与が必要となる．慢性膵炎での糖尿病では，インスリン分泌が低下しているのでインスリン治療が原則である．

c. 膵炎の栄養評価と食事療法

栄養評価　急性期では，短期間であることから栄養状態低下は生じにくいため，病態把握と栄養補給法の選択につながる栄養評価を行う．血清アミラーゼ値，血清リパーゼ値，血清 CRP 値，白血球数，疼痛状況などを把握する．

慢性の代償期（間欠期）から非代償期には，膵機能変化とそれに伴う吸収障害や耐糖能異常の出現を評価する．膵機能は急性期に準じて評価するが，膵機能が悪化するにしたがい疼痛および血清膵酵素濃度は低下する．膵酵素が枯渇すると，リパーゼ分泌低下による脂肪吸収障害とインスリン分泌低下による耐糖能異常が生じる．これらを総合的に評価し，病状を把握することで，適切な食事療法へとつなげる．非代償期になると低栄養のリスクも高まるため，身体計測，食事摂取量，アルブミン値やコレステロール値などの臨床検査値の評価も重要となる．膵炎では相当の疼痛があるため，食事をとることに恐怖を覚えてしまう場合がある．低栄養の一因ともなるので，心理面の把握もしておく．

過剰飲酒，脂肪摂取過剰，不規則な食生活などを日常の食習慣調査から把握しておくことも必要となる．

食事療法　急性期は，膵臓の安静を保つため，絶食で輸液管理とする．症状の回復とともに，低脂肪で炭水化物を中心とした消化のよい食事から開始する．炎症に伴う代謝亢進とタンパク質異化が予想されることから，エネルギー 30〜35 kcal/kg 標準体重/日，タンパク質 1〜1.5 g/kg 標準体重/日を目安とする．脂肪に関しては，30 g/日以下の摂取とする．飲酒，ビタミン B 群欠乏にも注意する．

慢性の代償期（間欠期）では，脂肪制限とするが，食事による腹痛がひどくなければ極端な制限は不要である．低脂肪食に利用される食品および料理の例を表5・9にあげた．エネルギー 30～35 kcal/kg 標準体重/日，タンパク質 1～1.5 g/kg 標準体重/日，脂肪 30 g/日以下を目安とする．疼痛が再燃した場合には，低脂肪食である急性期の食事に準じる．

表 5・9　低脂肪食の例

食品群名	食品および料理名
穀　類	おかゆ，雑炊，煮込みうどん，そうめん
肉料理	鶏のささみ中心の料理
魚料理	白身魚（あじ，かれい，たいなど）中心の料理，えび団子，はんぺん
卵料理	だし巻き卵，茶碗蒸し，ポーチドエッグ，うずら卵
大豆料理	湯豆腐，高野豆腐の煮物，冷奴，煮て裏ごしした豆類
乳製品	スキムミルクを使ったミルク紅茶や野菜のミルク煮
野菜料理	軟らかく煮た野菜，かぼちゃの煮つけ，おひたし，煮物
油脂類	バター，マーガリン，植物油
果物類	バナナ，りんご（すりおろし），缶詰，ゼリー
菓子類	プリン，ビスケット，カステラ，ボーロ，ウエハース

非代償期になり耐糖能異常が生じた場合には，糖尿病食に準じる．炭水化物摂取量が過剰とならないように，脂肪は 40～50 g 程度まで増加可能である．ただし，脂肪便が出現し脂肪吸収障害のみられる場合には，脂肪摂取量の減量，消化酵素剤利用，リパーゼの消化を必要としない中鎖脂肪酸の利用，脂溶性ビタミンの利用も考慮する．インスリン分泌低下の場合には，インスリン投与が必要となるが，グルカゴン分泌も低下しているため低血糖に注意する．

患者教育　飲酒過多，脂肪摂取過剰，不規則な食生活などを是正した食生活習慣を心がけるように指導する．特に，慢性膵炎非代償期の患者は，インスリン投与，消化酵素剤利用となるため，規則正しい食習慣が重要である．

6 循環器疾患

1. 血圧は，心拍出量増加と末梢動脈の収縮により上昇する．正常は 120/80 mmHg で，Ⅰ度高血圧は収縮期血圧が 140〜159 mmHg かつ/または拡張期血圧が 90〜99 mmHg である．
2. 動脈硬化は，血管の内膜と中膜の変性により動脈の内腔が狭くなり，血液を送るための血管壁の弾力性が低下して血液の流れが悪くなる．
3. 急性心筋梗塞では，冠動脈の動脈硬化や血栓により，左心室壁の心筋に酸素などを供給する血流が途絶えることで心筋に壊死が生じる．この世のものではないほどの激しい胸痛が 20 分以上続くことが特徴である．
4. 狭心症では，冠動脈の動脈硬化により労作時に，または冠動脈が攣縮を起こして，心筋に一時的に虚血が起こる．胸痛の持続は 5 分程度である．
5. 心不全とは，組織が必要とする血液を心臓が送り出せない状態をいう．
6. 高血圧では，適正体重維持，バランスのとれた食事，規則正しい生活習慣を身につけることが食事療法の基本となる．
7. 塩分と水分の管理で循環血流量の安定をはかり，適正な脂肪量・質で動脈硬化のリスク軽減を目指す．

6・1 高 血 圧

高血圧は“沈黙の殺人者（silent killer）”といわれ，高血圧患者は治療をしないと無症状のうちに突然に脳卒中や心筋梗塞など重大な病気により命を落とすことがある．高血圧患者は 2010 年のわが国の報告で 30 歳以上の男性の 6 割，女性の 4.5 割で，約 4300 万人いるといわれる．年間約 10 万人が高血圧を原因とした疾患で死亡しており，わが国において高血圧は喫煙についで重要な死亡原因である．

成因と病態 血圧は，心臓の拍出量と末梢動脈の抵抗によって決まる．血圧には日内変動があり，夜間は低く，日中で活動量が多い午後は高い．

血圧の調節には，**レニン-アンギオテンシン-アルドステロン系**の連携が大きく影響している（図 6・1）．アンギオテンシンはアミノ酸が集まったペプチドの一種で，血管を収縮させる働きをもつホルモンである．アルドステロンはコレステロールからつくられるミネラルコルチコイドで，ナトリウムを貯留させて血圧を上昇させるホルモンである．腎臓では糸球体で血液の沪過が行われるが，糸球体に流入する血液が減少すると，流入血管にある傍糸球体細胞が流れ込む血圧の低下を感知してレニンを分泌する．レニンは，おもに腎臓で合成され，傍糸球体細胞に貯蔵されているタンパク質分解酵素で，肝臓でつくられたアンギオテンシノーゲンをアンギオテンシンⅠに変換させる．アンギオテンシンⅠは，強力な昇圧物質であるアンギオテンシンⅡにアンギオテンシン変換酵素（ACE）の働きで変換される．アンギオテンシンⅡは，血

ACE：angiotensin converting enzyme

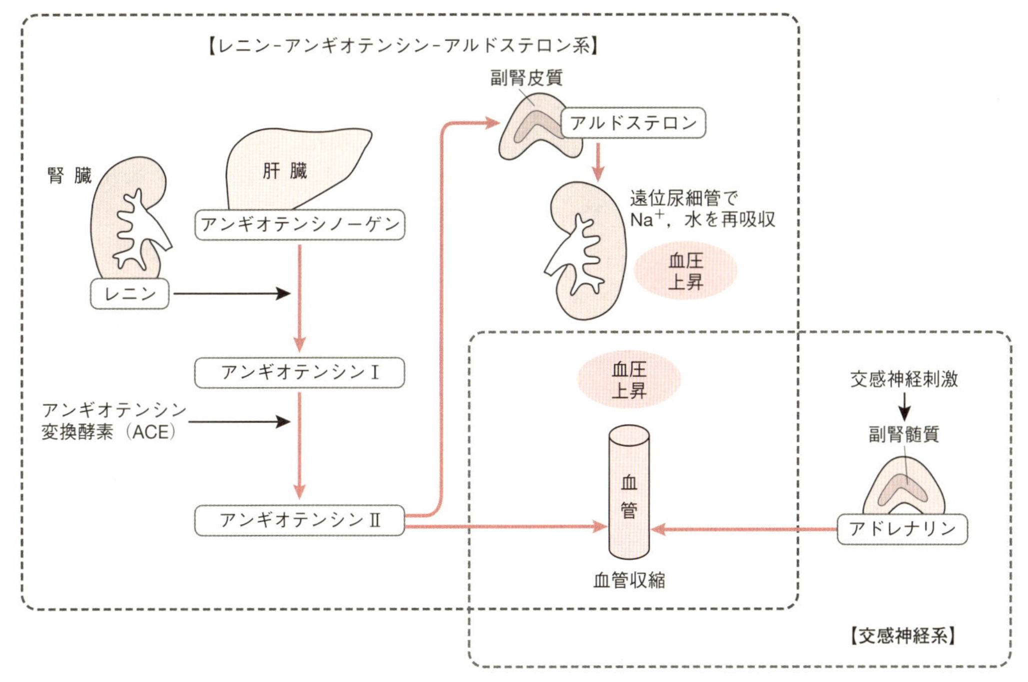

図 6・1　アルドステロンとアドレナリンの制御と血圧上昇

管の細胞膜にあるアンギオテンシンⅡの１型受容体（AT1 受容体）に働きかけ血管を収縮させて血圧を上昇させるとともに，副腎皮質からアルドステロンの分泌を促す．

一方で，血圧上昇には交感神経の活性が上昇することも原因となる．視床下部の刺激によって副腎髄質から分泌されたアドレナリンが血管を収縮させる．延髄の交感神経中枢と脊髄の側柱から心臓，血管と腎臓に向かう遠心路の神経があり，血圧を調節している．また，大動脈弓と頸動脈洞に圧受容体があり，起立時の血圧維持などに働いている．特に，肥満や睡眠時無呼吸症候群では，交感神経活性が高まり高血圧をひき起こしている．

症 状　高血圧患者は，頭痛，鼻出血，めまいを訴えることがあるが，多くは無症状である．

診 断　高血圧患者の 80％ は本態性高血圧で，残り 20％ が何らかの血圧上昇の原因が特定できる二次性高血圧である（表 6・1）．**本態性高血圧**は，原因が明確でないが，遺伝や環境に影響を受けると考えられ，つぎのような患者も含まれる．日本人は塩分摂取量が多いために循環血漿量が増えて高血圧になる食塩感受性高血圧患者も多い．メタボリックシンドロームでは肥満で末梢の血管抵抗が増して高血圧になる．一方，**二次性高血圧**で最も多いのは，慢性腎不全に伴うもので，腎臓の糸球体が傷害されて血圧が上昇する．腎血管性高血圧は腎臓に流入する動脈の狭窄で生じる．血圧を上昇させるホルモンの異常分泌により高血圧になる原因疾患として，原発性アルドステロン症があり，副腎皮質にアルドステロン産生腫瘍ができてアルドステロンの分泌が増加し，血圧は上昇し低カリウム血症となる．クッシング症候群は，副腎皮質刺激ホルモン（ACTH）が下垂体や異所性の腫瘍から過剰に分泌される，またはコルチゾールが過剰に分泌される腫瘍などにより，過剰な副腎皮質ステロイドのために高血圧になる．褐色細胞腫はカテコールアミン産生腫瘍などにより，血圧上昇物質である

表 6・1　高血圧の成因別分類

本態性高血圧（80％）
・遺伝要因
・環境要因
（食塩感受性高血圧，メタボリックシンドロームなど）
二次性高血圧（20％）
・慢性腎不全
・腎血管性高血圧
・原発性アルドステロン症
・クッシング症候群
・褐色細胞腫

＊1 近年，海水の水銀汚染が進んできたことから，水銀血圧計は使わないでアネロイド血圧計を使うことが推奨されている．血圧の数値には水銀が基準として使われている．水銀は重く，水の 13 倍程度なので血圧 140 mmHg は，水柱で約 1900 mm に相当する．

カテコールアミンが過剰に分泌されて高血圧になる．

血圧測定は，座位で上腕にマンシェットを巻いて行う．マンシェットの中にゴムの袋があり，チューブで水銀柱につなげ，その高さを読むので，血圧の値は mmHg（ミリメートル水銀）である＊1．**正常血圧**は診察室で計測した際に収縮期血圧が 120～129 mmHg かつ/または拡張期血圧が 80～84 mmHg である．**Ⅰ度高血圧**は収縮期血圧が 140～159 mmHg かつ/または拡張期血圧が 90～99 mmHg である（表 6・2）．

表 6・2　成人における血圧値の分類[a)]

	分　類	収縮期血圧〔mmHg〕		拡張期血圧〔mmHg〕
正常域血圧	至適血圧	＜120	かつ	＜80
	正常血圧	120～129	かつ/または	80～84
	正常高値血圧	130～139	かつ/または	85～89
高血圧[†1]	Ⅰ度高血圧	140～159	かつ/または	90～99
	Ⅱ度高血圧	160～179	かつ/または	100～109
	Ⅲ度高血圧	≧180	かつ/または	≧110
	(孤立性）収縮期高血圧[†2]	≧140	かつ	＜90

†1　Ⅰ度，Ⅱ度，Ⅲ度高血圧の分類は心血管病リスク層別化に用いる．Ⅱ度高血圧以上ではただちに受診を促す．Ⅲ度高血圧や多重危険因子保有の高リスク症例では数週間以内に速やかに降圧目標を達成するようにする．
†2　(孤立性）収縮期高血圧は，高齢者において動脈硬化により大動脈の伸展性が低下して収縮期血圧は上昇し，拡張期血圧は低下しているものを示す．
a）日本高血圧学会高血圧治療ガイドライン作成委員会 編，"高血圧治療ガイドライン 2014"，ライフサイエンス出版（2014）より．

ABPM: ambulatory blood pressure monitoring

近年，診察室では高血圧を示し，自宅では正常血圧であるという**白衣高血圧**があることがわかってきた．そこで自宅での血圧を測定して診断に役立てようとしている．方法は，家庭血圧を患者自身が測定する，または 24 時間自由行動下血圧測定（ABPM）で調べる方法も多くなってきた．**仮面高血圧**は，診察室血圧が正常で診察室外では高血圧であり，未治療者と治療中でもみられる．仮面高血圧には早朝高血圧，夜間高血圧，また職場でのストレスによる昼間高血圧などがあり，左室肥大や無症候性脳血管障害などを伴いやすい．

治療　降圧目標は，若年，中年，前期高齢者患者（65～74 歳）では，診察室血圧で 140/90 mmHg 未満，家庭血圧で 135/85 mmHg 未満，後期高齢者（75 歳以上）では診察室血圧で 150/90 mmHg 未満，家庭血圧で 145/85 mmHg 未満である．

治療には，食事療法と薬物療法がある．食事療法では塩分摂取制限が重要である．2015 年の国民健康・栄養調査で国民 1 人 1 日あたりの食塩摂取量は平均 10.0 g（男性 11.0 g，女性 9.2 g）である．2013 年の健康日本 21 第 2 次では 2022 年までに平均摂取量を 8.0 g にする目標が掲げられている．

＊2 ACE 阻害薬は血圧を上げるアンギオテンシンⅡの生成過程を止める薬．ARB は，アンギオテンシンⅡが血管壁にある血管収縮のシグナルを出す受容体に作用しないようにブロックする薬．カルシウム拮抗薬は，血管壁の平滑筋を収縮させるために細胞内に流れ込むカルシウムを抑制して血管を拡張させる薬．

ARB: angiotensin Ⅱ receptor blocker

薬物療法では，**アンギオテンシン変換酵素阻害薬**（**ACE 阻害薬**＊2），**アンギオテンシンⅡ受容体拮抗薬**（**ARB**）や**カルシウム拮抗薬**など血管拡張薬が第一選択薬として使われる．利尿薬は，食塩感受性高血圧患者で塩分の主要構成であるナトリウムを体から排泄することで，血圧を下げる目的で使用する．β 遮断薬は，興奮を抑制し，心臓の収縮力を抑制することでストレスによる高血圧の治療に使用する．二次性高血圧では，原因となる腫瘍や腎動脈の狭窄などが確認できれば，切除や血管拡張を行うことで血圧を正常化できる．

栄養評価 身体測定から，BMIや体脂肪率などを把握し，肥満の有無を確認する．食生活状況からは，エネルギーおよび栄養素摂取量，食事回数・時間，加工食品の摂取頻度，外食の利用頻度などを把握し，肥満や食塩摂取過多を生じる原因がないかを評価する．食塩摂取量は，24時間蓄尿中へのナトリウム排泄量から算出することも可能である．

ナトリウム排泄量からの食塩摂取量推定：24時間蓄尿中Na濃度(mEq/L)×24時間尿量(L)÷17

家族歴，年齢，性格，ストレス状況，飲酒，喫煙，運動習慣なども，血圧上昇と関連するため，把握が必要である．また，高血圧の患者が，内臓脂肪型肥満，糖尿病，脂質異常症といった疾患を併せもつと，動脈硬化性疾患である脳梗塞や心筋梗塞などの発症リスクが増加するため，合併症の把握も重要である．

食事療法 食事では，**適正体重維持**と**減塩**が基本となる．加えて，降圧効果の期待される栄養素であるカリウム，食物繊維，$n-3$系多価不飽和脂肪酸などの摂取が勧められる．

エネルギーは25～30 kcal/kg標準体重/日を目安として，適正体重を維持できる量とする（BMI 25 kg/m^2未満が目標）．食塩摂取は6 g/日未満とする*1．カリウムの降圧効果は弱いが，食塩過剰摂取による血圧上昇抑制効果は顕著であるので，積極的摂取が勧められる．野菜や海藻類には，カリウムのほか，食物繊維も多く含まれており，体重増加予防による血圧上昇抑制効果が期待できる．$n-3$系多価不飽和脂肪酸摂取にも，降圧効果のあることが示されており*2，肉に替えての魚摂取は推奨される．

*1 ただし，3.8 g/日を下回る減塩については安全性は確認されていない．

*2 $n-3$系多価不飽和脂肪酸は魚油に多く含まれ，介入試験の結果からは3 g/日以上の摂取が理想的である．

腎疾患を伴う高血圧患者の場合には，カリウム過剰摂取に注意が必要な場合がある．また，降圧薬の**カルシウム拮抗薬**は，グレープフルーツジュースの飲用で降圧が増強されるので注意が必要である．

患者教育 生活習慣の修正は，高血圧予防や降圧薬開始前のみならず，降圧薬開始後においても，その作用増強や減量の一助となり得るため，積極的に勧めることが大切である（表6・3）．これらは複合的に行うとより効果的であることが示されている．

表6・3 生活習慣の修正項目[a]

1）減　塩	6 g/日未満
2）野菜・果物 脂質	野菜・果物の積極的摂取† コレステロールや飽和脂肪酸の摂取を控える 魚（魚油）の積極的摂取
3）減　量	BMI〔体重(kg)÷[身長(m)]^2〕が25未満
4）運　動	心血管病のない高血圧患者が対象で，有酸素運動を中心に定期的に（毎日30分以上を目標に）運動を行う
5）節　酒	エタノールで男性20～30 mL/日以下，女性10～20 mL/日以下
6）禁　煙	（受動喫煙の防止も含む）
生活習慣の複合的な修正はより効果的である	

† 重篤な腎障害を伴う患者では高カリウム血症をきたすリスクがあるので，野菜・果物の積極的摂取は推奨しない．糖分の多い果物の過剰な摂取は，肥満者や糖尿病などのカロリー制限が必要な患者では勧められない．
a）日本高血圧学会高血圧治療ガイドライン作成委員会 編，“高血圧治療ガイドライン2014”，p.40，ライフサイエンス出版（2014）より．

減塩食指導によって，食事量の低下をまねくことがある．特に高齢患者の場合には，注意が必要である．患者の嗜好や家庭環境に配慮しながら，指導することが大切である．減塩の工夫としては，① 香辛料，酸味，うま味を活かす，新鮮な食材を利用するなどして，調味料を控えめに使用する，② 調味料は“かける”より“つける”を基本とする，③ 汁物を控える，④ 加工食品を控える，⑤ 献立において，味の濃い料理と薄い料理をつくり，味のメリハリをつける，などがあげられる．

減量は，BMI 25 kg/m^2 未満が目標であるが，目標に達しなくとも約 4 kg の減量で有意な降圧効果が得られるとされており，患者の状況に合わせて指導を行う．

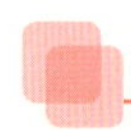

6・2 動 脈 硬 化

動脈硬化は動脈が硬くなることで，健常者でも年齢とともに出現し，さらに高血圧，糖尿病，脂質異常症の合併や喫煙で悪化する．

成因と病態　動脈硬化では，動脈の内膜に粥腫（プラーク）ができたり，内膜の膠原線維が太くなり，中膜に石灰化が生じ，血管壁の弾力性が低下したりする．動脈の内膜にできるプラークは，脂質異常症などで悪玉コレステロールとよばれる LDL コレステロールが過剰に血流に乗って流れてくると，内膜に付着して血管壁に浸み込むことで形成される（図 6・2）．血液中の単球は血管壁に入ると掃除する細胞といわれるマクロファージになる．マクロファージは血管壁内で変成した酸化 LDL を貪食して泡沫細胞となり，血管壁に蓄積し，壁が膨らむことでプラークが形成される．プ

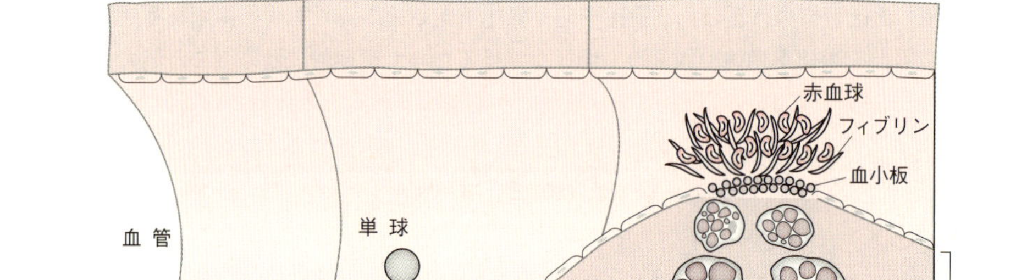

図 6・2　動 脈 硬 化

> 血液は心臓から大動脈に送り出されると，末梢に送り出される分と一部は大動脈が膨らむことで血液をためる．心臓が収縮し終わり，次の駆出のために肺からの血液を受取っている間は，膨らんだ大動脈が心臓の代わりに末梢に血液を流し続ける．動脈硬化が進むと大動脈の膨らみが悪くなり，一回の拍動で末梢に送られる血液の量が少なくなり，手足のような末梢部分に十分な血液を送ることができなくなる．

ラークが大きくなると，血管を閉塞する，または一部が破綻して，血小板が集まり，フィブリンが付着して血栓が形成され動脈は閉塞する．喫煙は血管壁の内膜面を傷つけるのでLDLコレステロールが浸み込みやすくなったり，内膜面が荒れて凸凹となることで血栓ができやすくなったりして，末梢への血流障害の原因になる．

症 状 動脈硬化による症状は，血流障害が生じると出現する．動脈硬化が心臓の冠動脈に生じると胸痛が起きて狭心症や心筋梗塞になる．脳動脈に生じると脳卒中で手足の麻痺や認知症の症状が出現する．足の動脈に生じると閉塞性動脈硬化症により間欠性跛行で長く歩けなくなり，皮膚の壊死が起こると皮膚が黒くなることがある．

間欠性跛行：歩行していると足が痛くなり，一時休息をして，再び歩くことができるようになる症状．脊椎管狭窄症で神経が圧迫される場合や下肢の動脈硬化で歩行により下肢の血流障害が一時的に生じることが原因となる．

診 断 動脈内腔に突出するプラークの形態は，頸動脈，大動脈，冠動脈で超音波断層法やX線造影により診断する．大動脈壁の弾力性の低下は，脈波伝播速度（PWV）が速くなることで診断する．閉塞性動脈硬化症の診断には，足関節上腕血圧比（ABI）を用いる．

PWV：pulse wave velocity

ABI：ankle brachuial index

治 療 頸動脈にできた大きなプラークは，内膜とともに外科的に切除する場合もある．内服薬で治療する方法としては，高コレステロール血症の治療薬であるスタチンが用いられ，プラークの厚みが減る，または脆弱な表面が硬化して破綻しにくくなるといわれている．大動脈壁の弾力性を改善する薬はないが，高血圧が壁弾力性を低下させる原因であるので，降圧薬で治療し，血圧が正常になると壁弾力性が改善したり，糖尿病の治療や有酸素運動で改善することもある．

栄養評価 動脈硬化性疾患予防ガイドラインでは，動脈硬化のリスク因子である収縮期高血圧，血清高コレステロール値，低HDLコレステロール値，喫煙習慣，年齢（男性45歳以上，女性55歳以上），動脈硬化の高リスク病態（冠動脈疾患の家族歴，耐糖能異常）などを加味して脂質管理目標値が決定されている（表4・9および図4・9参照）．併せて，身体計測値による体型評価，食事内容の確認を行う．エネルギー摂取量，脂肪摂取量，食物繊維摂取量などのほか，コレステロール含有量の多いレバー，鶏卵（特に卵黄），丸干し，洋菓子をはじめ，肉，魚，大豆といった主菜となる食品の食品摂取習慣を確認する．また，運動習慣，ストレス状況などの評価も行う．

食事療法 身体活動量に見合ったエネルギー摂取，適正な脂肪エネルギー比率および脂肪の質（飽和脂肪酸の過剰摂取抑制，n−3系多価不飽和脂肪酸の摂取増加），LDLコレステロール高値の場合にはコレステロール摂取量を控えること，脂肪やコレステロールの排泄を促す食物繊維摂取量の増加，減塩などが，重要視されている（表4・11参照）．

患者教育 第一に，主食，主菜，副菜の揃った食事バランス，各々の量についての指導を行う．そのうえで，コレステロール含量の多い食品の摂取習慣を確認し，気に

表 6・4 動脈硬化性疾患予防のための生活習慣の改善[a]

1）禁煙し，受動喫煙を回避する
2）過食と身体活動不足に注意し，適正な体重を維持する
3）肉の脂身，動物脂，鶏卵，果糖を含む加工食品の大量摂取を控える
4）魚，緑黄色野菜を含めた野菜，海藻，大豆製品，未精製穀類の摂取量を増やす
5）糖質含有量の少ない果物を適度に摂取する
6）アルコールの過剰摂取を控える
7）中等度以上の有酸素運動を，毎日合計30分以上を目標に実施する

a）動脈硬化学会，“動脈硬化性疾患予防ガイドライン2017年版”より．

なる点があれば改善を促す．喫煙，飲酒，運動習慣などを含めた食生活全体の見直しをはかることが大切である（表6・4）．

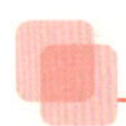

6・3　虚血性心疾患（狭心症，心筋梗塞）

わが国での心疾患による死亡率は悪性新生物に続き第2位で，以前に比べ増加している．心疾患による死亡数は年間19万人で，そのうちわけは**急性心筋梗塞**とその他の虚血性心疾患で約74000人である（2014年度）．虚血性心疾患のうち**狭心症**では心臓に酸素などを供給する血管が狭窄することにより，また急性心筋梗塞では閉塞することにより発症する．虚血性心疾患には，安定狭心症と急性冠症候群があり，前者は労作性狭心症と冠攣縮性狭心症を，後者は不安定狭心症，急性心筋梗塞，心臓突然死を含む．

成因と病態　心臓には3本の**冠動脈**があり心筋壁の外側2/3に酸素などを供給している（図6・3①～③）．内側1/3は心室内腔にある血液から酸素などを受取る．心臓から駆出された血液は，大動脈弁が閉じたときに冠動脈に流れ込む．冠動脈に動脈硬化が生じると血管の壁にプラークができる．

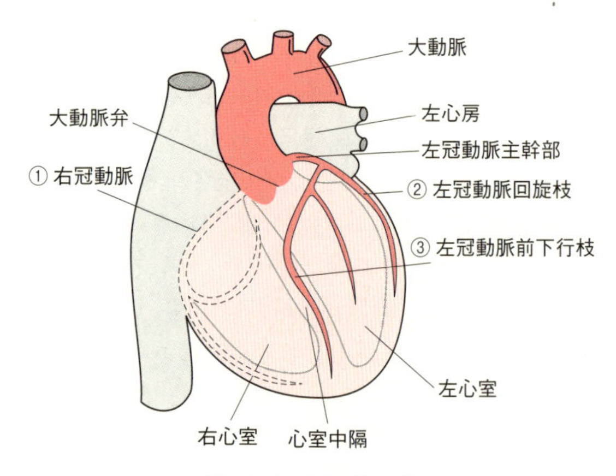

図6・3　冠　動　脈

労作性狭心症は，プラークによる冠動脈狭窄で安静時には心筋への血流が足りているが，労作時になると要求される冠動脈血流量を送ることができなくなり，心筋に虚血が生じる（図6・4b）．労作を中止することで虚血は解消される．

冠攣縮性狭心症（かんれんしゅくせい）は，特に睡眠中の早朝などの安静時に起こる．冠動脈にプラークによる狭窄がなくても，攣縮により冠動脈狭窄が起こり，心筋の貫壁性虚血が生じる（図6・4c）．多くは数分のうちに攣縮が治まり虚血は解消されるが，攣縮が継続すると急性心筋梗塞になる．冠攣縮性狭心症は東洋人に多いといわれる．

貫壁性虚血：心臓から身体に血液を送り出す左心室の壁は約8～10 mmであり，虚血により左心室の壁の全層が障害を受けたもの．

不安定狭心症は，冠動脈の狭窄部位に血栓ができて，冠動脈血流が停止したり，再開通したりを繰返す状態をいう．血栓が溶けなければ急性心筋梗塞になる．

急性心筋梗塞は，冠動脈狭窄部位が血栓で閉塞して，心筋の貫壁性虚血が生じたものである（図6・4a）．急性心筋梗塞発症4時間以内に重症な不整脈である**心室細動**が起こりやすく，心臓突然死に至る場合がある．さらに発症後12時間以降に，心機能が低下して**心不全**となりやすい．

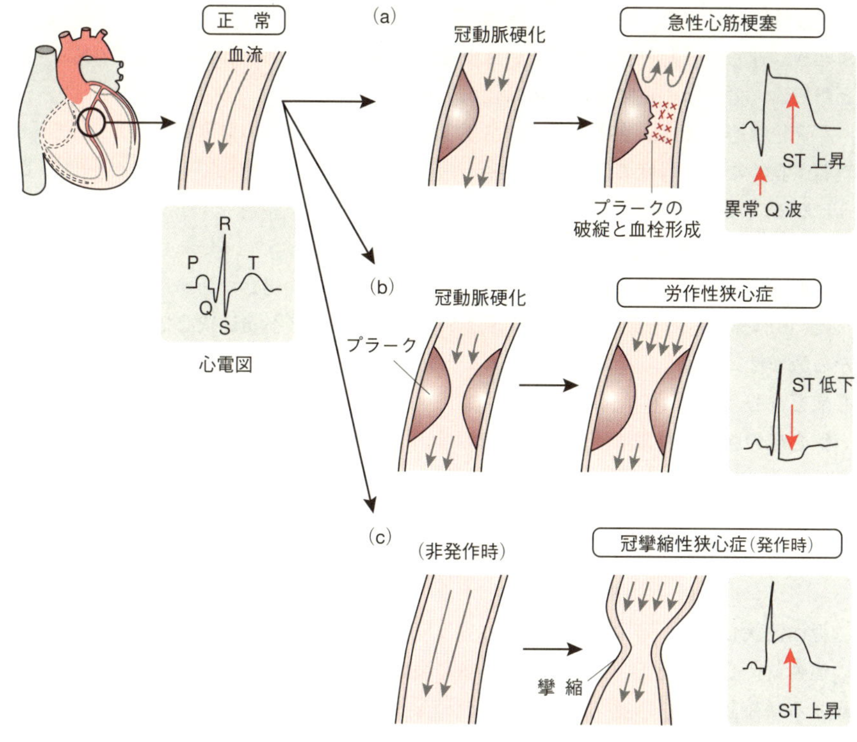

図 6・4 急性心筋梗塞のプラーク破綻（a），労作性狭心症（b），冠攣縮性狭心症（c）

冠動脈狭窄が動脈の 50％ 程度であっても急性心筋梗塞が起こることが明らかにされている．理由は，喫煙やストレス，高血圧などでプラークの表面に傷ができる，または表面が破綻するので，その傷に血栓が付着し，付着した血栓は急速に大きくなり，冠動脈を塞いでしまうからである．冠動脈の閉塞により心筋に虚血が起こる．虚血が持続すると心筋の壊死が生じる．壊死した部位の心筋は，血液により運び去られる．このときに心筋細胞内に存在する心筋トロポニン T と心筋トロポニン I というタンパク質や，CPK-MB（心筋細胞のクレアチンホスホキナーゼ），AST（アスパラギン酸アミノトランスフェラーゼ），LDH（乳酸脱水素酵素）などの酵素が血液中に流れ出るので心筋虚血のマーカーとして測定する．

壊死した部位の心筋は血液により運び去られるので，心筋の厚みは薄くなり，収縮もしないので，障害を受けた部位が広いと心臓から送り出す血液量が減り，心不全となる．

陳旧性心筋梗塞は，急性期を過ぎて 30 日以上時間が経ったもので，心筋壊死を起こした部分が線維組織に置き換わり瘢痕（はんこん）化する．また心筋壁が薄くなり瘤（こぶ）状に膨らみ心室瘤（りゅう）となる，瘤の中に血栓ができて，その血栓が剥がれて脳梗塞を起こすことがある．

症 状 虚血性心疾患の症状は胸痛で，男性では，胸の前側で胸骨の下 3 分の 1 あたりが痛むことが多く，痛みは左腕に広がるように感じる．女性では男性と同じように前胸部痛が生じる場合も多いが，のどの痛み，みぞおちの痛みなどを訴えることもある．

狭心症の胸痛は一時的なものが多い．時間が 5 分から 10 分程度なので，病院を受診するときに症状が消失していることが多い．

労作性狭心症では，労作に伴い胸痛が出現する．階段を上ったとき，重いものを運ぶとき，速く走ったとき，おいしい食事をたらふく食べたときなどに胸痛が生じることがある．労作を中止すると胸痛は軽快する．

不安定狭心症では，胸痛が新たに出現する，労作時の痛みの頻度が増える，や持続時間が長くなる，軽度の作業でも胸痛が出現する，新たに安静時にも胸痛が生じるようになる，などが特徴的な症状である．

急性心筋梗塞では，20 分以上の激しい胸痛が特徴である*1．しかし，糖尿病患者では糖尿病性神経障害を合併していると，胸痛を感じない場合がある．

診 断　狭心症の分類は，症状の経過から安定狭心症と不安定狭心症，発症の誘因から労作性狭心症と安静時狭心症などに分けられる．安定狭心症のなかに冠攣縮性狭心症を含む．

狭心症の胸痛の特徴は，突然に，胸の前，漠然とした，労作で誘発され，5 分ほどの短いものである（SAVES と略す*2）．胸の前を押されるように痛い，胸が締めつけられるように痛い，胸の圧迫感があるなどと訴える．病院に来院したときには胸痛が消失していることが多いので，安静時の心電図所見では正常であることが一般的である．

労作性狭心症は，階段を昇るなどの労作で狭心症が起こるので，トレッドミルなどの運動負荷心電図を行って，実際に心臓負荷が加わると心電図で ST 部分の低下が出現するか確認する*3（図 6・5）．心臓核医学検査として負荷心筋シンチグラフィで，運動や薬物の負荷をかけて心筋の血流の良否を調べる．日常の生活のなかで狭心症状が現れるか調べる目的で，24 時間心電図（ホルター心電計）を行う．

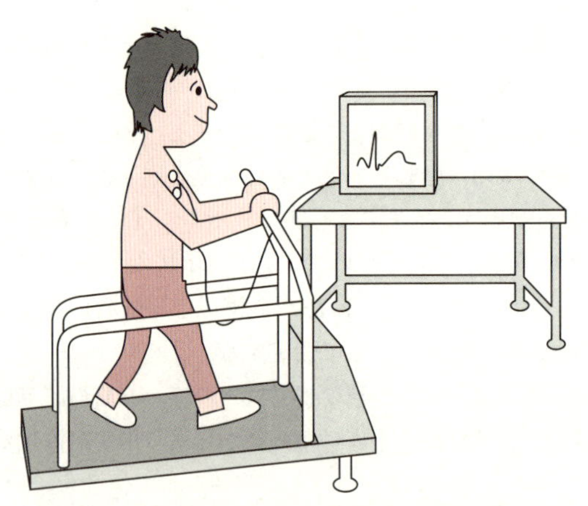

図 6・5　トレッドミルを用いた運動負荷心電図法
患者に動くベルトの上を歩いてもらい，さらにベルトを傾けて，速度を上げて，あたかも坂道を歩いて登るかのような負荷をかける．

冠攣縮性狭心症は睡眠中など安静時に冠動脈の攣縮によって血管が一時的に狭窄するので，日中の外来ではみつからない．症状の特徴を聞いて，夜間の睡眠中の心電図変化を 24 時間心電図で記録して，胸痛出現時に心電図の ST 部分が上昇するかどうかを調べる．

不安定狭心症は，胸痛の出現頻度や持続時間が長くなるなど，様子が不安定であることに注意して診断する．心電図変化が軽微でも胸痛が続いている場合などは特に危

*1 急性心筋梗塞の痛みの特徴は，荒縄で縛られるような，ゾウの足で踏み潰されるような，この世の終わりのようななどと表現される激しいものである．ただし，胸痛を訴えている場合に，他の疾患の鑑別を行う必要がある．たとえば，労作性狭心症，急性心膜炎，急性大動脈解離，大動脈瘤破裂，肺血栓塞栓症，胸膜炎，気胸，急性膵炎，胆石症，帯状疱疹，肋間神経痛，肋骨骨折，心臓神経症などである．

*2 **SAVES**：sudden onset（突然に発症する），anterior chest pain（前胸部痛），vague sensation（はっきり表現できない），effort precipitation（労作で起こる），short duration（持続は短時間）

*3 マスター 2 階段法では，2 段の階段を繰返し昇り降りして，年齢と体重で決められた回数を行い，運動直後に心電図を記録する．自転車エルゴメーターでは，自転車を漕ぐようにして，あたかも坂道を自転車で上がるような負担を車輪にかけて行う．

険であり，気をつけて診断する．症状が悪化して急性心筋梗塞になる可能性があるので，運動負荷心電図は禁忌である．

急性心筋梗塞は，心電図検査で**ST部の上昇**とともに異常Q波の出現があり，血液検査で心筋トロポニンTの上昇を認めれば，診断はほぼ確定できる（図6・6）．さらに心エコーで心筋の収縮が低下している左心室の壁を確認すると確実である．

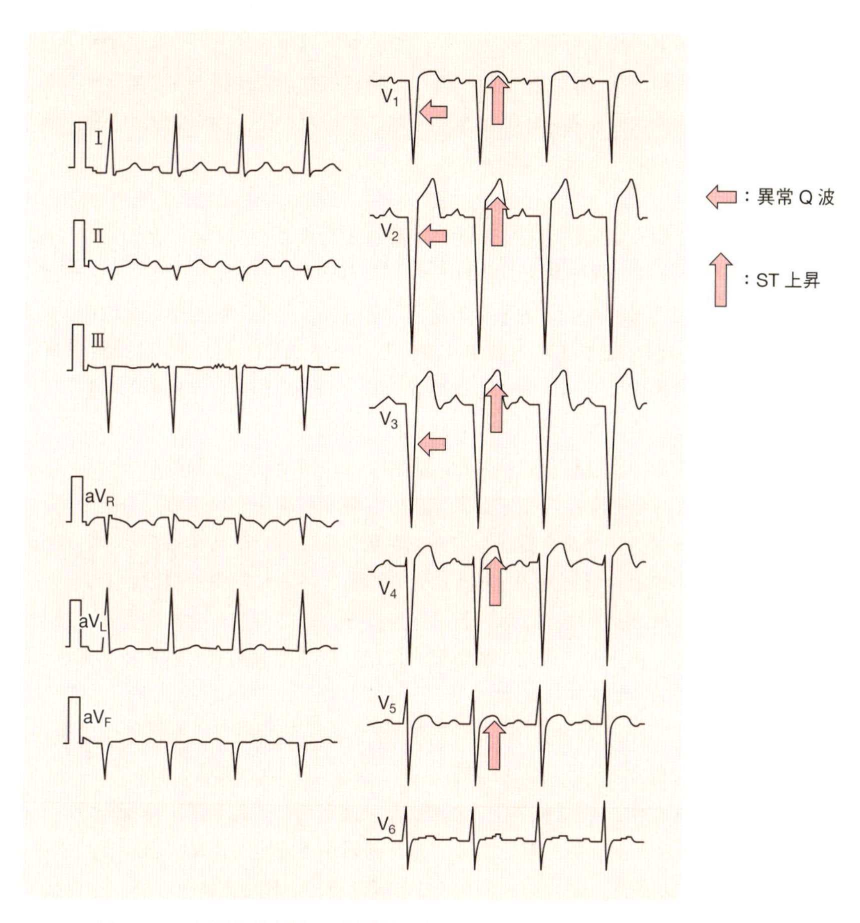

図6・6 急性心筋梗塞の心電図（Ⅰ，Ⅱ，Ⅲ，aV_R，aV_L，aV_F；肢誘導，V_1～V_6；胸部誘導）

治療 狭心症の治療には，薬物療法と外科的治療法がある．

1）**薬物療法**

● **硝酸薬**：狭心症の症状が出たならば，冠拡張作用があるニトログリセリン*を1錠舌下する．舌の下で溶けたニトログリセリンは，舌下静脈を通じてすぐに心臓に達する．薬を飲み込んで腸から吸収されるよりも格段に速く心臓に届くので，発作時にはまずニトログリセリンを使う．

● **カルシウム拮抗薬**：血管の収縮を妨げる効果があり，狭心症を予防するために用いる．冠攣縮性狭心症では，血管の攣縮が原因であるので，カルシウム拮抗薬が第一選択薬になる．ただし，冠攣縮性狭心症の発作時にはニトログリセリンを舌下する．

● **β遮断薬**：労作性狭心症の予防には，脈拍の増加を抑制する必要があるので，興奮を抑制するβ遮断薬が有用である．

＊ ニトログリセリンはダイナマイトの原料として使用される．ダイナマイト工場で休日になると胸痛が生じる従業員がいることから薬効が発見された．

2）**外科的治療**

●**冠動脈形成術**：冠動脈の動脈硬化部位にバルーン付きのカテーテルを差し込み，バルーンを膨らませて狭窄を軽減する．狭窄を軽減しても，血管の内膜を傷つけるので，直後に再狭窄することがある．

薬物溶出ステント：ステントの金属部分の一部を凹ませて，その部分に徐々に溶出する薬物を塗り込んだもの．

●**ステント留置術**：冠動脈の動脈硬化部位に金属製のステントをバルーン付きのカテーテルで送り込み，狭窄部位でバルーンを膨らませて，狭窄を解除しステントを留置することで，再度の狭窄を防ぐ．ただし，ステントは生体にとっては異物であるので，同部位に血栓ができやすい．血栓予防のために抗血小板治療をする必要がある．

●**冠動脈バイパス術**：冠動脈の狭窄部をバイパスするために，内胸動脈や下肢の静脈を冠動脈に吻合して血流改善をはかる．

急性心筋梗塞では，病院に到着する前に**不整脈**のために死亡することがある．原因となる致死性の不整脈は**心室細動**によるもので，心臓の収縮は消失する．心室細動が30秒以上持続すると意識がなくなり，3分経つと脳死になる．心室細動を治療するには，直流除細動器が必要である．街中に設置してある**AED**（自動体外式除細動器）は，貼り付けた電極により心室細動を自動で診断し，除細動を行う機器である．

AED：automated external defibrillator

AED
自動体外式除細動器
Automated External Defibrillator
かけがえのない命を守るために，
私たちひとりひとりができること．
設置しています

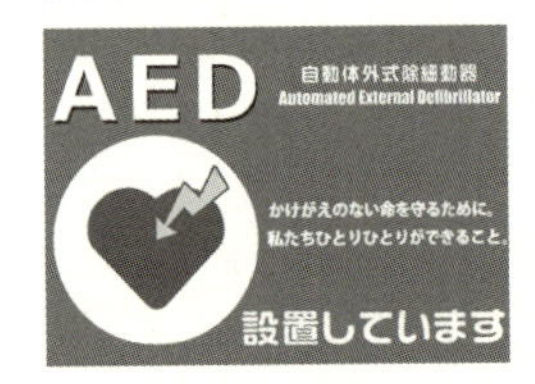

診療所や病院などで急性心筋梗塞と診断したら冠動脈のカテーテル治療ができる病院への搬送を考慮して救急車を依頼する．患者には，酸素投与で動脈血酸素飽和度を上げる，ニトログリセリン投与で冠動脈を広げて胸痛の緩和をはかる，塩酸モルヒネで胸痛を緩和し，アスピリンを投与して血栓が増えることを予防するなどの処置を行う．注射薬を用いて血栓溶解療法を行うことがある．さらに経皮的冠動脈インターベンション（PCI）ができる場合は，ステント留置を含めてカテーテルによる治療と冠動脈形成術を行う．PCIが不成功である場合には，緊急で冠動脈のバイパス術を心臓外科がある施設で行うこともある．

初期の治療が行われた後は，CCU（冠動脈疾患集中治療室）またはそれに準じた施設で経過観察を行う．

虚血による胸部症状，不整脈や心不全がなく，臨床的に安定している場合は，入院後12時間後にベッド上安静を解除する．血行動態が不安定または虚血が持続する患者でも，発症24時間後にはベッドサイドでの室内便器の使用を許可する．その後は，各施設でのクリニカルパスを用いて経過観察する*．

＊　国立循環器病センターのクリニカルパスでは，PCI後14日で退院する予定になっている．

予防　日本人の虚血性心疾患危険因子には，1）年齢（男性45歳以上，女性55歳以上），2）家族歴として両親，祖父母，兄弟姉妹の突然死や若年発症の虚血性心疾患の既往，3）喫煙，4）脂質異常症，5）高血圧，6）耐糖能異常，7）肥満，8）メタボリックシンドローム，9）慢性腎臓病（CKD），10）精神的および肉体的ストレスがあり，なるべく少なくするように指導する．運動は早歩きなどの中等度の有酸素運動は少なくとも30分を週5回，ジョギングなどの高強度の有酸素運動なら少なくとも20分以上を週3回行うことが勧められる．

栄養評価　狭心症や心筋梗塞は，脂質異常症や動脈硬化の延長上に位置するような疾患であるため，これらに準じた栄養評価が必要となる．胸痛，血清クレアチンキナーゼ（CK），AST，LDH，白血球数などの上昇から病状把握を行う．また，肥満，高血圧，脂質異常症の有無について，身体計測，血圧測定，臨床検査によって把握する．

食事療法　発作時は，心臓保護の観点から絶食とし，静脈栄養管理とする．その後，流動食，分粥食などの消化のよい食事から徐々に常食へと移行させる．狭心症や心筋梗塞の食事療法は，原則として脂質異常症や動脈硬化の食事療法に従う．

“虚血性心疾患の一次予防ガイドライン”では，適正な体重を維持するために，消費エネルギーに見合ったエネルギー量を摂取することが推奨されている．また，タンパク質，脂質，糖質（炭水化物），ビタミン，ミネラルなどの栄養素を適正量摂取するとともに，バランスよく摂取することが必要である．さらに，食物繊維（男性19 g/日以上，女性 17 g/日以上）や抗酸化物質（ビタミン E，ビタミン C，カロテノイド，ポリフェノールなど）の摂取も勧められる．

治療中は血圧の安定と心臓への負担を軽減するために**減塩**することが望ましく，病態に応じた食塩制限（4〜6 g/日）を行う．なお，心臓疾患に減塩食療法を行う場合は，腎臓食に準じた特別食加算をとることができ，6 g 未満の減塩食が対象となる．

血栓予防のために**ワルファリン**を服用している患者においては，納豆，クロレラ，緑色野菜などの**ビタミン K 高含有食品**の摂取を控える必要がある．ワルファリンは，血液凝固に必要なビタミン K の生成を抑制することによって抗血栓作用を示しているため，食事からビタミン K を補給してしまうと薬効が減弱するからである．特に**納豆**は，ビタミン K を多く含んでいるのみならず，納豆菌が腸管内でビタミン K の合成を促進するので，摂取禁止が勧められる．また，**青汁**のように緑黄色野菜を濃縮した飲料も避けることが望ましい．

患者教育　心臓への負担を軽減するため減塩に留意するよう促す．暴飲暴食（過食）や過度の飲酒に注意し，過労やストレスを避け，規則正しい生活を送るよう勧める．

6・4 心 不 全

心不全は病態であるが，病名として使われることもある．わが国での心疾患による死亡数は年間 19 万人であり，そのうち心不全で約 71000 人が亡くなっている（2014年度）．

成因と病態　**心不全**とは身体の組織が必要とする酸素を運搬する十分な血液を心臓が送り出せなくなる状態をいう．収縮不全と拡張不全，急性心不全と慢性心不全，左心不全と右心不全というふうに病態を分類する*．

1）**収縮不全と拡張不全**：収縮不全は心筋の一部が収縮しなくなった状態で，急性心筋梗塞などで起こる．拡張不全は心筋が硬くなり，心拍出に必要な血液を左心室に十分に貯留できない状態で，高血圧や肥大型心筋症などで起こる．

2）**急性心不全と慢性心不全**：急性心不全は，左心室の収縮障害が急に生じたもので，急性心筋梗塞などの虚血や重症の不整脈などが原因となり，血圧の低下や頻脈を伴う．慢性心不全は，拡張型心筋症や重症の弁膜症などが原因となり，慢性的に全身にうっ血が生じたもので，頻脈はあるが末期まで血圧は保たれる．

3）**左心不全と右心不全**：左心不全では，心筋梗塞や拡張型心筋症などで左心室の収縮不全が生じ，肺に血液がうっ滞（肺うっ血）して病状が悪化する．右心不全は肺動脈血栓塞栓症，僧帽弁狭窄症や三尖弁閉鎖不全症などの弁膜症，心臓の周りに水がたまる心タンポナーデにより，右心室の収縮低下や拡張障害で起こる．左心室の機能が低下して肺のうっ血が起こるが，右心室にも負荷がかかり，右心不全を合併すると左心不全の症状が軽減することがある．この状態を**両心不全**とよぶ．

＊ 低拍出性心不全と高拍出性心不全という分類もある．**低拍出性心不全**は，急性心筋梗塞，高血圧，拡張型心筋症などで生じる．**高拍出性心不全**は，甲状腺機能亢進症，貧血，妊娠，動静脈奇形などが原因となる．

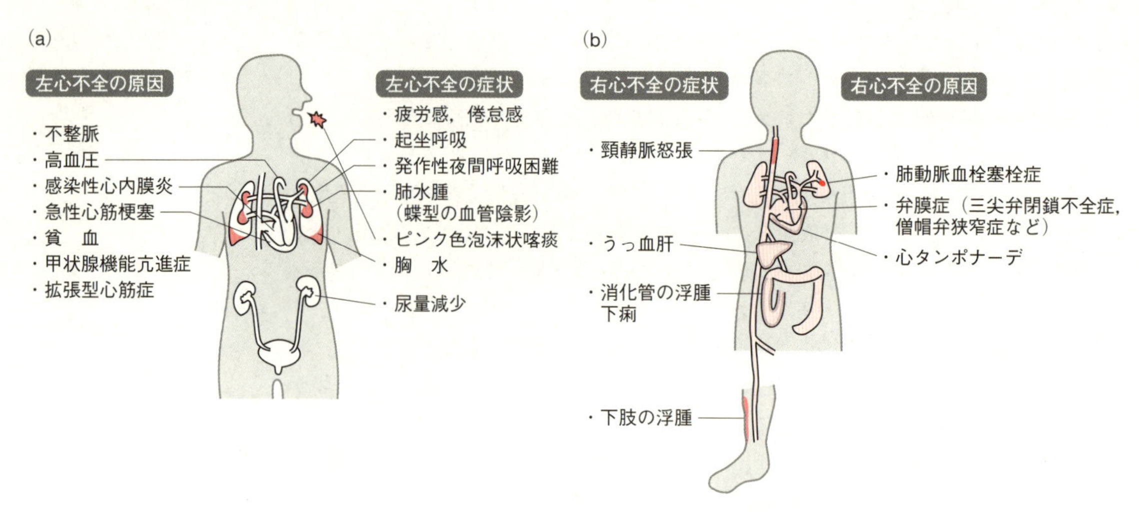

図 6・7　左心不全（a）および右心不全（b）の原因と症状

症 状　**左心不全**の症状には，歩行や労作で呼吸困難，疲労感や倦怠感，夜間に臥位で寝ていると息苦しくなり覚醒する発作性夜間呼吸困難や，横になると呼吸困難を感じ臥位よりも座位でいることを好む起坐呼吸などがある．重症になると血液の混じったピンク色の泡沫状喀痰が咳とともに出るようになる．心拍出量の低下により，血圧低下，頻脈，尿量の減少が起こる（図 6・7 a）．

右心不全の症状には，右心室に流れ込む静脈系に血液がうっ滞するので，頸静脈の怒張，うっ血肝，下肢のむくみ，消化管のむくみによる食欲低下と下痢がある（図 6・7 b）．

うっ血による体重増加は，2〜3 kg になる．

診 断　症状から心不全を疑い，原因となる左心室や右心室の収縮不全を心エコー検査で確認する．左心不全で肺うっ血になると，胸部 X 線写真で肺門部を中心に肺静脈の拡張を示す蝶形の血管陰影の増強がみられ，心陰影は拡大する．補助診断としては，心室で合成される心臓ホルモンである**脳性ナトリウム利尿ペプチド**（**BNP**）の血中濃度を測定すると，心室の負荷で分泌が亢進するため，心不全で高値を示す．

BNP：brain natriuretic peptide

治 療　心不全の治療は，原因疾患を治療するとともに，左心不全では，収縮力の低下した左心室から容易に血液が送り出されるようにするため，大動脈から末梢の動脈を拡張して血管抵抗を下げる目的で，アンギオテンシン変換酵素阻害薬（ACE 阻害薬），アンギオテンシンⅡ受容体拮抗薬（ARB）を用いる．左心室に流れ込む血流を減らすために利尿薬により循環血液量を減らす．心房細動で頻脈性不整脈を伴う心不全ではジギタリスを用いる．右心不全の治療では，肺動脈の血管抵抗を下げ，右心室に戻る血液量を減らすために利尿薬を用いる．

急性心不全では，入院管理の下に肺うっ血，体うっ血の有無を評価し，血管拡張薬や利尿薬の使用と循環不全の改善に適切な薬物を使用する．

循環と利尿の安定が得られるまで栄養摂取を目的とした経口摂取は禁止する．低ナトリウム血症があれば，水分制限を行い 1 日 1.5〜2 L とする．食事に含まれる塩分は 1 日に 3 g までとする．酸素投与量が減量できて，動脈血中の酸素飽和度を維持できるようになれば経口摂取が可能である．

慢性心不全では，患者の自己管理が重要で，外来患者では毎日の体重測定（毎朝，排尿後）と塩分摂取の制限を行う．体重が 1 日で 2 kg 以上増加する場合は急に心不全が悪化している可能性があるので，速やかに主治医を受診するように指導する．

心不全の原因疾患としてアルコールによる心筋症があれば禁酒とする．

浮腫などを伴う心不全の急性増悪時には運動制限が必要で，安静とする．慢性心不全を薬物治療で調整されている場合は，適度な運動を制限する必要はない．

入浴は，慢性心不全患者では深く湯につかると下肢からの静脈還流量が増加して心臓の負荷が増えるため，鎖骨下までの半坐位浴で，お湯の温度は 40〜41 度，時間は 10 分以内がよい．

栄養評価 心不全では，まず**水分貯留状態**を把握することが必要となる．身体計測による体重推移，飲水量や尿量などによる水分出納，血清電解質濃度，胸部 X 線による心胸郭比などから状況把握を行う．臨床検査値における**脳性ナトリウム利尿ペプチド（BNP）**は，心室の負荷に比例して上昇するため，水分貯留状態をよく反映し，心不全の病態把握に有用である．循環血液量増加や末梢血管抵抗上昇作用のある塩分の摂取量は，把握することが大切である．虚血性心疾患や高血圧などの基礎疾患についても把握する．

心不全では，食欲低下や代謝異常により，低栄養を生じることが多い．食事摂取量，身体計測値，臨床検査値（アルブミン値，ヘモグロビン値，コレステロール値など），浮腫状態などを把握しながら，栄養状態を継続的に評価する．

食事療法・患者教育 心不全の食事療法において最も重要な点は，水分量と塩分量を管理し，浮腫と代謝異常の改善に寄与することである．尿量や浮腫の程度に合わせ，その摂取量を決定する．

塩分は，重症では 3 g/日程度にまで制限し，軽症では 6 g/日未満の制限とする．過度な塩分制限は食欲低下を招くため，食事摂取状況や栄養状態をかんがみながら進める．水分は，軽症では制限不要だが，重症で希釈性低ナトリウム血症を伴った場合には制限する．エネルギーは，適正体重を維持できる量とし，25〜30 kcal/kg 標準体重/日を目安とする．タンパク質は，1.0〜1.2 g/kg 標準体重/日を目安とし，鶏卵，白身魚，鶏肉，大豆製品などの良質タンパク質を摂取する．タンパク質摂取不足は，血清アルブミン値低下をまねき，浮腫を助長する．

心臓への負担軽減のため，過食を避け，食事は消化の良いものをゆっくりとよく噛んで摂取する．減塩を心がけ，刺激物も控えめにする．過労を避け，禁酒，禁煙も推奨する．高齢者の場合，食事療法の受容が困難な場合もあるため，本人の訴え，嗜好，家庭環境などを加味しながらの支援が必要となる．過度の食事制限が，低栄養状態をまねくことのないように注意する．

7 腎・尿路疾患

1. 急性糸球体腎炎は突発的な血尿・浮腫・高血圧を呈する．慢性糸球体腎炎は糸球体の慢性炎症性疾患である．
2. ネフローゼ症候群は，高度タンパク尿と低アルブミン血症により定義される．
3. 糖尿病性腎症は，糖尿病の微小血管障害に基づく慢性合併症であり，発症予防には厳格な血糖管理が必要である．
4. 慢性腎臓病（CKD）とは，腎障害（タンパク尿など），もしくは糸球体沪過量（GFR）の低下が3カ月以上持続するものである．
5. 急性腎不全とは，急激に腎機能が低下し体液の恒常性が維持できなくなった状態である．慢性腎不全では，持続的な腎機能の低下により尿毒症状が起こる．
6. 慢性腎臓病に対する食事療法では，エネルギー摂取量は，25～35 kcal/kg 標準体重/日とする．タンパク質摂取量は，ステージ G3a では 0.8～1.0 g/kg 標準体重/日，ステージ G3b 以降では 0.6～0.8 g/kg 標準体重/日とする．食塩摂取量は 6 g/日未満とする．カリウム摂取量はステージ G3b 以降で 2000 mg/日以下に制限する．
7. 透析療法には血液透析と腹膜透析がある．透析療法期は，エネルギー摂取量 30～35 kcal/kg 標準体重/日，タンパク質摂取量 0.9～1.2 g/kg 標準体重/日とするが，食塩，水分，カリウムおよびリン摂取量は透析療法により異なる．
8. 尿路結石症の再発予防には，水分，シュウ酸，プリン体，総エネルギー，食塩摂取に関する栄養指導が必要である．

7・1 糸球体腎炎

7・1・1 急性糸球体腎炎

成因と病態 **急性糸球体腎炎**は2～8歳の小児に好発し，血尿・タンパク尿・浮腫・糸球体沪過量（GFR）の減少・高血圧といった症状が急性の経過で出現する糸球体の炎症性疾患である．典型的には溶血性連鎖球菌を代表とする病原菌の先行感染（多くは上道感染）ののち，一定の潜伏期（約1～2週，平均10日間）を経て発症する．急性糸球体腎炎のうち約80％はA群 β 溶血性連鎖球菌感染が原因とされる．

GFR: glomerular filtration rate

急性糸球体腎炎では，先行感染によって体内へ侵入した細菌やウイルスが有する腎炎惹起性抗原と，それに対する自身の抗体が免疫複合体を形成し糸球体へ沈着することで炎症反応をひき起こす．その結果，糸球体障害が生じて GFR は低下し，また沪過バリア機能を有する糸球体基底膜の透過性が亢進することで，血液中のタンパク質が尿中に排泄される．尿中へ排泄されたタンパク質はそれ自体が組織傷害性を有し，さらなる糸球体障害や尿細管障害を惹起する．

症 状 急性糸球体腎炎は，① 潜伏期（1～2 週間），② 乏尿期（数日），③ 利尿期（数日～1 週間），④ 回復期（1～2 カ月），⑤ 治癒期（2～3 カ月）の五つの病期に分類される．

おもな症状は，全身倦怠感，乏尿（500 mL/日以下），血尿（顕微鏡的血尿は全例，肉眼的血尿は 30～50％），浮腫（顔面，特に眼瞼の浮腫），高血圧，タンパク尿，GFR 低下である．重症例や心疾患を有する高齢者では心不全を認める場合もある．

小児では大部分が数カ月で尿タンパクの消失を認め，90％ 以上が自然治癒するが，成人では治癒率が低く，約 30％ が慢性化する．

診 断 臨床的に先行する腎疾患や腎障害をきたす全身性疾患のない症例において，突発的な血尿・浮腫・高血圧の 3 徴候を認めた場合に本症を疑う*．一般的には臨床診断で急性糸球体腎炎の診断をつけるが，非典型的な臨床経過をとる場合には，他の疾患との鑑別や治療方針を決めるために腎生検を行い，病理組織診断を行う必要がある．

* 血液検査での抗ストレプトリジン-O 値や抗ストレプトキナーゼ値の上昇（3～5 週でピーク，数カ月で正常化），補体値の低下（8 週以内に正常化）が診断の補助所見となる．

治 療 対症療法を基本とし，安静，食事療法，降圧療法が治療の主体となる．各症例の病期に応じた治療が必要であり，特に急性期である乏尿期から利尿期にかけての対応が重要で，入院安静と，高カロリーと低タンパク質，塩分・水分制限を主体とした厳格な食事療法を行う．

扁桃炎などの感染巣がある場合はペニシリンなどの抗生剤を投与するが，すでに発症した腎炎に対しては治療効果を認めない．また浮腫，高血圧に対して食塩・水分制限のみで不十分な場合には利尿薬，降圧薬などを使用する．

栄養評価 基本的には大半の症例が自然治癒するが，病態の早期改善や慢性化の防止のためには急性期における食事管理が重要となる．タンパク質制限は尿タンパク排泄を減少させ腎保護効果が期待されるが，特に小児に多い疾患であることから，タンパク質という生体にとって必須の栄養素を制限することによる栄養障害の発生には十分注意が必要である．低タンパク質食を行い，エネルギー摂取量が不足した場合にはタンパク質の異化が亢進する危険性があり，食事制限の安全性を確保するために栄養状態を定期的に評価する必要がある．

食事療法 日本腎臓学会の“腎疾患の生活指導・食事療法のガイドライン”では，それぞれの病期において食事療法の基準が規定されており，高エネルギー食，塩分・タンパク質・水分制限を基本とする（表 7・1）．

表 7・1 急性糸球体腎炎の食事基準[a)]

	総エネルギー〔kcal/kg†1/日〕	タンパク質〔g/kg†1/日〕	食 塩〔g/日〕	カリウム〔g/日〕	水 分
急性期（乏尿期・利尿期）	35†2	0.5	0～3	5.5 mEq/L 以上のときは制限する	前日尿量＋不感蒸泄量
回復期および治癒期	35†2	1.0	3～5	制限せず	制限せず

†1: 標準体重，†2: 高齢者，肥満者に対してはエネルギーの減量を考慮する．
a) 日本腎臓学会 編，“腎疾患の生活指導・食事療法ガイドライン”（1997）より．

タンパク尿はそれ自体が糸球体障害や尿細管障害を惹起するため，タンパク尿を呈する症例では尿タンパク排泄量を減少させる目的でタンパク質制限が必要となる．また急性期における糸球体沪過量（GFR）の急激な低下や尿細管糸球体フィードバックの異常に伴い，ナトリウム・水分の貯留をきたし，細胞外液量の増加により浮腫・高血圧をきたす．したがって，浮腫・高血圧を呈する症例では厳格な食塩制限，水分制限を行う．これらは利尿期になると速やかに改善する．

水分制限は調理中の水分量と飲水量を併せて管理する．総エネルギーは体内でのタンパク質の異化作用を抑えるために高カロリーを基本とし，全病期を通じて炭水化物や脂肪を中心に 35 kcal/kg 標準体重/日のエネルギー量を確保する．急性期には，タンパク質 0.5 g/kg 標準体重/日，食塩 0〜3 g/日，血清カリウム値≧5.5 mEq/L を認める場合にはカリウム制限，水分は前日尿量＋不感蒸泄量（15 mL/kg/日，体温・年齢により変動）までに制限し，回復期・治癒期にはタンパク質 1.0 g/kg 標準体重/日，食塩 3〜5 g/日，カリウム・水分制限なしへと緩和する．

7・1・2　慢性糸球体腎炎

成因・病態・症状　**慢性糸球体腎炎**は糸球体に原発する慢性の炎症性疾患であり，原疾患には免疫複合体型腎炎と非免疫学的機序（高血圧，脂質異常症，遺伝因子など）により発症する腎炎がある．免疫複合体型腎炎のおもなものとしては IgA 腎症，膜性腎症，膜性増殖性糸球体腎炎，ループス腎炎などがある．一方，非免疫学的な腎炎としては巣状糸球体硬化症，遺伝性腎炎などがある．

症状をまったく認めない軽症例から，さまざまな程度のタンパク尿，血尿，高血圧，腎機能障害を認めるものまで幅広く，潜在型と進行型に分けられる．

慢性糸球体腎炎において腎障害を増悪する因子としては，高血圧，感染，腎毒性物質の使用，高タンパク質食，妊娠，糖尿病，脂質異常症，喫煙，肥満などがある．

診　断　慢性糸球体腎炎は以下のように定義されているが，確定診断には腎生検による組織診断が必須である．

1）急性糸球体腎炎発症から異常尿所見（血尿・タンパク尿）または高血圧が 1 年以上持続しているもの．
2）発症に明らかな急性腎炎症状を欠くが，異常尿所見が 1 年以上持続するもの*．

＊　実際は急性糸球体腎炎から慢性化したものは少なく，多くの例は発症時期が不明で，会社や学校の健康診断などで偶然に発見されるチャンス血尿/チャンスタンパク尿である．

糸球体は腎臓の皮質に存在し，血漿を沪過する小器官である．糸球体を含む腎小体と尿細管をまとめて**ネフロン**とよび，一つの腎臓に約 100 万個存在する．

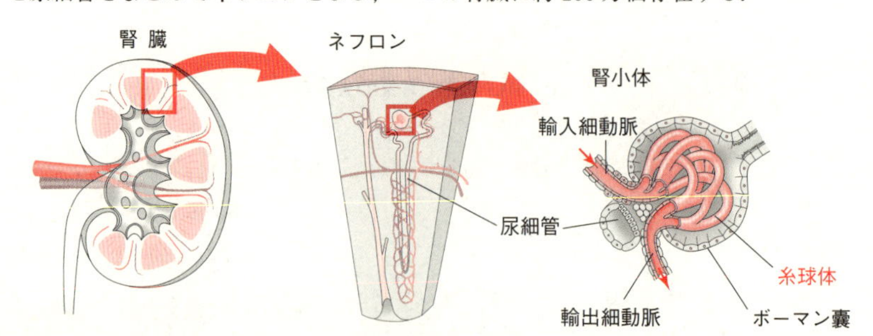

慢性的な糸球体障害により，正常な機能をもつネフロン数が減少すると，糸球体局所での血行動態に変化が生じ，機能が残存しているネフロン 1 個あたりの沪過量が増加し（糸球体過剰沪過），糸球体内圧が上昇する（糸球体高血圧）ことでさらなる糸球体障害が惹起されるという悪循環に陥る．また糸球体障害により糸球体基底膜の透過性が亢進することでタンパク尿が出現し，さらなる組織障害を惹起する．

ただし慢性腎炎以外で異常尿所見または高血圧を呈する膠原病，糖尿病，痛風，腎盂腎炎などの疾患を除く．

治療 原疾患により治療はさまざまであるが，レニン-アンギオテンシン系阻害薬（アンギオテンシン変換酵素阻害薬やアンギオテンシンⅡ受容体拮抗薬）は糸球体内圧を低下させ，尿タンパク減少，腎保護作用を有する．また IgA 腎症では，副腎皮質ステロイド薬の有効性が示されている．高血圧を有する症例においては表 7・2 の目標血圧を維持するよう降圧薬の投与を行う．

表 7・2 慢性糸球体腎炎と血圧コントロール

糖尿病合併の有無	血圧目標
有	130/80 mmHg 未満
無	
尿タンパク	
0.15 g/日未満	140/90 mmHg 未満
0.15 g/日以上	130/80 mmHg 未満

栄養評価 タンパク質制限は尿タンパク排泄を減少させることにより腎組織障害を緩和する作用があるが，摂取エネルギーが過度に不足する恐れがあり，栄養障害の発生に注意が必要である．長期間の食事制限の安全性を保証するために，定期的な身体計測，生化学検査により栄養状態の評価を行う．また **24 時間蓄尿**からは 1 日のタンパク質摂取量や食塩摂取量を推測することができる（コラム参照）．

栄養指導後の食事内容が医師の指示した栄養素などの量と食事の質に適切に守られているかを評価するために，モニタリングを行う．指導にあたっては食事療法がどの程度安全に効果を表しているかを評価し，医師および患者へフィードバックを行う．

蓄尿評価

24 時間蓄尿を行い，尿中への尿素窒素排泄量を測定し，以下のマロニーの式から推定タンパク質摂取量を評価する．

$$\text{推定タンパク質摂取量}(\text{g/日}) = \{1\text{ 日尿中尿素窒素排泄量}(\text{g/日}) + 0.031 \times \text{体重}(\text{kg})\} \times 6.25$$

そのほかにも，24 時間蓄尿からは 1 日尿量，内因性クレアチニンクリアランス（Ccr），1 日尿タンパク質排泄量，1 日食塩摂取量などの有用な臨床情報が得られる．

$$\text{推定食塩摂取量}(\text{g/日}) = 1\text{ 日尿中ナトリウム排泄量}(\text{mmol/日}) \times \frac{1}{17}$$

また早朝第一尿からも推定 1 日食塩摂取量を評価できる．

$$\text{推定 24 時間尿中ナトリウム排泄量}(\text{mmol/L}) = 21.98 \times \left[\frac{\text{早朝第一尿中ナトリウム}(\text{mmol/L})}{\text{早朝第一尿中クレアチニン}(\text{g/L})} \times \{-2.04 \times \text{年齢} + 14.89 \times \text{体重}(\text{kg}) + 16.14 \times \text{身長}(\text{cm}) - 2244.45\}\right]^{0.392}$$

完全蓄尿ができない患者の評価や個々の症例を経時的に評価する場合は血清尿素窒素/血清クレアチニン比を参考にする（正常で 10 前後，10 以上であればタンパク質異化亢進・消化管出血・脱水など，10 以下で良好な食事療法の実施を示唆）．

食事療法 以前は日本腎臓学会よりさまざまな腎疾患のなかで慢性糸球体腎炎として個別に食事指導のガイドラインが定められていたが，2002 年に慢性腎臓病（CKD）のステージ分類が作成されたことを受け，腎機能とタンパク尿の程度をもとにした病期に応じた食事療法のガイドラインが作成された（表 7・10 参照）．各ステージに応じて食塩・タンパク質・カリウム制限を実施する．

患者教育 タンパク質制限には体内での利用効率を考えるうえで，アミノ酸スコアと消化吸収率の積算スコアの高い食品を用いることも考慮し，植物性タンパク質より動物性タンパク質の摂取を増やすことが望ましい．そのために主食（白米，パン，麺類など）をタンパク質調整食品に変更して植物性タンパク質を減らし，肉・魚・卵などを摂取するよう指導する．タンパク制限の指導にあたっては腎臓病食品交換表の使用も有用である．

また慢性腎炎患者における高血圧は食塩感受性高血圧を呈する場合が多く，降圧薬投与とともに厳格な食塩管理により血圧管理を行うことが重要である．しかし降圧薬を内服中の患者においては，急激な食塩摂取により血圧が著しく低下したり，腎機能が悪化したりすることがあるので注意する．またレニン-アンギオテンシン系阻害薬を内服中の患者では，高カリウム血症をきたす場合があるため，食事内容からカリウム摂取量を推測し，必要に応じてカリウム制限を指導する．

水分摂取に関しては，尿排泄障害のない場合は自然の口渇感に任せて摂取し，過度な摂取や制限は推奨されない．

エネルギーは，健常人と同程度の 25～35 kcal/kg 標準体重/日とし，肥満症例では肥満是正のため（BMI 25 未満を目標）20～25 kcal/kg 標準体重/日に減量することも考慮する．

さらに喫煙者に対しては禁煙に努めるよう指導する．また中等量以上のアルコール摂取（エタノール 20～30 g/日以上）はタンパク尿を発症させる可能性があり，過度の飲酒は避けるようにすることが望ましい．運動制限は推奨されず，むしろ運動療法の有益性が指摘されている．

7・2 ネフローゼ症候群

成因と病態 **ネフローゼ症候群**は，高度タンパク尿および低アルブミン血症により定義され，原因は多岐にわたる．ネフローゼ症候群の原因疾患は，糸球体疾患による一次性（原発性）と全身性疾患の部分症としての二次性（続発性）に分けられる．小児例では微小変化型ネフローゼ症候群（約 70％）をはじめとする一次性が多く，成人例ではループス腎炎などの自己免疫疾患や糖尿病性腎症，悪性腫瘍関連，薬剤性などの二次性の頻度が高くなる．

圧痕性浮腫：指で強く押した際に圧痕が残る浮腫のこと．ネフローゼ症候群のほか肝硬変，心不全でみられる．圧痕が残らないものを非圧痕性浮腫とよび，甲状腺機能低下症，リンパ浮腫を認めることが多い．

症 状 おもな症状は，体液貯留による圧痕性浮腫（あっこんせいふしゅ）と体重増加である．そのほか，高血圧，呼吸困難，腹部膨満感，食欲不振，易疲労感などを伴うことがある．また，血液凝固が亢進しやすいため，血栓形成による深部静脈血栓症や肺塞栓の合併に注意する．検査所見として，診断基準に含まれる，高度タンパク尿，血清総タンパク質・アルブミンの低下，血清総コレステロールおよび LDL コレステロールの増加を認める．

1）**高度タンパク尿**：ネフローゼ症候群では，おもに糸球体の障害により高度タンパク尿を生じる．また，初期治療に抵抗性である難治性ネフローゼ例では，タンパク尿は持続し，タンパク尿自体が腎障害の進展を促進すると考えられている．

2）**浮腫・高血圧**：ネフローゼ症候群では，しばしば浮腫や高血圧を認める．機序としては大きく二つの説が考えられてきた．一つは尿中へ大量のタンパク質を喪失した結果，低アルブミン血症，血漿膠質浸透圧低下を招き，組織から血管内へ間質液を引き込む力が低下し（Underfilling 説），浮腫を形成するというものである．もう一つの説は，腎尿細管でのナトリウム・水の再吸収が亢進し（Overfilling 説），体液貯留および浮腫を形成するというものである．現在では Overfilling 説が優勢であるが，特に小児や高齢者例などにおいて，Underfilling 説のように明らかな有効循環血液量の低下を認める場合があり，注意深い観察が必要である．

3）**脂質異常症**：ネフローゼ症候群では，肝臓でのコレステロール合成亢進と胆汁への転化障害のため，脂質異常症，特に高 LDL コレステロール血症を認める．

4）**血液凝固亢進・血栓症**：ネフローゼ症候群では，抗血栓作用のあるタンパク質の喪失により，血液過凝固状態となりやすく，生命予後の観点からは血栓症が最も重大な合併症である．

診断 ネフローゼ症候群は，糸球体のタンパク質透過性亢進によって，大量の尿タンパクを排出し，低アルブミン（タンパク質）血症を呈する症候群であり，しばしば浮腫と脂質異常症を伴う．成人における診断基準を表 7・3 に示す．ネフローゼ症候群の病因，治療反応性や予後を推定するために，しばしば経皮的腎生検が行われる．

表 7・3 成人ネフローゼ症候群の診断基準[a)]

1）タンパク尿：3.5 g/日以上が持続する．
（随時尿において尿タンパク/尿クレアチニン比が 3.5 g/gCr 以上の場合もこれに準ずる）
2）低アルブミン血症：血清アルブミン値 3.0 g/dL 以下．
血清総タンパク量 6.0 g/dL 以下も参考になる．
3）浮腫
4）脂質異常症（高 LDL コレステロール血症）

注：1）上記の尿タンパク量，低アルブミン血症（低タンパク質血症）の両所見を認めることが本症候群の診断の必須条件である．
2）浮腫は本症候群の必須条件ではないが，重要な所見である．
3）脂質異常症は本症候群の必須条件ではない．
4）卵円形脂肪体は本症候群の診断の参考となる．

a）厚生労働省難治性疾患克服研究事業進行性腎障害に関する調査研究班 編，"エビデンスに基づくネフローゼ症候群診療ガイドライン 2014" より．

治療 ネフローゼ症候群の治療は，おもに薬物療法および食事療法からなる．二次性の場合には，原因疾患の治療を優先する．ネフローゼ症候群治療における最初の目標は，寛解導入（尿タンパク排出量＜0.3〜1.0 g/日および血清アルブミン値の回復）であり，その次が寛解維持である．

1）**薬物療法**

① 副腎皮質ステロイド薬：多くの症例では，副腎皮質ステロイド薬が第一選択として用いられる．副作用として，糖尿病，脂質異常症，血圧上昇，易感染，骨粗鬆症，消化管出血，食欲亢進，夜間不眠などを認めることがあり，対策として，抗菌薬，消化性潰瘍予防薬，抗骨粗鬆症薬を併用することが多い．

② 免疫抑制薬：副腎皮質ステロイド治療により寛解しない例（ステロイド抵抗性），再燃を繰返す例（頻回再発型），あるいは合併症や有害事象により副腎皮質ステロイド使用が困難な例では免疫抑制薬が用いられる．

③ 利尿薬・降圧薬：体液貯留を背景とした全身性浮腫，心不全，胸腹水貯留に対して利尿薬が使用される．血圧上昇に対して降圧薬が使用される．

④ 脂質低下薬：長期間持続する脂質異常症に対してスタチン（HMG-CoA 還元酵素阻害薬）をはじめとした脂質低下薬を使用する場合がある．

⑤ 抗凝固薬：血栓予防を目的として抗凝固療法を行う場合がある．

2）**生活指導**：ネフローゼ症候群発症期には，診断目的の腎生検を行うことが多く，また初期治療として高用量の副腎皮質ステロイド薬あるいは免疫抑制薬が使用されるため，入院加療が原則となるが，過度の安静臥床・運動制限は，血栓症のリスクを上昇させる可能性があるため，好ましくない．また小児例では，精神的ストレスと再燃の関連が指摘されており，精神的ストレス回避が再燃予防に有用である可能性がある．

栄養評価 一般に，慢性腎臓病（CKD）における栄養障害の所見として，血清アルブミン値や血清コレステロール値の低下，体重減少や筋肉量の減少などがあげられる．しかし，ネフローゼ症候群の患者では，浮腫による体重増加，低アルブミン血症，血清コレステロール値上昇を認めるため，栄養評価の際には注意を要する．ネフローゼ症候群の発症が急性であったか，亜急性であったかなどの病歴，発症前の体重および理想体重，体液貯留の程度などを参考に総合的に判断する．

食事療法

1) **食塩制限**: ネフローゼ症候群においては，体液貯留を認めることが多いため食塩摂取を制限する．ネフローゼ症候群患者に限定した科学的根拠は乏しいのが現状であるが，日本腎臓学会より発行されている“慢性腎臓病に対する食事療法基準2014 年版”では慢性腎臓病患者の食塩摂取量として，3 g/日以上 6 g/日未満を推奨している．
2) **タンパク質制限**: 糸球体への負荷を軽減し腎保護作用が得られると考えられ，慢性腎臓病患者に対してタンパク質制限食が推奨されてきた．しかし，過度のタンパク質制限では，栄養失調や体タンパク質の異化亢進をまねくリスクも考慮しなければならない．タンパク質制限は慢性腎臓病に準じて行う（表 7・10 参照）．
3) **エネルギー制限**: 慢性腎臓病患者のエネルギー摂取量として推奨されている 25～35 kcal/kg 標準体重/日を基本として，基礎代謝，活動量，糖尿病あるいは肥満の合併，体重の推移などを考慮し，適宜調整する必要があると考えられる．

7・3 糖尿病性腎症

糖尿病性腎症は，網膜症および神経障害と同様に，糖尿病の**細小血管障害**に基づく慢性合併症である．近年，生活習慣の変化などから 2 型糖尿病の患者数は著しく増加しており，その合併症である糖尿病性腎症から末期腎不全へと移行する患者数も増加している．わが国においては，1998 年以降，新規透析導入患者の原因の第 1 位となっている．さらに糖尿病性腎症は，冠動脈疾患や脳卒中などの心血管疾患のリスクである．

成因と病態 糖尿病性腎症の発症に最も重要なのは持続する**高血糖**である．さらに高血圧や脂質異常症，肥満などの増悪・進展因子が関わり合い腎機能障害を進行させる．また，糖尿病性腎症の発症には個人差がみられ，家族内集積性も多いことから，何らかの遺伝的素因の関与も考えられている．

糖尿病性腎症の病態は，腎糸球体内皮細胞の障害に始まり，糸球体上皮細胞，メサンギウム細胞，そして腎予後に大きく関わる尿細管細胞障害を随伴する．

症 状 糖尿病性腎症のおもな症状は，**アルブミン尿/タンパク尿**の持続と腎機能低下，高血圧である．典型的な腎症の自然経過では，初期に**糸球体過剰沪過**がみられ，その後，微量アルブミン尿から顕性アルブミン尿へ進行する．一部の症例ではタンパク尿が高度になって，ネフローゼ状態を呈する．尿タンパクの増加に伴い徐々に腎機能の低下が進行し，最終的に透析療法が必要な腎不全状態に至る．

糖尿病性糸球体硬化症: 糖尿病性腎症の腎組織では，早期にはメサンギウム基質の増生・拡大と糸球体毛細血管壁の肥厚を認め，病期の進行に伴い本症に特異的な結節性病変を認める．

糸球体過剰沪過: 糖尿病では糸球体輸入細動脈の拡張が輸出細動脈の拡張より大きいため，糸球体への血流が増加し糸球体沪過量が過剰状態になっている．その結果，糸球体内圧が上昇し，糸球体高血圧，糸球体障害をひき起こす．

1 型糖尿病患者では 10～15 年の経過で 25～45% が腎症を発症するとされている．一方，2 型糖尿病患者では糖尿病の初診時に 5～10% が腎症を認め，20 年間の腎症罹病率は 25% とされ，そのなかで 20% が 10 年後に末期腎不全に陥る．

診 断

1）尿中アルブミン排泄量の測定：糖尿病性腎症の早期診断には，尿中アルブミン排泄量の測定が重要である．24 時間蓄尿を行い一日尿中アルブミン排泄量（mg/日）の測定，あるいは随時尿にて**尿中アルブミン/クレアチニン比**の測定を行う．**微量アルブミン尿**は，腎症の比較的早期にみられる所見であり，尿中アルブミン/クレアチニン比 30 mg/g クレアチニン以上を陽性とし，30～299 mg/g クレアチニンが早期腎症と定義されている．

2）腎機能の評価：腎機能を評価する簡便な方法として血清クレアチニン値をもとにした**推算糸球体沪過量**（eGFR）が用いられる*．

* eGFR の算出方法については§7・4 参照.

3）腎症病期分類：糖尿病性腎症の病期は，糸球体沪過量（GFR）と尿アルブミン値あるいは尿タンパク値によって決められる（表 7・4）．ただし，病初期から 60 mL/分/1.73 m^2 未満を示す症例は，慢性腎臓病（CKD）に該当し，腎硬化症など糖尿病性腎症以外の鑑別疾患を考慮して，網膜症の有無も確認する．

表 7・4 糖尿病性腎症病期分類 2014 †1, a)

病 期	尿アルブミン値〔mg/gCr〕あるいは尿タンパク値〔g/gCr〕	GFR（eGFR）〔mL/分/1.73 m^2〕
第 1 期（腎症前期）	正常アルブミン尿（30 未満）	30 以上 †2
第 2 期（早期腎症期）	微量アルブミン尿（30～299）†3	30 以上
第 3 期（顕性腎症期）	顕性アルブミン尿（300 以上）あるいは持続性タンパク尿（0.5 以上）	30 以上 †4
第 4 期（腎不全期）	問わない †5	30 未満
第 5 期（透析療法期）	透析療法中	

†1 糖尿病性腎症は必ずしも第 1 期から順次第 5 期まで進行するものではない．本分類は，厚労省研究班の成績に基づき予後（腎，心血管，総死亡）を勘案した分類である（T. Wada，M. Haneda, K. Furuichi, *et al.*, ‘Clinical impact of albuminuria and glomerular filtration rate on renal and cardiovascular events, and all-cause mortality in Japanese patients with type 2 diabetes’, *Clin. Exp. Nephrol.* **18**（4），621-622（2014［Epub 2013］）．

†2 GFR 60 mL/分/1.73 m^2 未満の症例は CKD に該当し，糖尿病性腎症以外の原因が存在しうるため，ほかの腎臓病との鑑別診断が必要である．

†3 微量アルブミン尿を認めた症例では，糖尿病性腎症早期診断基準に従って鑑別診断を行ったうえで，早期腎症と診断する．

†4 顕性アルブミン尿の症例では，GFR 60 mL/分/1.73 m^2 未満から GFR の低下に伴い腎イベント（eGFR の半減，透析導入）が増加するため注意が必要である．

†5 GFR 30 mL/分/1.73 m^2 未満の症例は，尿アルブミン値あるいは尿タンパク値にかかわらず，腎不全期に分類される．しかし，特に正常アルブミン尿・微量アルブミン尿の場合は，糖尿病性腎症以外の腎臓病との鑑別診断が必要である．

【重要な注意事項】 本表は糖尿病腎症の病期分類であり，薬剤使用の目安を示した表ではない．糖尿病治療薬を含む薬剤，特に腎排泄性薬剤の使用にあたっては，GFR などを勘案し，各薬剤の添付文書に従った使用が必要である．

a）日本糖尿病学会 編・著，“糖尿病治療ガイド 2016-2017”，p.82，文光堂（2016）より．

治 療 糖尿病性腎症の発症と進行を抑制するには，厳格な血糖コントロールとともに，腎症の増悪・進行因子である血圧，脂質の管理および喫煙や体重などの生活習慣の是正が必要である．治療目標を表 7・5 に示す．

表 7・5　糖尿病性腎症の治療目標

血糖管理目標値	HbA1c 7.0％ 未満
血圧管理目標値	130/80 mmHg 未満
脂質管理目標値	LDL コレステロール値 120 mg/dL 未満（冠動脈疾患がある場合 100 mg/dL 未満） HDL コレステロール値 40 mg/dL 以上 トリグリセリド（TG）150 mg/dL 未満 non-HDL コレステロール値 150 mg/dL 未満（冠動脈疾患がある場合 130 mg/dL 未満）

1）**生活指導**：第 1 期と第 2 期では，原則として糖尿病の運動療法を行うが，第 3 期以降は病期に応じた生活・活動制限が勧められる．さらに肥満，喫煙，飲酒などに対する生活指導が必要である．

2）**食事療法**：患者個々の病態と腎症の病期に応じた食事療法を行う．

3）**薬物療法**：糖尿病治療薬により血糖の管理を良好に保つことが重要である．ただし，腎症第 4 期（腎不全）以降では経口薬のなかでスルホニル尿素薬，グリニド薬，ビグアナイド薬，チアゾリジン薬は使用禁忌であり，血糖管理が十分でない場合には，積極的なインスリン治療が望ましい（§4・2 参照）．さらに腎不全例ではインスリンの半減期が延長するため，低血糖に注意する．

腎症の進展を抑制するうえでは血圧の管理が大切であり，降圧薬としては，**レニン-アンギオテンシン系**阻害薬である**アンギオテンシン変換酵素阻害薬**あるいは，**アンギオテンシンⅡ受容体拮抗薬**が第 1 選択薬とされる．さらに降圧効果が不十分な場合は，カルシウム拮抗薬や利尿薬を併用する．

レニン-アンギオテンシン系：レニンは腎臓の傍糸球体細胞から分泌される酵素で，アンギオテンシノーゲンに作用しアンギオテンシンⅠをつくる．アンギオテンシンⅠはアンギオテンシン変換酵素（ACE）によりアンギオテンシンⅡとなり，腎性昇圧系として重要な役割を果たしている．**アンギオテンシン変換酵素阻害薬**は ACE を阻害することでアンギオテンシンⅡの生成を抑制するとともにブラジキニンの分解抑制による一酸化窒素（NO）増加により末梢血管を拡張し降圧作用を示す．**アンギオテンシンⅡ受容体拮抗薬**は，昇圧物質アンギオテンシンⅡが受容体に結合することを阻害することにより血圧の降下作用を示す薬物である．

第 4 期以降で腎性貧血を認める場合にはエリスロポエチン製剤の投与など保存期慢性腎不全に準じた治療が行われる．また，第 4 期で腎障害が進行性の場合には，透析療法に関する情報提供を行うことが推奨される．

4）**透析療法**：治療に抵抗性の腎不全症状が出現した場合，透析導入を考慮する．糖尿病腎不全患者では，心不全や肺水腫，溢水，消化器症状などの尿毒症症状が高度なことが多いため，早い時期から透析導入を必要とすることが多い．

栄養評価　タンパク質を制限することの安全性に対して十分な配慮が必要である．したがって，食事療法が安全に実行されているか否かを体重，血清アルブミン，トランスフェリンやコレステロール値，筋肉量（上腕周囲長など）の測定や患者の食事記録などを用いて評価する．さらに十分なエネルギー摂取量を確保することが必要であり，血清クレアチニン値だけでなく，尿素窒素の変化および 24 時間蓄尿による推定タンパク質摂取量（マロニーの式）により栄養状態を評価する*．

＊　蓄尿評価については p.159 のコラム参照．

血糖管理では，血糖値と HbA1c を定期的に測定する必要がある．しかし腎不全期や透析期の患者では，腎性貧血のため HbA1c 値では血糖コントロールを過良評価する危険がある．日本透析医学会では，透析例の血糖管理の指標として，グリコアルブミン（GA）20.0％ 未満と随時血糖 180〜200 mg/dL を推奨している．

食事指導　糖尿病性腎症の病期に応じた食事療法を行う（表 7・6）．

1）**第 1 期（前期）〜第 2 期（早期腎症）**：原則的には糖尿病食事療法指針に従う．

① 摂取エネルギー量：性，年齢，肥満度，身体活動量，血糖値などを考慮し，エネルギー摂取量を決定する．通常，25〜30 kcal/kg 標準体重/日とする．高度肥満者の場合には，減量目的のため 20〜25 kcal/kg 標準体重/日とすることも考慮する．

② タンパク質摂取量：原則として過剰なタンパク質摂取（＞1.3 g/kg 標準体重/日）を避けることが望ましい．一般的な糖尿病の食事療法に従い，エネルギー-タンパク質比率を 20% 以下にする．

③ 食塩摂取制限：高血圧を有する場合には，食塩摂取量は 1 日 6 g 未満とする．しかし，過剰な食塩摂取制限は，特に高齢者では，食欲の低下，さらに脱水状態の助長により腎機能の悪化をきたす可能性がある．日本腎臓学会では，慢性腎臓病患者における食塩摂取量は 1 日 3 g 以上，6 g 未満を推奨している．

2）**第 3 期（顕性腎症）〜第 4 期（腎不全期）**：腎症 3 期以降は，タンパク質制限の必要性を検討し，高血圧の有無にかかわらず食塩摂取量を制限する．

表 7・6　糖尿病性腎症食事療法の基準[a)]

病　期	食　事				治療，食事，生活のポイント
	総エネルギー[†1] 〔kcal/kg 標準体重/日〕	タンパク質	食塩相当量	カリウム	
第 1 期 （腎症前期）	25〜30	20% エネルギー以下	高血圧があれば 6 g 未満/日	制限せず	・糖尿病食を基本とし，血糖コントロールに努める ・降圧治療 ・脂質管理 ・禁煙
第 2 期 （早期腎症期）	25〜30	20% エネルギー以下[†2]	高血圧があれば 6 g 未満/日	制限せず	・糖尿病食を基本とし，血糖コントロールに努める ・降圧治療 ・脂質管理 ・禁煙 ・タンパク質の過剰摂取は好ましくない
第 3 期 （顕性腎症期）	25〜30[†3]	0.8〜1.0[†3] g/kg 標準体重/日	6 g 未満/日	制限せず （高カリウム血症があれば <2.0 g/日）	・適切な血糖コントロール ・降圧治療 ・脂質管理 ・禁煙 ・タンパク質制限食
第 4 期 （腎不全期）	25〜35	0.6〜0.8 g/kg 標準体重/日	6 g 未満/日	<1.5 g/日	・適切な血糖コントロール ・降圧治療 ・脂質管理 ・禁煙 ・タンパク質制限食 ・貧血治療
第 5 期 （透析療法期）	血液透析（HD）[†4] 30〜35	0.9〜1.2 g/kg 標準体重/日	6 g 未満/日[†5]	<2.0 g/日	・適切な血糖コントロール ・降圧治療 ・脂質管理 ・禁煙 ・透析療法または腎移植 ・水分制限（血液透析患者の場合，最大透析間隔日の体重増加を 6% 未満とする）
	腹膜透析（PD）[†4] 30〜35	0.9〜1.2 g/kg 標準体重/日	｛PD 除水量〔L〕×7.5＋尿量〔L〕×5｝g/日	原則制限せず	

†1　軽い労作の場合を例示した．　†2　一般的な糖尿病の食事基準に従う．
†3　GFR<45 では第 4 期の食事内容への変更も考慮する．
†4　血糖および体重コントロールを目的として 25〜30 kcal/kg 標準体重/日までの制限も考慮する．
†5　尿量，身体活動度，体格，栄養状態，透析間体重増加を考慮して適宜調整する．［日本糖尿病学会糖尿病性腎症合同委員会：糖尿病性腎症病期分類 2014 の策定（糖尿病性腎症病期分類改訂）について．糖尿病 **57**：529-534，2014 に基づいて作成］
a）日本糖尿病学会 編・著，"糖尿病治療ガイド 2016-2017"，p.84〜85，文光堂（2016）より一部改変．

① 摂取エネルギー量：第2期（早期腎症）と同様に，年齢，肥満度，身体活動量などを考慮し，25〜30 kcal/kg 標準体重/日とする．ただし，第3期でも GFR 45 mL/分/1.73 m^2 未満では第4期の食事基準に従い，タンパク質制限の程度に応じて，25〜35 kcal/kg 標準体重/日とする．

糖尿病性腎症にタンパク質摂取制限は有効か？：糖尿病性腎症におけるタンパク質摂取制限は腎保護のために有効である可能性はあるが，エビデンスレベルが低く，今後の臨床試験の集積が必要がある．

アドヒアランス：治療や服薬に対して患者が積極的に関わり，その決定に沿った治療を受けること．

② タンパク質摂取量：わが国では，第3期から 0.8〜1.0 g/kg 標準体重/日のタンパク質制限を，第3期 GFR 45 mL/分/1.73 m^2 未満あるいは，第4期からは 0.6〜0.8 g/kg 標準体重/日のタンパク質制限を行うことが推奨されている．しかし，タンパク質の必要量は，年齢，個々の栄養状態により異なるため，患者個々の病態，年齢，**アドヒアランス**など総合的に判断し行うべきである．

③ 食塩摂取制限：第3期以降は高血圧の有無にかかわらず，食塩摂取量は1日6g 未満とする．ただし，過剰な食塩摂取制限による脱水と腎機能低下に注意する．

④ カリウム制限：第3期では原則カリウム制限は必要ないが，高カリウム血症を併発した場合には，1日2g 未満のカリウム制限を，また第4期では1日 1.5 g 未満を目安に行う．

3）**第5期（透析療法期）**：透析療法の食事基準に従う（§7・6 参照）．

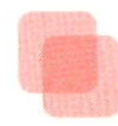

7・4　慢性腎臓病（CKD）

CKD：chronic kidney disease

成因と病態　**慢性腎臓病（CKD）**とは 2002 年に米国で提唱された概念で，表7・7の定義に該当するものすべてを包含している．成人 CKD の原因には表7・8のような疾患がある．CKD は末期腎不全（ESKD）に進展する危険因子であるのみならず，心血管疾患発症の危険因子でもある．わが国における CKD 患者数は，2005 年では成人人口の 12.9％，1330 万人と高頻度である．

表7・7　慢性腎臓病（CKD）の定義 [a]

1）尿異常，画像診断，血液，病理で腎障害の存在が明らか．特に 0.15 g/gCr 以上のタンパク尿（30 mg/gCr 以上のアルブミン尿）の存在が重要．
2）GFR<60 mL/分/1.73 m^2
1），2）のいずれか，または両方が3カ月以上持続する．

a）日本腎臓学会 編，"CKD 診療ガイド 2012" より．

CKD の発症・進展には，エネルギー・食塩の過剰摂取，運動不足，飲酒，喫煙，ストレスなどの生活習慣，および生活習慣の乱れに基づくメタボリックシンドロームと，その構成因子である腹部肥満，高血圧，高血糖，脂質異常が，それぞれ関与している．成人 CKD の原因では，糖尿病性腎症や慢性糸球体腎炎が多く，近年では腎硬化症が増加している．

症 状　早期の CKD（慢性糸球体腎炎など）では臨床症状が乏しく，しばしばタンパク尿や血尿などの検尿異常が発見のきっかけとなる．検尿異常での血尿は多くが顕微鏡でみえる程度の顕微鏡的血尿であるが，原疾患によっては肉眼的血尿としてみられることがある（IgA 腎症で感冒罹患時など）．CKD ステージが進行してくると，息切れ，高血圧，浮腫，骨粗鬆症，尿毒症症状（倦怠感，食欲低下，嘔気，呼吸苦）などが問題となる．

表 7・8　成人に多い腎疾患[a]

	一次性	二次性	遺伝性・先天性
糸球体疾患	IgA 腎症 膜性腎症 微小変化型ネフローゼ症候群 巣状分節性糸球体硬化症 半月体形成性腎炎 膜性増殖性糸球体腎炎	糖尿病性腎症 ループス腎炎 顕微鏡的多発血管炎 （ANCA 関連血管炎） 肝炎ウイルス関連腎症	良性家族性血尿 アルポート症候群 ファブリー病
血管性疾患		高血圧性腎症（腎硬化症） 腎動脈狭窄症（線維筋性形成異常，大動脈炎症候群，動脈硬化症） コレステロール塞栓症 腎静脈血栓症 虚血性腎症	
尿細管間質疾患	慢性間質性腎炎	痛風腎 薬剤性腎障害	多発性嚢胞腎 ネフロン癆

a）日本腎臓学会 編，“エビデンスに基づく CKD 診療ガイドライン 2013” より．

診断　表 7・7 の定義に該当する病態を CKD と診断するが，通常，0.15 g/gCr 以上のタンパク尿（30 mg/gCr 以上のアルブミン尿）と GFR ＜ 60 mL/分/1.73 m^2 で診断する．

検尿（タンパク尿，血尿）は簡便かつ CKD の早期発見に有効で，特にタンパク尿の存在が最も重要である．尿試験紙法で尿タンパク反応 1＋ 以上は尿異常として，尿タンパク濃度，尿クレアチニン（Cr）濃度を測定し，尿タンパクを g/gCr で評価する．正常（＜0.15 g/gCr），軽度（0.15～0.49 g/gCr），高度（≧ 0.5 g/gCr）に分類し，軽度以上を陽性とする．

尿試験紙法での尿潜血反応 1＋ は，血尿の陽性基準である尿沈渣赤血球 5個/(400 倍拡大視野）に相当する．尿沈渣で赤血球が多彩な形態を示す場合（変形赤血球）は，糸球体障害が示唆される．

腎機能を評価する指標には**糸球体沪過量（GFR）**がある．GFR の精密な測定にはイヌリンが用いられるが測定が困難なため，一般的には，血清クレアチニン値（Cr）から以下の計算式により GFR を推算した**推算糸球体沪過量（eGFR）**が使用されている．

eGFR：estimated glomerular filtration rate

$$\mathrm{eGFR(mL/分/1.73\,m^2)} = 194 \times \mathrm{Cr} - 1.094 \times 年齢(歳) - 0.287 (女性は \times 0.739)$$

（本式は 18 歳以上に用いる）

ただし，筋肉量が少ない（四肢切断，長期臥床，高度のやせ）あるいは多い（アスリート，運動習慣のある高齢者）場合には，血清シスタチン（C）を用いた別の推算式により eGFR を求めることがある．また，これまで臨床的に頻用されてきた腎機能指標として **24 時間内因性クレアチニンクリアランス（Ccr）**があり，Ccr から GFR に換算して評価に用いられる場合もある*．

＊　Ccr では不完全な蓄尿から誤差が生じたり，尿細管からの分泌増加により実際の GFR より高くなることがあるので注意が必要である．

$$\mathrm{Ccr(mL/分)} = \frac{尿クレアチニン濃度(\mathrm{mg/dL}) \times 1日尿量}{血清クレアチニン濃度 \times 1440(分/日)}$$

CKD の重症度は，原因（Cause：C），腎機能（GFR：G），タンパク尿（アルブミン尿：A）による CGA 分類で評価する（表 7・9）．CKD はさまざまな疾患が包含される概念であるため，原因疾患の確定と治療方針の決定のために，画像検査や腎生検による病理組織診断が必要となる．

表 7・9　CKD 重症度分類[†,a]

原疾患	尿タンパク区分			A1	A2	A3
糖尿病	尿アルブミン定量〔mg/日〕			正　常	微量アルブミン尿	顕性アルブミン尿
	尿アルブミン/Cr 比〔mg/gCr〕			30 未満	30〜299	300 以上
高血圧 腎　炎 多発性嚢胞腎 移植腎 不　明 その他	尿タンパク定量〔g/日〕			正　常	軽度タンパク尿	高度タンパク尿
	尿タンパク/Cr 比〔g/gCr〕			0.15 未満	0.15〜0.49	0.50 以上
GFR 区分〔mL/分/(1.73 m^2)〕	G1	正常または高値	≧90			
	G2	正常または軽度低下	60〜89			
	G3a	軽度〜中等度低下	45〜59			
	G3b	中等度〜高度低下	30〜44			
	G4	高度低下	15〜29			
	G5	末期腎不全(ESKD)	<15			

† 重症度のステージは GFR 区分と尿タンパク区分をあわせて評価する．重症度は原疾患・GFR 区分・尿タンパク区分をあわせたステージにより評価する．CKD の重症度は死亡，末期腎不全，心血管死亡発症のリスクを　　のステージを基準に，　　・　　・　　の順にステージが上昇するほどリスクは上昇する．
a) 日本腎臓学会 編，“CKD 診療ガイド 2012” より．

治 療 CKD では病態増悪の連鎖を断ち切る集学的な治療が必要で，薬物治療のみならず，栄養・食事療法，および運動，禁煙などの生活習慣の指導を行い，生活の自己管理ができるように支援することが重要である．

1) **血　圧**: CKD 合併高血圧では 24 時間にわたる厳格な降圧が不可欠である．降圧療法ではまず生活習慣の改善，特に減塩が重要である．降圧目標は診察室血圧 130/80 mmHg 以下である．降圧薬の種類は，糖尿病合併 CKD 患者および軽度以上のタンパク尿を呈する糖尿病非合併 CKD 患者では，レニン-アンギオテンシン系阻害薬を第一選択薬とする．

2) 脂質異常症: スタチン（HMG-CoA 還元酵素阻害薬）による脂質低下療法が推奨されている．脂質管理目標は心血管疾患の予防を含めて LDL コレステロール 120 mg/dL 未満（できれば 100 mg/dL 未満）である．

3) 貧　血: 腎機能が低下すると内因性エリスロポエチンの産生が低下し，貧血が生じる（腎性貧血）．赤血球造血刺激因子製剤を用いた治療目標は，Hb 10〜12 g/dL とする．

4) 骨・ミネラル代謝異常: 腎臓はミネラル代謝異常に大きな役割を果たしており，CKD の進行に伴って異常が必発する（CKD-MBD）．CKD ステージ G3 から血清リン（P），カルシウム（Ca），副甲状腺ホルモン（PTH）を評価する．

食事療法 食事療法基準はCKDステージごとに示されている（表7・10）．食事療法では食塩管理は基本であり，CKDステージが進行するとさらにタンパク質制限が必要となる．1日の食塩摂取量とタンパク質摂取量は蓄尿検査より推算できる*．

＊ 蓄尿検査については p.159のコラム参照．

表 7・10 CKDステージによる食事療法基準[†1, a]

ステージ（GFR）	エネルギー〔kcal/kg 体重/日〕[†2]	タンパク質〔g/kg 体重/日〕[†2]	食 塩〔g/日〕	カリウム〔mg/日〕
ステージ1（GFR≧90）	25～35	過剰な摂取をしない	3≦ ＜6	制限なし
ステージ2（GFR 60～89）		過剰な摂取をしない		制限なし
ステージ3a（GFR 45～59）		0.8～1.0		制限なし
ステージ3b（GFR 30～44）		0.6～0.8		≦2000
ステージ4（GFR 15～29）		0.6～0.8		≦1500
ステージ5（GFR＜15）		0.6～0.8		≦1500
5D（透析療法中）	透析患者の食事療法に準じる			

†1 エネルギーや栄養素は，適正な量を設定するために，合併する疾患（糖尿病，肥満など）のガイドラインなどを参照して病態に応じて調整する．性別，年齢，身体活動度などにより異なる．
†2 体重は基本的に標準体重（BMI＝22）を用いる．
a）日本腎臓学会 編，"慢性腎臓病に対する食事療法基準2014年版"より．

1）エネルギー量：CKD患者のエネルギー必要量は健常人と同程度でよく，年齢，性別，身体活動度によりおおむね25～35 kcal/kg標準体重/日が推奨されている．肥満症例では20～25 kcal/kg標準体重/日としてもよいとされている．

2）食　塩：食塩は，CKDステージにかかわらず6 g/日未満とするが，3 g/日未満の過度の食塩制限は推奨しない．ステージG1～G2で高血圧や体液過剰を伴わない場合には，日本人の食事摂取基準の性別の目標量（男性 8 g/日未満，女性 7 g/日未満）を当面の達成目標としてもよいとされている．

3）タンパク質：タンパク質は，標準的治療としてはステージG3aでは0.8～1.0 g/kg標準体重/日，ステージG3b以降では0.6～0.8 g/kg標準体重/日で指導する．糖尿病性腎症などではステージG4以降で0.6～0.8 g/kg標準体重/日の指導としてもよい．より厳格なタンパク質制限は，低タンパク質の特殊食品（無～低タンパク含有量でありながら，エネルギー含有量の高い食品）が必要になることがある．

4）カリウム：カリウムはステージG3aまでは制限せず，G3bでは2000 mg/日以下，G4～G5では1500 mg/日以下を目標とし，血清カリウム値が4.0～5.4 mEq/Lの範囲内であるように管理する．タンパク質制限によりカリウムも制限されるため，総合的な食事指導の対応が必要である．

5）リ　ン：リンは，タンパク質の指導と関連して考慮し，一日の総摂取量と検査値を併せて評価する．必要に応じてリン吸着薬も使用して，血清リン値を基準値内に保つようにする．

6）脂　質：動脈硬化性疾患予防の観点より，CKD 患者の脂質の % エネルギー摂取比率は健常者と同様に 20〜25% が推奨されている．

7）生活習慣の改善：体重は，BMI < 25 を目標とする．水分は，尿の排泄障害がない場合には，健常者と同様に自然の渇感にまかせて摂取する．腎機能が低下している場合の水分過剰摂取または極端な制限は行うべきではない．

運動，休養については，CKD 各ステージを通して過労を避けた十分な睡眠や休養は重要であるが，安静を強いる必要はない．運動量は個々の患者で，血圧，尿タンパク，腎機能などを考慮し調節する．

喫煙は健康全体への悪影響があり，禁煙は CKD の進行抑制と心血管疾患の発症抑制のために必要である．

適正飲酒量はエタノール量として，男性では 20〜30 mL/日（日本酒 1 合）以下，女性は 10〜20 mL/日以下で，過度の飲酒は生命予後が悪く，避けるべきである．

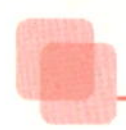

7・5 腎不全

7・5・1 急性腎不全

成因と病態　腎機能が何らかの原因により急激に低下し，体液の恒常性が維持できなくなった状態を**急性腎不全**という．近年では軽症の状態を含むより広い病態をさして**急性腎障害**という概念が普及している．臨床的には急激に進行する高窒素血症，電解質異常，代謝性アシドーシス，体液貯留などを呈し，尿毒症状（全身倦怠感・食欲低下など）が出現する．一般的には以下のうちいずれかにより定義される．

① 48 時間以内に血清クレアチニン値が 0.3 mg/dL 以上に上昇する．

② 血清クレアチニン値が基礎値の 1.5 倍以上増加．

③ 尿量 0.5 mL/kg/時間が 6 時間以上持続．

急性腎不全は原因により，循環血漿量の減少・心拍出量低下など腎血流量の低下に伴う**腎前性腎不全**，腎実質そのものの障害（糸球体病変・間質性腎炎・尿細管壊死）による**腎実質性腎不全**，尿路系の閉塞による**腎後性腎不全**の三つに分類される．

治 療　治療の基本は原因の除去・是正であり，心不全以外の腎前性腎不全に対しては適切な補液による体液量の是正，腎後性腎不全に対しては尿路系の閉塞解除を行う．一方，腎実質性腎不全に対する治療はその原因により異なり，腎障害の程度や合併症，他の疾患の存在によっては透析療法が必要となる．

栄養評価　急性腎不全は短期間で急激に腎機能が低下し，高尿素窒素血症や，電解質異常，代謝性アシドーシスなどをきたす．水・電解質異常の治療は食事療法のみで管理することは困難であり，また，急性期では消化器症状が強いため，経口摂取が不可能な期間が長く続きエネルギー不足をまねくことがある．多くの場合，中心静脈からの高カロリー輸液療法や透析療法が中心となり，食事療法の役割は少ない．経口摂取可能であれば食事摂取を優先させるが，実際には食欲不振により摂取量が少ないことが多いため，不足分のエネルギーについては高カロリー輸液により補給する．

急性腎障害ではエネルギー代謝やタンパク質・アミノ酸代謝・糖代謝に異常をきたし，尿毒症状に伴う経口摂取不良と相まって低栄養が急激に進行する．急性腎障害ではエネルギー消費量が増大し，高度な異化亢進状態に陥り，体タンパク質の崩壊を起こす．これにより，血清のカリウムやリン，尿素窒素は上昇し，さらに代謝性アシドーシスは進行する．

急性腎障害は乏尿の有無により**非乏尿性腎不全**と**乏尿性腎不全**に分類される．さらに乏尿性腎不全は尿量により**乏尿期**（尿量 400 mL/日以下），**無尿期**（尿量 100 mL/日以下）・**利尿期**に分けられ，病気に応じた栄養管理，体液管理が必要となる．急性腎障害では異化亢進状態にあるため，体タンパク質崩壊を防ぐため糖質・脂質を中心とした十分なエネルギーの補給が必要である．

食事療法 急性腎障害では原因により病状がまったく異なり，発症期から回復期にかけて病態が変化する．日本腎臓学会の腎疾患における生活指導・食事療法のガイドラインは大まかな目安とし，症例ごとに適応させる必要がある．

1）総エネルギー必要量：エネルギー必要量の算定には間接熱量計を用い，使用できない場合には 20～30 kcal/kg 標準体重/日で投与するのがよいとされる．敗血症合併時にはエネルギー消費量は高くなるが，過度なエネルギー補正は必要ないとされている．

2）タンパク質：タンパク質必要量は重症度や，異化亢進程度により異なる．通常，異化亢進が軽度な急性腎障害では，0.6～0.8 g/kg 標準体重/日（最大 1.0 g/kg 標準体重/日）のタンパク質摂取が推奨される．透析患者や，異化亢進が高度な場合は，1.0～1.5 g/kg 標準体重/日のタンパク質摂取が推奨される．

3）水　分：前日の尿量 +500 mL が一つの目安となるが，体重測定を毎日行い，実際には体重の増減を参考にした水分補給が必要である．

4）カリウム：血清カリウム値が 5.5 mmol/L 以上であれば，カリウム制限を行う．ただし利尿期に入り大量の利尿が続くとカリウムが不足するため，速やかに制限を解除し，場合により補液などで補充する必要がある．

7・5・2 慢性腎不全

成因と病態 **慢性腎不全**とは，進行性の腎機能障害により数カ月から数年間にわたって，持続的かつ不可逆的に腎機能が低下し，体液の恒常性が保てなくなった状態をいう．腎臓は優れた予備能力および代償機構をもつため，腎機能障害初期には自覚症状はほとんどない．一般には，慢性腎不全とは糸球体沪過量 GFR が，30 mL/分以下の障害が持続的にあるものをいう．近年，慢性的持続的な腎障害を**慢性腎臓病**（**CKD**）として広くとらえて診療するという考え方が導入されてきており，CKD のステージ 3 以降を慢性腎不全という（§7・4 参照）．

症 状

1）糸球体沪過障害により糸球体沪過量が低下する．そのため，タンパク質排泄低下による血液中の尿素窒素の上昇，クレアチニンの上昇を認め，尿毒素とよばれる本来なら尿中へ排泄されるべき毒素により尿毒症をひき起こす．また水分の排泄能力の低下のため十分な水分が排泄できずに水貯留を起こし，希釈性低ナトリウム血症，高血圧，肺うっ血，肺水腫をひき起こす．

希釈性低ナトリウム血症：体内の総 Na 量は変化せず水分が体内に貯留することにより起こる．

2）尿細管障害により電解質・酸の排泄障害が起こる結果，血中カリウム濃度の上昇，リン濃度の上昇，高尿酸血症が起こる．酸の排泄障害により血中有機酸が上昇し代謝性アシドーシスをひき起こす．

3）そのほかの腎実質障害として，腎臓におけるエリスロポエチンの産生低下により，貧血（腎性貧血）が認められる．またビタミン D の活性化障害により低カルシウム血症を惹起するため，二次性副甲状腺機能亢進症がひき起こされ，その結果，腎性骨症とよばれる骨の障害を認める．

治療　腎不全の進行を抑えるための治療（保存的治療）と腎不全状態への腎代替療法に大別される.

1）**保存的治療**：それぞれの原疾患に対する治療を行うとともに薬物療法，食事療法が中心となる.

① 高血圧：慢性腎不全では全身血圧を一定に保つための腎臓での自動調節能が障害されているため，全身の高血圧が糸球体高血圧をひき起こし糸球体硬化を生じる. そのため厳密な降圧療法が必要である. 降圧薬は特に糸球体の輸出細動脈を拡張する作用があり，腎保護作用を有するレニン-アンギオテンシン系阻害薬（アンギオテンシン変換酵素阻害薬，アンギオテンシンⅡ受容体拮抗薬）が第一選択とされる. しかしこれらの薬物は高カリウム血症を増悪させる可能性があるため注意して使用する. また，体液過剰に対しては，利尿薬を用いることがある.

② 尿毒症：尿毒症物質の腸管からの吸着を目的として活性炭の経口投与が行われる.

③ 高リン血症・低カルシウム血症：腎不全に伴う高リン血症に対しては炭酸カルシウムを投与して腸管からのリンの排泄を促す. 低カルシウム血症に対しては活性型ビタミンDなどの投与がなされる.

④ 高カリウム血症，代謝性アシドーシス：カリウム排泄低下に伴う高カリウム血症にはイオン交換樹脂の経口投与が行われる. 代謝性アシドーシスに対しては炭酸水素ナトリウムを投与する.

Ⅰ. 臨床症状

1. 体液貯留（全身性浮腫，高度の低タンパク血症，肺水腫）
2. 体液異常（管理不能な電解質・酸塩基平衡異常）
3. 消化器症状（悪心，嘔吐，食欲不振，下痢など）
4. 循環器症状（重篤な高血圧，心不全，心膜炎）
5. 神経症状（中枢・末梢神経障害，精神障害）
6. 血液異常（高度の貧血症状，出血傾向）
7. 視力障害（尿毒症性網膜症，糖尿病（性）網膜症）

これら1～7の小項目のうち3個以上のものを高度（30点），2個を中程度（20点），1個を軽度（10点）とする

＋

Ⅱ. 腎機能

血清クレアチニン〔mg/dL〕	（クレアチニンクリアランス〔mL/分〕）	点数
8以上	（10未満）	30
5～8未満	（10～20未満）	20
3～5未満	（20～30未満）	10

＋

Ⅲ. 日常生活障害度

尿毒症症状のため起床できないものを高度（30点）
日常生活が著しく制限されるものを中程度（20点）
通勤，通学あるいは家庭内労働が困難となった場合を軽度（10点）

Ⅰ. 臨床症状，Ⅱ. 腎機能，Ⅲ. 日常生活障害度の3項目の点数の合計が60点以上を透析導入する.（年少者（10歳未満），高齢者（65歳以上），全身性血管合併症のあるものについては10点加算）

図 7・1　慢性腎不全の透析導入基準［1991年度 厚生科学研究・腎不全医療研究班より改変］

⑤ 腎性貧血: エリスロポエチン産生低下に伴う腎不全に対して遺伝子組換えエリスロポエチンの投与が行われる.

2) **腎代替療法**: 腎不全が進行し, 図7・1に示すような導入基準を満たす場合, 腎代替療法が選択される. 腎代替療法には, 血液透析, 腹膜透析がある (§7・6参照).

栄養評価 慢性腎不全における食事療法は薬物治療とともに治療の基本であり, 薬物療法によっても腎機能低下の進行を阻止できない症例においても重要な役割を担っている. 低タンパク質食事療法は適正に行われれば腎機能低下の速度を緩やかにし透析導入までの期間を延長することができる. 食事内容の評価は一般に 24 時間蓄尿と食事記録法を併用する.

食事療法 慢性腎不全の食事療法は体液過剰を是正するための塩分制限と尿毒症状の軽減のためのタンパク質制限が中心となる.

1) 塩分・水分: 塩分制限は 3～6 g/日を目標とする. 水分量は体重をもとに管理し, 経口水分量は尿量＋不感蒸泄分とし, 浮腫・高血圧の程度により増減する.

2) タンパク質: タンパク質制限は 0.6～0.8 g/kg 標準体重/日に制限する. 厳しいタンパク質制限のなかであってもできるだけアミノ酸価の高いタンパク質を摂取する. アミノ酸価の高いタンパク質を有効に摂取できるように腎臓病用治療用特殊食品の利用も勧める.

アミノ酸価: 食品中のタンパク質の必須アミノ酸がどれだけ不足しているかを表す指標であり, 100 に近いほど良質のタンパク質であるといえる. 一般に動物性食品のアミノ酸価は高い.

3) エネルギー: エネルギー量の低下は腎不全を進行させるため, 通常 25～35 kcal/kg 標準体重/日を目標とする.

4) カリウム: タンパク質制限によりカリウムも制限されることになるため, タンパク質制限がきちんとなされている症例ではカリウム制限を追加する必要はないが, 高カリウム血症を起こしたときには 1.5～2 g/日以下のカリウム制限が必要となる.

5) リ ン: リンは正常時には摂取量の 70％ が尿中に排泄されるため, 腎機能低下に伴い高リン血症を認めるようになる. 一般的にはリン制限を行うが, 過度なリン制限はタンパク質も制限してしまい異化亢進を助長するため, 乳製品を控えるなどの注意が必要である.

6) 鉄: 慢性腎不全ではエリスロポエチン産生低下に伴う腎性貧血がみられるが, 鉄欠乏がみられる場合にはエリスロポエチンの効果が悪くなるため, 食事からの鉄摂取も適宜考慮する.

低タンパク質食と栄養教育

低タンパク質食に対する患者の理解が不十分な場合は, 食事量を減らすことと解釈したり, 食事をとらなければよいと勘違いすることもあるので注意が必要である. 個人指導に重点を置き入院中に数回の指導を行う. 低タンパク質食を安全に行うためには患者の栄養状態を定期的に評価する必要があり, 退院後も栄養指導の継続が必要であることを十分説明する. 患者の嗜好や理解度を考慮したうえで実行可能な栄養指示量に応じた食品構成を作製し, 腎臓病食品交換表や食品成分表のいずれかを用いて指導を行う. 一方, 高齢者や視覚障害者などで食品交換表などを使用できない場合には, 食事記録や写真, フードモデルなどを媒体にする. 低タンパク質食はエネルギー不足になりやすいため, 低タンパク質高エネルギーなどの治療用特殊食品の利用を勧める. またよりアミノ酸価の高いタンパク質を摂取するために主食を低タンパク質食品とするとよい.

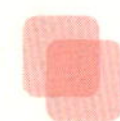

7・6 透析療法

慢性腎不全が高度になり，もはや患者の腎臓機能だけでは生体の恒常性を維持できなくなると，**維持透析療法**が必要となる．透析療法は大きく二つに分類できる．一つは**血液透析**であり，もう一つは**腹膜透析**である．

血液透析：hemodialysis, HD

a. 血液透析　**血液透析**とは，血液を体外で特殊な装置（血液透析器）に通し，その中の老廃物を直接沪過する方法である（図 7・2 a）．一般的には 1 日 4 時間の治療法を週 3 回程度行う．血液透析は優れた血液浄化療法であるが，正常腎機能とまったく同じ働きを期待することはできない．血液透析では，アミノ酸，グルコース，水溶性ビタミン，小分子タンパク質などの重要な栄養素も老廃物同様に沪過され生体から失われる．また，血液透析では，透析膜と血液の直接的な接触により炎症性のサイトカインが産生され，タンパク質異化亢進がひき起こされることがある．

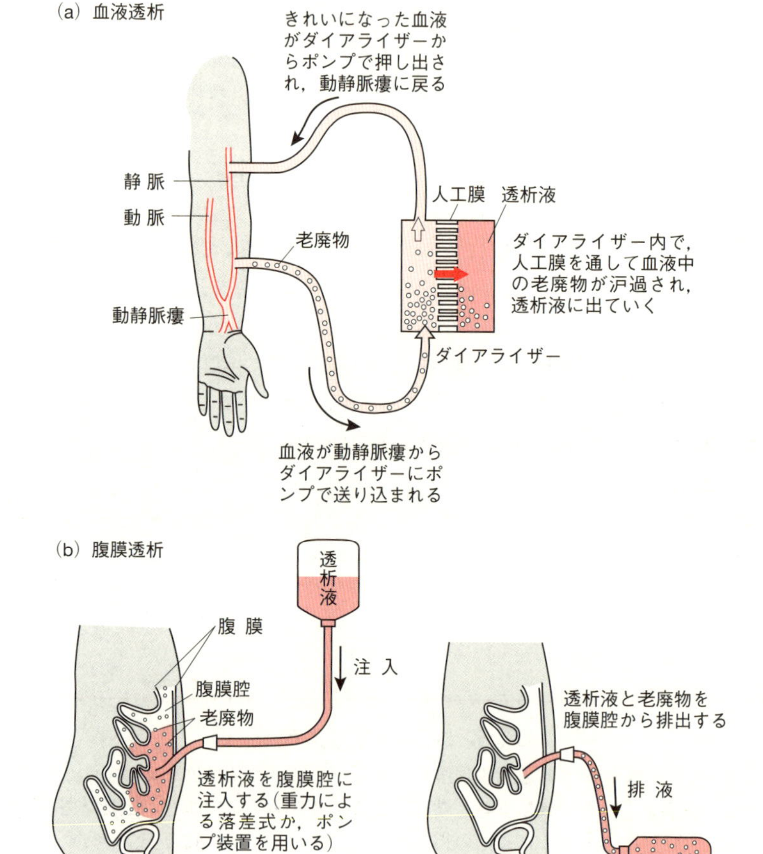

図 7・2 維持透析療法

腹膜透析：peritoneal dialysis, PD

b. 腹膜透析　**腹膜透析**とは，患者の腹腔内に透析液を停滞させ，腹膜を介して生体内の老廃物の排泄をはかる浄化療法である（図 7・2 b）．連日行い，1 日に 3〜4 回程度の透析液の交換を行う．腹膜透析では，腹腔内に透析液を入れ腹膜を介して血中と透析液の間で溶質の移動が起こる．腹膜は血液透析膜とは違い分子量の大きい物質（たとえばタンパク質）も通過するため，血液透析よりもさらに，タンパク質，アミノ酸，水溶性ビタミンなどが失われやすい．腹膜透析では，生体内から水分を除去するために透析液の浸透圧を生体より高く設定する必要があり，このため透析液には高濃度のグルコースが含まれる．このグルコースは血中より濃度が高いため，腹膜を介してグルコースが血中に流入し結果的に糖質エネルギー摂取量は増す．一般的には透析液から生体内に負荷される総エネルギー量は 1 日当たり 300〜500 kcal になるが，これは，使用する透析液のグルコース濃度や，交換回数により変化するため，個々の例により確認することが必要である．

栄養評価 腎不全患者は透析導入前から，すでに低栄養状態である．透析導入とともに食欲が改善し，栄養状態は改善傾向となるが，健常者に比べれば栄養状態はよいとはいえない．透析患者の栄養不良はタンパク質・エネルギー欠乏症とよばれ，栄養摂取不足・消化器障害（食欲不振・嘔吐・下痢），体タンパク質異化亢進，運動不足などの要因により身体のやせや皮下脂肪の減少が高率にみられる．透析患者における低栄養の指標には表 7・11 のようなものがある．これらのうち，特に血清クレアチニンの上昇は透析不足で上昇する側面と，低栄養により低下する可能性がある．また，血清尿素窒素も透析不足で上昇し，低栄養で低下する可能性があるため注意が必要である．

表 7・11 透析患者における低栄養の指標

- 血清アルブミン <4 g/dL
- 血清コレステロール <150 mg/dL
- 血清トランスフェリン <200 mg/dL
- 血清プレアルブミン <29 mg/dL
- 体重：標準体重の 80% 以下，または，持続的体重減少
- 身体計測（上腕筋周囲，皮下脂肪）の減少
- タンパク質異化率（PCR）<0.8 g/kg 体重/日
- 血清尿素窒素（BUN），クレアチニン（Cr），カリウムの異常値

食事療法 透析患者の栄養管理の原則は，異化亢進によるタンパク質崩壊を防ぐとともにタンパク質代謝産物（窒素酸化物）の蓄積を防ぐことである．三大栄養素のエネルギー比率は炭水化物 50〜55%，タンパク質 15〜20%，脂質 25〜30% を基準として，腹膜透析では炭水化物は低めにとりながら設定する．

表 7・12 CKD ステージによる透析患者の食事療法基準[a)]

ステージ 5D	エネルギー〔kcal/kg 標準体重/日〕	タンパク質〔g/kg 標準体重/日〕	食 塩〔g/日〕	水 分	カリウム〔mg/日〕	リ ン〔mg/日〕
血液透析（週 3 回）	30〜35[†1,2]	0.9〜1.2[†1]	<6[†3]	できるだけ少なく	≦2000	≦タンパク質〔g〕×15
腹膜透析	30〜35[†1,2,4]	0.9〜1.2[†1]	PD 除水量〔L〕×7.5＋尿量〔L〕×5	PD 除水量＋尿量	制限なし[†5]	≦タンパク質〔g〕×15

†1 体重は基本的に標準体重（BMI＝22）を用いる．
†2 性別，年齢，合併症，身体活動度により異なる．
†3 尿量，身体活動度，体格，栄養状態，透析間体重増加を考慮して適宜調整する．
†4 腹膜吸収ブドウ糖からのエネルギー分を差し引く．
†5 高カリウム血症を認める場合には血液透析同様に制限する．
a) 日本腎臓学会 編，“慢性腎臓病に対する食事療法基準 2014 年版” より．

透析患者の食事療法基準を表 7・12 に示した．エネルギーとタンパク質の摂取量については，血液透析と腹膜透析に違いはない．血液透析患者では食塩摂取は 6 g/日以下を目標とし，摂取水分量はできるだけ少なく抑える．一方，腹膜透析では，除水量と尿量から求める値が推奨されており，血液透析よりもいくらか制限が緩やかなことが特徴である．透析を行う腎不全患者ではリンが尿から排泄されず，高リン血症を起こすと異所性石灰化の原因となるため，摂取制限が必要である．加工食品は保存料としてリン酸化合物が多く使われているため，できるだけ少なく抑える．ビタミンや微量元素については明確な指標はないが，水溶性ビタミンは透析性が高く細胞内欠乏を起こしやすいため，補充が必要である．

7・7 尿路結石症

成因と病態 腎臓・尿管・膀胱・尿道からなる尿路に沈着する結晶の石のことを**尿路結石**といい，尿路結石が詰まることにより起こる症状のことを**尿路結石症**という．結石ができる部位により，上部尿路結石（腎結石・尿管結石）と下部尿路結石（膀胱結石・尿道結石）に分類される．また，結石の成分により，シュウ酸カルシウム結石，リン酸カルシウム結石，尿酸結石などに分類される．わが国では，上部尿路結石が 96％ を占め，カルシウムを主成分とする結石の割合が高い．40 歳代の中年以降に好発し，男女比は 2.4：1 と男性優位の疾患である．近年増加傾向にあること，肥満やメタボリックシンドロームに併発することが多いことなどから，欧米型の食生活などの影響を強く受けて発症する，いわゆる生活習慣病の一種とも捉えられている．

症 状 結石が形成されても特に症状を伴わないことが多く，排尿時に無症状のまま自然排石することもある．しかし，結石が尿路のいずれかの部位に詰まると，**疝痛**(せんつう)**発作**を起こす．尿路の閉塞により，腎盂内圧の上昇，結石による粘膜損傷，さらに尿管が攣縮することなどが疝痛発作の原因とされる．しばしば，結石が詰まった側の側腹部痛・腰背部痛で発症し，陰部や大腿部への放散痛を伴うことが痛みの特徴である．激しい痛みのために，冷汗，顔面蒼白や悪心・嘔吐，腹部膨満などの消化器症状を伴うことがある．疝痛発作時には血尿（肉眼的または顕微鏡的血尿）を伴うことが多い．

疝痛発作：潜在性の急性腹痛の一つで“さしこみ”といわれる鋭い痛みのこと．空洞状の臓器（胃，腸，子宮，膀胱）および管状の臓器（胆道，腎盂，尿管）の壁をつくる平滑筋の異常収縮によって起こる．数分〜数時間ごとに周期的に反復する．

叩打痛：指などで体の一部を軽く叩いたときに感じる疼痛のこと．骨に響くような痛みと表現される．骨折や尿管結石など特定の疾患の診断基準として用いられることがある．

診 断 疝痛発作時には，典型的な症状に加えて，血尿，腰背部の叩打痛(こうだつう)などにより診断される．また，腹部単純レントゲン，腹部超音波検査，腹部 CT，静脈性尿路造影などの画像検査を行うことにより，結石の部位および大きさ，腎盂の拡張の有無などが評価され，確定診断に至る．

治 療 根本治療は尿路閉塞の解除であるが，激痛を伴う場合には鎮痛剤（第一選択薬は非ステロイド系抗炎症薬 NSAID）による症状緩和が優先される．長径 10 mm 未満の尿管結石の多くは，自然排石が期待できるため，保存的に経過観察をする．長径 10 mm 以上の結石や症状発現後 1 カ月以内に自然排石を認めない場合には，腎機能障害や感染を回避するために，積極的治療介入を考慮する．結石の部位，大きさ，数などにより，体外衝撃波結石破砕術，経尿道的尿管破石術などによる治療が選択される．

栄養評価 尿路結石形成の促進因子である高シュウ酸尿症，高カルシウム尿症，高尿酸尿症の割合は肥満度と相関すること，また，尿路結石症はメタボリックシンドロームと共通する発症背景因子が多いことも指摘されている．したがって，尿路結石の栄養評価にあたっては，直接的な原因となるシュウ酸，カルシウム，尿酸などの各種因子の血清濃度や尿中排泄量の評価に加えて，体重，BMI，腹囲，ウエストヒップ比，内臓脂肪量といった肥満指標や血圧異常，糖代謝異常，脂質代謝異常の評価も重要となる．水分摂取の不足や食塩摂取の過剰は尿路結石のリスクを増すため，1 日尿量や尿中食塩排泄量も重要な栄養評価項目である．

食事療法 尿中に排泄されるシュウ酸はカルシウム結石の最も重要なリスク因子であり，その 70％ は外因性，つまり食事由来のシュウ酸とされる．以前には，カルシウムの摂取制限が結石の形成を減少させると考えられていた．しかし，過度のカルシウム制限は，腸管内でカルシウムと結合し糞便中に排泄されるシュウ酸が単独で腸管から過剰に吸収され，シュウ酸カルシウム結石形成の原因となることが明らかにされている．したがって，尿路結石の予防には，一定量（600〜800 mg/日）のカルシウム摂取が必要とされている．高プリン体食品やアルコール飲料の過剰摂取は，血清尿酸値を上昇させ，高尿酸尿や酸性尿を誘発させるため，結石の形成を促進させる．水分摂取量が少ないと尿路結石が形成されやすいため，飲水を多くし，尿量を多く維持すべきである．また，食塩の過剰摂取と尿路結石形成との関連性についても明らかにされている．

表 7・13 シュウ酸を多く含む食品[a)]

野菜類	シュウ酸含有量 (mg/100 g)	お茶類	シュウ酸含有量 (mg/100 g)
ホウレンソウ，スイバ	800	玉 露	1350
キャベツ，ブロッコリー，カリフラワー，レタス	300	抹茶，煎茶	1000
サツマイモ	250	番 茶	670
ナ ス	200	ほうじ茶	286
ダイコン，コマツナ，カブ	50		

a）日本泌尿器科学会・日本泌尿器内視鏡学会・日本尿路結石症学会 編，“尿路結石症診療ガイドライン 第2版（2013年版）”，金原出版より．

患者教育 尿路結石の再発予防の観点から，水分，シュウ酸，プリン体，総エネルギー，食塩などの摂取に関する栄養食事指導が勧められる．1日尿量 2000 mL 以上となるように水分を摂取する必要があり，そのため食事以外に1日 2000 mL 以上の飲水を指導する．シュウ酸を多く含む葉菜類の野菜やお茶類などの摂取に気をつける（表 7・13）．葉菜類のシュウ酸については茹でることと食べ合わせについて指導する（シュウ酸は水溶性なので，茹で落とすことによって減らすことができる．また，適度なカルシウムを同時に摂取する）．紅茶や緑茶はシュウ酸の含有量が多いので*，水分摂取を促す際には注意が必要である．高尿酸尿症に対する食事指導ではプリン体を多く含む食品やアルコール飲料について摂取を控えるよう指導する．適正体重の維持，塩分摂取が過剰とならないような食生活を心がけるよう，さらに，尿中への結石形成物質の排泄の多い食後4時間を過ぎてから就寝するよう指導する．

＊ お茶類のシュウ酸は浸出回数が多くなると溶出する量が減り，最初の2回で全含有量の約7割が溶出するとされている．

8 内分泌疾患

1 甲状腺ホルモンは生命活動に必須であり，過剰や不足でさまざまな身体症状を呈する．甲状腺機能亢進症では，エネルギー代謝の亢進がみられることから，十分なエネルギーとタンパク質を摂取する．
2 副腎ホルモンが過剰となる疾患には，クッシング症候群や原発性アルドステロン症などがある．クッシング症候群では，合併する疾患に応じた食事療法を心がける．
3 副甲状腺ホルモン分泌に異常が生じると血中カルシウム濃度に異常をきたす．
4 成長ホルモンに異常が生じると巨人症や低身長症となる．また抗利尿ホルモンに異常が生じると体内の水バランスに異常をきたす．

8・1 甲状腺の異常

甲状腺ホルモンは，熱・エネルギー代謝や成長，心機能亢進などさまざまな生命活動を維持するホルモンである．甲状腺ホルモンには**チロキシン（T_4）**と**トリヨードチロニン（T_3）**の 2 種類があり*，生理活性は T_4 に比べて T_3 の方が強い．甲状腺ホルモンが過剰となると**甲状腺機能亢進症**を呈し，甲状腺ホルモンが不足すると**甲状腺機能低下症**を呈する．

T_3：triiodothyronine（トリヨードチロニン）
T_4：thyroxin（チロキシン）
＊　甲状腺からは T_3，T_4 のほかに，カルシトニンとよばれるホルモンも分泌され，骨に対する副甲状腺ホルモンの作用に拮抗する（§8・3 参照）．カルシトニンは甲状腺ホルモンとはよばれない．
TSH：thyroid stimulating hormone

8・1・1 甲状腺機能亢進症

成 因　甲状腺機能亢進症の原因として最も多いのは**バセドウ病**である．バセドウ病では，甲状腺の**甲状腺刺激ホルモン（TSH）受容体**に対する抗体が体内で生じ（＝自己免疫），その刺激により甲状腺ホルモンが多量に産生される．そのほか，甲状腺腫瘍や下垂体 TSH 産生腫瘍が甲状腺機能亢進症の原因となることもある．

症 状　過剰な甲状腺ホルモンの作用により，**体重減少**，**体温の上昇**，**過剰な発汗**などの症状や，**心機能亢進**による脈拍数の増加や動悸などを認める．重症化すると心不全をきたし，死に至ることもある．甲状腺ホルモンは消化管や精神活動も亢進させるため，下痢，イライラ感，不眠，焦燥感などが現れることもある．消化管機能の亢進により消化吸収が亢進し，高血糖をきたしやすくなる．また甲状腺ホルモンはコレステロールを低下させる働きがあるため，血中コレステロール値が低下する．

診 断　血中の甲状腺ホルモンを測定し，高値であれば甲状腺機能亢進症と診断する．バセドウ病では過剰な甲状腺ホルモンによるフィードバック機構が働き，TSH が低値となる．また血中の抗 TSH 受容体抗体が高値を示す．

治 療　バセドウ病では**甲状腺ホルモン合成阻害剤**の内服を行う．甲状腺ホルモンの値が正常化しても，抗体が消失していないと，内服を中止すると再び悪化するた

甲状腺疾患とヨウ素摂取

甲状腺疾患では，食事中のヨウ素が問題視されることがある．甲状腺機能亢進症では，過剰のヨウ素摂取により内服治療効果が落ちる，再発率が高くなるなどの報告があるが，はっきりとしたデータは得られていない．主治医によっては，投薬治療中のヨウ素を制限する場合があるが，特殊な検査や治療を行う場合を除き，わが国では一般的に，食事のヨウ素制限は行わない．

め，十分な期間をもって内服を継続することが重要である．

プランマー病のような腫瘍性疾患の場合は手術が選択される．

プランマー病：甲状腺ホルモンを多量に産生する甲状腺腫瘍を原因とする甲状腺機能亢進症をさす．超音波検査や放射性ヨードによる画像検査（腫瘍部分に強い取込みを認める）で診断する．

栄養評価 甲状腺機能亢進症では，エネルギー代謝の亢進が病態生理の中心となる．その結果，ふつうは食欲が亢進し，食物の摂取量が増える．しかし，症状の強い患者ではエネルギーバランスが負に傾いて，やせが亢進する．したがって，血中の甲状腺ホルモンの濃度だけでなく，アルブミンや体重など栄養状態を指標を把握する．また，耐糖能異常をきたしやすい状態にあることから，血糖値なども測定する．

食事療法 エネルギー不足にならないように，十分なエネルギーとタンパク質を摂取する．体温の上昇や発汗に伴い水分を失いやすいので，水分も十分にとり脱水を防ぐようにする．また，ビタミンやミネラルの十分な摂取も心がける．なお，放射性ヨウ素を用いた検査や治療を行う場合は，海藻などヨウ素の多い食品を控える．

8・1・2 甲状腺機能低下症

成 因 何らかの原因で甲状腺からのホルモン産生が低下するために起こる．原因として成人で最も頻度が高いのは，**橋本病**（**慢性甲状腺炎**）である．橋本病では，甲状腺に対する抗体が体内で生じた結果（＝自己免疫），甲状腺の破壊が起こり甲状腺ホルモンの産生が低下する．また甲状腺の先天的な形成不全が原因で，生まれつき甲状腺ホルモンが低下している場合は**クレチン症**とよばれる．

症 状 甲状腺ホルモンの作用が不足し，**体温や耐寒性の低下**，**むくみ**，徐脈（脈が遅い），便秘，疲労感，精神活動の低下などが現れる．脱毛や嗄声(させい)（声が嗄れる）を認めることも多い．また甲状腺ホルモンが不足すると**血中コレステロール値が上昇**するため，ほかの症状が軽いと甲状腺機能低下症に気づかれずに，高コレステロール血症として診断・加療されることも多い．クレチン症では，乳幼児期に甲状腺機能低下が生じることによる知能低下や発育障害が認められる．

診 断 血中の甲状腺ホルモンの低値を確認する．フィードバック機構により，甲状腺刺激ホルモン（TSH）の分泌は増加する．橋本病では抗甲状腺抗体が陽性となる．クレチン症では甲状腺の低形成を画像により確認する．

治 療 **甲状腺ホルモン剤**を内服する．ホルモン剤の過量投与は医原性の甲状腺機能亢進症をひき起こすため，血中のホルモン濃度をみながら投与量を決定する．

栄養評価 甲状腺ホルモンの低下により，エネルギー代謝が減少するため食欲も低下することが多い．血中の甲状腺ホルモンの濃度，アルブミンや体重など栄養状態の指標に加えて，血中脂質（コレステロールなど）も測定する．

食事療法 甲状腺機能低下症では，合併症がない限り，特別な食事療法は必要としない．血中のコレステロールが高値のときは，コレステロールの多い食品の摂取に注意する．ヨウ素の過剰摂取による甲状腺機能低下症の場合は，ヨウ素を制限する．

8・2 副腎の異常

副腎皮質は3層からなり，外側の球状層からは**ミネラルコルチコイド**（おもなホルモンとして**アルドステロン**），中央の束状層からは**グルココルチコイド**（おもなホルモンとして**コルチゾール**），内側の網状層からは男性ホルモン（アンドロゲン）が分泌される（図8・1）．コルチゾールは生命維持に不可欠なホルモンであり，下垂体から分泌される**副腎皮質刺激ホルモン**（**ACTH**）によって分泌が制御され，血圧や血糖の維持，免疫調節，ストレス防御などさまざまな役割を担っている．アルドステロンのおもな作用は血圧維持であり，その分泌はACTHによる制御よりも，レニン-アンギオテンシン系[*1]や血中の電解質（おもにカリウム）濃度による制御が優位である．なお，副腎皮質から分泌される男性ホルモン量は少なく，生理的意義は少ない．

ACTH：adrenocorticotropic hormone

*1 レニン-アンギオテンシン系については§6・1の図6・1参照．

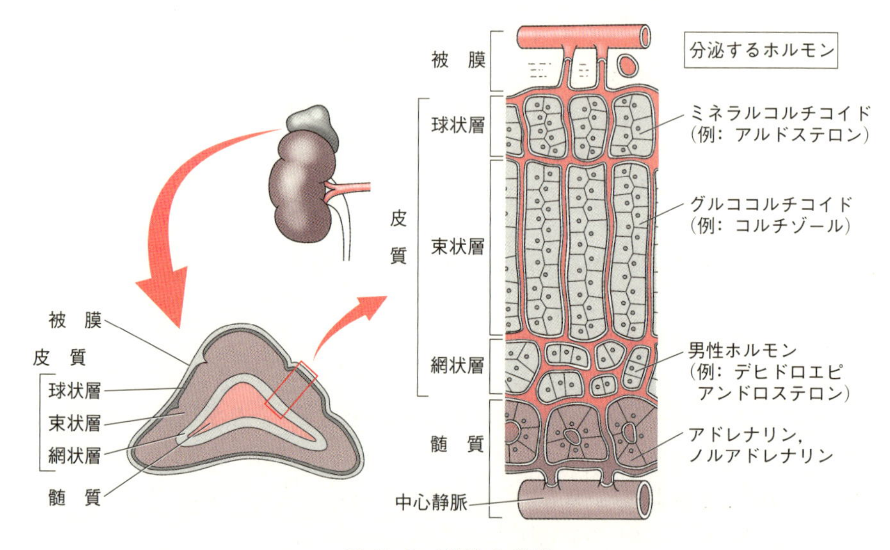

図8・1 副腎の構造

8・2・1 クッシング症候群

成因 コルチゾールが過剰に分泌されるために起こる一連の症状を**クッシング症候群**とよぶ．コルチゾール分泌が過剰となる原因は，① **副腎腫瘍**などの副腎疾患の場合と，② ACTH産生腫瘍などの下垂体疾患の場合[*2]があるが，頻度は前者が多い．

病態 コルチゾールの過剰作用により**中心性肥満**，**満月様顔貌**，**水牛様脂肪沈着**といった特徴的な容貌を呈する．また**高血圧**，**高血糖**をきたしやすい．リンパ球や好酸球数が減少し，感染を起こしやすくなる（易感染性）．さらにタンパク質の異化による皮膚萎縮が起こりひび割れのようなしわ（皮膚線条）が生じたり，骨吸収促進による骨粗鬆症などが生じる．

診断 典型的なクッシング症候群では，“病態”の項で述べた特徴的な身体所見より本症の存在が疑われる．血中コルチゾール高値，コルチゾール分泌の日内変動パターンの消失[*3]などにより診断される．ACTHは，クッシング症候群では低値，クッシング病では高値を示す．画像診断により副腎腫瘍や下垂体腫瘍の有無を確認する．

治療 原因となっている病変（副腎腫瘍，下垂体腫瘍など）を外科的に摘除する．手術が不可能な場合には副腎皮質ホルモン合成阻害薬を内服する．

*2 下垂体からのACTH過剰分泌により起こるクッシング症候群は**クッシング病**とよばれ，副腎疾患によるものと区別されることもある．

*3 健常人ではコルチゾール分泌は午前中に高く，午後に低くなるという日内変動パターンを示す．クッシング症候群では終日高値を示すことが多い．

栄養評価 クッシング症候群における食事療法の目的は，合併症として重要な高血圧，糖尿病，感染症，骨粗鬆症の改善と防止である．これらの合併症の有無を確認する．

食事療法 クッシング症候群では耐糖能異常などを合併することが多く，高血圧や脂質異常症なども生じることがある．肥満のある場合は，摂取エネルギーを制限し，栄養バランスのとれた食事を心がける．過剰のコルチゾールによるタンパク質異化に対処するため，タンパク質が不足しないようにする．また，骨粗鬆症の対策として，十分なカルシウムとビタミンDの投与が有効である．

8・2・2 アジソン病

成因 慢性に経過する副腎皮質の機能不全を呈する病態を**アジソン病**とよぶ．特発性(原因は明らかでないもの)が多く，副腎結核などの感染症に伴うものなどもある．

病態 副腎皮質のホルモン全般が不足するが，特にコルチゾール不足による症状が主要であることが多い．コルチゾール不足のため，**全身倦怠感**，**食欲不振**，**精神症状**（無気力，不安）などが出現する．コルチゾール不足が重篤化すると，意識障害，ショック状態（極度の血圧低下），低血糖などをきたし死に至る．またアルドステロン欠乏による**低ナトリウム血症**，**高カリウム血症**が出現する．フィードバックによりACTHが過剰に分泌され，その作用により色素沈着が起こる．

診断 血中コルチゾール低値，アルドステロン低値，ACTH高値により診断する．ACTH負荷試験などを行い，副腎皮質ホルモンの上昇が認められないことを確認する．

治療 **副腎皮質ホルモン剤**（内服薬）を内服する．ショック状態など，緊急を要する場合は，経口ではなく静脈注射による投与を行う．

栄養評価 血清カリウムの高値，血清ナトリウムの低値がみられないか，また低血糖に陥っていないか確認する．

食事療法 高カリウム血症がみられるときは，カリウムをとりすぎないよう野菜の摂取に気をつける．低ナトリウム血症がみられる場合は食塩の補給を，低血糖のときは糖分の補給を行う．

8・2・3 原発性アルドステロン症

成因 副腎に生じた**アルドステロン産生腫瘍**によりアルドステロンが過剰となるために起こる．

病態 アルドステロン過剰のため，腎におけるナトリウムや水の再吸収が増加して体液量が増加し，**高血圧**が主症状として現れる．またカリウムの排泄増加による**低カリウム血症**が生じ，しびれ感や脱力発作などが起こることもある．

診断 原発性アルドステロン症は比較的頻度の高い疾患であり*，高血圧や低カリウム血症を呈する患者では本症を疑う．負のフィードバックによりレニン活性は抑制されており，血中アルドステロン高値，レニン活性低値を示すのが特徴である．画像診断により副腎腫瘍の有無を検査する．

治療 原発性アルドステロン症では副腎の腫瘍を外科的に摘除する．手術を希望しない例や手術不能例などでは，降圧薬の一種であるアルドステロン拮抗薬の内服を行う．

食事療法 アルドステロン症では食塩を控えた食事とする（男性8.0 g/日未満，女性7.5 g/日未満）．高血圧がみられる場合は6.0 g/日未満を心がける．

* 近年，高血圧患者の5～10%ほどが原発性アルドステロン症によるとの報告もあり，手術で治る高血圧として注目されている．

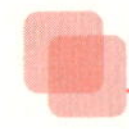

8・3 副甲状腺の異常

PTH: parathyroid hormone

副甲状腺ホルモン（**PTH**）は血中カルシウム濃度を制御している．副甲状腺は血中のカルシウム濃度を感知し，濃度が低下すると PTH の分泌を増加させる．PTH は骨からのカルシウムの遊離，腎尿細管でのカルシウム再吸収の促進，活性型ビタミン D 産生による腸管からのカルシウム吸収の促進などに作用し，血中カルシウム濃度を一定に保つ．

8・3・1 原発性副甲状腺機能亢進症

成 因　**副甲状腺腺腫**や過形成が生じて PTH を過剰に分泌するために起こる．なお腎不全が原因で副甲状腺が腺腫様に肥大し，副甲状腺機能亢進症をきたすことがあるが，これは腎性副甲状腺機能亢進症とよばれ，原発性副甲状腺機能亢進症とは病態が異なるため区別する．

腎性副甲状腺機能亢進症: 腎不全では，腎臓でのカルシウム再吸収が障害されるため血中のカルシウム濃度が低下し，このため二次的に PTH 分泌が増加する．副甲状腺は腫大し，増加した PTH による身体症状が生じる．腎不全があるため血中カルシウム上昇は顕著ではないことが多いが，骨吸収亢進による骨粗鬆症などの症状が問題となる．

病 態　PTH の過剰分泌により高カルシウム血症，低リン血症を呈する（図 8・2）．血中カルシウム濃度の上昇が軽度であれば自覚症状は乏しいが，高度になると全身倦怠感，口渇，食欲不振などが出現する．過剰な PTH により骨からのカルシウムの溶出が増加するため，骨粗鬆症が生じる．また血液のカルシウム濃度上昇に伴って，尿中へのカルシウム排出が上昇するため，結果として腎結石や尿路結石などが生じる．

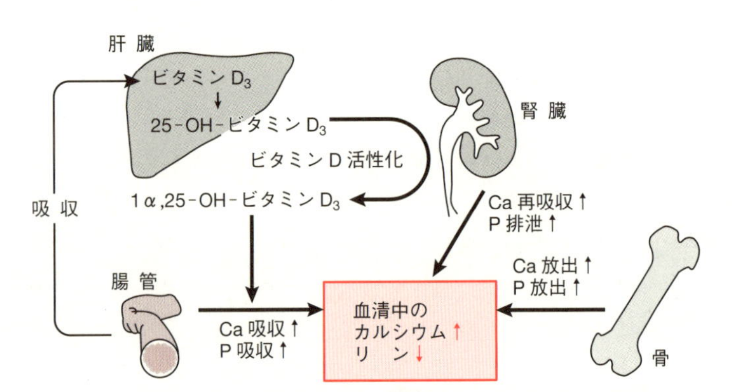

図 8・2 原発性副甲状腺機能亢進症の病態　過剰な PTH による作用亢進で高カルシウム血症をきたす．リンは骨や小腸からの吸収が増すが，腎臓からの排泄が上回り，結果として低リン血症をきたす．

診 断　高カルシウム血症と血中 PTH 高値より診断される．画像診断にて副甲状腺の腫瘍や肥大を確認する．

治 療　腺腫の摘出を行う．過形成の症例で，副甲状腺が四つとも過形成をきたしている場合は，四つの副甲状腺のうち三つと残りの一部を摘除する．

栄養評価　食事による是正は難しい．

8・3・2 副甲状腺機能低下症

成 因　副甲状腺ホルモンの分泌が低下するために起こる．特発性（発症原因が不明）のものが多い．

病 態　**低カルシウム血症**をきたす．血中のカルシウムが低下すると神経・筋の興奮性が高まるため，**しびれ感**，筋肉の硬直（**テタニー**），けいれん，精神症状（精神不穏状態，不安，錯乱）などが起こる．"助産婦手位"とよばれる特徴的な手指のテタニーを生じることが多い．

診断　低カルシウム血症と血中 PTH 濃度低値より診断する．

治療　合成の PTH 製剤はないため，治療では，**活性型ビタミン D**（消化管からのカルシウム吸収を促進）や**カルシウム製剤**の投与を行い，血中のカルシウム濃度を維持するようにする．

栄養評価　血清カリウムの低値，血清リンの高値がみられないか確認する．低カルシウム血症の症状（けいれんやテタニー，てんかん発作など）の有無にも留意する．

食事療法　低カルシウム血症の治療としては，カルシウム製剤や活性型ビタミン D_3 投与など，薬物治療が主体であるため，通常食でも問題はない．ただ，血清カルシウムが低値である場合は，牛乳，乳製品，海藻，小魚類などカルシウムの多い食品の摂取に心がける．

8・4　下垂体の異常

下垂体から分泌されるホルモンは多数あるが，ここでは下垂体前葉より分泌される**成長ホルモン**の異常症と，下垂体後葉より分泌される**抗利尿ホルモン**の異常症について述べる．

8・4・1　下垂体性巨人症・先端巨大症/成長ホルモン分泌不全性低身長症

成因と病態　**成長ホルモン（GH）**は骨や筋肉，臓器を成長させるホルモンである．成長期に GH の過剰分泌が生じると，高身長を主症状とした**下垂体性巨人症**となる．GH 過剰分泌が成長期以降（＝骨の成長の停止後）に起こると，指先や鼻，唇といった軟部組織の肥大を主症状とする**先端巨大症**となる．GH の血糖上昇作用や血圧上昇作用により，糖尿病や高血圧などを合併することが多い．

GH：growth hormone

一方，成長期に GH の分泌不全があると**成長ホルモン分泌不全性低身長症***（単に**低身長症**ともよばれる）となる．身長は低いが体格は均整がとれており，知的能力は正常であることが多い．

*　以前は，**下垂体性小人症**とよばれていた．

診断　高身長や特徴的な顔貌（鼻，唇などの肥大）から下垂体性巨人症や先端巨大症を疑う．また，低身長（同年齢の子どもの身長の平均 −2SD 以下）があれば低身長症を疑う．ともに，確定診断は血中の GH 測定によりなされる．下垂体の異常（腫瘍の有無など）について画像診断を行う．

治療　下垂体腫瘍などが原因となっている場合は手術により摘出する．低身長症では成長ホルモン剤の投与を行う．ただし骨端線が閉鎖したあと（おおよそ思春期以降）では成長ホルモンを投与しても身長の伸びは期待できないため，治療は行わない．

食事療法　特別な食事療法は不要である．特に，低身長症の低身長は栄養上の問題に起因するものではないので，身長を伸ばす目的でエネルギーや特定の栄養素の過剰摂取をすべきではない．ただし，先端巨大症では糖尿病や高血圧などの合併症が多いため，これらを認める場合には，各疾患に準じた食事療法を行う．

8・4・2　ADH 不適合分泌症候群（SIADH）

SIADH：syndrome of inappropriate secretion of ADH

ADH：antidiuretic hormone

成因　**抗利尿ホルモン（ADH）**の分泌が，血漿浸透圧低値にもかかわらず持続的に分泌し，身体に異常をきたすのが **ADH 不適合分泌症候群（SIADH）**である．子どもや高齢者に多く，脳の機能が未発達，もしくは低下しているためと考えられている．感染症など他疾患への合併や，薬剤の副作用としても起こる．

病態　ADH の過剰作用により体内に水分貯留が起こり，血液が希釈され**低ナトリウム血症**となる．血液量の増加により尿量は増加するため，尿量の減少は目立たない．低ナトリウム血症の症状として**中枢神経症状**（頭痛，嘔気，傾眠，意識障害など）が生じ，高度になると死に至る．

診断　低ナトリウム血症をみたら本症を疑う．血漿浸透圧と ADH の同時測定を行い，血漿浸透圧が正常～低値にもかかわらず，ADH の分泌が基準値以上であることから診断される．

治療　SIADH の原因となっている原疾患の治療を行う．対症療法として**水制限**や**ナトリウム投与**を行う．低ナトリウム血症の改善を目標とするが，急激に低ナトリウム血症を是正すると急な浸透圧の変化により中枢神経に障害を起こすので，補正はゆっくりと行う．

栄養評価　栄養評価のポイントは水分とナトリウムの摂取量である．食事摂取調査において水分とナトリウムの摂取量を算定する．

食事療法　SIADH の主症状である低ナトリウム血症は，体内の水分過剰が原因であるため，水分の摂取を制限するように指導する（1 日 600～1000 mL）．軽度の SIADH は水制限のみで低ナトリウム血症が改善する．ナトリウム摂取量が少ない場合は，食塩として 1 日 1～2 g 程度（例として梅干し 1～2 個程度*），食塩摂取を増やすように指導する．

＊　梅干しの塩分は 20% 前後あり，普通の大きさの梅干し（1 粒約 10 g）を食べると食塩を約 2 g 摂取したことになる．

8・4・3　尿崩症

成因　**抗利尿ホルモン**（**ADH**）の分泌が障害されると**尿崩症**が起こる．腎集合管における水の再吸収が低下して多尿となる．ADH 分泌障害の原因は明らかでない（特発性）ことが多い．

病態　主症状は**多尿**である．尿崩症では 1 日の尿量が 10 L 近くに及ぶこともある（正常は 1 L 程度）．脱水により激しい口渇が生じ，多量の水分を摂取する（多飲）．また水分の喪失により血液が濃縮され，**高ナトリウム血症**を呈する．

診断　診断には血漿浸透圧と ADH の同時測定を行う．血漿浸透圧が上昇しているにもかかわらず，血漿浸透圧の上昇に見合った ADH の分泌が認められないことより診断される．

治療　ADH と同様の働きをする薬剤である**デスモプレシン**の投与を行う（デスモプレシンは ADH と比べ，作用時間が長い）．症状（多飲，多尿）の改善と尿量の正常化を指標に使用量を調整する．

栄養評価　栄養評価のポイントは脱水状態の評価である．口渇，立ちくらみなどの症状や，皮膚や口腔粘膜の乾燥といった症状に留意するとともに，飲水量と尿量のバランスや，ナトリウムの摂取量について評価する．

食事療法　水分摂取を十分に行うように指導する．尿として体外に損失した量と等量の水分を摂取するようにする．尿崩症で認める高ナトリウム血症は脱水による血液濃縮のためであり，体内のナトリウム量が過剰になっているわけではないので，極端な過剰摂取が認められる場合を除きナトリウムを制限する必要はない．なお治療が開始され多尿が改善した後も，そのまま多量の水分摂取を続けていると**水中毒**に陥る危険がある．尿量が減少してきたら，水分の摂取も控えるよう指導する．

水中毒：過剰の水分摂取により体液が希釈され，低ナトリウム血症が生じ，身体に障害をきたした状態．

9 神経・精神疾患

1. 脳出血は，脳内出血とくも膜下出血がある．
2. 脳梗塞は，アテローム血栓性脳梗塞，心原性脳塞栓，ラクナ梗塞がある．
3. 脳出血および脳梗塞の慢性期では血圧の管理が最も重要であり，脂質・飲酒・肥満のコントロールも大切である．
4. 認知症を起こすものは，アルツハイマー型認知症，脳血管性認知症，レビー小体型認知症などが代表的なものである．中核症状として記銘力低下，遂行機能障害，周辺症状として徘徊，妄想，身体症状として摂食・嚥下障害，歩行障害・転倒などが出現する．
5. 認知症の症状に付随して摂食・嚥下障害が出現し，過食や誤嚥性肺炎を繰返すことがある．
6. パーキンソン病は，ドーパミン神経細胞などにレビー小体の蓄積があり神経脱落する疾患である．安静時振戦，筋固縮，無動，姿勢反射障害などの運動症状と，便秘，起立性低血圧，頻尿など非運動症状を呈する．治療はドーパミン補充療法が基本である．
7. 精神障害では，原疾患の症状のみならず薬物の副作用によっても，食欲の変化，便秘，口渇などの問題が生じる．
8. 精神疾患では，コミュニケーションの障害により問題を把握することが困難であるが，丁寧に時間をかけて信頼関係を築くことが重要である．食行動（食材の選択・購入，調理）の回復は社会復帰訓練の一助となっている．

9・1 脳出血・脳梗塞

脳卒中は脳の血管の循環障害により脳の機能的・器質的障害を起こし，意識障害や脳の局所症状が急激に起こる病気の総称である．脳卒中は原因別に，**脳出血**，**脳梗塞**に大別され，脳出血のなかには**脳内出血**と**くも膜下出血**がある．脳梗塞はさらに**アテローム血栓性脳梗塞**，**心原性脳塞栓**，**ラクナ梗塞**に分けられる（表9・1）．

9・1・1 脳 出 血

成因と病態 脳内の血管が破れ，大脳，小脳および脳幹などの脳実質内に出血することを**脳内出血**という．**高血圧**が最も大きな危険因子である（76%）．糖尿病も発症を助長する．コレステロール低値，アルコール摂取量が多いほど脳内出血の発症リスクが高まる．**くも膜下出血**は，くも膜下腔の動脈瘤が破れて発症する（図9・1）．

症 状 脳内出血の発症部位は被殻が最も多く，視床，皮質下，橋，小脳と続く．症状は意識障害，頭痛，嘔吐，片麻痺が一般的である．血腫が増大すると**脳浮腫**により**頭蓋内圧亢進症**となり，脳ヘルニアで脳幹が圧迫され呼吸循環障害により死に至ることがある．**くも膜下出血**は突発的に激しい頭痛，嘔気，嘔吐などが出現し，急速に意識障害を伴うこともある．

診断　頭部CTで出血部位に**高吸収域**を認める．くも膜下出血は髄液腔に高吸収域が認められる．頭部MRIでは発症からの時間経過により異なるパターンを示すため，発症からの時間を推定するのに役立つ．

治療　急性期は血圧のコントロールと抗浮腫療法である．外科的治療は意識が傾眠から半昏睡で考慮される．けいれん，消化管出血，高血糖，下肢静脈血栓症などを合併する．

表 9・1　脳卒中の分類

脳出血	くも膜下出血	突然の激烈な頭痛で発症
	脳動脈瘤	脳血管が嚢状に隆起する
	動静脈奇形	動脈と静脈が直接つながる
	脳内出血	急速に出現する片麻痺，意識障害，頭痛
	被殻出血	片麻痺が主体
	視床出血	片麻痺と片側の感覚障害
	橋出血	四肢の麻痺，意識障害
	小脳出血	頭痛，嘔吐，ふらつき歩行
脳梗塞	アテローム血栓性脳梗塞	急速に出現する片麻痺が段階的に進行
	心原性脳塞栓	突然に出現する片麻痺，失語など
	ラクナ梗塞	意識障害を伴わない片麻痺
その他	一過性脳虚血発作	一過性の片麻痺，構音障害など

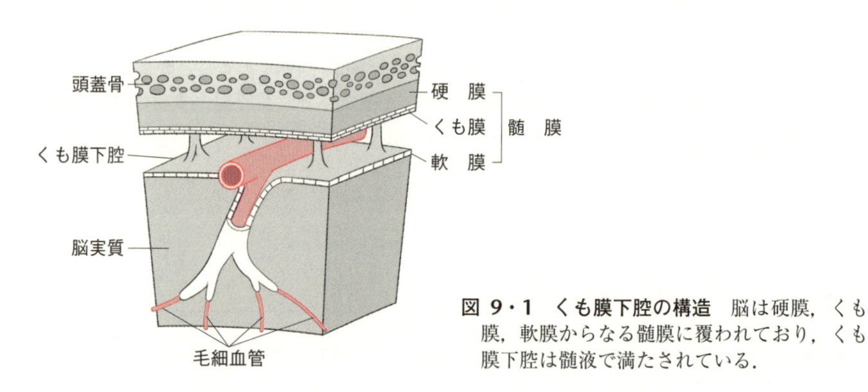

図 9・1　くも膜下腔の構造　脳は硬膜，くも膜，軟膜からなる髄膜に覆われており，くも膜下腔は髄液で満たされている．

9・1・2 脳　梗　塞

成因と病態　脳の血管が閉塞し脳組織が酸素欠乏になり**壊死**（梗塞）することを**脳梗塞**という．危険因子は高血圧，糖尿病，脂質異常症，ストレス，喫煙，飲酒，脱水，肥満，高齢などである．脳梗塞は発症機序別に以下の三つに分けられる．

1）**アテローム血栓性脳梗塞**：脳内の血管や頸動脈などの動脈硬化により狭窄や閉塞を起こす．血管の血栓が剥がれて先の血管に閉塞を起こし梗塞になることもある．高血圧，糖尿病，脂質異常症などが発症因子である．

2）**心原性脳塞栓**：心臓に生じた血栓が血液により流され，脳の血管を閉塞する．広範囲の梗塞になりやすく重症なことが多い．原因は**心房細動**，心臓弁膜症，心筋梗塞，心筋症などがある．

3) **ラクナ梗塞**: 脳の深部にある直径が 1 mm 未満の細い血管（穿通枝）が閉塞して起こる．高血圧がおもな危険因子である．

診 断 急速に**意識障害**，片側の運動麻痺（**片麻痺**），片側の**感覚障害**，**構音障害**，**失語症**，**同名半盲**（図 9・2），**複視**，**ふらつき**などを起こした場合に疑われる．心原性脳塞栓は一般的に重症である．ラクナ梗塞では意識障害は生じない．嚥下中枢のある延髄や両側の大脳梗塞で嚥下障害を起こす．画像診断は頭部 CT や頭部 MRI が有用である．

治 療 急性期の治療は，発症 4.5 時間以内の脳梗塞であれば **t-PA による血栓溶解療法**が適応である．t-PA は詰まった血栓を溶解することにより，ペナンブラの血流を再開させ梗塞巣の拡大を抑制する*．発症 4.5 時間以上経過した症例や t-PA 療法の適応のない症例では，抗凝固薬や抗血小板療法を用いる．再発予防に関しては，ラクナ梗塞・アテローム血栓性脳梗塞であれば**抗血小板薬**（アスピリン，クロピドグレル，シロスタゾールなど），心原性脳塞栓であればワルファリン，抗トロンビン薬，抗 Xa 薬などの**抗凝固薬**が用いられる．脳卒中は予防が最も重要であり発症前の危険因子の管理が重要である（表 9・2）．

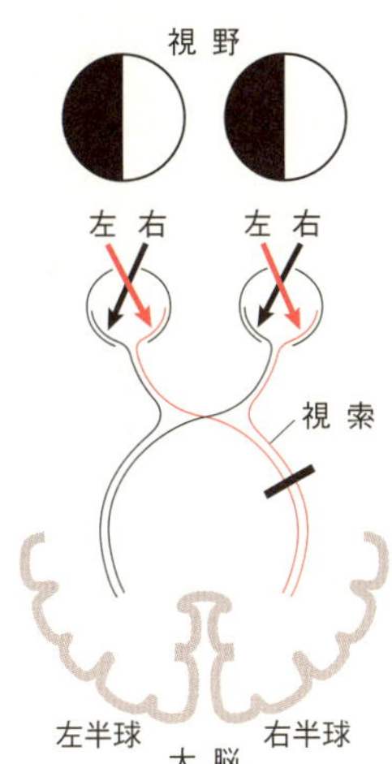

図 9・2 同名半盲 後頭葉の視索経路が障害されると両側の半側視野（ここでは左側）が欠ける．これを同名半盲という．

* 血管が完全に詰まると中心部は約 1 時間で脳梗塞になるが，その周囲の**ペナンブラ**とよばれる部分の細胞は数時間生存しており，早期に適切な治療が行われれば機能を回復することが可能である．**t-PA**（tissue-plasminogen activator; 組織プラスミノゲン活性化因子）はプラスミノゲンの作用を増強して血栓を強力に溶かす酵素である．

表 9・2 脳卒中の危険因子

1) 高血圧
2) 糖尿病
3) 脂質異常症
4) 心房細動
5) 喫 煙
6) 飲 酒
7) 炎症マーカー
8) 睡眠時無呼吸症候群
9) メタボリック シンドローム
10) 慢性腎臓病（CKD）

9・1・3 脳出血・脳梗塞の栄養評価と食事療法

栄養評価 高血圧，糖尿病，脂質異常症，肥満などの合併が多いため，これらの病態に応じた栄養評価を行う．血圧や血中のパラメータなどの臨床検査値，身体計測値にて評価する．加えて，水分摂取量や尿量による脱水の程度の評価を行い，低栄養状態の有無についても評価をする．

脳出血や脳梗塞など脳血管障害では，麻痺による嚥下障害が生じることが多い．そのため，嚥下障害の有無や程度を把握する必要がある．嚥下障害は時間の経過とともに回復することも多いが，嚥下訓練が必要な場合，あるいは経腸栄養や静脈栄養を余儀なくされる場合もある．

食事療法 症状の程度によって異なる．軽症の場合，少量の流動食から始め，少しずつ普通食に移行する．中等度以上の場合，急性期には絶食とし，静脈栄養法，または消化管が使用できる場合には経腸栄養法を適応する．回復に伴い，嚥下機能を評価しながら経口摂取に移行する．嚥下障害にはとろみをつけた食事が有用である．

食事内容は，再発予防あるいは動脈硬化進展予防を目的とした内容とする．再発予防としては**血圧の管理**が最も重要であり，食塩摂取量は 6 g/日未満を目標とする．そのほか，脂質の摂取を少なくし，抗酸化ビタミンを補給するため野菜は十分に摂取する．また，脱水は脳梗塞の引き金になるため，水分を十分に摂取するよう心がける．

患者教育 再発を予防するために生活習慣を改善するよう促す．禁酒，喫煙，運動指導を行い，水分を十分に摂取するよう指導する．

嚥下障害がある場合にはその程度に応じて摂取しやすい形態の食事とする．また，麻痺などで食事を上手に食べられない場合には，片手でも安定して食べられる食器など食事用具の工夫を勧める．

抗凝固剤として使用される**ワルファリン**は**ビタミン K 拮抗薬**であり，ビタミン K の多量摂取はワルファリンの作用を弱めるため，ビタミン K を多く含む納豆やブロッコリー，ほうれん草などの多量摂取を控えるよう指導する．

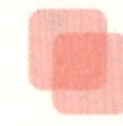

9・2　認　知　症

認知症は記憶や物事の判断・遂行などに関わる部位の神経細胞が障害されて起こる．認知症を起こす代表的なものは**アルツハイマー型認知症**，**脳血管性認知症**，**レビー小体型認知症**などがある．正常圧水頭症や慢性硬膜下血腫や甲状腺機能低下症やビタミン B_{12} 欠乏症などでも認知症を起こす（表 9・3）．検査は長谷川式簡易認知症検査法や Mini-mental state examination（MMSE）などが使用されている．頭部 CT，頭部 MRI や脳血流シンチグラムなどの検査も有用である．

表 9・3　認知症を起こす代表的疾患

1) アルツハイマー型認知症
2) 脳血管性認知症
3) レビー小体型認知症
4) 前頭側頭葉変性症
5) 正常圧水頭症
6) 慢性硬膜下血腫
7) 甲状腺機能低下症・ビタミン B_{12} 欠乏症

9・2・1　アルツハイマー型認知症

成因と病態　アルツハイマー型認知症では神経細胞の脱落を認める．特に**アセチルコリン作動性神経細胞**が脱落し記憶障害をひき起こすと考えられている．神経細胞に**βアミロイドタンパク質**，**タウタンパク質**が沈着してひき起こされる．

診 断　**中核症状**としては記銘力低下など，**周辺症状**としては徘徊，妄想などがみられる．**身体症状**としては，摂食・嚥下障害，失禁などが出現する（図 9・3）．画像検査では，頭部 CT，MRI で海馬や頭頂葉の萎縮を認める．脳血流シンチグラムでは後部帯状回の血流低下などを認め徐々に頭頂葉なども血流低下を示す．

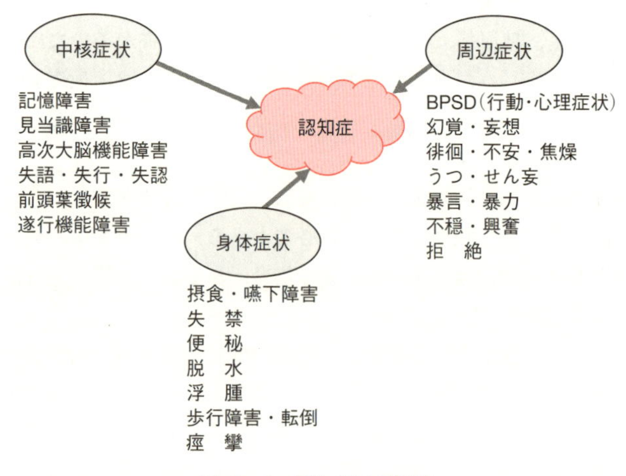

図 9・3　認知症の症候学

治 療　薬物療法と非薬物療法に分けられる．薬物療法としては，**アセチルコリンエステラーゼ阻害薬**や，アセチルコリンを促進しグルタミン酸を抑制するメマンチンなどがある．妄想や徘徊などに対しては非定型抗精神病薬や抑肝散（興奮を抑える作用のある漢方薬），抑うつや睡眠障害に対してはセロトニン取込み阻害薬が使用される．非薬物療法は，介護ケアが重要であり，居住環境の整備も症状の改善には大切である．

9・2・2　脳血管性認知症

成因と病態　脳の血管障害が原因で起こる．多くは多発性に**ラクナ梗塞**が起こり発症する．微小脳出血が多発しても発症する．前頭葉白質などに多発した場合は，記銘力の低下は軽度でも**遂行機能障害**，**意欲・自発性の低下**，**行動異常**がある．症状は変動しやすい．危険因子は脳卒中の場合と同様である．

遂行機能障害：目標を設定して計画を立てて実行し，評価・判断する能力の障害．

診 断 認知症に加えて四肢の麻痺，偽性球麻痺，小刻み歩行，転倒しやすい，頻尿，尿失禁などがあれば疑われる．頭部 MRI で皮質に多発する梗塞巣，基底核，大脳白質に多発するラクナ梗塞や虚血性白質脳症などがあれば診断できる．偽性球麻痺では嚥下障害が顕著である．

偽性球麻痺：延髄の障害による嚥下障害を球麻痺とよぶのに対し，延髄には病変がなく大脳半球の両側の障害による嚥下障害を偽性球麻痺という．

治 療 高血圧，糖尿病，心房細動，虚血性心疾患，肥満，脂質異常症，飲酒などを管理する．脳血管性認知症はアルツハイマー型認知症に比べ予後が不良である．

9・2・3 レビー小体型認知症

レビー小体型認知症は，認知症の約 20% を占めるといわれ，脳の広い範囲に**レビー小体**が出現して起こる．特徴は認知機能障害が変動し，睡眠中に夢をみて大声を出す，動き回るなどのレム期睡眠行動障害や幻視である．起立性低血圧などの自律神経機能障害を合併し，進行するとパーキンソン症状が出現する．

レビー小体：異常なタンパク質が脳の神経細胞内にたまったもので，おもに脳幹に現れるとパーキンソン病になり，さらに大脳皮質にまで広がると，レビー小体型認知症になる．ドーパミン，ノルアドレナリン，セロトニン，アセチルコリンを分泌する神経細胞に好発するが，原因はいまだ不明である．

9・2・4 認知症の栄養評価と食事療法

栄養評価 認知症では，自己管理能力の低下により摂食量のコントロールが困難となることから，何度も食事をするなど過食となる場合もあれば，摂取が不足して低栄養に陥る場合もある．食事摂取量や栄養状態の評価が重要である．過食の場合は脂質異常症や糖尿病などを合併していることがあるため，それらの評価を行う．低栄養の場合には，体重減少や臨床検査値を用いてその程度を適切に評価する．寝たきりの認知症の場合には，褥瘡の有無を確認し，褥瘡の予防あるいは改善をはかる．

食生活の様子や食事内容は，患者本人から正確な情報を得ることが難しい場合も多く，家族や介護者からの聞き取りも必要である．

食事療法 低栄養の場合には栄養状態の改善を目指し，特にタンパク質を十分に摂取するよう注意する．

n−3 系多価不飽和脂肪酸はアルツハイマー型認知症の発症率を軽減することが知られているため，魚の摂取も推奨される．

患者教育 嚥下障害を考慮した摂取しやすい形態の食事とする．患者本人への教育が困難な場合が多く，家族や介護者に教育を行う．

9・3 パーキンソン病

パーキンソン病は，中脳黒質のドーパミン神経細胞やノルアドレナリン神経細胞などにレビー小体が蓄積して変性脱落し，安静時振戦，筋固縮，無動，姿勢反射障害などを認める疾患である．原因は不明であるが，図 9・4 のような因子が考えられている．運動症状以外に，便秘，起立性低血圧，頻尿などの自律神経症状を認める．不安，うつ症状や幻視も認めることがある．治療は脳内で減少したドーパミンを補充する療法で，おもにレボドパが用いられる．

栄養評価 食事の動作がゆっくりとなり，食事摂取量が減少することが多い．体重の変化に注意し，臨床検査値などを用いて低栄養に陥っていないかを評価する．また，咀嚼や嚥下が困難となりやすいため，嚥下障害の程度を評価する．パーキンソン病ではほとんどの例で自律神経障害による便秘がみられる．排便回数などの便秘の程度を把握する．

食事療法　便秘の対策として，水分を十分に摂取し，食物繊維を積極的に摂取する．特に高齢者ではのどの渇きに鈍くなることが多いため，十分な水分を補給するように注意する．

低栄養を予防するため，適切なエネルギー量や栄養バランスに気をつけた食事とする．

嚥下が困難な場合にはとろみをつけるなど，嚥下障害に対応した食事とする．嚥下障害がある場合には，その程度に応じて摂取しやすい形態の食事とする．食事がしづらく時間がかかっても十分な食事量がとれない場合には，少量頻回食とするよう指導する．

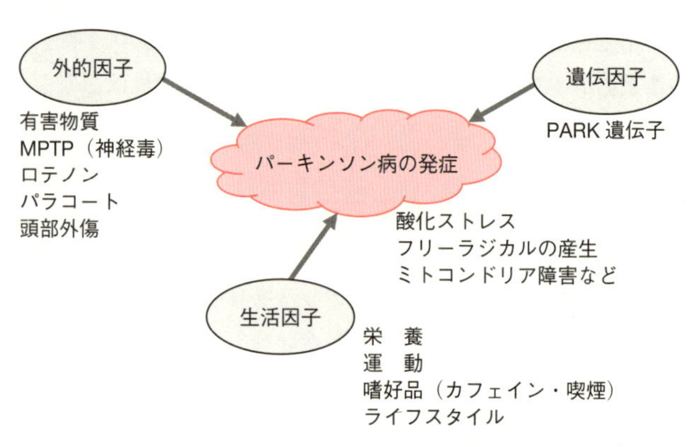

図 9・4　パーキンソン病の発症

9・4 精神障害

9・4・1 統合失調症

成因と病態　**統合失調症**は妄想や幻覚を主とした疾患で，原因は不明である．遺伝的要因の関与と環境因子による誘因と考えられている．生涯有病率は約 0.7% で，思春期～青年期の発症が多い．

症 状　表 9・4 のような陽性症状と陰性症状を示す．

診 断　専門医による鑑別診断を行う．診断基準は **ICD-10** を用いる．

ICD-10：International Statistical Classification of Diseases and Related Health Problems（疾病及び関連保健問題の国際統計分類）の第 10 版．異なる地域の診断も比較が可能になる．

表 9・4　統合失調症の症状

分 類	症 状	説 明
陽性症状（機能が亢進している症状）	妄 想	明らかに間違った考えや客観的に受け入れられない状況について強い確信をもってしまう
	幻 覚	実際には起こっていないことを，現実的な感覚として知覚してしまう．“幻聴” が最も多い
	思考障害	思考が混乱してしまい，考え方に一貫性がなくなってしまう
陰性症状（機能が減弱ないし喪失している症状）	感情鈍麻	本人の喜怒哀楽の表現が乏しくなるだけでなく，周りで起こっていることにも関心をもてなくなる
	思考の貧困	会話に使われる語彙が減ったり，無口になったりする
	意欲の欠如	自発的に何かを行おうとする意欲がなくなってしまう
	自 閉	自分の世界に閉じこもり，他者とのコミュニケーションをとらなくなる

治 療　定型抗精神病薬や，非定型抗精神病薬などを用いた薬物療法により，陽性・陰性症状の改善をはかる．

抗精神病薬：統合失調症の治療薬．向精神薬は精神に作用する薬物のこと．

また，心理社会的な治療として，心理教育，生活技能訓練，作業療法などによるリハビリテーションを行う．

1）**心理教育**：疾患を正しく理解し，症状に対する適切な対応と接し方を学ぶ．

2）**生活技能訓練**（SST）：社会生活の場面（買い物や料理，掃除など）を具体的に想定し，ロールプレイで日常生活の技能訓練を行う．生活支援だけでなく社会生活でのストレス（金銭管理や対人関係など）への対処方法を習得する．

SST：social skill training

3）**作業療法**：医師や作業療法士の指導のもとで，手芸，園芸，木工などの作業を行うことにより，身体運動機能や精神機能の向上を目指す．

9・4・2 気 分 障 害

成因と病態　**気分障害**は病的な気分の変化を特徴とする精神障害で，脳内にある神経伝達物質であるモノアミンの機能低下と考えられている．爽快な気分と憂うつな気分の双方が現れる**双極性障害**と，憂うつな気分のみが現れる**うつ病性障害**に分かれる．図 9・5 に双極性障害とうつ病性障害の経過を示した．双極性障害の生涯有病率は 0.7% で男女同率，思春期～青年期の発症が多い．うつ病性障害の生涯有病率は 3～7% で，一般的に女性，若年者に多いと報告されているが，日本では男性や中高年者でも発症頻度が高い．

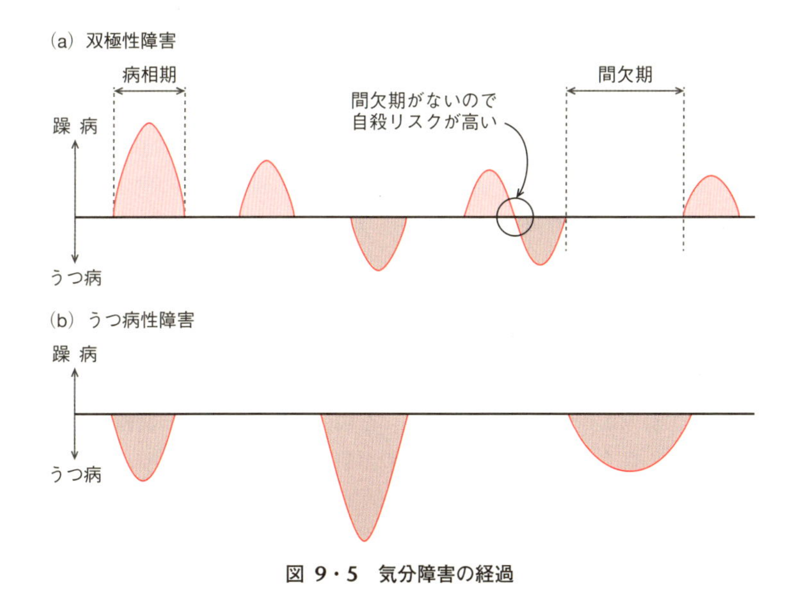

図 9・5　気分障害の経過

症 状

1）**躁病エピソード**：精神症状として，爽快気分，易怒性，注意力低下，過活動，脱抑制が現れる．身体症状としては，体重減少，睡眠の短縮，性欲亢進があげられる．

2）**うつ病エピソード**：精神症状として，抑うつ気分や精神運動制止（おっくうな気持ち，身体のだるさが現れる．身体症状としては，食欲低下または亢進，体重減少または増加，不眠（特に早朝覚醒）または過眠，性欲低下，漠然とした身体の不調（痛み，便秘，口の乾燥）があげられる．

診 断 専門医による鑑別診断を行う．診断基準はICD-10を用いる．

治 療 第一に薬物治療（気分安定薬や抗うつ薬など）により症状の改善をはかる．つぎに，支持的精神療法，認知行動療法などの**精神療法**により患者自身の安定をはかる．**支持的精神療法**は，不安や悩みを軽減することを目的とし，治療者に共感してもらうことで，患者の不安が軽減され，回復への意欲が高まる．**認知行動療法**は，認知のゆがみ（考え方のクセ）を表（コラム）などを使いながら修正する治療方法である．

精神療法：医師や臨床心理士が言葉により患者の心に働きかける治療法．

また，職場復帰や復職後の再発・再休職予防のためのストレス対処方法やセルフケア方法を習得するためのプログラム（**リワークプログラム**）などにより，社会復帰訓練を行う．

9・4・3 発 達 障 害

発達障害：developmental disorder

＊ 米国精神医学会の精神障害の診断マニュアルであるDSM-5では，広汎性発達障害は**自閉症スペクトラム障害**として，含まれる病態を含め定義し直されている（§20・2参照）．

ADHD：attention deficit/hyperactivity disorder

LD：learning disabilities

成因と病態 **発達障害**はいくつかのタイプに分類されており，**広汎性発達障害**＊，**注意欠如・多動性障害**（**ADHD**），**学習障害**（**LD**）などが含まれる（表9・5）．いずれも先天的な脳機能障害という点で共通しているが，複数の障害が重複することも珍しくない．

表 9・5 発達障害の分類と病態

分 類			病 態
発達障害†	広汎性発達障害	自閉症	意志の伝達が困難で，他者の感情への反応が乏しい．活動・興味の範囲が著しく狭い．
		アスペルガー症候群	自閉症よりも言語の障害は軽症だが，対人的相互関係や活動・興味の狭小化は存在する．
	学習障害（LD）		全体的な知能の低下はないが，読み・書き・計算の遅れがある．
	注意欠如・多動性障害（ADHD）		著しく落ち着きがなく，注意が散漫で持続が短い．衝動的で自己中心的な行動がある．

† これらのほかトゥレット症候群や吃音なども発達障害に含まれる．

症 状 広汎性発達障害では，コミュニケーションの障害や興味や行動の偏り（こだわり）などがみられる．注意欠如・多動性障害では，発達年齢に見合わない多動・衝動性や不注意がみられる．学習障害では，全般的な知的発達には問題がないにもかかわらず，読む・書く・計算するなど特定の事象に困難さがみられる．

診 断 専門医による鑑別診断を行う．先天性疾患であるが，学校教育や社会生活の中で不適応を示し，初めて診断されることがある．診断基準はICD-10を用いる．

治 療 発達段階に応じた個別指導や課題指導を基本とした療育を行う．

9・4・4 アルコール依存症

成因と病態 アルコールの長期過剰摂取により，二日酔いによる遅刻や欠勤，飲酒運転などの問題が多くなる（**アルコール関連問題**）．この時期に健康診断などで生活習慣病を指摘され，栄養相談で管理栄養士から大量飲酒を指摘されても飲酒量を減らさない，2回目以降の相談に来ないなどのケースが多い．さらに進むとアルコールを入手しようと躍起になり，失業や家庭崩壊が起こっても飲酒をやめようとしない．

アルコール関連問題：アルコールに関する問題．健康問題だけでなく，飲酒による暴力や飲酒運転など社会問題も含まれる．

症 状 はじめは現実逃避のため酔いを求めて飲酒するが，しだいにアルコールが切れるとイライラ・手指振戦・発汗などの**離脱症状**が出現するようになり，それらの不快な症状を軽減するためにさらに飲酒するという悪循環に陥る．アルコールを求めることが生活の中心となるため，遅刻や欠勤による失業，家庭崩壊などの問題も起こるが，本人はこれらの問題がアルコールによるものと認めない（**否認**）．否認が強いため，自ら受診することが少なく，家族や周囲の勧めで受診する場合が多い．

診 断 専門医による鑑別診断を行う．診断基準はICD-10を用いる．

治 療 離脱症状や脱水・肝機能障害などによる深刻な身体症状が回復すると，“自分で飲酒量をコントロールできる”，“いつでもやめられる”と主張するが，一度飲酒を始めると泥酔するまで飲んでしまうため，**断酒**が基本である．一生涯断酒を続けながら日常生活を送ることが回復の目標となる．一人で断酒を継続することは困難であ

手指振戦：不随意運動の一つで，手や指が震える状態．

離脱症状：飲酒中断後に起こる症状で，手指振戦（震え），嘔気，発汗，イライラした感情など．幻視や幻聴などの幻覚がみられることもある．

断酒：自らの意志で飲酒をやめること．節酒は飲酒量を減らすこと，禁酒は周囲の人が飲酒できない状態にすること．

表 9・6 AUDIT（アルコール使用障害同定テスト）

1. あなたはアルコール含有飲料をどのくらいの頻度で飲みますか？
 0. 飲まない　1. 1カ月に1度以下　2. 1カ月に2〜4度　3. 1週に2〜3度　4. 1週に4度以上
2. 飲酒するときには通常どのくらいの量を飲みますか？
 ただし，日本酒1合＝2ドリンク，ビール大瓶1本＝2.5ドリンク，ウイスキー水割りダブル1杯＝2ドリンク，焼酎お湯割り1杯＝1ドリンク，ワイングラス1杯＝1.5ドリンク位，梅酒小コップ1杯＝1ドリンク（1ドリンク＝純アルコール9〜12 g）
 0. 1〜2ドリンク　1. 3〜4ドリンク　2. 5〜6ドリンク位　3. 7〜9ドリンク　4. 10ドリンク以上
3. 1度に6ドリンク以上飲酒することがどのくらいの頻度でありますか？
 0. ない　1. 1カ月に1度未満　2. 1カ月に1度　3. 1週に1度　4. 毎日あるいはほとんど毎日
4. 過去1年間に，飲み始めると止められなかったことが，どのくらいの頻度でありましたか？
 0. ない　1. 1カ月に1度未満　2. 1カ月に1度　3. 1週に1度　4. 毎日あるいはほとんど毎日
5. 過去1年間に，普通だと行えることを飲酒していたためにできなかったことが，どのくらいの頻度でありましたか？
 0. ない　1. 1カ月に1度未満　2. 1カ月に1度　3. 1週に1度　4. 毎日あるいはほとんど毎日
6. 過去1年間に，深酒の後体調を整えるために，朝迎え酒をせねばならなかったことが，どのくらいの頻度でありましたか？
 0. ない　1. 1カ月に1度未満　2. 1カ月に1度　3. 1週に1度　4. 毎日あるいはほとんど毎日
7. 過去1年間に，飲酒後罪悪感や自責の念にかられたことが，どのくらいの頻度でありましたか？
 0. ない　1. 1カ月に1度未満　2. 1カ月に1度　3. 1週に1度　4. 毎日あるいはほとんど毎日
8. 過去1年間に，飲酒のため前夜の出来事を思い出せなかったことが，どのくらいの頻度でありましたか？
 0. ない　1. 1カ月に1度未満　2. 1カ月に1度　3. 1週に1度　4. 毎日あるいはほとんど毎日
9. あなたの飲酒のために，あなた自身か他の誰かがけがをしたことがありますか？
 0. ない　2. あるが，過去1年にはなし　4. 過去1年間にあり
10. 肉親や親戚，友人，医師，あるいは他の健康管理にたずさわる人が，あなたの飲酒について心配したり，飲酒量を減らすように勧めたりしたことがありますか？
 0. ない　2. あるが，過去1年にはなし　4. 過去1年間にあり

【計算方法】
各設問の回答番号を合計する．
（例：問1で0. 飲まないと答えた場合は0点，3. 1週に2〜3度と答えた場合は3点）
10問の合計点数で判定する．
各国の飲酒習慣によりcut-offポイントは異なる．日本では標準的な健診・保健指導プログラム（改訂版）により，8〜14点は減酒指導の対象となり，15点以上は依存症が疑われるため専門機関への紹介が望ましいとされる．

AUDIT：The Alcohol Use Disorders Identification Testの略．WHOの調査研究により作成されたアルコール依存症のスクリーニングテスト．厚生労働省“標準的な検診・保健指導プログラム”の飲酒評価方法として用いられている．

抗酒剤: アセトアルデヒド脱水素酵素（ALDH）の働きを阻害する薬．服用後に飲酒すると心悸亢進，悪心が起こる．不快な体験により飲酒欲求を抑えることが目的．最近は飲酒欲求を軽減する断酒補助剤もある．

自助グループ: 患者や家族が定期的に集まり，自分の経験を語り，他人の体験を共有することで，断酒を継続させる．おもな団体として日本では断酒会とAA（アルコホーリクス・アノニマス）がある．

るため，断酒を継続させるために通院・抗酒剤服用・自助グループへの参加の3本柱を基本とする．近年，海外では薬を用いた節酒を目標とする治療を展開しているが，日本では節酒による社会復帰の成功例が少ないため，現在は断酒を目標としている．

アルコール依存症は本人の健康問題だけでなく，社会的損失も大きいため2014年に“アルコール健康障害対策基本法”が施行され，2016年に“アルコール健康障害対策推進基本計画”が策定された．管理栄養士による飲酒量評価を早期発見の一助として活用することが検討されている．早期介入にはAUDIT（表9・6）を用いたスクリーニングが効果的である．糖尿病など生活習慣病で栄養相談を受ける患者はすでにアルコール関連問題をもっている可能性が高い．栄養相談は調理担当者として家族が同席する機会が多く，本人が否認しても家族から飲酒状況を確認することができるので，他職種に比べて飲酒問題を把握しやすい．飲酒問題に気づいた場合は，専門医の受診へつなげることが大切である．

また，アルコール分解にはビタミン B_1 が必要であることから，アルコール依存症ではビタミン B_1 欠乏に陥りやすい．重度に欠乏するとウェルニッケ・コルサコフ症候群などが起こり，意識障害や歩行障害，眼球運動の障害などがみられる．したがって，ビタミン B_1 不足に注意する．

9・4・5　精神科疾患の栄養管理上の問題

精神科疾患は内科疾患が少ないこととコミュニケーションの障害により患者からの訴えが少ないなどの理由で栄養問題が取上げられない場合が多い．しかし，疾患により睡眠覚醒リズムが障害され昼夜逆転など生活習慣が乱れるために，食事摂取時刻や回数は不規則になる患者が多い．さらに思考力・判断力・集中力の低下による食べ物の認識障害や，摂食行動の失行による摂取量の減少，薬の副作用による食欲の変化や口渇，錐体外路症状による嚥下障害などの栄養障害も多くみられる．疾患のために健康を維持して社会生活を送りたいという意識が希薄になることも問題を悪化させやすい．さらに，疾患で職を失うと好きな時間に起きて好きなものを食べることができる環境になるため，栄養管理の問題は悪化する．ほかにも，口腔ケアの問題，苦痛・不安による食事の拒否，姿勢保持が困難なために食事が続けられないなどの問題もある．

錐体外路症状: ドーパミン神経系の障害により生じる不随意運動や筋緊張異常などの症状．

過剰栄養は，薬の副作用による食欲の増進や口渇により，簡便に食べられるスナック菓子やジュースなど高カロリー・高脂肪食を好むことによる過剰摂取により起こりやすい．

一方，低栄養は，うつ病など活動量が低下することにより起こりやすい．食材の調達（買い物）や調理がおっくうになる，食欲の低下，喫食量の減少により起こる．過活動の患者では，摂取量よりも活動量の方が多いため栄養不足状態になる．

これらの理由から，精神科疾患では過剰栄養と低栄養の二つの問題が多く，本人や周囲が気づくころにはかなり深刻化している場合が多い．受診と同時に定期的に栄養評価と栄養管理を実施するとよい．

栄養管理　まず始めに栄養の問題の有無を客観的に評価する必要がある．栄養評価項目を表9・7に示した．

コミュニケーションの困難な患者は多いが，丁寧に時間をかけて説明をすることで信頼関係を築くことができる．初対面時にスタッフや家族に同席してもらうと，患者の不安を軽減することができる．また，体を触られることに不安を感じたり，姿勢保持が困難な場合が多いので，評価項目の選択や評価頻度の設定などで患者の負担が増えない（疲れさせない）ように配慮する．“口内炎やう歯があり痛くて食べられない”，“食事に虫が入っている（ゴマを見間違えている）” など本人なりの理由があるので，患者の言い分を傾聴することが大切である．家族やスタッフからの情報収集も必ず行う．

表 9・7 精神科疾患の栄養評価

目的	栄養障害の有無（水分摂取状況を含む） 外泊・退院時の食生活の維持	
検査項目	身体評価	身長，体重，除脂肪体重，BMI，体重減少率，上腕周囲，上腕三頭筋部皮脂厚，体力，姿勢保持など
	臨床検査	血清アルブミン，プレアルブミン，電解質，尿比重，HbA1c，γ-GTP AST，ALT，トリグリセリド，LDL コレステロール，クレアチニンなど
	臨床診査	体調（食欲，口渇，便秘，下痢の有無），嚥下状態，理解力（会話に集中できるか，理解できるか）
	食事調査	調理担当者の有無，欠食の有無，偏食の有無，食事内容
	環　境	支援者の有無，退院後の生活環境など

表 9・8 精神科疾患の栄養管理上の問題への対応例

喫食・栄養管理上の問題	対応例
1. 食べようとしない	
幻視・妄想	幻視の原因と思われる食材を見直す．照明の影響も考えられる． 照明の角度を変えたり，座る位置を変える．
集中力	昼夜逆転や，薬物の影響を受けやすい． 周囲の人やテレビにより集中できない場合は環境を整える．（席を変える，隣席との間に板を置いて周囲から隔離するなど）
悪心・嘔吐，食欲不振	便秘が原因の場合は，便秘の改善を行う． 薬剤性の場合は，薬の見直しを行う．
便　秘	薬剤性，運動量の減少，水分摂取量の減少，自律神経機能障害による蠕動運動の低下などにより起こる． 水分と，食物繊維の摂取状況を確認する．
2. 食べ方に問題がある	
失行，失認，空間認知障害	加齢により視野が狭くなるので，食器の置き方を工夫する． お盆に載せる，区分皿にする，一品ずつ提供するなど提供方法を工夫する． 少量ずつに食品を切り分け，口に詰め込まないように見守る．
3. 食事を途中で中断する	
嚥下障害	食事の形態や食事時の姿勢を確認する． 1 回に口に入れる食物の分量や速さを注意する． 食後の咳込みや湿性嗄声の有無を確認する．
4. その他	
多飲症・水中毒	飲水量の把握，体重管理，血清ナトリウムを定期的に測定する． 飲水をしたがる理由を確認する．状況に応じて飲水制限．
運動障害	買い物，調理，配膳など食事の準備や摂食が困難になる．自助食器の利用のほか，配食サービスやヘルパーの利用などの食環境も含めた対応を考える．激しい不随意運動は必要栄養量を増加させるので，定期的に栄養評価を行う．
脱　水	排尿障害や嚥下障害があるため，水分摂取量が減少しやすい． 定期的に水分摂取量を確認し，積極的な水分摂取を促す(特に夏期)．

多飲症による電解質の異常・脱水・窒息や誤嚥性肺炎などの事故を防止するため，食事の様子を観察する．① 食べようとしない，② 食べ方に問題がある，③ 食事を途中で中断するなど問題の有無を観察し，どの段階に問題があるかを把握し対応する（表9・8）．服薬の影響もあるので，主治医やスタッフとの情報共有は必ず行う．

患者教育　疾患の影響により，思考や判断力が低下している．今まで可能であった文字を読む，計算をするという作業も困難になっている場合が多い．栄養教育では，以下の点を心がけるとよい．

1）用いる資料は文字を減らし，図や写真を増やした媒体を作成する．
2）食材の購入や調理工程の手順などはいつも同じなるようにし，繰返すことで定着させる．資料媒体の書き方を揃えることも定着につながる．
3）次の予定を伝えることで安心させる．

調理が困難な場合には，患者が利用する店舗の惣菜を用いて数日分の献立例を示すなど，具体的な方法を提示する．“1 日 3 回”，“コップ 1 杯” など数値化すると理解しやすい．

食への偏りが強い場合には理由を聞き，代替できる料理や食材を提示する．一度に複数の内容を実行することは難しいので，1 回の相談で一つの目標を決め，様子を見ながら目標を増やす方法が効果的である．

転院や作業所への通所など他施設を利用する際には栄養量や嗜好に関する情報をまとめた“お食事手帳” などのような申し送り資料を持参させることで，栄養管理の継続が可能となるだけでなく，患者の困惑や不安を軽減することもできる．

また，食材の選択，購入，調理，喫食の一連の作業は，他人と会話をする，お金の計算をする，バランスよく盛り付けるなど，社会復帰訓練の一助にもなっている．作業療法士や福祉関係者との連携が望まれる．

10 摂食障害

1. 摂食障害は，心のストレスを極端な食行動の異常で解消しようとする心身症の一つで，おもに神経性やせ症，神経性過食症，過食性障害がある．
2. 神経性やせ症は若年女性に多く，わが国では増加傾向で低年齢化している．
3. 自己誘発性嘔吐や下剤の乱用などの排出行動がみられることがある．
4. 神経性やせ症の急性期は身体治療を優先し，栄養摂取開始後のリフィーディングシンドロームに注意する．
5. 神経性やせ症は予防と早期発見・早期治療が重要である．

摂食障害には，一般に**拒食症**や**過食症**とよばれる疾患が含まれる．臨床上は，**摂食障害**とは，極端な摂食制限や過食，自己誘発性嘔吐といった異常な行動と，体重や容姿へのこだわりなどの精神面を併せもつ心身症の一つである．心身症は心のストレスを身体症状に置き換えてしまう疾患であり，そのうち，“食べる・食べない”といった食行動によりストレスを解消しようとして心身の機能不全に陥る状態が摂食障害である．

2013 年に改訂された米国精神医学会の精神障害の診断基準マニュアルである **DSM-5** では，拒食症は**神経性やせ症**，過食症は**神経性過食症**と分類され，さらに，**過食性障害**という新たに独立した疾患が定義された．これら摂食障害は心身ともに重症化，慢性化しやすい．現代のスリム志向に伴ってわが国でも増加傾向にあり，小学生の発症例もあるというように低年齢化している．その状況もふまえ，2014 年度から摂食障害治療支援センター運営事業が始まり基幹センターと支援センターが設置されたが，医療現場における本疾患への知識も専門家も未だ不足している．

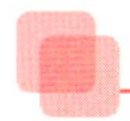

10・1 神経性やせ症

成因と病態　**神経性やせ症***とは，極端な摂食制限の認められる心身症の一つで，10 代から 20 代の女性に多い．わが国における神経性やせ症の発症率は約 200 人から 500 人に 1 人である．男性患者は女性の約 1/10 である．患者の性格には，完全主義者で優等生でありながら，内面は未熟で自己表現や自己解決力が未熟で自尊心が低いという特徴がある．さまざまなことがきっかけとなってダイエットを始め，神経性やせ症に陥る．何らかの心のストレスから逃れるために，やせるという回避的な手段を使おうとする．体重や体型をコントロールすることに過大な評価をするようになる．自らに厳格な食事制限を課すために，体重減少がさらに進み，飢餓によって心身へ影響を及ぼすようになる．飢餓によるストレスから脳内に β エンドルフィンの分泌が亢進し，ダイエットハイとよばれる快感の強い状態となる．そのため，低体重・低栄

* 以前から**神経性食欲不振症**という名称が用いられてきたが，食欲の病気という誤解を生じるもととなるため，食欲という言葉は除かれ，神経性やせ症という診断名が使われることになった．

養で体力が落ちているにもかかわらず，過度な運動や勉強を課すなど，過活動となる．さらに進行すると，胃が委縮し空腹感もなくなり，末には脳が萎縮して自身の病的な状態を正確に認識できない状態になる．病識がないため，受診が遅れたり，治療を拒否したりすることが多い．身体面では，長期間の低栄養・飢餓状態による影響が多臓器にわたり，死の危険もある．このように，神経性やせ症は若年者の心身をともに蝕む疾患といえる．

症 状　多くの身体症状は飢餓によるものである．初期には，**るい痩**，**徐脈**，**便秘**，**無月経**が比較的多くみられる．特に徐脈は早期から出現するため，神経性やせ症の早期診断の重要な指標となる．進行するにつれて，低血圧，低体温，皮膚乾燥，皮膚の黄色化，産毛の密生，脱毛，褥瘡，唾液腺の腫脹・圧痛，浮腫，記憶力や集中力の低下が認められるようになる．やせの程度が高度（体重が標準体重の 55％ 以下程度まで低下した状態）になると，起立や階段の昇り降りが困難になるほどの全身の衰弱や，低血糖昏睡，感染症，腎不全，不整脈，心不全，電解質異常などの重篤な合併症をきたす頻度が高くなり，救命のために緊急入院の適応となる．慢性化すると，中枢神経系や生殖系，骨への後遺症から精神障害や**認知症**，**不妊症**，**骨粗鬆症**につながる．死亡率は 6〜10％と高い．おもな死因は，内科的合併症，特に心臓死，すなわち急速な循環不全や**致死性不整脈**によるものと**自殺**である．診断のために血液検査をはじめ種々の検査が行われるが，病初期の一般検査にはほとんど異常がみられない．しかし，低栄養を示唆する，甲状腺ホルモン（トリヨードチロニン，チロキシン）や性ホルモン（エストロゲン，テストステロン）の低値を示す場合がある．重症例では，甲状腺ホルモン，性腺刺激ホルモン（LH，FSH），性ホルモン，インスリン様成長因子-1（IGF-1）の低値，成長ホルモンの高値，一般検査でも貧血，白血球減少，低血糖，肝機能障害，脱水によるヘマトクリットや血中尿素窒素の高値など異常値を示すようになる．胸部 X 線上での**滴状心**，頭部 MRI では**脳萎縮**を認める．過食・排出型では排出行動による**低カリウム血症**や**低クロール性アルカローシス**などの電解質異常を認めることがあり，そのため不整脈で**突然死**する危険性がある．

滴状心（てきじょうしん）：胸部 X 線写真の所見で，しずくのように細く垂れ下がるような形をした心臓を滴状心という．神経性やせ症（極度の脱水による）以外に，慢性閉塞性肺疾患（肺の過膨張による）でも認められる．

診 断　神経性やせ症（神経性食欲不振症）の診断には，厚生労働省研究班による診断基準（表 10・1）や米国精神医学会による診断基準である DSM-5（表 10・2）が用いられる．

表 10・1　神経性食欲不振症の診断基準[a]

1）標準体重[†]の −20％ 以上のやせ
2）食行動の異常（不食，大食，隠れ食いなど）
3）体重や体型についての歪んだ認識（体重増加に対する極端な恐怖など）
4）発症年齢：30 歳以下
5）（女性ならば）無月経
6）やせの原因と考えられる器質性疾患がない

身　長	標準体重
160 cm 以上	（身長 cm−100）×0.9
150〜160 cm	（身長 cm−150）×0.4＋50
150 cm 以下	（身長 cm−100）

a）厚生労働省特定疾患・神経性食欲不振症調査研究班（平成元年）より．
†　標準体重は平田法を用いて算出する．

下位分類は，**摂食制限型**（小食型）と**過食・排出型**（むちゃ食い/排出型）の 2 型に分類される．摂食制限型は，自己誘発性嘔吐や下剤の乱用などの排出行動が認められず，摂取エネルギー量がきわめて少ないか，過剰な運動により体重減少をきたして

表 10・2 DSM-5による神経性やせ症の診断基準[a)]	
A. 体 重	必要量と比べてエネルギー摂取を制限し，年齢，性別，成長曲線，身体的健康状態に対する有意に低い体重に至る．有意に低い体重とは，正常の下限を下回る体重で，子どもまたは青年の場合は，期待される最低体重を下回ると定義される．
B. 体重増加恐怖・肥満恐怖	有意に低い体重であるにもかかわらず，体重増加または肥満になることに対する強い恐怖，または体重増加を妨げる持続した行動がある．
C. 体重・体型に関する認知・行動	自分の体重または体型の体験の仕方における障害，自己評価に対する体重や体型の不相応な影響，または現在の低体重の深刻さに対する認識の持続的欠如．
●分 類	摂食制限型：過去 3 カ月間に過食または排出行動†の反復エピソードがない． 過食・排出型：過去 3 カ月間に過食や排出行動†の反復エピソードがある．
●重症度	軽 度：BMI≧17 中等度：16≦BMI<17 重 度：15≦BMI<16 最重度：BMI<15

† 排出行動：自己誘発性嘔吐，緩下薬・利尿薬または浣腸の乱用
a) 日本精神神経学会（日本語版用語監修），高橋三郎，大野裕（監訳），“DSM-5 精神疾患の診断・統計マニュアル”，医学書院（2013）より一部改変．

いるタイプである．一方，過食・排出型は，人よりも明らかに多い量の食べ物を摂取する過食や排出行動が繰返し認められるタイプである．DSM-5 では，期間を設定して過去3カ月間に反復するエピソードがあるかないかで判定する．

重症度はBMIにより軽度，中等度，重度，最重度に分類する．わが国においてはこれでは神経性やせ症患者の多くが最重度に分類されてしまうため，実際には臨床症状や管理の必要度などに応じて評価する．

治 療 神経性やせ症の治療には，1）身体治療，2）心理治療，3）家族治療，4）学校や社会による支援体制，の四つが調和した包括的治療が必要である．神経性やせ症の治療目標は，体重を回復させることだけではなく，飢餓による自己破壊に駆り立てた心の悩みに取組んでいく必要がある．しかし，初期治療では，患者や家族との信頼関係を築きつつ，救命のためにも身体治療が優先される．また，神経性やせ症の身体的徴候のほとんどが慢性的な低栄養・飢餓によるものであり，逆に飢餓が心理的な変化をひき起こし，精神的合併症を起こすため，いかに早期に飢餓を脱し，体重回復の方向へ導くかが治療の鍵となる．

1）**身体治療**：初期は精神面よりも身体の治療を主眼におき，病識の獲得，安静（運動制限），栄養摂取の三つの原則を確実に守った治療を行う．

① 病識の獲得：やせによって生じた身体の異常を一つ一つ丁寧に説明することで治療の必要性を認識させる．
② 安静：原則として臥位で過ごさせ，特に食後 1〜2 時間は絶対安静とする．軽症でも体育に相当する運動を禁止する．
③ 栄養摂取：1日3回決まった時刻に，決められた量の食事を全量摂取させる．原則は経口摂取が推奨される．初期は基礎代謝より少ないエネルギー量から始めて漸増する．足りない分のエネルギーは経腸栄養剤を経口投与して補充する．経口摂取が困難な場合は経管栄養や末梢点滴，中心静脈栄養法を導入するが，これらは最終手段である．

神経性やせ症ではしばしば重篤な身体合併症を有するが，栄養をとり体重を増加させていけば自然に改善するものが多い．特に無月経に対してホルモン剤を投与することはより消耗させる可能性があり避けるべきである．一方で栄養摂取が可能となると自己誘発性嘔吐・下痢による電解質異常や**リフィーディングシンドローム**などをきたす危険性もあるため，きめ細かな観察と合併症時は内科的管理が必要となる．外来治療が多いが成人では表 10・3 の所見があれば入院治療を考慮する．

表 10・3 神経性やせ症の入院適応の目安[a)]

1）極端なるい痩（目安：BMI 14 以下，標準体重の 65％ 以下，身長にかかわらず 30 kg 以下）
2）最近の低血糖発作
3）歩行障害
4）重度の低血圧（収縮期血圧 80 mmHg 以下）
5）重度の徐脈（50/分以下）
6）重篤な合併症（感染症，腎不全，不整脈，心不全，電解質異常 K<3 mEq/L）

a）日本摂食障害学会 監修，“摂食障害治療ガイドライン”，医学書院（2012）より．

2）**心理治療**：治療動機を引き出しながら心理療法を導入することが重要であるが，病識のないことが特徴である本疾患では非常に困難である．身体治療における丁寧な診察と治療が患者や家族との信頼関係の構築や病識の獲得に有効とされる．摂食障害では認知行動療法が最もよく用いられる心理療法である．

3）**家族治療**：神経性やせ症の成因に家庭機能不全が関与したり，病気の遷延や回復に影響を与えるため，家族治療は重要である．家族との面接を通して家族の問題を探り，家族関係を改善し，家族の葛藤を解決していく．小児の患者では特に，家族の感情の改善は良い影響をもたらし治療効果が高い．

4）**学校や社会による支援体制**：神経性やせ症の治療には，どの段階においても，学校や社会における支援体制が必要である．一次ケア（予防）では，本症が現代の日本のどの家庭でも起こる社会病であることを広く啓蒙し，若年者のストレス，やせ願望，肥満恐怖をあおる社会的風潮，蔓延する家族機能不全などの要因に対して，原因究明と対策が必要である．二次ケア（早期発見・早期治療・プライマリケア）や三次ケア（専門治療）では，学校や職場と医療機関とが連携し治療の一員となることが良好な治療経過には必要となる．学校や職場にも，疾患への理解が必要である．学校または職場などと医療者側とが連絡を取合い，環境の整備や柔軟な対応をとることが必要である．早期発見の試みとして，わが国では，学校健康診断などでやせと徐脈を指標としたスクリーニングの有効性が報告されている（コラム参照）．

管理栄養士の関わり 摂食障害の患者は栄養や食事に非常に興味をもっており，人によっては食品 1 g ごとのエネルギーを知りたいとさえ思っていることもあるため，生活習慣病と同様の指導方法（たとえば行動目標として“○○をどれだけ食べる”といった指導）はほとんど役に立たない．また，急性期治療では食べ物と体重のこだわりから離れるため，料理や体重の話題を禁じることも多い．特別な栄養の助言や特別な介入よりも，治療者と患者との信頼関係自体が病気を治癒に導くともいえるため，管理栄養士は病態の一連の知識をもち，主治医をはじめ他職種と連携し情報を共有することが重要である．

栄養評価 最初の問診では情報収集におもに焦点を当て，なぜ患者自身がゆがんだ食の知識をもっているのか，なぜそう考えるのか，家族はどう考えるのかを聴取して

学校における早期発見に向けた取組み

神経性やせ症は難治性であり，予防と治しやすい初期の早期発見が重要であるが，病識がなく，頑固に疾病を否認する患者を早期に受診につなげることは，実際には大変困難である．一方，神経性やせ症のハイリスクともいえる“不健康やせ”が増加傾向にある．不健康やせは，体重の成長曲線上1区分帯下降シフトした体重減少と定義され（図10・1），中学3年生と高校3年生女子各々において平成14年度5.5%，3.4%，平成25年度19.6%，20.5%との調査結果が出ている［“健やか親子21”（平成13〜26年）］．児童生徒の神経性やせ症の早期発見法として，学校現場で利用可能な成長曲線と徐脈を組合わせた方法が開発され，普及が進められている．

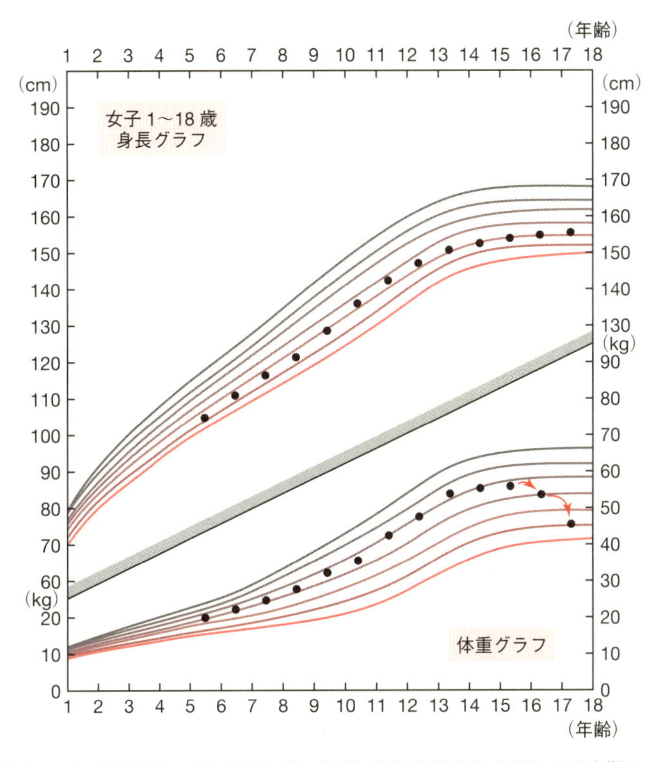

図 10・1　不健康やせの成長曲線　［厚生労働省研究班 編著，“思春期やせ症 小児診療にかかわる人のためのガイドライン”，文光堂（2008）より］

いく．さらに，患者が自身の異常な食行動パターンを認識し変えたいと願っているかを確認する．低栄養などにより認知障害がある場合は，臨床データを収集して心理社会的要因の聴取は待った方がよい．小児の患者では，初回面接から実際に食事を作り提供する人（多くは母親）などキーパーソンが同席することが望ましい．初回面接を通して，患者との信頼に基づく強力な治療関係の種をまくことが重要である．

食事療法　治療目標は太ることではなく，異化作用を食い止め健康な身体を回復させることだと伝え，強制ではなく納得させながら必要な栄養摂取ができるよう必ず誰かが食事介助をする．通常は1200〜1500 kcal/日程度から漸増する．経腸栄養剤の経口摂取は摂取カロリーの補充に導入しやすい．重症例ではリフィーディングシンドロームに注意し，摂取カロリーを1日20〜30 kcal/kg体重から開始する．重症度と栄養管理を表10・4に示す．

表 10・4　神経性やせ症の重症度と栄養管理 [a)]

重症度	軽　症	中等症	重　症
体　重	肥満度＞－15％	－15％≧肥満度＞－20％	－20％≧肥満度
脈拍数（回/分）	昼 55～60 夜 50～55	昼 45～55 夜 40～50	昼 45 未満 夜 40 未満
体温・血圧	正常～軽度低下	軽度低下	低　下
月経（/3 カ月）	3 回だが不規則	1～2 回	な　し
内臓障害（脳萎縮など）	軽　度	中等度	重　度
栄養管理	普通食を普通量，普通の時間に食べる． 活動に合わせて栄養摂取量を増加する	経腸栄養剤＋食事 食後安静時間を漸減	経腸栄養剤 20 kcal/kg から漸増し，離乳食，おかゆ軟菜へと段階を上げる

a）厚生労働省研究班 編著，“思春期やせ症 小児診療に関わる人のためのガイドライン”，文光堂（2008）より．

患者にとって食事は最も苦しい時間である．最初，多くの患者が食べることに抵抗する．誰かが必ずすべての食事に付き添い（食事介助），日々の食事に寄り添いながら食行動の改善をはかり，食生活の基本を教えていくことが，患者との信頼関係の構築につながる．規則的に決められた時間に決められた量の摂取を促していく．真心を込めた関わりで患者は自分で口から摂取するようになる．患者は空腹や満腹のサインを認識したり信じたりすることができないと感じている．それに対して，空腹になれば食事を摂取し満腹を感じて満足感を得るという健康的な自動調節能力を再確立する必要性について振返らせ，患者の不安を減らすよう働きかける．体重増加ばかりにとらわれるのではなく，摂食の変化が本人の思考，飢え，満腹感，満足感，集中力といった認知過程に影響を及ぼしていくことを観察する．食事計画を遵守させることが食事療法の基本であるがこれが目標ではない．あくまでも最終目的は食事計画への依存から脱出させることである．患者が自己効力感や自己責任の必要性を認識するように導いていく．

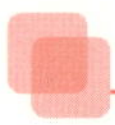

10・2　神経性過食症

成因・病態・診断　**過食**とは，単に食事量が多いことを意味するのではなく，短時間で一気に大量に食べることを制御できないことの両方を満たす病態をいう．**神経性過食症**では，3 カ月間，習慣的な過食と週 1 回以上の代償行為（自己誘発性嘔吐や下剤の乱用など）がみられる（表 10・5）．以前は下位分類（自己誘発性嘔吐や下剤の乱用などがある“排出型”とそれがみられない“非排出型”）があったが，“非排出型”が過食性障害（§10・3 参照）と似ていることから削除された．空腹感，満腹感を適切に感じられず，衝動的に**むちゃ食い**（**過食**）をする．むちゃ食いには，日ごろは避けている菓子パンやケーキなど糖や脂質の高い嗜好品を選ぶことが多い．“制御がきかない食欲”をとても苦痛に感じている．苦痛から逃れるための自己誘発性嘔吐や下剤の乱用といった不適切な代償行為へのサイクルに罪悪感を抱く．自己評価が低いことが特徴的である．思春期の女性に多い疾患であるが（若年女性の 12 カ月有病率 1〜1.5％），神経性やせ症に比較して神経性過食症の発症年齢は若干遅い．10〜15％ に神経性過食症から神経性やせ症への移行がみられる．小児期の肥満と早い第二次性徴や，小児期に性的あるいは身体的虐待を経験した人は発症のリスクが高くなる．他の精神疾患を合併していることもあり，長期化しやすく再発することが多い．

表 10・5 DSM-5による神経性過食症の診断基準 [a]

A. 反復する過食エピソード．過食エピソードは以下によって特徴づけられる．
（ア）ほとんどの人が食べる量よりも明らかに多い食物を食べる．
（イ）そのエピソードの間は，食べることを抑制できないという感覚．

B. 体重の増加を防ぐための反復する不適切な代償行動，たとえば，自己誘発性嘔吐，緩下剤，利尿薬，その他の医薬品の乱用，絶食，過剰な運動など

C. 過食と不適切な代償行動がともに平均して 3 カ月間にわたって少なくとも週 1 回は起こっている．

D. 自己評価が体型および体重の影響を過度に受けている．

E. その障害は，神経性やせ症のエピソードの期間にのみ起こるものではない．

a）日本精神神経学会（日本語版用語監修），高橋三郎，大野裕 監訳，“DSM-5 精神疾患の診断・統計マニュアル”，医学書院（2013）より．

症 状 身体所見には，嘔吐による吐きだこや齲歯（うし），電解質異常，浮腫，下剤や利尿剤の乱用による脱水などがある．著しい低体重はみられないこともあるが電解質異常による不整脈などの危険がある．一部の患者には，“気分不耐性”（ある種の気分状態にきわめて敏感で耐えられないか，いつも激しい気分を味わうことを経験すること）があり，自傷行為を認めることもある．

治 療 神経性過食症に対する治療法としてエビデンスのある治療効果が報告されているのは認知行動療法である．具体的には，① 患者への教育（神経性過食症の疾患概念，正常な食のパターンや必要な食事量・栄養について），② 摂食制限を減らす（患者が避けていた食物を少しずつ摂取），③ 再発予防の 3 段階からなる．認知行動療法とは，ゆがんだ認知（肥満恐怖・やせに対する価値といった思い込み），過食や食事制限といった行動，腹部膨満感などの生理機能が相互に関連していることを分析し，よりよい方向に変化を促す心理療法である．おもに外来にてタイプ別に治療を進める．学校や職場など社会に適応できている場合は，社会生活を継続しながら自らの傾向への気づきを促すようにカウンセリングを行う．職が不安定で対人関係上の問題をもつ例ではサポート役となる身近な人を含めて食物管理や情動の安定化への協力を促す．繰返す過食嘔吐がもたらす身体面への弊害もよく説明する．外来治療が遷延化する例，身体障害や社会適応が障害されている例では入院治療を行う．まず食習慣の形成を目的として低エネルギー食から開始する．摂取エネルギーが 1600 kcal 以上になると精神的にも落ち着きがみられるようになる．うつ状態が強く自殺の危険があるか，行動化が激しく通常の対応が不可能な場合は，精神科での入院適応となる．

管理栄養士の関わり わが国では神経性過食症に対する管理栄養士による栄養指導の報告は少ないが，米国などでは本疾患だけでなく肥満症患者に対してもチーム医療によるアプローチが重要視されており，そのなかで管理栄養士の役割と責任が明記されている．栄養指導の目的は，認知行動療法による栄養の心理教育の定着と適正な食事量（エネルギー量）および栄養素の摂取である．

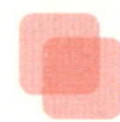

10・3 過食性障害

成因と病態　**過食性障害**とは，習慣的な過食が3カ月間に少なくとも週1回は生じるものであるが，不適切な代償行為はなく，肥満が多い（BMI 30以上の肥満が40％以上）．明らかに多い食事量をだいたい2時間以内に食べる．過食性障害は他の摂食障害と比べて頻度が高く，発症年齢が比較的高い．また，他の摂食障害に比べて男性の割合が比較的高く（女性が男性の1〜2倍程度），経過が長い．過食を制御できずコントロールのきかない食欲を苦痛に感じている．家族集積も認められる．

過食性障害とは，肥満研究の流れのなかで，過食症状があるために肥満になる一群を摂食障害という精神疾患ととらえようとする概念である．実際，肥満患者の約3割に過食性障害が合併しており，過食性障害のない肥満患者と比べて明らかに摂取エネルギーが多く，不安障害や気分障害などの精神科合併症が多い．治療抵抗性の肥満やメタボリックシンドロームでは過食性障害の存在を疑うべきである．

治 療　過食性障害の治療の第一選択は認知行動療法か対人関係療法である．薬物療法の効果は限定的であり治療早期から運動などの体重減量のためのプログラムを取入れることが考慮されるべきだといわれている．心理療法に加えて，適切な時期に栄養指導を行うことが症状や肥満の改善に期待できるという報告もある．患者は過食を恥じているため，食事の聞き取りの際に実際よりも過少申告となりやすい．1日の目標エネルギー量（標準体重×25〜30 kcal程度）に基づくメニュープランに沿って指導を行う．予後は神経性過食症と比べて良好で，未治療での寛解も少なくない．

11 呼吸器疾患

1. 慢性閉塞性肺疾患（COPD）は，タバコ煙を主とする有害物質を長期に吸入曝露することで生じた肺の炎症性疾患である．スパイロメトリーで診断される．症状は労作時呼吸困難，咳，痰などである．
2. COPD の薬物療法の中心は気管支拡張薬である．抗コリン薬，β_2 刺激薬，テオフィリン薬を適宜，単独あるいは併用して用いる．
3. COPD では，エネルギー消費量亢進に見合った食事摂取量の確保により，栄養状態の悪化を回避することが大切である．
4. 気道炎症，気道過敏性，可逆的気道狭窄が気管支喘息の基本的病態である．
5. 薬物療法の基本は，抗炎症薬（吸入ステロイド薬）による気道炎症の抑制と気管支拡張薬（吸入 β_2 刺激薬）による気管支拡張である．
6. 気管支喘息では，喘息発作を誘発しない食事を心がける．
7. 肺炎は発症の場所により市中肺炎，院内肺炎，医療・介護関連肺炎に分けられ，それぞれの肺炎の特徴に応じた治療が行われている．市中肺炎では肺炎球菌による細菌性肺炎の頻度が最も高い．
8. 肺結核症は，感染後に比較的早期に発症する一次肺結核症と，感染後かなりの時間的経過を経て発症する二次肺結核症に分けられるが，後者が多い．治療の原則は耐性菌の出現を防ぐための多剤併用療法である．

11・1 慢性閉塞性肺疾患（COPD）

慢性閉塞性肺疾患（**COPD**）は，喫煙歴が長い中・高年者に多い疾患である．わが国の有病率は 8.6％と推定されている（2004 年）*．男女比は約 2：1 で男性に多い．

呼吸器学会では，“COPD はタバコ煙を主とする有害物質を長期に吸入曝露することで生じた肺の炎症性疾患である．呼吸機能検査で正常に戻ることのない気流閉塞を示す．気流閉塞は，末梢気道病変と気腫性病変がさまざまな割合で複合的に作用することにより起こり，通常は進行性である．臨床的には徐々に生じる労作時の呼吸困難や慢性の咳，痰を特徴とするが，これらの症状に乏しいこともある”と定義されている．簡略化すると，COPD は長期にわたる喫煙者に発症する，末梢気道と肺胞に病変を生じる疾患で，スパイロメトリーで閉塞性換気障害を示し，労作時の呼吸困難，咳，痰をもたらす．以前は，COPD を**肺気腫**と**慢性気管支炎**の 2 疾患からなると定義していたが，現在の定義では肺気腫，慢性気管支炎と COPD は同義ではない．COPD は肺気腫型，非気腫型に分類される．

COPD には，高血圧，狭心症，心筋梗塞などの心血管疾患，脂質異常症，糖尿病，骨粗鬆症，うつなどが併発しやすいので本症を肺のみの疾患ではなく，全身性疾患とする考えもある（**全身併存症**という）．

COPD: chronic obstructive pulmonary disease

* NICE study より．

閉塞性換気障害: 1 秒量が減少し，1 秒率が低下する障害．

肺気腫: 終末細気管支より末梢の気腔が肺胞壁の破壊を伴いながら異常に拡大しており，明らかな線維化は認められない病態である．

慢性気管支炎: 痰が持続する疾患であり，このような状態が少なくとも 2 年以上連続し，1 年のうち少なくとも 3 カ月以上認められる．他の肺疾患や心疾患に起因するものは除外する．

成因と病態 COPDのおもな原因物質はタバコ煙であり，吸入されたタバコ煙などに含まれる有害粒子が肺の炎症をひき起こす．

COPDの発症を説明するメカニズムとしては，プロテアーゼ・アンチプロテアーゼ不均衡説が有名である．これは，COPDではプロテアーゼとアンチプロテアーゼの均衡が崩れてプロテアーゼ優位に傾いているとする説である．炎症細胞からは好中球エラスターゼなどのプロテアーゼが放出され，一方，気道や肺にはプロテアーゼに対抗する$\alpha 1$アンチトリプシンなどのアンチプロテアーゼが存在しているが，この説によるとCOPDではプロテアーゼ活性がアンチプロテアーゼ活性に比べて優位であるので，肺胞を構成する主要な結合組織であるエラスチンが破壊され，**肺気腫**が生じる．その他，酸化ストレス説やアポトーシス説などがある．

アポトーシス：細胞死の一形態であり，計画細胞死ともよばれる．アポトーシスによる細胞死では，細胞内の酵素などを放出することなく，マクロファージなどに貪食される．

COPDでは末梢気道が炎症により狭窄し，気流閉塞（気道狭窄）のため1秒量の減少，1秒率の低下が起こる．また，肺胞の破壊（気腫性病変）により空気が十分に呼出されないため（空気とらえこみ現象），肺が過膨張し，労作時呼吸困難や運動能力の低下が起こる．

症 状 COPDの最も特徴的な症状は，呼吸困難（息切れ）である．初期には労作時のみに生じ，階段や坂道を上るときに感じる程度であるが，呼吸機能の悪化に伴い，着替えなどの日常の体動でも呼吸困難が生じるようになる．咳，痰は早期からみられることが多い．喘鳴は重症の患者でみられる．患者はしばしば呼気時に口をすぼめてゆっくりした呼吸（口すぼめ呼吸）を行う．このような呼吸により，呼気時の気流閉塞が改善する．

そのほか，体重減少，食欲不振，抑うつや不安などの精神症状，心血管疾患，骨粗鬆症，糖尿病などの症状もみられる．

診 断 長期にわたる喫煙歴があり，慢性的に咳，喀痰，労作時呼吸困難などがみられる場合はCOPDを疑う．気管支拡張薬吸入後のスパイロメトリーで1秒率が70％未満であれば，COPDと診断する．胸部CT検査では，破壊された肺胞が低吸収領域として認められるため，気腫型COPDを診断するのに大変役に立つ．

スパイロメトリー：呼吸機能検査の最も基本的な検査法．口から出入りする空気量を記録して，肺活量，1秒量，1秒率などを測定するもの．

$$1秒率\ FEV_1\% = \frac{1秒量\ FEV_1}{努力肺活量\ FVC} \times 100$$

努力肺活量（FVC）：forced vital capacity．最大吸気位からできるだけ速く最大努力呼気をさせたときの，最大吸気位から最大呼気位間の肺気量の変化．

1秒量（FEV_1）：forced expiratory volume in one second．努力呼気開始から1秒間の呼出肺気量．

治 療 COPDの治療の基礎として，第一に**禁煙**があげられる．薬物療法の中心は，気管支拡張薬であり，抗コリン薬，β_2刺激薬，テオフィリン製剤などの種類がある．吸入ステロイド薬は中等度以上の気流閉塞を有し，増悪を繰返す症例に対して使用される．非薬物療法として，インフルエンザワクチンや肺炎球菌ワクチンの接種が有用である．必要に応じて呼吸リハビリテーション，酸素療法，外科療法などを行う．

COPDの全身併存症には心血管疾患（虚血性心疾患，高血圧症，心不全，心房細動など），骨粗鬆症，消化器疾患，抑うつなどがある．COPDの全身併存症はQOL，生命予後に影響を及ぼすことから，その予防と治療が必要である．

COPDでは，呼吸器感染症などにより息切れの増加，咳や痰の増加などが起こり，状態が悪化することがある（**増悪**という）．この場合は抗菌薬，気管支拡張薬，ステロイドの全身投与，酸素療法などで対応する．

栄養評価 表11・1に，日本呼吸器学会によってCOPD患者で推奨される栄養評価項目を示した．

COPDでは，**換気障害**や**肺過膨張**のため，呼吸筋の酸素消費量が増大する．これが主原因となり，安静時エネルギー消費量（REE）が増大する．よって，REEの実測は，適切なエネルギー摂取量の決定に有用であるため，推奨される．

これらに加え，COPD では呼吸困難のため摂取量が低下することが多い．食事調査を実施して摂取量を把握するとともに，身体計測（%IBW，%AC，%TSF，%AMC，除脂肪体重（LBM），脂肪量（FM）），血清アルブミン値などから，エネルギーやタンパク質状態の把握をする．短期的な栄養状態を把握するために，可能であれば**急速代謝回転タンパク質**（**RTP**）値を測定するとよい．

COPD では呼吸筋での代謝が高まるため，筋肉でのエネルギー源となる分枝アミノ酸（BCAA）消費が高まり，**フィッシャー比**〔BCAA/AAA（芳香族アミノ酸）〕低下が生じる．この値から，**アミノ酸インバランス**状態を評価できる．

RTP：rapid turnover protein．半減期が短く，短期間のタンパク質栄養状態を推察できるタンパク質．レチノール結合タンパク質，プレアルブミン（トランスサイレチン），トランスフェリンがよく用いられる．

表 11・1 COPD 患者で推奨される栄養評価項目[a)]

必須の評価項目	行うことが望ましい評価項目	可能であれば行う評価項目
• 体重（% IBW，BMI） 80 ≦ %IBW ＜ 90：軽度低下 70 ≦ %IBW ＜ 80：中等度低下 %IBW ＜ 70：高度低下 BMI ＜ 18.5：低体重 18.5 ≦ BMI ＜ 25：標準体重 25.0 ≦ BMI ＜ 30：体重過多 • 食習慣 • 食事摂取時の臨床症状の有無	• 食事調査 （栄養摂取量の解析） • 安静時エネルギー消費量 （REE） • %上腕囲（% AC） • %上腕三頭筋部皮下脂肪厚 （% TSF） • %上腕筋囲 （% AMC：AMC＝AC－π×TSF） • 血清アルブミン	• 体成分分析 （LBM，FM など） • RTP 測定 • 血漿アミノ酸分析 （BCAA/AAA） • 握　力 • 呼吸筋力 • 免疫能

a）日本呼吸器学会 COPD ガイドライン第 4 版作成委員会，"COPD（慢性閉塞性肺疾患）診療と治療のためのガイドライン 第 4 版"，p.80，メディカルレビュー社（2013）より．

食事療法 エネルギー消費量亢進に見合った摂取量の確保により，低栄養を回避することが食事療法の基本となる．

エネルギーは，REE（実測あるいはハリス-ベネディクトなどによる予測）の 1.5～1.7 倍を目標とする．脂質は，炭酸ガス発生量が少なく少量で高エネルギーであることから，脂質 30％ エネルギー比を目安とする．脂質を主体とする栄養剤も利用可能である．脂質含量は，一般的な栄養剤（エンシュア・リキッド）で 30％ 程度であるのに対し，COPD 用栄養剤（プルモケア）では 50％ 程度含まれている．タンパク質は，筋タンパク質保持のため，15～20％ エネルギー比を目安として十分摂取する．フィッシャー比が低下しやすいことから，分枝アミノ酸（BCAA）を多く含む食品（マグロ赤身，肉類，卵，牛乳など）を積極的に摂取する．分枝アミノ酸強化栄養剤も利用可能である．

患者教育 食後の腹部膨満感や呼吸困難のため，食事は 1 日 4～6 回の**分割食**とし，1 回の食事量を減らすことが勧められる．リン，カリウム，カルシウム，マグネシウムは，呼吸筋の収縮に必要なため，十分に摂取する．一方，消化管でガス（CO_2）を発生しやすい食品や炭酸飲料は避ける．

食事のみで十分なエネルギーが確保できない場合には，栄養剤の利用も考慮して，エネルギー摂取量の確保に留意する．患者の嗜好も加味し，脂質の多い栄養剤ではなく一般の栄養剤を利用してもよい．

定期的な体重測定は，低栄養の発見に役立つのみでなく，体重を維持することの重要性を患者に意識してもらうためにも重要である．また，治療の基本となるため，禁煙指導を行う．

11・2 気管支喘息

喘息はわが国を含めて世界的に増加している．男女比については若年齢ほど男性優位で，思春期以降は女性優位といわれている．小児では乳児期に，成人では中高年に発症することが多い．

喘息は，ヒューヒュー，ゼーゼーという音（喘鳴）を伴う呼吸困難や咳が発作性に起こる疾患である．喘息発作が起こるのは気管支（気道）が過敏な状態にあり，正常人には気にならないような刺激（たとえば，におい，タバコの煙など）に反応して気管支が収縮するからである．つまり，喘息の特徴は気管支（気道）が過敏であること（気道過敏性）と気道狭窄（気流制限）である．また，この気道狭窄は自然にあるいは治療により速やかに改善する（可逆的な気道狭窄）．最近では，これらの喘息の二つの特徴に加えて，気道炎症という第3の特徴の存在がわかってきた．図11・1に喘息の病態についてのまとめを示したが，気道炎症は気道過敏性，気流制限，喘息の症状が生じる前の段階に置かれており，気道炎症は喘息の病態の中心に位置付けられている．

分類　アトピー型と非アトピー型に分類される．

1）**アトピー型**：環境に存在するアレルゲンに対するIgE抗体が，皮膚テストや試験管内IgE抗体測定法で認められる．発症は乳幼児期，小児期，思春期と早期であることが多い．アレルギー性鼻炎，アトピー性疾患などの他のアレルギー疾患がしばしば合併し，家族にも喘息を含めたアレルギー疾患が認められる．

2）**非アトピー型**：アレルゲンに対するIgE抗体は検出されず，発症も中年以降であることが多い．また，他のアレルギー疾患を合併することも少ない．

小児喘息ではアトピー型が9割を占めるが，成人喘息では非アトピー型が5割近くを占める．このようにアトピー型喘息と非アトピー型喘息は発作の原因となるアレルゲンの有無について大きな違いがあるが，症状，気道の炎症像や病理像，気道過敏性の程度，有効な治療法などには違いはない．

IgEとアレルゲン

ヒトにはIgA，IgG，IgM，IgD，IgEの5種の免疫グロブリン（Ig，immunoglobulin）があるが，IgEはその一つである．IgEは血清中ではきわめて微量で，最も多いIgGの約1万分の1である．健常者では～300 ng/mLであるが，アレルギー患者では数倍～10倍程度に増加することが多い．

ヒトにIgE抗体の産生を促し，またそのIgE抗体と反応し，アレルギー反応を起こす物質のことを**アレルゲン**という．わが国で重要なアレルゲンはチリダニ（ヤケヒョウヒダニ，コナヒョウヒダニ），花粉（スギ，ヒノキ，カモガヤ，ブタクサ，ヨモギなど），動物表皮（ネコ，イヌ，ハムスター）などである．

表11・2 喘息発症の危険因子[a]

- 発症の危険因子
  - 遺伝子素因
  - アトピー素因
  - 気道過敏性
  - 性　差
  - 出生児体重や肥満
- 環境因子
  - アレルゲン
  - 呼吸器感染症
  - 大気汚染
  - 喫　煙
  - 食　物
  - 鼻　炎

a）"喘息予防・管理ガイドライン 2015"，協和企画（2015）より．

成因・病態　喘息発症に関わる因子を表11・2に示す．両親に喘息が存在する場合の発症リスクは3～5倍程度高くなる．遺伝的素因が喘息発症に関わっていることは確かであるが，単一の遺伝因子による疾患ではないと考えられている．

気管支喘息の特徴は**気道炎症**，**気道過敏性**，**可逆的な気道狭窄**の3点にまとめられる（図11・1）．

症状　胸部圧迫感，呼吸困難，喘鳴（ヒューヒュー，ゼーゼー），咳が夜間から早朝にかけて起こるのが喘息の特徴である．発作の誘因としては，アレルゲン，運動，呼吸器感染，気温の低下，湿度・気圧の変動などの気象条件の変化，薬物，月経，精神的因子，過労などがある．またしばしば鼻炎，副鼻腔炎，アトピー性皮膚炎などを合併する．

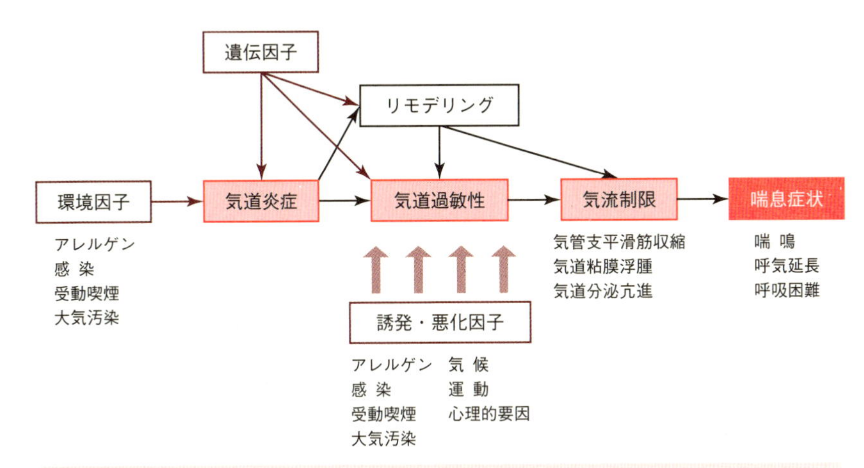

1) **気道炎症**: 喘息の気道には好酸球，好塩基球，好中球，リンパ球（Th2 細胞），マスト細胞など，多くの炎症細胞が集まっている．これらの細胞からはヒスタミン，ロイコトリエンなどのケミカルメディエーターやサイトカインなどの生理活性物質が遊離され，また気道上皮細胞，気管支平滑筋細胞，血管内皮細胞など，組織を構成しているさまざまな細胞もメディエーターやサイトカインを遊離し，炎症細胞とともに気道に炎症を起こす．

2) **気道狭窄（気流制限）**: 気管支喘息ではつぎの四つの機序により気道狭窄が起こる．① ヒスタミン，ロイコトリエン，プロスタグランジン D_2 などの気道平滑筋を収縮させる作用のあるメディエーターにより気道平滑筋が収縮して気道が狭くなる．② 炎症細胞から放出される各種メディエーターにより血管透過性（水分の血管からの出やすさ）が高まると，気道粘膜がむくみ（浮腫），気道が狭くなる．③ 気道炎症が強まると気道分泌量が増加し，気道が狭窄する．④ 気道の粘膜にコラーゲンなどが増えると線維化が生じ，基底膜が肥厚し，平滑筋の肥厚や粘液下腺の過形成などにより気道壁が肥厚する．この現象を気道リモデリングとよぶ．

3) **気道過敏性**: 喘息の気道は，におい，タバコの煙など，さまざまな刺激に反応して収縮する．これは，気道に集まってきた好酸球が放出する顆粒タンパク質などによって，気道を覆っている上皮細胞が傷害され，知覚神経が露出して迷走神経を介する気管支の収縮が起こりやすくなるためである．

図 11・1 気管支喘息の成因と病態 ［図は，日本アレルギー学会喘息ガイドライン専門部会 編，“喘息予防・管理ガイドライン 2015”，協和企画（2015）より］

Th2 細胞：ヘルパー T 細胞の一種．IL-4，IL-13，IL-5 などのサイトカインを産生し，アレルギー性炎症の発現に中心的役割を演じている．

ケミカルメディエーター，サイトカイン，インターロイキン

特定の細胞から産生・分泌され，分泌された近傍の細胞に働く生理活性物質を**ケミカルメディエーター**といい，細胞間の情報伝達を担っている．マスト細胞や好塩基球から分泌されるヒスタミン，トリプターゼ，ロイコトリエン，プロスタグランジン，血小板活性化因子などが代表的なものである．

リンパ球，単球，マクロファージ，マスト細胞，好酸球，好塩基球，樹状細胞，血管内皮細胞，線維芽細胞などが刺激を受けて産生するさまざまなタンパク性活性物質を総称して**サイトカイン**とよんでいる．サイトカインはそれに対する受容体をもつ標的細胞に働き，その細胞の分化，増殖，遊走（細胞の移動）などを促し，生体防御，免疫反応の調節，炎症の増強や制御に関係している．**インターロイキン**（IL；interleukin）もサイトカインの一つで IL- の後ろに数字をつけて表記する．

診断 喘息はつぎの6項目を参考に診断する．

1）発作性の呼吸困難など，喘息を疑わせる症状が繰返される．夜間，早朝に起こりやすいこと，労作時だけでなく，安静時にも起こることが喘息でよくみられる．
2）可逆的な気道狭窄：喘息の気道狭窄は自然に，あるいは治療により速やかに改善する．この改善を検査で確認できれば喘息が疑わしくなる．
3）気道過敏性の亢進：気道収縮作用のある物質（アセチルコリン，メサコリン，ヒスタミン）の吸入により，気道の収縮しやすさを調べる．
4）アレルギー体質の存在：IgE 抗体の存在が血液検査や皮膚反応で確認されれば，アトピー型喘息の診断の参考になる．
5）気道炎症の存在：気道炎症の重要なマーカーである好酸球が，末梢血中や喀痰中で増加していれば，気道炎症の存在が示唆され，喘息が疑わしくなる．
6）他疾患の除外：喘息の診断には呼吸困難，咳などの喘息と類似の症状を示す疾患を除外する必要がある．心不全，COPD との鑑別は重要である．喘息と COPD は高齢者ではよく合併する．

治療 喘息の治療の目標は，気道炎症の誘因となる因子の回避・除去や薬物療法により炎症を抑制し，気道を拡張させることで喘息の特徴である気道過敏性と気道狭窄を改善させ，呼吸機能をできるだけ正常に保ち，患者が健常人と変わらない日常生活を送れるようにすることである．図 11・1 に示すように，まずは起点となっている慢性の気道炎症を抑え込むことが重要である．吸入ステロイド薬は抗炎症作用が強く，また，副作用も少ないので喘息の気道炎症に対する第一選択薬となっている．また，気道狭窄には気管支拡張薬（β_2 刺激薬，テオフィリン薬，抗コリン薬）が使用される．吸入ステロイド薬と気管支拡張薬（吸入 β_2 刺激薬がおもに使われる）の併用が長期管理時の喘息の薬物療法の基本である．

喘息発作時の治療の主役は，気管支拡張薬と全身性ステロイド薬（経口薬，注射薬）である．

栄養評価 良好な栄養状態が維持されているかを，身体計測，臨床検査値，食事摂取状況調査などにより評価する．特に，問診や食事摂取状況などから，喘息を誘発する因子や食物を特定し，喘息発作の予防を目指すことも重要である．

食事療法・患者教育 栄養基準は原則として食事摂取基準に準じ，身体状況や喘息状態を加味して算出する．

気管支喘息における食事療法の基本は，喘息発作を誘発しないようにすることにある．アレルゲンを特定し，食事から除去する*．食物除去は，個人の判断ではなく医師の診断に基づいて行う．日常的に使用する食物がアレルゲンだった場合には，栄養バランス維持のため，代替食品や献立を提案する必要がある．

わさびやからし，香辛料などの刺激物が発作を誘発することがある．また，過食や便秘により，息苦しさを覚えたり喘息発作がひき起こされたりすることもあるので注意する．

* **食物依存性運動誘発アナフィラキシー**は，特定の食物摂取後の運動負荷によって誘発され，食物摂取のみあるいは運動負荷のみでは起こらない．IgE 依存性であり，多くの場合，食後2時間以内の運動で起こる．初発年齢は中学・高校生から青年期．原因食物は小麦製品と甲殻類の頻度が高い．また負荷量の大きい運動で起こりやすい．アナフィラキシーの一症状として気道収縮反応が起こるが，これは気管支喘息の発作とは異なるものである．

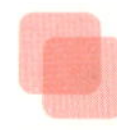

11・3　肺　炎

肺炎はさまざまな原因による炎症が肺組織に及んだものであり，病変の部位により肺胞性肺炎と間質性肺炎に分けられる．また，炎症の原因から感染性と非感染性に分けられるが，感染性肺炎はウイルス，細菌，マイコプラズマ，肺炎クラミドフィラ，

間質：肺胞隔壁，小葉間隔壁，気管支血管周囲などのこと．

真菌など，種々の微生物で起こる．また，発症の場所による分類では，通常の社会生活を営んでいる健常者が医療機関の外で感染し，発症した肺炎を**市中肺炎**，入院48時間以後に新たに発症した肺炎を**院内肺炎**，介護施設に入所している人などに発症した肺炎を**医療・介護関連肺炎**とよんでいる．

誤嚥性肺炎は，高齢者や脳血管障害患者などにおいて誤嚥により起こる．日和見感染症としての肺炎は抵抗力の低下した患者に起こる，通常は病原性をもたない微生物による肺炎である．

臨床の現場では，治療に役立つため，細菌による**細菌性肺炎**と，ウイルス，マイコプラズマ，肺炎クラミドフィラなどによる**非定型肺炎**に分類することが多い．

成因と病態　市中肺炎では肺炎球菌による細菌性肺炎の頻度が最も高い．若年者では非定型肺炎であるマイコプラズマ肺炎が多い．院内肺炎では緑膿菌やメチシリン耐性黄色ブドウ球菌（MRSA）などが原因であることが多い．インフルエンザウイルス感染症では，肺炎球菌，黄色ブドウ球菌，インフルエンザ菌などの起因菌による肺炎（インフルエンザ後肺炎）があとに続くことがある．誤嚥性肺炎は嚥下や咳反射機能の低下により起こるが，嫌気性菌によるものが多い．

MRSA：methicillin-resistant *Staphylococcus aureus*

症状　発熱，咳，痰，胸痛，呼吸困難，全身倦怠感，食欲低下などがみられる．痰は多くの場合，膿性である．市中肺炎では上気道炎が先行することが多いが，その場合は鼻汁，鼻閉，咽頭痛などの症状が先行する．マイコプラズマや肺炎クラミドフィラによる肺炎では痰を伴わない咳が持続する．

診断　診断は症状，聴診所見，炎症反応（赤血球沈降速度亢進，CRPの上昇，白血球数増加）の有無，胸部X線像，CT像などで行う．画像検査では細菌性肺炎は肺胞性肺炎の特徴を示し，非定型肺炎は間質性肺炎の特徴を示すことが多い．さらに病因診断を行うが，痰の塗抹検査，肺炎球菌やマイコプラズマの迅速診断キットなどが早期診断に適している．痰などの培養や血清診断は結果の判明までに時間がかかるので早期診断には適していないが，痰培養検査は菌を同定し，抗菌薬の感受性を知るのに必要な検査である．

治療　病因である微生物を同定し，それに対する抗菌薬などによる化学療法を行う．治療開始が遅れると肺炎が重症化するので病因を特定する前に経験的に菌を推定して抗菌薬を使用することも行われる（経験的治療）．低酸素血症には酸素投与を行う．

栄養評価　肺炎では，その炎症によりエネルギー消費量が高まるとともに，食欲不振をきたすことが多い．肺炎の病態把握と低栄養状態の評価をする必要がある．

血清CRP値や白血球数などから，炎症状態を把握する．誤嚥性肺炎の場合には，嚥下状態の把握も行う．

身体計測（%IBW，%AC，%TSF，%AMCなど），臨床検査（血清アルブミン値，RTP値など）から，エネルギーやタンパク質状態の把握をする．これらに加え，食事摂取状況調査を実施し，エネルギー摂取量や各種栄養素摂取量を評価する．

食事療法・患者教育　基本は経口摂取だが，誤嚥性肺炎や食欲不振により十分なエネルギー摂取量が確保できない場合には，静脈栄養も考慮する．エネルギーは，基礎代謝×活動係数×ストレス係数により算出する．炎症度合いや発熱を加味して，ストレス係数を高める．

全身の栄養状態を改善するために電解質を含む栄養バランスに留意する．誤嚥性肺炎の場合には，食形態への配慮と口腔ケアも重要となる．

11・4 肺結核症

成因と病態　**結核症**は結核菌 *Mycobacterium tuberculosis* の感染による感染症である．結核菌はおもに空気感染により感染する．肺結核症が結核症の 90% 以上を占める．吸入された結核菌は肺内に感染病巣を形成する．結核菌はマクロファージに貪食され，細胞内で増殖するが，一部は肺門リンパ節に達し，初期変化群（肺内初感染病巣＋肺門リンパ節病変）を形成する．マクロファージは取込んだ結核菌の情報を T リンパ球に伝達し，数週間程度で結核菌に対する細胞性免疫が成立する．初期変化群は細胞性免疫により通常は治癒するが，感染者の一部は比較的早期に発症し（一次肺結核症，初感染肺結核症，若年者に多い），また，一部は感染後かなりの時間的経過を経て発症する（二次肺結核症，慢性肺結核症，中高年者に多い）．悪性腫瘍，免疫抑制剤・副腎ステロイド薬使用，糖尿病，高齢などがリスクファクターである．感染者の多くは発症せずに一生過ごす．

症 状　肺結核症の症状は非特異的であり，咳，痰，血痰，発熱，食欲低下，体重減少，全身倦怠感などが認められる．長引く咳，原因不明の発熱などにも注意が必要である．呼吸器症状がなく，発熱や体重減少で発症する例やまったく症状がなく，検診で発見される例もある．

診 断

1）**ツベルクリン反応**：結核菌感染の有無を判定する検査であり，陽性であることは発病を示しているわけではない．BCG の接種によっても陽性になることに注意が必要である．しかし，強陽性の場合は結核を疑う．

2）**全血インターフェロン *γ* 測定法**：結核菌のタンパク質抗原に反応して感作 T リンパ球から産生されるインターフェロン *γ* を測定し，感染の有無を判定するものである．BCG の影響を受けないのが利点である．

3）**胸部 X 線検査，胸部 CT 検査**：一次結核症では好発部位はないが，二次結核症では肺尖部，下葉上枝（S_6）領域に好発する．

4）**結核菌検査**：肺結核を確定診断するには，痰，胃液，気管支洗浄液などを用いて結核菌を証明する必要がある．検査法には塗沫検査，培養法，核酸増幅法などがある．

治 療　化学療法が肺結核の治療の基本である．イソニアジド，リファンピシン，硫酸ストレプトマイシン，エタンブトール，ピラジナミドがおもに使われる．

肺結核治療の原則は，耐性菌の出現を防ぐために，単剤による治療ではなく多剤を組合わせた併用療法を行うことである．標準治療法が設定されている．

栄養評価　病状把握と低栄養リスクの評価が必要となる．肺炎の栄養評価に準じる．

食事療法・患者教育　病状を把握し，自覚症状のない軽症では，食事摂取基準に準じた栄養基準とする．栄養バランスのよい食事が基本となる．一方，食欲不振，発熱，呼吸困難などを伴う重症の場合には，基礎代謝×活動係数×ストレス係数によりエネルギー量を算出する．経口摂取で必要なエネルギーが確保できない場合には，静脈栄養も考慮する．

12 血液系の疾患

1. 貧血には種々の原因があり，鉄の欠乏による鉄欠乏性貧血は最も代表的なものである．
2. 鉄は 1 日に食事から約 1 mg が吸収され，便・尿・汗とともに約 1 mg が失われる．女性では月経のために余分に鉄が失われるので鉄欠乏になりやすい．
3. 食物中に含まれる鉄には，動物性食品に含まれるヘム鉄と植物性食品に含まれる非ヘム鉄とがある．ヘム鉄の方が非ヘム鉄より吸収がよい．
4. 巨赤芽球性貧血はビタミン B_{12} あるいは葉酸の欠乏によって生じる．
5. 白血病の化学療法中は食欲不振に陥りやすい．

血液は血管の中を流れる赤色の液体であり，ヒトでは体重の約 12 分の 1 を占め，体重 60 kg の人では約 5 L である．血液は，赤血球，白血球，血小板などの血液細胞（血球）と，液体成分である血漿から成り立っている（図 12・1）．

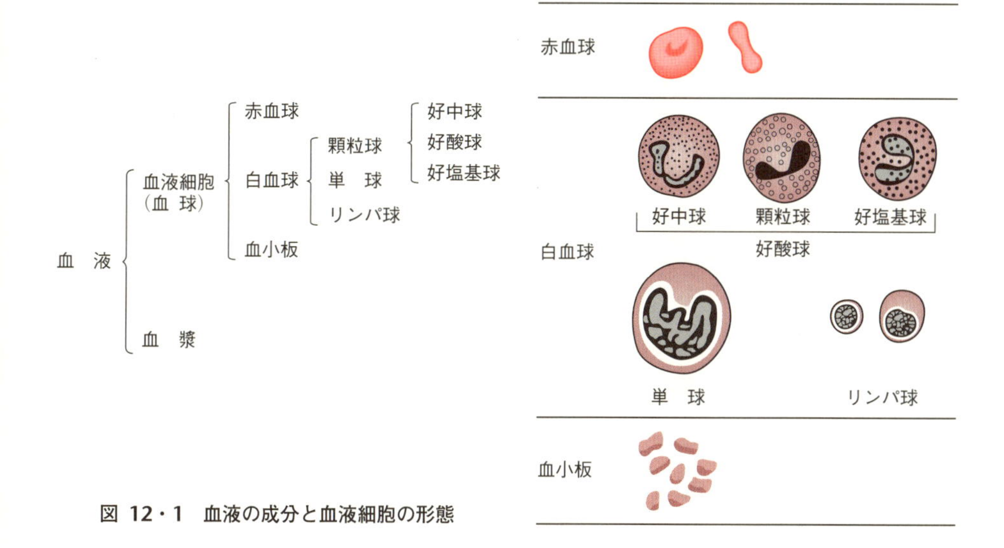

図 12・1　血液の成分と血液細胞の形態

血液をつくることを**造血**とよぶ．ヒトの造血は，胎児期は主として肝臓と脾臓で行われるが，出生後は主として骨髄で行われる．赤血球，白血球，血小板などの血液細胞は骨髄において造血幹細胞という共通の細胞から分化する．造血幹細胞から血液細胞が分化する際には各種の造血因子が作用する．

12・1　貧　血

貧血は，血液の中に含まれる赤血球の数が少ない，あるいはヘモグロビン濃度が低い状態をさし，血が薄いということを意味する．赤血球数，ヘモグロビン濃度，ヘマトクリットなどが基準値未満の場合を貧血とよぶ．表 12・1 に赤血球数など貧血関連の項目の基準値を示す．

表 12・1　赤血球に関連する項目の基準値

	男	女
赤血球数〔$\times 10^4/\mu L$〕	450～550	380～480
ヘモグロビン〔g/dL〕	13.0～17.0	12.0～15.0
ヘマトクリット〔%〕	40～50	36～46
平均赤血球容積〔fL〕	80～100	
網赤血球〔%〕	0.5～2.5	

ヘマトクリット(Ht)は全血中に占める赤血球の容積を％で示したものである．
平均赤血球容積（MCV; mean corpuscular volume）は赤血球の大きさの指標であり，以下の計算式より求められる．

$$\mathrm{MCV}〔\mathrm{fL}〕 = \frac{\text{ヘマトクリット}〔\%〕}{\text{赤血球数}〔\times 10^6/\mu\mathrm{L}〕} \times 10$$

網赤血球はつくられたばかりの若い赤血球のことで，赤血球に占める比率を％で示し，貧血で上昇することがある．
ほかに赤血球中のヘモグロビン濃度の指標として平均赤血球ヘモグロビン濃度（MCHC; mean corpuscular hemoglobin concentration）があり，以下の計算式より求められる．

$$\mathrm{MCHC}〔\mathrm{g/dL}〕 = \frac{\text{全血中ヘモグロビン濃度}〔\mathrm{g/dL}〕}{\text{ヘマトクリット}〔\%〕} \times 100$$

これらの値は，現在では自動血球測定器により測定，計算される場合が多い．

貧血は種々の原因により出現する．赤血球などの血液細胞（血球）は骨髄でつくられる．貧血の原因を大別すると，骨髄における赤血球の産生が低下することによるもの，赤血球の破壊が亢進しているもの，出血によるもの，他の疾患があることによって赤血球産生が低下するものなどがあげられる（表 12・2）．

表 12・2　原因による貧血の分類

赤血球産生の低下	赤血球喪失の亢進
必須物質の欠乏 • 鉄欠乏 ⟶ **鉄欠乏性貧血** • ビタミン B_{12} 欠乏 ⟶ **巨赤芽球性貧血** • 葉酸欠乏 ⟶ **巨赤芽球性貧血** 骨髄の機能不全 • 造血細胞の減少 ⟶ **再生不良性貧血** • 無効造血 ⟶ **骨髄異形成症候群** • その他 症候性貧血 • 慢性腎不全 ⟶ **腎性貧血** • 慢性炎症・膠原病・慢性感染症 • 悪性腫瘍 • その他	• 赤血球寿命の短縮 ⟶ **溶血性貧血** （赤血球膜異常，赤血球酵素異常，自己免疫性溶血性貧血） • 出　血 • その他

赤血球の産生が低下する理由には，必須物質の欠乏によるもの，骨髄の造血機能の異常によるもの，他の疾患によるものなどがある．他の疾患による貧血を**症候性貧血**とよぶ．欠乏すると貧血を起こす必須物質としては，鉄，ビタミン B_{12}，葉酸が代

表的である．

赤血球の寿命は約 120 日である．赤血球が正常の寿命に達する以前に破壊されることを**溶血**とよび，赤血球寿命の短縮による貧血を**溶血性貧血**という．

貧血の種類によって赤血球の大きさが大きくなったり小さくなったりする場合があり，原因による貧血の分類のほかに，赤血球の大きさ（平均赤血球容積 MCV）による分類がある．平均赤血球容積が小さくなる貧血を**小球性貧血**とよび，鉄欠乏性貧血が代表的である．平均赤血球容積が大きくなる貧血としては，**巨赤芽球性貧血**が代表的である．平均赤血球容積が基準内の貧血は**正球性貧血**とよばれ，再生不良性貧血が代表的なものである．

12・1・1　鉄欠乏性貧血

成因　鉄の欠乏によって生じる貧血を**鉄欠乏性貧血**とよび，貧血のなかで最も多い．鉄は食事から吸収される量と尿・便・汗などとともに失われる量とがほぼ同じであるが，吸収される量よりも失われる量の方が多いと体内の鉄の貯蔵分が枯渇して鉄欠乏性貧血が出現する．体内の鉄が枯渇するとヘモグロビン合成が障害されて貧血になる．

男性では，便・尿・汗とともに一日に約 1 mg の鉄が失われるが，食事から吸収される鉄も一日に約 1 mg でバランスがとれている．女性では，月経，妊娠，出産によって鉄が余計に失われるので，需要が亢進する．そのため，女性では，鉄の喪失が一日当たり 1〜2 mg となり，食事から吸収される鉄も 1〜2 mg となるが，しばしば鉄の吸収が喪失に追いつかず鉄欠乏に陥る．

① 月　経：月経では 1 カ月平均約 45 mL の出血があり，個人差が大きいが 1 カ月に約 20〜30 mg の鉄が余分に失われる．
② 妊娠・出産：妊娠・出産に際しては約 1000 mg の鉄が失われる．

乳児期，小児期，および急速に成長する思春期にも鉄の需要に供給が追いつかず，鉄欠乏に陥ることがある．

また，慢性の出血があると鉄欠乏をきたす．胃潰瘍，胃がん，大腸がん，大腸ポリープ，痔などによる出血は，しばしば鉄欠乏性貧血の原因となる．

病態　鉄欠乏がしだいに進むにつれて病態が変化する．第 1 段階では貯蔵鉄が減少しているが貧血は示さない．第 2 段階では貯蔵鉄がほとんど枯渇しているが，まだ貧血は示さない時期で，すぐに貧血になりやすい状態で潜在性鉄欠乏とよばれる．第 3 段階では貯蔵鉄が枯渇し貧血を示す．

症状　貧血の一般的症状としての顔面蒼白，易疲労感，労作時の動悸・息切れ，めまい，頭痛などのほかに，鉄欠乏性貧血では，舌炎，口角炎，爪の変化などがみられる．爪は薄くなって割れやすくなるが，さじ状爪という特殊な形態を示すこともある．

診断　小球性の貧血が出現する．生化学所見としては血清鉄が低値を示し，総鉄結合能が上昇する．血清鉄は鉄輸送タンパク質であるトランスフェリンと結合した形で存在しており，総鉄結合能はトランスフェリンの量を反映している．そのほかに，貯蔵鉄の指標である血清フェリチンが低下する．

治療　鉄を補うことによって鉄の出納を改善し，貧血を改善したうえで貯蔵鉄を正常化させなければならない．そのためには食事療法だけでは通常は改善は得られず，鉄剤の投与が必要になる．鉄欠乏があり，ヘモグロビン濃度が基準値未満であれ

鉄の代謝

健康な成人男性は 50 mg/kg の鉄を体内にもち，健康な成人女性は 35 mg/kg の鉄を体内にもっている．そのうちヘモグロビンに含まれて赤血球中に存在する鉄（ヘム鉄）が約 70％ を占めている．体内の鉄の蓄えは貯蔵鉄とよばれ，おもに肝臓に蓄えられている．体内の鉄の分布を表 12・3 に示す．

表 12・3　体内の鉄の分布

	男〔mg〕	女〔mg〕	
ヘモグロビン	2400	1700	65％
貯蔵鉄（フェリチン，ヘモジデリン）	1000	300	30％
ミオグロビン	150	120	3.5％
酵　素　シトクロム c，カタラーゼなど	20	15	0.5％
血清鉄	4	3	0.1％

体内には 3.5 g の鉄が存在していて活発に代謝されているが，ほとんどは再利用される．食事から摂取した鉄は十二指腸と空腸上部で吸収される．体外からの鉄の摂取と体外への排出はそれぞれ一日約 1 mg と少量であり，収支のバランスがとれている．一日当たりの鉄の動態を図 12・2 に示す．

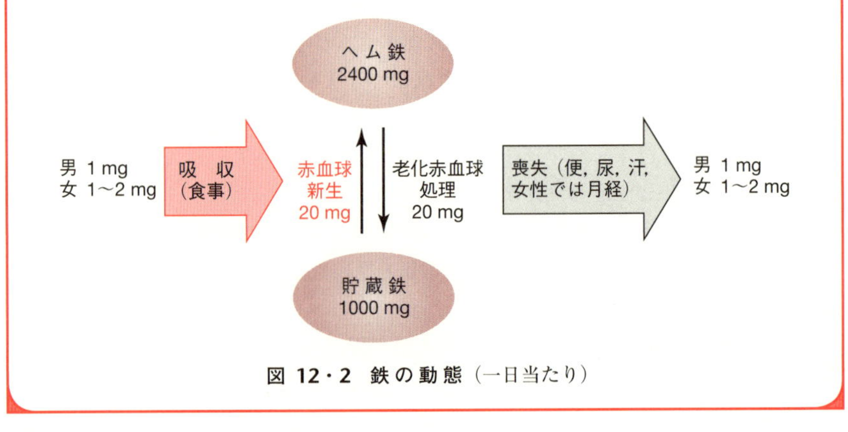

図 12・2　鉄の動態（一日当たり）

ば鉄剤を投与する．食事から吸収される鉄の量がせいぜい一日 1〜2 mg であるのに対し，1 錠の鉄剤には 50〜100 mg の鉄が含まれているので，鉄剤の投与による治療がはるかに効率的である．鉄剤は経口投与が原則である．悪心などの副作用で経口鉄剤が服用できないときには注射用鉄剤を用いる．鉄剤投与による治療が終了してから，栄養指導を含む食事療法を実施して，需要に見合うだけの鉄が食事から吸収されるように留意しなければならない．

鉄欠乏性貧血の予防ならびに治療後には，鉄分を豊富に含む食事をとるように留意することが必要である．月経過多や痔出血が続いている場合などでは食事療法だけでは貧血を予防できないことが多い．

栄養評価と食事療法　原因となる背景（胃切除，消化管出血，月経過多，偏食，ダイエットなど）をみつけ，造血に関係する栄養素の補給と全身状態の改善をはかる．

入院中に特別食として提供される貧血食は，血中ヘモグロビン濃度が 10 g/dL 以下で，その原因が鉄欠乏に由来する場合に加算が適応される．

食事中に含まれている鉄の約10％しか吸収されないので，十分に鉄が含まれている食事をとることが必要である．食物中の鉄は，動物性食品に含まれる**ヘム鉄**と植物性食品に多く含まれる**非ヘム鉄**の2種類に分けられる．一般にヘム鉄の方が非ヘム鉄よりも吸収がよい*1ので，動物性タンパク質などのヘム鉄を多く含む食事内容が重要である．植物などに含まれる非ヘム鉄は吸収効率が悪い．“日本人の食事摂取基準*2”を上回る鉄の摂取を心がける．

栄養・食事計画のポイントは下記の通りである．

① ヘム鉄を多く含む肉類・魚介類を積極的に取入れる．
② 非ヘム鉄の多い豆類・野菜類・藻類などは，動物性食品と組合わせる．
③ 非ヘム鉄の吸収を亢進させるため，ビタミンCと組合わせる（3価鉄を2価鉄に変えて鉄を吸収しやすくする*3）．
④ コーヒー・紅茶・緑茶に含まれるタンニン酸は鉄の吸収を阻害するため，食事中の摂取は控える．
⑤ 加工食品に含まれるリン酸塩などの食品添加物や野菜に含まれるシュウ酸塩などは，鉄吸収を阻害する作用があるため注意する．
⑥ 胃・十二指腸潰瘍や胃炎などに対して投与される胃酸分泌抑制薬や制酸薬には，鉄吸収阻害作用があるので注意して控える．

*1 ヘム鉄の吸収率は15～25％，非ヘム鉄の吸収率は2～5％と悪いが，同時に摂取する食事内容が強く影響する．一般に体内の貯蔵量が多いと吸収率は低下し，貯蔵量が少ないと吸収率は高くなる．

*2 2015年版では，1日の推定平均必要量は成人男性で6.0～6.5 mg，成人女性で8.5～9.0 mgとされている．

*3 食品中の鉄分の多くは有機鉄として3価（Fe^{3+}）の形で存在し，胃液によって塩化物となり，これが食物中のビタミンCや還元性物質によって還元され，2価（Fe^{2+}）の鉄となり，おもに十二指腸と空腸上部で吸収される．

表 12・4 造血に必要な栄養素とそれらを多く含む食品類

栄養素	生理作用	多く含む食品類
鉄	血中ヘモグロビンの構成成分として酸素運搬	ブタ肝臓，ニワトリ肝臓，肉類，魚介類，ひじき
タンパク質	造血および全身の栄養状態改善に必要	卵，肉類，魚介類，大豆類，チーズ，牛乳，ヨーグルト
銅	ヘモグロビンの合成に関与，腸管からの鉄の吸収を助ける	ウシ肝臓，カキ，大豆，純ココア
ビタミンB_{12}	DNA合成に関与	肝臓，魚介類，肉類，卵，牛乳，チーズ
ビタミンB_6	ヘム合成に関与	肉類，肝臓，魚介類
ビタミンC	鉄の吸収を促進	柑橘類，野菜，いも類
葉　酸	DNA合成，正常な造血作用に重要	肝臓，野菜類，海藻類，豆類

12・1・2 巨赤芽球性貧血

成因・病態 ビタミンB_{12}ならびに葉酸はDNA合成に必須であり，ビタミンB_{12}あるいは葉酸が欠乏すると，骨髄の造血細胞に巨赤芽球性変化という特殊な形態異常を伴う貧血になる．すなわち**ビタミンB_{12}欠乏性貧血**と**葉酸欠乏性貧血**とを総称して**巨赤芽球性貧血**とよぶ．

ビタミンB_{12}は体内で合成することができず，食物に含まれているものが胃から分泌される内因子と結合して小腸で吸収される．胃粘膜が萎縮し内因子が分泌されなくなると，ビタミンB_{12}は吸収されなくなって貧血になる．これが**悪性貧血**とよばれるもので，ビタミンB_{12}欠乏性巨赤芽球性貧血の一型である．胃全摘手術を受けると内因子は分泌されなくなり，体内のビタミンB_{12}が術後4～5年で枯渇して貧血が出現する．

症状・診断 大球性貧血を示す．ビタミン B_{12} 欠乏性貧血では血中のビタミン B_{12} が低値を示し，葉酸欠乏性貧血では血中の葉酸が低値を示す．悪性貧血では胃粘膜の萎縮が胃カメラで確認される．ビタミン B_{12} 欠乏性貧血では，しびれなどの神経症状を伴うこともある．

治療 ビタミン B_{12} 欠乏性貧血では，ビタミン B_{12} を筋肉注射によって投与するのが原則である．葉酸欠乏性貧血では葉酸を経口投与する．

食事療法 ビタミン B_{12} 欠乏は胃の内因子が欠如することによって生じるので，食事療法は無効であり，ビタミン B_{12} の投与を一生涯続ける必要がある．葉酸欠乏性貧血は極端な偏食により緑色野菜を食べないことによる場合が多く，アルコール依存症患者にみられることが多い．禁酒ならびに生活指導をして，通常の食事をとるように教育することが重要である．

12・1・3 再生不良性貧血

成因・病態 免疫学的異常によって骨髄の造血細胞が減少し，赤血球，白血球，血小板のすべてが減少する．

症状 赤血球の減少により貧血，白血球減少（特に好中球減少），血小板減少が出現する．貧血がおもな症状であるが，好中球減少によって感染症にかかりやすくなり，血小板減少によって出血しやすくなる．

診断 骨髄の検査が必須である．

治療 免疫抑制療法ならびに造血幹細胞移植が主要な治療法である．

食事療法 食事療法では改善は難しい．

12・1・4 骨髄異形成症候群

成因・病態 遺伝子異常あるいは不明の原因によって，骨髄での造血細胞の分化・成熟が障害され，正常な血液細胞になる以前に死滅してしまう．赤血球，白血球，血小板のすべてが減少することが多い．未熟な白血球（白血病細胞）が増加することもある．

症状 貧血，感染症にかかりやすくなること，出血しやすくなることなど，再生不良性貧血と同様の症状を示す．

診断 骨髄の検査が必須である．

治療 抗腫瘍薬，造血幹細胞移植，輸血などが患者の状態によって選択される．

食事療法 食事療法では改善は難しい．

12・1・5 溶血性貧血

成因・病態 赤血球が正常の寿命に達する以前に壊されてしまうことによる貧血を**溶血性貧血**とよぶ．先天性のものと後天性のものとがあり，先天性のものとしては，赤血球膜のタンパク質に異常があるために赤血球の形がやや球形を帯びて壊れやすくなる遺伝性球状赤血球症が代表的なものである．後天性のものとしては，免疫学的異常によって赤血球に対する自己抗体が血液中に出現する自己免疫性溶血性貧血が代表的なものである．

症状 貧血と黄疸を示すことが多い．黄疸は，赤血球が壊されてヘモグロビンがビリルビンに変換されることによって生じる．

診断 貧血，間接ビリルビン上昇，血中ハプトグロビン減少，LDH の上昇などがみられる．

ハプトグロビン：血漿中のタンパク質で，ヘモグロビンと結合する．溶血性貧血では溶血した赤血球から放出されるヘモグロビンを処理するのに消費されるため，血中ハプトグロビン濃度が低下する．

治 療　遺伝性球状赤血球症では，脾臓を摘出する．赤血球を壊す主要な部位である脾臓がなくなると貧血が改善する．自己免疫性溶血性貧血では免疫を抑制するためにステロイドが投与される．溶血性貧血では骨髄での赤血球産生が亢進して，葉酸欠乏になることがあり，その場合は葉酸を経口で投与する．

食事療法　食事療法によって溶血を改善させることはできない．

12・1・6　腎 性 貧 血

成因・病態　慢性腎不全に伴う貧血を**腎性貧血**という．赤血球産生を促進する造血因子であるエリスロポエチンは，主として腎臓で産生される．腎不全になると腎臓でのエリスロポチエンの産生が低下して貧血をきたす．

症状・診断　貧血に加えて，血中尿素窒素ならびに血中クレアチニンの上昇がみられる．

治 療　エリスロポエチンを注射によって投与すると貧血の改善が得られる．鉄欠乏があれば鉄剤を経口投与する．

食事療法　慢性腎不全の食事療法に準ずる．

12・2　白　血　病

成因・病態　**白血病**は，白血球などの血液細胞が悪性腫瘍化した疾患であり，正常の制御を逸脱して無制限に増殖する病態である．

未分化な血液細胞（白血病細胞，芽球ともいう）が無制限に増殖する病態が**急性白血病**であり，ある程度分化しながら増殖する病態が**慢性白血病**である．急性白血病も慢性白血病もそれぞれ骨髄性とリンパ性に分けられるが（表 12・5），白血病細胞が血球分化のどの系統由来かによって分類されている．すべての血液細胞（血球）は骨髄の造血幹細胞から分化するが，その過程のどの段階で腫瘍化するかによって急性白血病の病型が異なる*（図 12・3）．

表 12・5　白血病の分類

白 血 病
急性白血病
急性骨髄性白血病
急性リンパ性白血病
慢性白血病
慢性骨髄性白血病
慢性リンパ性白血病

＊　急性白血病は，白血病細胞の表面形質（細胞表面の性質ならびに分化の程度）によって，さらに細かく分類され，現在では FAB（French-American-British）分類や WHO 分類が広く用いられている．

12・2・1　急 性 白 血 病

症 状　白血病細胞（芽球）が急激に増殖するために，正常造血が抑制され，好中球減少，血小板減少，赤血球減少などが出現する．その結果，発熱，出血傾向，貧

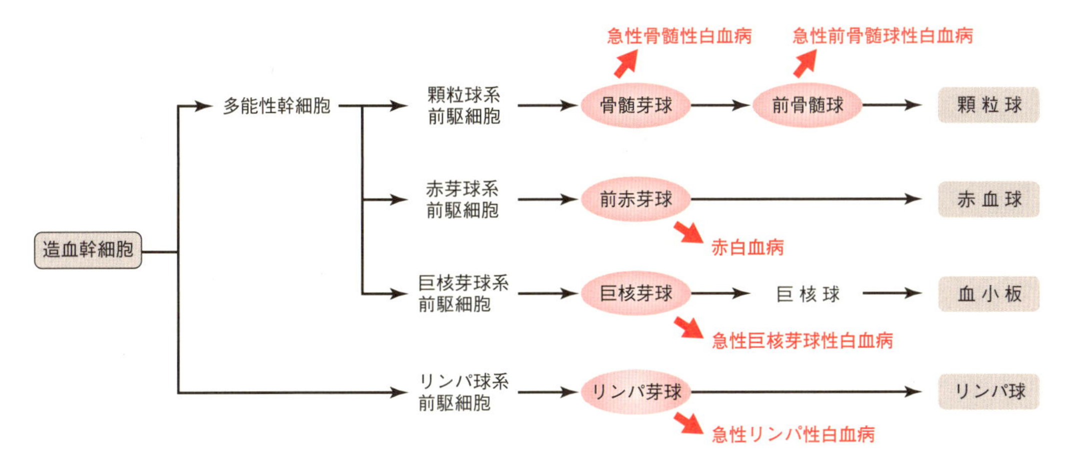

図 12・3　血液細胞の分化と白血病の発症

血，全身倦怠感などの症状を示す．

*　**寛解**とは，白血病細胞が減少し，赤血球，白血球，血小板がほぼ正常近く回復した状態をさす．

治療　複数の抗悪性腫瘍薬を繰返し投与する．急性白血病の治療の第 1 目標は，抗悪性腫瘍薬の投与によって白血病細胞の総数を減少させ，正常造血の回復をはかって寛解*に導入することである（図 12・4）．

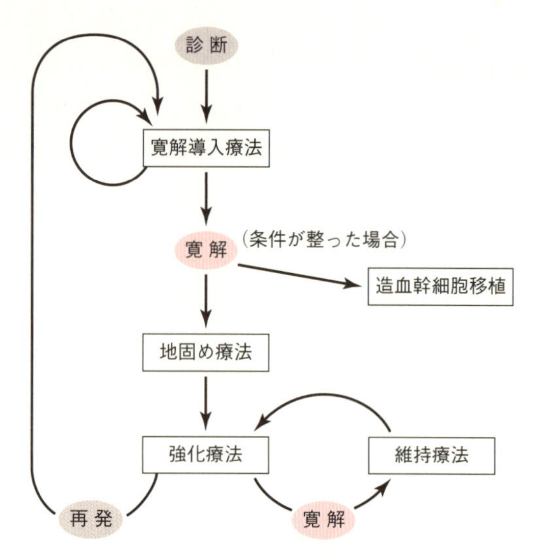

図 12・4　急性白血病治療の順序

白血病の病型によっては，特定の薬剤に特異的に反応して効果がみられる場合がある．**急性前骨髄球性白血病**（FAB 分類の M3）では，レチノイン酸受容体 α 鎖遺伝子が関与する異常遺伝子が出現しており，ビタミン A の誘導体である**レチノイン酸**（ATRA）を投与すると，異常遺伝子部分に作用して，白血病細胞が分化して寛解に至る．このように，それぞれの悪性腫瘍が特異的にもっている分子異常を標的として試みる治療を**分子標的治療**という．

ATRA：all-trans retinoic acid

12・2・2　慢 性 白 血 病

成因・病態　慢性白血病は，慢性骨髄性白血病と慢性リンパ性白血病に分けられる．

慢性骨髄性白血病は，各成熟段階の顆粒球が増加することと脾臓が腫大することが特徴である．慢性骨髄性白血病では，骨髄細胞に**フィラデルフィア染色体**という異常な染色体が出現する．フィラデルフィア染色体上には *BCR/ABL* という異常遺伝子が発現し，このことが病気の発症に本質的に関与している．

慢性リンパ性白血病は，成熟型のリンパ球が増加することが特徴で，高齢者に多い．欧米では多い病型であるが日本人には少ない．

治療　慢性骨髄性白血病では，*BCR/ABL* 遺伝子の産物である BCR/ABL チロシンキナーゼを阻害する薬品が開発され，イマチニブと命名された．イマチニブを投与すると白血病細胞の細胞内伝達が障害され，寛解状態に到達する．現在では，イマチニブ，ニロチニブ，ダサチニブなどの**チロシンキナーゼ阻害薬**が慢性骨髄性白血病の治療薬として広く用いられている．

慢性リンパ性白血病では，病初期は経過観察のみでよいが，のちには抗悪性腫瘍薬が投与される．

12・2・3 白血病の栄養評価と食事療法

栄養評価 治療として行う化学療法（おもに抗がん剤投与）は多くの場合副作用が生じる．個人差はあるが投与後 2〜3 日には食欲不振・悪心・嘔吐，7〜14 日には口内炎・下痢などの症状が出現し，体重減少や血液中のアルブミンの低下など，容易に栄養状態の低下をまねく．

造血幹細胞移植前後ではさらに大量の抗がん剤投与となるため，栄養管理は大変重要であるが栄養評価は困難である．

栄養・食事計画のポイントは以下の通りで，患者だけでなく，家族や食事提供側が，その理由と必要性をしっかり理解していることが重要である（表 12・6）．

① 化学療法後 2 週間目くらいに必ず起こる骨髄抑制期（血液をつくるもとである骨髄の働きが弱まる）には，白血球や赤血球，血小板などが低下するため，患者を感染から守るための配慮をした食事内容とする．

② 移植前後や化学療法時の好中球減少期（500/μL 以下）には，“造血細胞移植ガイドライン—移植後早期の感染管理（第 2 版）”を遵守し，衛生管理に十分配慮した加熱食とする*（表 12・7）．

③ 口内炎や悪心・嘔吐の出現により食欲低下が起こるので，感染予防上許せる範囲内で個別対応する．

＊ 以前は，造血細胞移植時の食事は“無菌食”として，かなり厳重に処理した食事内容で，さらには施設によって定義が曖昧であった．“造血細胞移植ガイドライン－移植後早期の感染管理”には，『大量調理施設衛生管理マニュアル』を厳守した食事内容であれば，無菌食が必ずしも必要でないと記され，ある程度の基準が確立した．

表 12・6 白血病の栄養評価項目と内容

評価項目	内　容
食事状況	食欲の有無，食べられる食品の調査． 入院中は摂取量把握等にて評価を行う．
身体計測	身長，体重，特に体重変化に着目して全体を評価する．
血液検査	電解質，血糖値，尿素窒素，クレアチン，アルブミン，白血球，好血球など（必ずしも栄養状態を反映するとはいえない）

・水分補給，電解質バランス，腎機能，アルブミン値を補正する際の目安となる
・抗がん剤の使用により，体液貯留（浮腫）傾向となる

表 12・7 造血細胞移植時の食品・衛生ポイント[a)]

禁止食品	安全な食品と衛生ポイント
そのまま食するもの • 生の肉，刺身（生魚），握り寿司，卵の生食 • 表面の荒い生のフルーツ（ラズベリーのような） • ドライフルーツ • 生の木の実 • 減塩の梅干，自宅で漬けた漬け物 • 発酵食品（納豆・生味噌類） • カビを含んでいるチーズ **衛生管理の悪いもの** • 調理後 2 時間以上経った食品 • 期限切れのすべての食品 • 輸入されたミネラルウォーター（製品の滅菌行程がはっきりしないため） **その他** • グレープフルーツジュース	**安全な食品類** • 個別パックの調味料． • ブリックパック（牛乳・ジュース），アルミパック（プリン・ゼリー）は無菌充填・加熱殺菌表示されているもの． • アイスクリーム類は個別密閉包装されているもの． • 果物は新鮮で傷がなく，皮をむけるものにする．下処理は下記参照． • 缶詰・レトルト食品・ビン詰め類（水洗い後に開封し，開封後は使い切る） **調理・下処理時の注意** • 中心温度 75 °C 1 分以上加熱調理したもの． • 冷奴は一度ボイルして急冷． • 生食する野菜や果物は，100 ppm 濃度の次亜塩素酸ナトリウムに 10 分以上つけた後に，十分に流水で洗う． **その他** • 職員の手洗いの徹底． • 施設・設備，調理器具・機器の衛生管理の徹底．

a）造血細胞移植ガイドライン“移植後早期の感染管理（第 2 版）”より一部改変．

④ 重篤な下痢や二次感染がある場合には絶食とし，経静脈的に高カロリー輸液を行う．

⑤ 経腸栄養や静脈栄養療法の場合は，水分量・電解質のモニタリングを行い，特に長期間の静脈栄養管理では，ビタミンや微量元素の欠乏に対して補給を行う．

食事療法　急性白血病では多種類の抗腫瘍薬を同時に投与する多剤併用化学療法が行われることが多い．抗腫瘍薬には悪心・嘔吐の副作用を伴うことが多い*．最近では，制吐薬が進歩したために，悪心・嘔吐の副作用はかなり軽減されるようになった．しかし，治療中は食欲が低下し十分な食事量を確保することは難しい．食品の種類を選択し，食形態を変化されて食べやすくすることが必要である．栄養量の確保を望むよりも，何らかの食事の経口摂取できるという安心感が得られることの方が患者の精神面に有益だと考えられる．白血病の治療中の食事は，感染対策を第一とし，患者の嗜好に合わせることを第二とし，栄養面については治療が一段落してから補うということにせざるをえない．

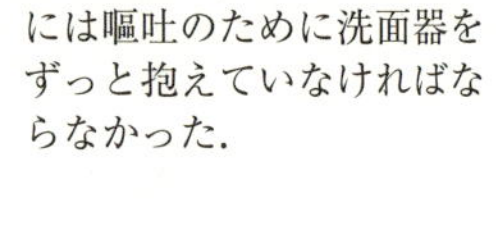

* 以前は，患者は治療中には嘔吐のために洗面器をずっと抱えていなければならなかった．

患者教育　加熱食が開始になる際，食事内容（特に禁止食品）を患者に十分理解させる．慢性骨髄性白血病治療でのイマチニブ，ニロチニブ，ダサチニブなどの服用時は，グレープフルーツジュースを飲まないよう指導する（薬が効きすぎるため）．

12・3　出血性疾患

12・3・1　出血傾向，紫斑病

血液は血管内から外に流れ出ると**凝固**するという特徴をもっている．血液の凝固には，血小板と血漿中に存在する凝固因子が関与している．

血管壁が傷つくと，血小板がそこに集まり，互いにくっついて破れた血管を一時的に塞ぐ．それが引き金となって血液の凝固が始まる．血液の凝固には多数の凝固因子が関与している．凝固した血液が再び溶けることを**線溶**という（図 12・5）．

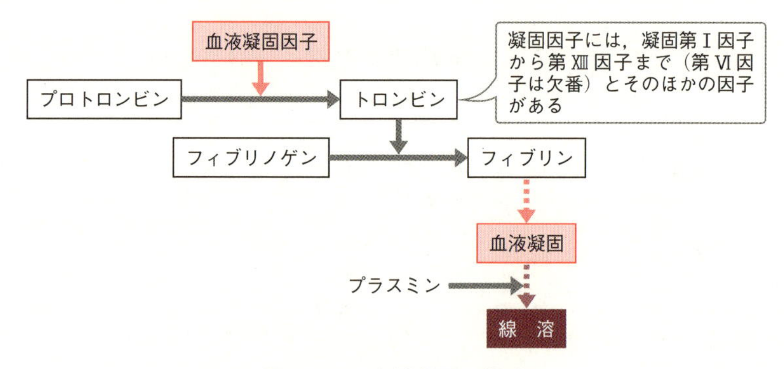

図 12・5　血液凝固の概略

新生児メレナ：生後 2〜3 日に発病する胃腸管出血をいう．ビタミン K に依存する凝固因子の欠乏によるので，出生直後にビタミン K を補充すれば予防できる．

a. 出血傾向　出血しやすい状態あるいは出血した血液が固まりにくい状態を**出血傾向**とよぶ．出血傾向は，血小板の減少，血小板の機能異常，凝固因子の欠乏症などで出現する．

b. 紫斑病　ぶつけた覚えがないのに青あざが出現する状態を**紫斑病**という．代表的な紫斑病は**特発性血小板減少性紫斑病**という病気で，免疫学的異常のために血小板に対する自己抗体ができて血小板が壊され，血小板減少がもたらされる．鼻出血，歯肉出血，不正性器出血などが起こりやすくなる．

食事療法 有効な食事療法は存在しない．

12・3・2 凝固異常

血液の凝固には多数の凝固因子が関与しているが，先天的あるいは後天的な原因によって凝固因子が欠乏すると，血液が凝固しにくくなって出血傾向を生じる．

a. 血友病 凝固因子の欠乏症のなかで代表的なものが**血友病**である．血友病には，血液凝固第Ⅷ因子が欠乏している血友病Aと，血液凝固第Ⅸ因子が欠乏している血友病Bがある．血友病は伴性劣性遺伝により女性の保因者を介して男性に発症するが，突然変異による発症もある．血友病は欠乏している血液凝固因子を補充することで症状が改善する．

b. 播種性血管内凝固 **播種性血管内凝固**（DIC）は，何らかの引き金によって血液が血管内で凝固してしまい，その結果，血小板や凝固因子が消費されて欠乏するために出血傾向が出現するという特殊な病態である．悪性腫瘍や感染症，出産に関連した異常などが引き金になることが多い．

播種性血管内凝固（disseminated intravascular coagulation，DIC）

食事療法 有効な食事療法は存在しない．

13 筋・骨格疾患

1 骨粗鬆症は骨密度の低下と骨質の劣化により骨強度が低下し骨折が起こりやすくなる疾患である．骨粗鬆症には骨代謝回転の違いにより，高回転型と低回転型の二つのタイプがある．閉経後のエストロゲンの欠乏による骨粗鬆症では高回転型，加齢による骨粗鬆症では低回転型となる．
2 骨粗鬆症の発症を予防するには成長期に可能な限り高い最大骨量を獲得する必要がある．そのため成長期にはカルシウムやビタミンDなどの栄養素を十分に摂取し，強度のある運動を行うよう指導する．
3 骨粗鬆症の治療では1日700〜800 mgのカルシウム摂取が勧められている．
4 骨軟化症・くる病は，骨や軟骨の石灰化が障害されることにより起こる疾患で，骨成長期の骨端線閉鎖前に起こるとくる病，骨端線閉鎖後に起こると骨軟化症となる．
5 くる病・骨軟化症の予防には，適度な日光浴や離乳食として卵や魚などのビタミンDを多く含む食品を摂取する必要がある．
6 変形性関節症は，関節軟骨の変性や摩耗により骨棘などの骨増殖性変化や滑膜炎を伴い関節の変形をきたす退行性疾患であり，高齢者の慢性疼痛，運動機能障害の主要な原因となっている．
7 肥満や過体重があると膝関節や股関節に負担がかかり，変形性関節症を悪化させる．適正域に体重を維持するよう指導し，重労働や過度の運動は制限する．
8 加齢に伴う筋肉量の減少と筋力の低下はサルコペニアとよばれ，高齢者の寝たきりや要介護状態などの自立障害をひき起こす大きな原因となる．
9 サルコペニアの予防には，食事のバランスに気を付けながら十分なエネルギーとタンパク質を摂取し，日常生活に運動を取入れることが重要である．

13・1 骨粗鬆症

成因と病態　**骨粗鬆症**は骨密度*1の低下と骨質の劣化により骨強度が低下し，骨折が起こりやすくなる疾患である．

骨はカルシウム，リンを中心とするミネラル成分とコラーゲンを中心とした有機成分*2から構成される．骨に含まれるミネラル成分の量を**骨量**といい*3，骨量は20〜30歳代で最も高くなり（**最大骨量：ピーク・ボーン・マス**），その後，40歳を過ぎたころから加齢に伴い健常な人でも徐々に減少する．女性では閉経後のエストロゲンの低下により骨量の減少幅が大きく，骨粗鬆症に陥りやすく重症化する．

骨は常に骨形成と吸収を繰返しており，これを**リモデリング**とよぶ．骨のリモデリングは古い骨を新しい骨に置き換える現象で，これにより骨の強度と形態が維持される．おもに**骨形成**は**骨芽細胞**，**骨吸収**は**破骨細胞**によって行われる．

骨芽細胞による骨形成と破骨細胞による骨吸収の平衡が崩れ，骨吸収が骨形成を上

*1 骨密度とは骨量を単位面積当たりでみたミネラル量のことで，骨密度の測定は骨量の定量的指標となる．

*2 骨の有機成分の90%はI型コラーゲンで，残りを非コラーゲン性タンパク質（オステオカルシン，オステオネクチン，オステオポンチン，骨シアロタンパク質など）が占める．

*3 骨量は**骨塩量**ともよばれる．骨量が保たれていても骨質が劣化すると骨折が起こる．骨質にはコラーゲンなどの骨基質，石灰化度，骨代謝回転などが関与する．骨の強度の70%は骨密度（骨量）に30%が骨質に依存する．

リモデリング：remodeling

カルシウム代謝と副甲状腺

一般的な成人男子の体内には，およそ 1000 g（1 kg）のカルシウムが蓄えられており*1，その 99% が骨と歯に，残りの 1% が軟部組織と体液に存在する．カルシウムは骨のミネラル成分として骨の強度を保つだけでなく，神経興奮の伝達，筋肉の興奮・収縮，細胞内の情報伝達などの生体機能の維持に重要な役割を果たしている．このため血清カルシウム濃度は，消化管からのカルシウムの吸収と腎臓からの尿中への排泄，そして骨吸収と骨形成によるバランスによって非常に狭い範囲（8.5〜10.5 mg/dL）で厳格に維持されている．骨は 1 日平均 300 mg のカルシウムを取込み，同じ量のカルシウムを血中に放出している．**副甲状腺ホルモン，カルシトニン，ビタミン D** も血清カルシウム濃度の恒常性維持に重要な役割を果たしている．副甲状腺ホルモンは直接骨と腎臓に作用するとともに，ビタミン D の活性化を介して間接的に小腸からのカルシウムの吸収を亢進させ血清カルシウム濃度を上昇させる．カルシトニンは破骨細胞による骨吸収を抑制し，血清カルシウム濃度を低下させる．ビタミン D は小腸，骨，腎臓に働き血清カルシウム濃度を高める．

*1 骨は体を支え動かす器官であるだけでなく，体内のミネラルの貯蔵庫としても重要な役割を果たしている．体内のカルシウムの 99%，リンの 85%，マグネシウムの 50% が骨に蓄えられている．

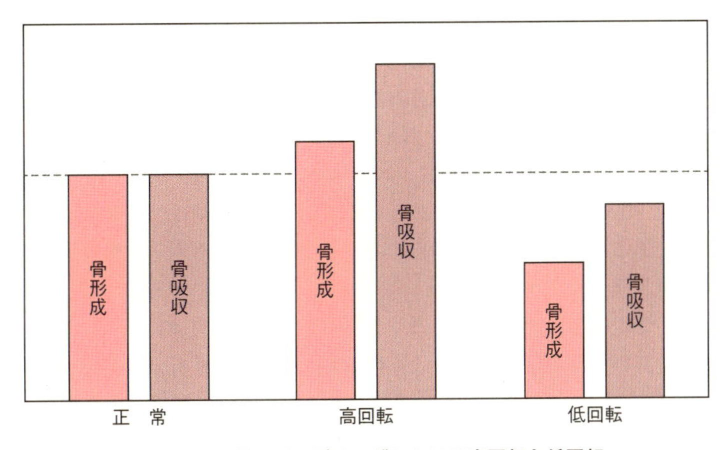

図 13・1 骨のリモデリングにおける高回転と低回転

回ると，骨密度が低下し骨粗鬆症をきたす（図 13・1）．たとえ骨形成が増加してもそれ以上に吸収が増加すれば骨の粗鬆化が進む．骨粗鬆症は高回転型と低回転型に分けられ，閉経や卵巣摘出手術などによってエストロゲンが欠乏した状態では高回転型骨粗鬆症に，加齢に伴う骨粗鬆症では低回転型骨粗鬆症となる．

症 状 臨床症状としては骨折が最も重要である．脊椎や大腿骨近位部（頚部），橈骨遠位端などに好発する．多くは転倒により発生するが脊椎骨折では半数以上が不顕性骨折*2 でいつ骨折したか気づかないことが多い．椎体の圧迫骨折では，身長の低下や腰背部痛をみる．

*2 自覚や症状のない骨折を不顕性骨折という．

診 断 表 13・1 に原発性骨粗鬆症の診断基準を示した．低骨量をきたす**続発性骨粗鬆症**（甲状腺機能亢進症やクッシング症候群，ステロイドやメトトレキサートの内服，関節リウマチ，骨形成不全症など）を除外したうえで脆弱性骨折*3 のある場合とない場合に分けて診断する．低骨量の診断には骨密度計を用いる．

*3 脆弱性骨折とは立った姿勢からの転倒などの軽微な外力によって発生した骨折をいう．

治 療 骨量が増加する成長期に運動を積極的に行い，バランスのよい食事をとることは最大骨量を増加させ，その後の骨粗鬆症の発症や進展を予防する．また，すでに高齢期にあってもカルシウムやビタミン D，ビタミン K，タンパク質などを十分に摂取し，ウォーキングなどの運動を積極的に行う必要がある．骨粗鬆症の危険因子と

骨量減少（骨減少）［low bone mass（osteopenia）］：骨密度が −2.5 SD より大きく −1.0 SD 未満の場合を骨量減少とする．

表 13・1　原発性骨粗鬆症の診断基準[a]

低骨量をきたす骨粗鬆症以外の疾患または続発性骨粗鬆症を認めず，骨評価の結果が下記の条件を満たす場合，原発性骨粗鬆症と診断する．
Ⅰ．脆弱性骨折[†1]あり 1．椎体骨折[†2]または大腿骨近位部骨折あり 2．その他の脆弱性骨折[†3]があり，骨密度[†4]が YAM の 80％ 未満
Ⅱ．脆弱性骨折なし 骨密度[†4]が YAM の 70％ 以下または −2.5 SD 以下

†1　軽微な外力によって発生した非外傷性骨折．軽微な外力とは，立った姿勢からの転倒か，それ以外の外力をさす．
†2　形態椎体骨折のうち，3 分の 2 は無症候性であることに留意するとともに，鑑別診断の観点からも脊椎 X 線像を確認することが望ましい．
†3　その他の脆弱性骨折とは，軽微な外力によって発生した非外傷性骨折で，骨折部位は肋骨，骨盤（恥骨，坐骨，仙骨を含む），上腕骨近位部，橈骨遠位端，下腿骨．
†4　骨密度は原則として腰椎または大腿骨近位部骨密度とする．また，複数部位で測定した場合にはより低い ％ 値または SD 値を採用することとする．
YMA：若年成人平均値（腰椎では 20〜44 歳，大腿骨近位部では 20〜29 歳）
a）“原発性骨粗鬆症の診断基準（2012 年度改訂版）”，*Osteoporosis Japan*，**21**（1），p.9〜21（2013）より．

なる運動不足や喫煙，アルコールの過剰摂取といった生活習慣の是正も重要である．

薬物療法としては，カルシトニン製剤，ビスホスホネート製剤，活性型ビタミン D_3 製剤，女性ホルモン製剤，選択的エストロゲン受容体モジュレーター，副甲状腺ホルモン，抗 RANKL 抗体薬などがある．カルシトニン製剤は骨粗鬆症に伴う疼痛の改善に有効である．強力な骨吸収抑制作用をもつビスホスホネート製剤は，骨粗鬆症治療の第一選択薬として用いられる．

RANKL：receptor activator of NF-κB ligand

栄養評価　骨粗鬆症の栄養評価では，骨折の危険因子（表 13・2）を念頭においた詳細な問診が必須である．具体的には骨粗鬆症に関連した骨折の症状や現在の日常生活動作（ADL）に加えて，骨粗鬆症の家族歴や骨折の既往，続発性骨粗鬆症と関連する疾患を含めた既往歴や服薬状況，日常の食事内容，飲酒や喫煙といった嗜好品，運動の頻度および程度などである（表 13・3）．

表 13・2　骨折の危険因子

- 低骨密度
- 骨密度とは独立した危険因子
  - 既存骨折
  - 喫　煙
  - 飲　酒
  - ステロイドの使用
  - 骨折の家族歴
  - 運動の不足
- 骨密度を介した危険因子
  - や　せ
  - カルシウム摂取の不足

表 13・3　骨粗鬆症における問診項目[a]

項目
症状および日常生活動作（ADL）
年齢および閉経時期
既往歴および現在治療中の疾患
過去の骨粗鬆症検査の有無と結果
服薬状況
骨粗鬆症・骨粗鬆症性骨折の家族歴
骨折の既往
食事内容
嗜好品
運動の頻度および程度
子どもの有無

a）細井孝之・福永仁夫 編，折茂一肇 監修，“骨粗鬆症検診・保健指導マニュアル 第 2 版”，ライフサイエンス出版（2014）より．

身体計測では身長と体重を計測し，やせや過体重の有無を評価する．椎体骨折では身長低下がみられるため，身長は自己申告によらず実測する．脊柱変形をもつ女性では骨粗鬆症を合併する頻度が高いため，脊柱変形の有無を観察する．

食事療法 カルシウム，ビタミンD，ビタミンKは健全な骨代謝に必須の栄養素である．カルシウムの摂取が少ない場合は，摂取量を増やすことで骨粗鬆症の予防効果が期待できる．骨粗鬆症の治療では1日700～800 mgのカルシウム摂取が勧められている．ビタミンDも骨代謝に重要な役割を果たしており，ビタミンDを多く含む魚類の摂取や1日15分程度の日光浴も必要である．ビタミンKは骨芽細胞の骨形成を促進させ，同時に骨吸収を抑制する．ビタミンKは納豆や緑葉野菜に多く含まれており，不足が推測される場合はこれらの食品の摂取を勧める．

また，ビタミンB_6，ビタミンB_{12}，葉酸はホモシステインの代謝に関わるビタミンである．これらのビタミンの摂取が少なくなると血中のホモシステイン濃度が上昇する．高ホモシステイン血症は骨密度とは独立した骨折の危険因子であることが知られており，適量のビタミンB_6，ビタミンB_{12}，葉酸を摂取する必要がある．

このように骨粗鬆症の食事療法ではカルシウムだけでなく栄養素全体のバランスを考慮した指導が必要である．

患者教育 骨粗鬆症の発症を予防するには成長期に可能な限り高い最大骨量（ピーク・ボーン・マス）を獲得する必要がある．そのため成長期にはカルシウムやビタミンDなどの栄養素を十分に摂取し，強度のある運動を行うよう指導する．中高齢期においてはやせによって骨折のリスクが高まるため，適正体重を維持しバランスのとれた食事を摂取するよう指導する．運動も重要で，背筋の筋力強化やバランス訓練は骨粗鬆症による骨折予防に有効である．

13・2 骨軟化症・くる病

成因と病態 骨や軟骨の石灰化が遅延し，類骨量が過剰になることにより起こる．

骨の形成には，骨芽細胞が基質となる類骨を分泌し，7～10日して石灰化が起こる．カルシウム代謝に必要な**ビタミンD**が不足すると骨の石灰化が障害され，**くる病・骨軟化症**を発症する．骨成長期の骨端線閉鎖前に起こると**くる病**，骨端線閉鎖後に起こると**骨軟化症**となる．

生体内へのビタミンDの供給は，紫外線による7-デヒドロコレステロールからの変換と，卵や魚料理などの食事からの摂取が主である．日光浴の不足や食事の偏りなどがビタミンD不足の原因となる．また，胃切除や小腸広汎切除，胆道閉塞などによる吸収障害でもみられる．

症状 石灰化障害による骨強度の低下から，骨痛，関節痛，歩行障害，脆弱性骨折などがみられる．骨端線が閉鎖していないくる病では，骨格の変形や低身長がみられる．生後1年以上の歩行開始後には，下肢が荷重に耐えきれず変形しO脚になる．低カルシウム血症になるとテタニーや全身けいれんを起こすことがある．

テタニー：低カルシウム血症による神経や筋肉の異常興奮で，手足や口唇のしびれ感，けいれん，trousseau（トルソー）徴候（母指球と小指球の収縮により，母指と小指が内転）などがみられる．

診断 血液検査では血清カルシウム濃度の低下を認める．血清カルシウム濃度の低下により二次的に副甲状腺ホルモンの合成・分泌が亢進する．X線検査では，骨幹部における骨陰影濃度の低下や骨皮質の菲薄化がみられる．また，骨芽細胞による産生増加のため，血清アルカリホスファターゼ（ALP）が上昇する．

治療 ビタミンD欠乏による場合には活性型ビタミンD_3製剤が，低リン血症を伴う場合には活性型ビタミンD_3製剤と経口無機リン製剤が投与される．低カルシウム血症が持続する場合にはカルシウムを投与する場合もある．

表 13・4　ビタミンD を多く含む食品

食品名	含有量（μg）
アンコウ肝	44.0/1人前(40g)
サ　ケ	32.0/1切れ(100g)
マイワシ	19.2/1人前(60g)
ウナギ蒲焼	19.0/1串(100g)
サンマ	14.9/1尾(100g)
イクラ	8.8/大匙1杯(20g)
しらす干し	3.7/大匙1杯(8g)
舞　茸	2.5/1/2袋(50g)
卵　黄	0.9/1個(16g)

食事療法・患者教育　飽食の時代となった現在において，くる病や骨軟化症は非常にまれな疾患と考えられてきた．しかし近年，紫外線対策の普及や母乳栄養の推進，食物アレルギーへの対策などによりくる病が増加している．母乳に含まれるビタミンDは人工乳に比べ少なく，母乳栄養のみでは欠乏する．日焼けしない程度の日光浴や，離乳食として卵や魚などのビタミンDを多く含む食品（表13・4）を摂取することが重要である．日本人の食事摂取基準（2015年版）では，ビタミンDの摂取目安量を0歳児で5.0 μg/日，成人で5.5 μg/日としている．また，カルシウムの十分な摂取も必要である．

13・3　変形性関節症

成因と病態　関節疾患のなかで変形性関節症は最も頻度が高く，高齢者の慢性疼痛，運動機能障害の主要な原因となっている．変形性関節症は関節軟骨の変性や摩耗により骨棘などの骨増殖性変化や滑膜炎を伴い関節の変形をきたす退行性疾患である．病因としては加齢に加え，女性，肥満，外傷，関節炎の既往などが危険因子となる．股関節や膝関節に負担のかかる職業やスポーツが原因になることもある．

骨棘：何らかの刺激により骨の一部が増殖し棘状に突出したもの．

症状　運動時や荷重時に疼痛がみられる．病状が進行すると安静時や夜間にも疼痛がみられるようになる．関節可動域の制限や関節の変形により日常生活にも支障をきたすようになる．滑膜炎が合併すると関節液の貯留がみられる．

診断　単純X線検査が有用である．関節裂隙の狭小化，骨棘形成，骨硬化像などがみられる．

治療　肥満や過体重があると膝関節や股関節に負担がかかり，変形性関節症を悪化させる．適正域に体重を維持するよう指導し，重労働や過度の運動は制限する．一方，ウォーキングやプール歩行，体操などの全身運動は膝関節症の予防に有効である．

足底板（足の底に入れる中敷き）や関節周囲のサポーターは関節を矯正し，関節への負担軽減に役立つ．

薬物療法としては，おもに疼痛や腫れを軽減させる目的で非ステロイド系抗炎症薬（NSAID）の内服や湿布剤が用いられる．また，関節液の成分であるヒアルロン酸の注射は，関節の可動性を円滑にし，疼痛の軽減にも有効である．炎症が強い場合にはステロイドを関節内に注射する場合もある．

これらの治療によっても症状が改善しない場合には，関節鏡を用いて関節内を洗浄する関節鏡視下手術や人工関節置換術が行われる．

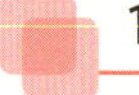

13・4　サルコペニア

成因と病態　加齢に伴う筋肉量の減少と筋力の低下は**サルコペニア**とよばれ*，高齢者の寝たきりや要介護状態などの**自立障害**をひき起こす大きな原因となる．サルコペニアの発症には，低栄養，活動性の低下，加齢に伴う生体内のホルモンバランスの変化や炎症性サイトカインの上昇，酸化ストレスなどさまざまな要因が複合的に関与すると考えられている．

筋肉の発達は20歳代がピークとなり，以後はわずかずつ年々減少する（60歳までは毎年約1%，それ以降は約2%）．その減少速度は低栄養や活動性の低下により加

*　筋肉減少症は，sarco = muscle（筋肉），penia = lack of（欠乏）から**サルコペニア**（sarcopenia）とよばれる．また，サルコペニアはやせた高齢者に限った病態ではない．肥満があっても筋肉量の少ないサルコペニアがみられ，sarcopenic obese とよぶ．

自立障害：loss of independence

速する．高齢者の寝たきり予防や健康寿命の延長，QOL（生活の質）の向上には，サルコペニアの進行を予防することが重要である．

症状・診断 筋肉量の減少に筋力の低下または歩行速度などの身体能力の低下がみられた場合にサルコペニアと診断する（表 13・5）．筋肉量の評価には，一般的な身体計測法である上腕囲，上腕筋囲，下腿最大周囲長が用いられるが，詳細に筋肉量を評価する場合は，インピーダンス法や DEXA 法，CT 検査などが用いられる．アジア人におけるサルコペニア診断のためのカットオフ値として，歩行速度が 0.8 m/秒未満，握力が男性で 26 kg 未満，女性で 18 kg 未満，骨格筋指数（SMI）が男性で 7.0 kg/m^2 未満，女性で 5.4 kg/m^2 未満（DEXA 法），5.7 kg/m^2 未満（インピーダンス法）があげられる．

DEXA 法：二重エネルギー X 線吸収法（dual energy X-ray absorptiometry）．異なる 2 波長の X 線を照射し，その減衰率から組織の構成成分を推定する方法．骨密度および骨塩量の測定に用いられてきたが，除脂肪量（筋肉量）の推定にも用いられている．

SMI（skeletal muscle index）：インピーダンス法や DEXA 法で測定した四肢骨格筋量（kg）を身長（m）の 2 乗で除した値．

表 13・5 サルコペニアの診断
1）筋肉量の減少
2）筋力の低下（握力など）
3）身体能力の低下（歩行スピードなど）
診断は上記の項目 1 に加え項目 2 または項目 3 を併せもつ場合

治 療 食事のバランスに気を付けながら十分なエネルギーとタンパク質を摂取し，日常生活に運動を取入れることが重要である．ビタミン D が発症予防に有効との報告もみられる．

栄養評価 サルコペニアは，高齢者がもつ基礎疾患により急速に加速する．たとえば変形性膝関節症や関節リウマチなどでは，関節痛により運動が制限され筋肉量の減少が加速する．うっ血性心不全や慢性閉塞性肺疾患では呼吸苦により食事摂取量が減少し筋タンパク質合成に必要なエネルギーやタンパク質が不足しサルコペニアが進行する．このためサルコペニアの栄養評価では，合併する基礎疾患について詳細に問診する必要がある．また，服薬状況，食事の内容，運動習慣の有無，外出の頻度や範囲，認知症の有無などについても問診が必要である．身体計測としては，身長，体重に加え，上腕囲（AC），上腕筋囲（AMC），上腕三頭筋部皮下脂肪厚（TSF）下腿最大周囲長（CC）を計測する．可能であれば体組成計などで筋肉量を実測する．

食事療法 サルコペニアの予防には，筋肉量の維持に必要な十分なエネルギーとタンパク質を摂取する必要がある．タンパク質の摂取量には個人差が大きいが，食事摂取基準における推定平均必要量の摂取では不十分であることが多い．個々の症例の筋

廃用症候群とフレイル

寝たきりのような安静状態が長期に続くと，筋肉の萎縮，関節の拘縮，褥瘡，骨粗鬆症，起立性低血圧，括約筋障害（便秘や尿便失禁），意欲の低下などさまざまな身体機能の低下がみられ，**廃用症候群**とよばれる．

フレイルとは，老化に伴う生体機能や予備能力の低下によりさまざまな健康障害に陥りやすくなった状態をいう．一般的には要介護状態に至る前段階と捉えられている．実際にフレイルをもつ高齢者では，日常生活機能障害，施設入所，疾病の発症，入院などの健康障害をもつものが多く，生命予後も不良である（第 23 章 老年症候群を参照）．

肉量，窒素バランス，これまでの摂取量などから個別に適正量を推定するべきである．摂取エネルギーが不足すると筋タンパク質の異化が亢進し筋肉量は減少する．また，やせた高齢者では窒素バランスが負であることが多く，腎機能の許す範囲でタンパク質の摂取量を増やす．筋タンパク質の合成に必須の分枝アミノ酸を栄養補助食品として摂取するのも一つの方法である．

患者教育　食事の内容が偏らないよう注意しながら十分なエネルギーとタンパク質（肉や卵，乳製品など）を摂取して低栄養を防ぐこと，また適度な運動を日常生活に取入れることがサルコペニアを予防し，健康寿命の延長につながることを理解してもらう．

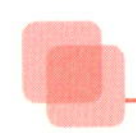

13・5　ロコモティブシンドローム

成因と病態　**ロコモティブシンドローム***とは，“運動器の障害”により移動機能の低下をきたし，進行すると介護が必要となるリスクが高くなる状態をいう．運動器の障害には，加齢に伴う運動器自体の疾患として変形性関節症や骨粗鬆症による円背，易骨折性，変形性脊椎症，脊椎管狭窄症などがあり，運動器の機能不全として筋力低下，持久力低下，反応時間の延長，バランス能力低下などがある．ロコモティブシンドロームは運動器の障害が要介護状態や寝たきりの原因になることを，広く国民に知ってもらうための概念である．

＊　ロコモティブ（locomotive）とは“運動の”，“機関車”という意味をもつ．ちなみに蒸気機関車は steam locomotive で SL となる．

症状・診断　ロコモティブシンドロームに該当するかどうかは，**ロコチェック**（表13・6）と**ロコモ度テスト**により自己判定する．**ロコチェック**では，7 項目のどれか一つでも該当すればロコモティブシンドロームの可能性があると判定する．**ロコモ度テスト**は，① **立ち上がりテスト**（片脚または両脚で決まった高さから立ち上がれるかを判定する），② **2 ステップテスト**（大股での歩幅を測定し，下肢の筋力・バランス能力・柔軟性などを含めた歩行能力を総合的に評価する），③ **ロコモ 25**（身体の痛み・しびれや，日常生活で感じる困難さなどについての 25 の質問）の三つのテストからなる．

表 13・6　ロコチェック
1）片足立ちで靴下がはけない
2）家の中でつまづいたり滑ったりする
3）横断歩道を青信号で渡りきれない
4）階段を上るのに手すりが必要
5）15 分くらい続けて歩けない
6）2 kg 程度の買い物（1 L の牛乳パック 2 個程度）をして持ち帰るのが困難である
7）家のやや重い仕事（掃除機の使用や布団の上げおろしなど）が困難である

治療　運動器の障害を生じさせている基礎疾患の治療を行う．ロコモティブシンドロームでは，運動器の衰えを予防するための運動（開眼片脚起立，スワットなど）を行い，同時に骨粗鬆症の予防や筋肉維持のための食事療法を行う．

14 免疫・アレルギー疾患

1 食物アレルギーとは，特定の食物に感作されて，主としてⅠ型アレルギーもしくはⅣ型アレルギーを介して生じる臨床症状である．

2 おもな食物アレルゲンは，鶏卵，牛乳，小麦，エビ，落花生，そば，カニなどである．

3 幼児は消化機能が未熟なため，ヘルパーT細胞のうちTh2細胞が優位であるなどの理由で食物アレルギーを起こしやすい．

4 鶏卵，乳製品，小麦などによる食物アレルギーは，一般的に年齢が高くなるにつれて軽快治癒していく．これをアウトグロー（耐性獲得）という．

5 食物アレルギーの治療のポイントは，正確に食物アレルギーの診断をすることと，食物アレルゲンが判明したら，その食物を除去すること（除去食療法）である．

6 膠原病では感染症および副腎皮質ステロイド薬使用に伴う合併症に対する食事療法・指導が重要である．強皮症は消化器症状が多くみられ，栄養状態の評価・食事内容・回数などの指導が特に必要となる．

7 HIV感染者で免疫抑制状態にある場合には，加熱した食品の摂取，手洗い，食器や調理器具の洗浄・消毒などを十分に指導する．

14・1 食物アレルギー

食物アレルギーとは，ある特定の食物に感作されて主としてⅠ型アレルギーもしくはⅣ型アレルギーを介して生じる臨床症状であり，その多くは乳幼児が対象である．

成因 ある特定の食物（表14・1）に感作されやすい遺伝的要因と環境要因*が関係すると考えられている．

* たとえば，ペットを飼っているかどうかや家業などが環境要因としてあげられる．

表14・1 おもな食物アレルゲン[a)]

食物	タンパク質
牛乳	カゼイン，βラクトグロブリン，αラクトアルブミン
鶏卵	オボムコイド，オボアルブミン，リゾチーム
小麦	α-アミラーゼインヒビター，グルテン
エビ	トロポミオシン
落花生	ビシリン，グリシニン，コングルチン
魚	パルブアルブミン

a) 柘植郁哉 著，“よくわかる食物アレルギーの基礎知識”，(独)環境再生保全機構より改変．

消化管は，食品を含め細菌やウイルスなどの種々の抗原が侵入するところである．したがって，ヒトはすべてを異物として認識するのではなく，ヒトにとって必要である食物に対しては異物として認識しないよう**免疫学的寛容**という機構が備わっている．食物アレルギーでは，この免疫学的寛容という機構に破綻をきたしていると考えられ，ある特定の食物に対して過敏反応を示すようになっている．口から摂取された食物抗原（**アレルゲン**）は，腸管に入り絨毛上皮細胞，マクロファージ，樹状細胞などの抗原提示細胞を介し抗原提示される．このシグナルの大きさ，CD8 陽性細胞，CD4 陽性細胞および B 細胞への抗原刺激伝達の平衡が保たれている状態では食物に対する過剰反応は生じないと考えられる．しかし幼児は，

① 腸管から分泌される分泌型 IgA が少なく，異物（抗原）の侵入が容易である．
② 生理的に腸管の構造が未熟であり，小腸絨毛上皮細胞間の密な結合が壊れやすい．
③ 消化機能が未熟なため，抗原提示されやすい状態で食物が小腸に達しやすい．
④ ウイルス性腸炎に罹患することが多く，小腸粘膜損傷をきたし，消化管粘膜に存在する免疫担当細胞が活性化されやすい．
⑤ ヘルパー T 細胞のうち Th2 細胞が優位である．

などの特徴がある．したがって，未消化の高分子物質が小腸管腔側より消化管粘膜内に侵入し，抗原提示の増強，CD8 陽性細胞の活性低下や CD4 陽性細胞の活性の増強などが生じ，免疫学的寛容が破綻していくと考えられる．

そのほか，本来の食物アレルギーと異なり，食物中のヒスタミンやロイコトリエン含量の多い仮性アレルゲン（ホウレンソウやぬめりもの，アクの強いものなど）もある．

口腔アレルギー症候群（oral allergy syndrome，OAS）

口腔アレルギー症候群とは，口腔粘膜に限局した IgE 抗体を介した接触型じんましんで，特殊型アレルギー反応である．生の野菜・果物がおもな原因である．花粉症に合併することが多い．ラテックスアレルギーのある人ではアボガド，クリ，バナナなどと交差反応してアナフィラキシーが誘発される場合がある．

ラテックスアレルギー：天然ゴム（natural rubber latex）製品に接触することによって起こるじんましん，アナフィラキシーショック，喘息発作などの即時型アレルギー反応をいう．

＊　アナフィラキシーは，“アレルゲンなどの侵入により，複数臓器に全身性にアレルギー症状が惹起され，生命に危機を与えうる過敏反応”と定義され，血圧低下や意識障害を伴う場合を**アナフィラキシーショック**という．

食物経口負荷試験（oral food challenge test，OFC）：この負荷試験を行ってはいけない食物アレルゲンはないが，いずれのアレルゲンの負荷も危険を伴うため，アレルギー専門医のいる病院で入院してアナフィラキシーショックなどが起きても対処できる体制を整えて実施すべきである．

減感作治療：医師の管理のもとで原因となる食物を毎日少しずつ摂取する治療．

病態　**アナフィラキシー**様の臨床症状＊，すなわちショック症状・呼吸困難・嘔吐・腹痛・発疹などの急性の症状と，喘鳴・嘔吐・腹痛・下痢・発疹など反復性で慢性に経過する臨床症状がある．急性に現れる症状は主として **I 型アレルギー**（**即時性**，IgE 抗体や肥満細胞が関与）が関係していると考えられている．一方，慢性に現れる症状は主として，**Ⅳ 型アレルギー**（**遅延性**，細胞性免疫が関与）が関係しているといわれている．乳児期の湿疹のなかには，食物アレルギーが関与することがある．寛解・増悪を繰返し慢性に経過する湿疹の代表は，小児のアトピー性皮膚炎である．また慢性に現れる症状として，慢性の下痢など消化器症状を呈する場合もある．しかし食物アレルギーの病態については，なお不明なことも多い．

診断と治療　食物アレルギーの治療のポイントは，

① 正確に食物アレルギーを診断する
② 食物アレルゲンが判明したら，その食物を除去する（**除去食療法**）．
③ 食物アレルゲンを加工した低アレルギー食品があれば，上手に利用する．

などである．現在最も確実な食物アレルギー診断法は，疑わしい食物を少量ずつ食べさせて臨床症状の発現をみる**食物経口負荷試験**である．

臨床的には，保護者が記載する食物日記は大変参考になる．また，血清特異 IgE 抗体もある程度は参考になる．

また，最近では原因となっている食物による少量の**減感作治療**が試みられている．

それに加えて食物アレルゲンの消化管上皮からの吸収を防ぐクロモグリク酸ナトリウムなどの抗アレルギー薬の投与が考慮される場合もある．

食物アレルギーは，病態の項で述べたように，特に乳幼児においては，消化管の構造・機能が未熟であることと，ヘルパーT細胞のうちTh2が優勢であることなどにより起こる．したがって，鶏卵，乳製品，小麦などによる食物アレルギーは一般的に年齢が高くなるにつれて軽快治癒していく*1．これを**アウトグロー**（**耐性獲得**）という．しかしながら，食物アレルギーによりアナフィラキシーショックを起こした場合など，重症例は原則として一生その原因食物の除去が必要と考えられている．

*1 鶏卵，牛乳，小麦，大豆は，3歳までに50%，学童期までに80～90%が自然に耐性を獲得する．

アナフィラキシーショックを起こさない限りにおいて，食物アレルギーの予後は良く，小児の場合6歳以降軽快していくが，仮に食物アレルギーそのものが軽快したとしても，アトピー性皮膚炎や気管支喘息などのアトピー性疾患の形をとって臨床症状が現れることがある．このようにアレルギー疾患が年齢を追って変化することを**アレルギーマーチ**という．アレルギーマーチに対して，食物アレルギーの原因となっている食物の除去（食事療法）が果たして有効かについては，現在否定的見解が主流となっている．

栄養評価 栄養評価の主たるものは，ごく軽微な皮膚症状からアナフィラキシーショックまで多岐にわたる呼吸器症状，消化器症状などの食物アレルギーによる症状の発現がないよう，アレルゲンとなる食物を除去できているかどうかである．つまり食物アレルギーの栄養評価とモニタリング上で重要なことは，食物アレルギーの呈する臨床症状である．たとえば血液検査における特定の食物に対する特異IgE抗体などはモニタリングとしては必ずしも適していない場合もある．

特定の食物に対するIgE抗体：鶏卵，牛乳，小麦などの食物アレルゲンが抗原提示細胞（マクロファージや樹状細胞）と遭遇するとその情報がヘルパーT細胞に伝えられ，Bリンパ球によりそれぞれの食物アレルゲンに特異的な抗体がつくられる．この抗体はI型アレルギーに関係し，IgE抗体とよばれる．

また小児においては，保護者の過度の食物除去によって，成長・発育障害を起こさないよう身長・体重を定期的に測定する．そして必要により，体脂肪量・血清プレアルブミン測定などの栄養マーカーで成長・発育の評価をする．また過度の食物除去により，乳幼児の成長に重要なミネラル（カルシウムなど），ビタミン（ビタミンDなど）や微量元素（鉄・銅・亜鉛）の不足に陥らないよう*2発達評価を行うとともに，必要によってはこれらの血中濃度を測定・評価し，成長・発育障害や微量元素欠乏症とならないようにする．

*2 乳製品の除去によるカルシウム不足，魚類（さんま，いわしなど）の除去によるビタミンDの不足，卵黄の除去による鉄の不足などに注意が必要である．

食事療法 **除去食療法**については，まずその適応は以下の場合である．

① 極少量の摂取でもアナフィラキシーショックを起こす場合
② 臨床症状が中等度～重症で，そのため日常の生活に支障をきたす場合
③ クロモグリク酸ナトリウムといった抗アレルギー薬などの予防的薬物療法にあまり効果が認められない場合

除去食療法は，原因食品を食材として用いない調理が基本となる．加熱など調理による低アレルゲン化や，低アレルゲン化食品および代替食品（卵→とうもろこしなど）を用いることにより豊かな食生活が可能となる．

ついで問題となるのが，除去食療法の程度と中止時期である．除去食療法の程度は，アナフィラキシーショックなど臨床症状が強い場合は，加工食品も含め厳重に除去する必要がある．一方，臨床症状が中等度以下の場合には，特定の食物を十分に加熱処理するのみとし，加工した食品は摂取可能となる場合もある．そして除去すべき食物の代用となる食品や低アレルギー食品をうまく利用するよう指導する（表14・2）．除去食療法をいつごろ中止したらよいのかの一定の基準はない．症状の強さ，アレルゲンの強さにより当然異なるが，最低1～2年は除去した方がよい．除去した食

表 14・2　除去食の方法（卵・牛乳）

	食べられないものの例	代替および除去の例
卵および その製品	• 鶏卵（生卵・半熟卵は特に注意）	
	• 卵を使用した料理・菓子類	
	卵焼き，オムレツ	
	茶碗蒸し，卵豆腐，プリン	ゼラチンや寒天を使って固める．
	練り製品，ハムなどの肉加工品	
	ハンバーグなど挽肉料理のつなぎ	デンプン（片栗粉など）や，じゃがいもやれんこんなどのすりおろし，豆腐などを使う．
	揚げ物の衣，天ぷら粉	小麦粉やデンプンを使って揚げる．
	ホットケーキ，カステラ	重曹やベーキングパウダーを用いてふっくらさせたり，バターや牛乳，豆乳などを多めに加えてしっとりさせる．
	アイスクリーム，カスタードクリーム	
	• 卵を原料とする調味料	
	マヨネーズ	
牛乳および その製品	• 牛乳	豆乳
	• 粉ミルク	アレルギー用ミルク
	• 乳製品	
	ヨーグルト	
	チーズ，バター，マーガリン	牛乳不使用のマーガリン
	生クリーム，練乳	豆乳のホイップクリームやココナッツミルク
	• 乳を含む飲料 乳酸菌飲料，ミルクセーキ，コーヒー牛乳	緑茶，紅茶など牛乳不使用の飲料を飲んだり，牛乳の代わりに豆乳を使用する．
	• 牛乳・乳製品を使用した料理・菓子類	
	シチュー（市販のルー），グラタン	じゃがいもやかぼちゃを煮崩してポタージュ状にしたり，乳成分の入っていないマーガリンと小麦粉や米粉でルーをつくる．
	アイスクリーム	
	パン類，ビスケット，ウエハースなど	

物を再び与える場合は，できるだけ熱処理など加工し，少量ずつ症状をみながら与えるようにする．1～2 カ月様子をみて，少しずつ，食べたための蓄積反応がないかどうか確認し，症状の再発がなければ与える量を増やしていく．そして，少しずつゆっくりと 1 年くらいの期間をかけて通常の食生活に戻していく．ただしアナフィラキシーショックを起こした場合は，除去食緩和や抗アレルギー剤による予防効果は期待できないため，厳密な除去食療法を続ける必要がある．

代替食の例として，卵→とうもろこし，かぼちゃ，牛乳→豆乳，ココナッツミルク，小麦→米，雑穀（きび，あわなど），いも類，などがあげられる．

1）**鶏卵アレルギー：** 乳幼児の食物アレルギーのなかでも最も頻度が多い．特に三大アレルギー（アトピー性皮膚炎・気管支喘息・アレルギー性鼻炎）を有する家系においては，離乳食として鶏卵を摂取すると皮膚の発赤，膨疹，そう痒感などの皮膚症状・嘔吐，下痢などの消化器症状などの即時型反応を示すことが多い．鶏卵アレルギーでも，鶏卵と同じタンパク質を含む食品で代替は可能である．

牛乳アレルギー治療用ミルク： 牛乳タンパク質（カゼインおよび乳清タンパク質）を酵素分解し，アレルゲン性を十分に低減したミルク．

2）**牛乳アレルギー：** 牛乳は鶏卵につぎ 2 番目に多い食物アレルゲンである．良質のタンパク質や，カルシウムを含んだ食品であるので，牛乳アレルギーでは特にカルシウム不足に注意が必要である．牛乳アレルギーの小児に対しては，牛乳タンパク質を加工した牛乳アレルギー治療用ミルクを用いる．

3）**小麦アレルギー**：パンや麺類の消費量が増えたために，鶏卵，牛乳についで3番目に多い食物アレルゲンである．自然耐性を獲得しやすく，**食物依存性運動誘発アナフィラキシー**を起こす食物アレルゲンの一つである．

鶏卵，牛乳，小麦に加えて，そば，落花生，エビ，カニの7品目については，**特定原材料**としてこれらを含む食品に表示が義務づけられている．

患者教育　食物アレルギーにおいて最も重要なことは，食物アレルギーの診断である．診断を確実にするために，保護者に食物日記をつけるように指導する．また不適切な食事制限のないよう，医師・管理栄養士を中心としたコメディカルスタッフにより除去食指導を繰返し行う．

食物依存性運動誘発アナフィラキシー：学童期から成人期にかけて発症する．原因食物を摂取後，運動を行ったときにアナフィラキシーを起こすもので，食物摂取単独・運動負荷単独では症状を認めない．小麦，甲殻類が大半を占め，約50%にアナフィラキシーショックを認める．

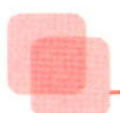

14・2 膠原病，自己免疫疾患

本来外敵に対して働く免疫反応が自己の成分に対して反応してしまう病的な状態を**自己免疫疾患**といい，バセドウ病や自己免疫性溶血性貧血などの**臓器特異的自己免疫疾患**と，**全身性自己免疫疾患**に大別される．

膠原病は代表的な**全身性自己免疫疾患**であり，四肢や手指などに関節炎が生じる**関節リウマチ**は，最も頻度が高い．そのほか，全身の臓器障害を示す**全身性エリテマトーデス**，筋肉に炎症を生じる**多発性筋炎・皮膚筋炎**，皮膚や臓器が硬化する**強皮症**（**全身性硬化症**），**結節性多発動脈炎**，リウマチ熱が古典的な膠原病に含まれる．

14・2・1 関節リウマチ（RA）

関節リウマチ：rheumatoid arthritis，RA

成因と病態　関節リウマチの発症には遺伝的要因と，喫煙・歯周病などの環境要因の双方が関与する．リンパ球，好中球，滑膜細胞，破骨細胞などが病態を形成する．関節リウマチを発症した関節（罹患関節）内にはパンヌスとよばれる増殖した滑膜組織が認められ，骨・軟骨を破壊し，関節の変形，機能障害を呈する．

症 状　微熱，倦怠感などの全身症状，関節症状，臓器症状（関節外症状）を示す．罹患関節には，腫脹（柔らかい腫れ），圧痛（押したときの痛み），熱感（皮膚音の上昇），運動時の痛みが認められる．関節外症状として間質性肺炎（肺胞壁の炎症）の頻度が高く，予後に影響する．合併症として感染症，骨粗鬆症，心血管疾患が特に重要である．

表 14・3 関節リウマチの分類基準（2010年）の概略

1. 腫脹・圧痛を認める関節部位，数を点数化（0～5点）
2. リウマトイド因子，抗シトルリン化ペプチド抗体の出現の有無，抗体価を点数化（0～3点）
3. 滑膜炎の持続期間が6週を超えるか（0～1点）
4. 炎症反応（CRPと赤血球沈降速度）が陽性か（0～1点）

1箇所以上の関節に臨床的滑膜炎を認め，他疾患を除外でき，加算した点数が6点を超える場合に関節リウマチと診断される．

診 断　関節症状に関する問診，診察，血液検査での自己抗体（リウマトイド因子・抗環状シトルリン化ペプチド抗体（抗CCP抗体））および炎症反応（C反応性タンパク質，赤沈），関節画像診断（単純レントゲン写真，超音波）を行い，米国リウマチ学会・欧州リウマチ学会関節リウマチ分類基準を参考に総合的に判断する（表14・3）．

治療 患者のQOLの改善を目標に，患者教育，薬物治療，リハビリテーション，手術療法を用いて治療する．治療の中心は薬物治療であり，メトトレキサートをはじめとする抗リウマチ薬を用いて，関節リウマチの炎症に基づく症状および所見が消失した状態（臨床的寛解）を達成する．メトトレキサートなどの通常の抗リウマチ薬では効果が不十分な場合には，生物学的製剤，ヤヌスキナーゼ阻害薬などを用いる．

栄養評価・食事療法 炎症による全身状態不良や低栄養状態が持続すると感染症にかかりやすい．関節炎・運動量減少・ステロイド薬使用によって，骨粗鬆症および骨折リスクの増加，心血管疾患リスクの増加をきたす．これらに対する栄養評価・食事療法が必要となる．

全身性エリテマトーデス: systemic lupus erythematosus，SLE

14・2・2 全身性エリテマトーデス（SLE）

成因と病態 複数の遺伝的要因に，性ホルモン，紫外線，感染などの環境要因が加わって発症する代表的な自己免疫疾患である．DNAおよび細胞の核を構成するタンパク質に反応するリンパ球が出現し，自己成分に対する抗体（抗核抗体，抗DNA抗体など）が産生され，免疫複合体形成・組織への沈着・補体活性化などを通じて，臓器障害をひき起こす．

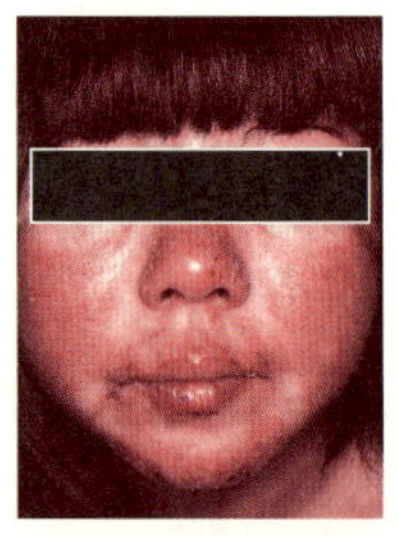

図 14・1 蝶形紅斑 鼻梁を超えて頬骨突起部を覆う連続した左右対称の浮腫性紅斑で，鼻唇溝を避ける傾向がある．[写真は，竹内病院 竹内明輝氏のご厚意による]

症状 発熱・倦怠感・リンパ節腫脹・体重減少などの全身症状，皮膚・粘膜症状，腎症状，血液症状，中枢神経症状をはじめとして，全身に症状が出現しうる．皮膚症状として蝶形紅斑（ちょうけいこうはん）（図14・1）と円板状ループス疹が典型的である．糸球体腎炎（**ループス腎炎**）は全身性エリテマトーデスできわめて頻度が高い臓器病変で，タンパク尿・血尿・尿沈渣異常を認める．白血球減少，血小板減少，溶血性貧血などの血液障害の頻度も高い．中枢神経症状には痙攣，急性錯乱状態，認知機能障害，気分障害，不安障害などが含まれる．

診断 全身性エリテマトーデスの診断は，特徴的な臨床症状と検査所見があれば難しくはない．米国リウマチ学会改訂分類基準を用いて診断する（表14・4）．この基準は，頬部紅斑，円板状紅斑，光線過敏症，口腔内潰瘍，関節炎，漿膜炎，腎障害，神経障害，血液学的異常，免疫学的異常，抗核抗体で構成されている．

表 14・4 全身性エリテマトーデスの分類基準（1987年）

皮膚粘膜病変	1	蝶形紅斑
	2	円板状皮疹
	3	日光過敏症
	4	口腔内潰瘍
関節病変	5	関節炎
漿膜炎	6	胸膜炎，心膜炎
腎障害	7	持続的タンパク尿，細胞性円柱
中枢神経障害	8	痙攣発作あるいは精神障害
血液検査異常	9	溶血性貧血，白血球減少，リンパ球減少，血小板減少
免疫検査異常	10	抗二本鎖DNA抗体，抗Sm抗体，抗リン脂質抗体
	11	抗核抗体

経過中に4項目が認められれば全身性エリテマトーデスと診断される．4項目が同時に出現する必要はない．

治 療 治療は臓器病変と疾患活動性を考慮して，総合的に決定する．重症臓器病変を有する高疾患活動性患者では，高用量ステロイド薬とシクロホスファミドまたはミコフェノールモフェチルを用いた寛解導入療法を行う．軽症例では中等量ステロイド薬単独で対症的な治療を行う場合もある．2015 年からヒドロキシクロロキンが皮膚症状・全身症状に対して使用できるようになった．長期ステロイド治療による合併症（易感染性，骨粗鬆症，骨壊死，緑内障，白内障，脂質異常症，心血管疾患，中心性肥満など）の評価・治療を並行して行う．

栄養評価・食事療法 全身性エリテマトーデスに特異的な栄養評価方法，食事療法はないが，食欲亢進，骨粗鬆症，脂質異常症，動脈硬化，肥満，慢性腎臓病（CKD）などに対する評価・食事療法が必要となる．

14・2・3 皮膚筋炎・多発性筋炎（DM/PM）

DM/PM: dermatomyositis/polymyositis

成因と病態 遺伝的要因に感染，薬剤，紫外線などの環境要因が加わって発症する．主として上・下肢の体幹に近い筋肉（近位筋）にリンパ球を主体とする炎症細胞浸潤，筋細胞傷害を認める．臨床的には**多発性筋炎**に典型的な皮膚症状を伴う場合に**皮膚筋炎**と診断される*．

* 両疾患における病態は異なっているとの意見もある．

症 状 発熱・体重減少・倦怠感などの全身症状，近位筋主体の筋力低下・筋痛などの筋症状は皮膚筋炎，多発性筋炎に共通して認められる．皮膚筋炎では，ヘリオトロープ疹とよばれる上眼瞼の暗紫色の浮腫性紅斑，ゴットロン疹・ゴットロン徴候とよばれる落屑(らくせつ)を伴う紅斑などの特徴的な皮疹がみられる．臓器病変では**間質性肺炎**が重要で，乾いた咳，労作時の息切れが出現する．筋症状に乏しい，あるいは欠如する患者では急速に間質性肺炎が進行する場合があり，予後不良である．心筋炎による心収縮能の低下・心不全による息切れ，心膜炎に伴う心嚢液貯留による胸痛などを認めることがある．20～30% 程度の症例で多発性筋炎・皮膚筋炎の診断前後に悪性腫瘍を併発する．

診 断 四肢近位筋，頸部屈筋の対称性筋力低下，筋原性酵素の上昇，筋電図所見，筋病理組織所見を満たせば多発性筋炎，定型的な皮膚所見を加えた 5 項目中 4 項目を満たせば皮膚筋炎と診断する．厚生労働省診断基準ではこれら 5 項目に，筋自発痛または把握痛，関節炎・関節痛，発熱・CRP 上昇・赤沈亢進，抗 Jo-1 抗体を加えた 9 項目中，多発性筋炎は 4 項目以上，皮膚筋炎は皮膚所見を含む 5 項目以上とされている．診断および予後予測には，抗 Jo-1 抗体，抗アミノアシル tRNA 合成酵素抗体，抗 CADM-140 抗体，抗 TIF1-γ 抗体などの自己抗体が有用である．

治 療 中等量から高用量ステロイド薬と免疫抑制薬（メトトレキサート，アザチオプリンなど）を用いる．急速進行性間質性肺炎を合併する場合には，大量ステロイド薬とシクロホスファミドパルス療法，タクロリムスまたはシクロスポリン A の三者併用で強力に治療する．

栄養評価・食事療法 多発性筋炎・皮膚筋炎に特異的な栄養評価方法，食事療法はないが，骨粗鬆症，脂質異常症，動脈硬化，肥満，慢性腎臓病（CKD）などに対する評価・食事療法が必要となる．

14・2・4 強 皮 症（SSC）

SSC: systemic sclerosis. **全身性硬化症**ともよばれる．

成因と病態 強皮症の病態は，皮膚・臓器における線維化の異常，血管傷害，免疫異常によって構成され，複数の遺伝的要因が発症に関与している．皮膚真皮層におけるコラーゲンやフィブロネクチンなどの細胞外マトリックスの蓄積が認められる．エンドセリンをはじめとする血管作動性因子による血管の攣縮，内皮細胞傷害，血管平滑筋細胞の増殖などが認められる．肺動脈に血管傷害が起こると，難治性の肺動脈性肺高血圧症を呈する．血清中には抗核抗体，抗セントロメア抗体，抗トポイソメラーゼⅠ抗体，抗 RNA ポリメラーゼⅢ抗体などの自己抗体が出現し，早期の皮膚硬化部位には炎症性細胞の浸潤を認める．

症 状　ほぼすべての患者で，寒冷時に手指の色調が白～暗紫色に変化する**レイノー現象**がみられる．強皮症で最も特徴的な症状は，四肢末端から近位部に向かって進行する**皮膚硬化**であり，末梢循環不全による皮膚潰瘍が出現する．90％以上の患者で消化器病変がみられ，消化管平滑筋の線維化による蠕動運動の低下などにより嚥下障害や逆流性食道炎が生じる．また，下部消化管の蠕動運動低下により，腹部膨満感や便秘が起こり，進行すると腸管嚢胞状気腫症（腸管ガスが腸管壁や腹腔内に侵入する）や偽性腸閉塞を示す．そのほか，間質性肺炎や肺動脈性高血圧，心筋の線維化による心収縮力低下や不整脈，腎動脈分岐の内膜肥厚による**強皮症腎**とよばれる腎病変などが起こる．

診 断　指先から手指の中手指節間関節を超えて皮膚硬化が認められれば強皮症と診断される．早期の症例で皮膚硬化が認められなくても，レイノー現象，顔面・胸部の皮膚毛細血管拡張，爪郭部の毛細血管の異常，肺高血圧症，自己抗体が揃えば強皮症と診断可能である．臨床的には，皮膚硬化が肘・膝よりも遠位に限局する**限局皮膚硬化型**と，肘・膝よりも近位まで進展する**びまん皮膚硬化型**に分けられる．びまん皮膚硬化型は臓器病変の合併が高頻度であり，生命予後が悪いことが知られている．間質性肺炎はレントゲン写真，肺 CT 画像で，肺動脈性高血圧は心臓超音波検査，心臓カテーテル検査などを用いて診断する．

治 療　皮膚硬化に有効性の高い治療法はまだ開発されていない．間質性肺炎には免疫抑制薬（シクロホスファミドなど）とステロイド薬による治療を行う．肺動脈性高血圧症には，プロスタサイクリン徐放製剤，ホスホジエステラーゼ5阻害薬，エンドセリン受容体拮抗薬を用いる．これらの治療に不応な場合には，持続性静注エポプロステノールを用いる．難治性の末梢循環不全，皮膚潰瘍に対してもホスホジエステラーゼ5阻害薬，エンドセリン受容体拮抗薬が有効である．消化管病変の進行を止める治療薬はないが，逆流性食道炎に対してはプロトンポンプ阻害薬，H_2 受容体阻害薬などを用いる．下部消化管の蠕動運動低下による症状に対しては，食事療法，排便調節，抗菌薬でのガス産生抑制などを行い，難治例には皮下ポートを造設し在宅中心静脈栄養管理を導入する．

栄養評価・食事療法・患者教育　消化器症状を中心に問診し，栄養状態を評価する．特に，逆流性食道炎，食道通過障害，腹部膨満，嘔吐，排便・排ガス異常などの症状を認める場合には食事指導・生活指導が必要である．食道通過障害・逆流性食道炎では，食事回数，タイミング，食後の姿勢，炭酸類を控えること，嘔吐・便秘・排ガス異常などでは食事回数，タイミング，易消化性の食事内容などについて指導する．

PAN: polyarteritis nodosa

14・2・5　結節性多発動脈炎（PAN）

成因と病態　病因は不明であるが，B 型肝炎ウイルス感染・B 型肝炎ウイルスワクチン接種・C 型肝炎ウイルス感染などに続発する二次的結節性多発動脈炎などが知られている．結節性多発動脈炎では筋性動脈の血管壁に強い炎症と壊死が認められ，病変部位が健常部位に挟まれるように分節的に存在する．結節性多発動脈炎は通常，静脈系には炎症を起こさない．壊死部の血管には均質な好酸性に染色されるフィブリノイド壊死，内・外弾性板断裂が認められ，しばしば動脈瘤が形成される．

症 状　結節性多発動脈炎では，倦怠感・体重減少・発熱・関節痛などの全身症状と，虚血による臓器症状が出現する．罹患臓器として，皮膚（触知できる紫斑）・腎臓（腎血管性高血圧，潜血，軽度タンパク尿）・腸管（梗塞，穿孔）・神経（多発性単神経炎による感覚異常，運動異常）・筋肉（筋痛，筋力低下）が代表的である．

診 断　前述の症状・所見に加え，白血球増多・貧血・赤沈亢進を認めるが，抗好中球細胞質抗体は陰性である．全身性エリテマトーデス，関節リウマチなどの他の膠原病に結節性多発動脈炎様の壊死性血管炎を認める場合があるので，身体所見からそれらの疾患が疑われる場合には抗核抗体，各種自己抗体を測定し，鑑別する．病変部位（皮疹，腓骨神経など）からの生検による壊死性血管炎の証明，多発動脈瘤の血管造影による証明によって確定診断する．診断には厚生労働省診断基準を用いる．

治 療　重要臓器の病変を認める中等症から重症の結節性多発動脈炎の場合には，高用量ステロイド薬で4週間の初期治療を行い，治療開始時から免疫抑制薬（シクロホスファミド）を併用する．症状が激しい結節性多発動脈炎の場合には，ステロイドパルス療法を併用する．重要臓器病変を伴わない軽症の結節性多発動脈炎の場合には，中等量のステロイド薬単独で治療を開始し，症状の改善が得られない場合に免疫抑制薬を併用する．

栄養評価・食事療法　結節性多発動脈炎に特異的な栄養評価方法，食事療法はないが，ステロイドによる骨粗鬆症，脂質異常症，動脈硬化，肥満，原病による慢性腎臓病（CKD）に対する評価・食事療法が必要となる．

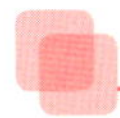

14・3　免 疫 不 全

14・3・1　ヒト免疫不全ウイルス感染症

成因と病態　**ヒト免疫不全ウイルス（HIV）**は感染後，長い時間を経て**後天性免疫不全症候群（AIDS；エイズ）**をひき起こす．感染経路は，血液感染，性感染，垂直感染（産道・経胎盤・経母乳感染）に限られる．HIV は CD4 陽性 T 細胞に吸着・侵入し，感染細胞および非感染細胞に細胞死を誘導する．この状態が長期間持続することによって，CD4 陽性 T 細胞の産生が細胞死に追いつかなくなると，CD4 陽性 T 細胞数減少，細胞性免疫の低下をきたし，AIDS を発症する．

症 状　HIV 感染から数週間後にウイルス血症を呈し，1～2 割の患者は発熱・咽頭痛・リンパ節腫脹などを呈するが，それ以外の患者では無症状である．その後，ほとんど症状のない無症候性キャリアとなり，通常，数年から 10 年程度で全身倦怠感・発熱・下痢・体重減少・寝汗が出現する（AIDS 関連症候群）．その後数カ月で，日和見感染（真菌，原虫，ウイルス，抗酸菌などの感染）や日和見腫瘍を併発する AIDS 期に入る．AIDS 関連症候群から AIDS 期にかけて HIV 関連認知症候群がみられることがある．

診 断　抗 HIV 抗体の有無を調べることで HIV 感染症を診断する．感染から抗体陽性までには数週間を要するため，感染していても抗体が陰性となる window 期が存在する．HIV ウイルスの絶対量を測定するには HIV RNA 量を測定する．免疫能の低下は末梢血 CD4 陽性 T 細胞数を指標として評価する．

HAART: highly active antiretroviral therapy

治療 抗 HIV 薬の多剤併用療法（HAART）によって，血中の HIV RNA 量を検出限界以下のレベルに抑え続けることを目標に治療する．治療薬として逆転写酵素阻害薬，プロテアーゼ阻害薬がおもに用いられる．治療開始時期は，原則的に CD4 陽性 T 細胞数が 350/μl 未満となった時点である．長期間の服用が必要となるため，服薬率を維持するための医療者との信頼関係構築が重要である．

栄養評価・食事療法・患者教育 HIV 感染に特異的な栄養評価方法，食事療法はない．免疫能が低下している時期（CD4 陽性 T 細胞数 200/μl 未満）は腸管感染症に罹患しやすいため，加熱した食品を摂取するように指導する．生野菜についても十分に洗浄するように指導する．自宅で調理する際には，手洗い，食器や調理器具の洗浄・消毒についても注意するように指導する．

15 感　染　症

1. 感染症をひき起こす病原体には，細菌，真菌，ウイルス，原虫，寄生虫などがある．細菌感染症には大腸菌や黄色ブドウ球菌，ボツリヌス菌などによる食中毒も含まれる．
2. 感染経路により，外界から病原体に感染する外因性感染と，宿主に常在する微生物が病原性を発揮する内因性感染に分けられる．入院患者では免疫機能の低下や抗菌薬の常用などにより院内感染症が起こる恐れがあり，最も多いのは尿路感染である．
3. ウイルス感染症の予防には，ワクチンの接種が有効である．
4. 感染症時には下痢や嘔吐を生じたり，発熱に伴う発汗などで脱水を起こしやすく，水分や電解質を補給することが重要である．また，食欲不振や栄養素の生体内への取込みの低下により低栄養に陥りやすいため，十分な栄養摂取を心がける．

感染とは，微生物などの**病原体**が宿主(ヒト)に侵入し，定着して増殖することをいう．病原体には細菌，真菌，ウイルス，寄生虫，プリオンなどがある（表 15・1）．感染には，これらの病原体が，感染源から感染経路を介して宿主に到達し，宿主の免疫防御能を上回る必要がある．

宿主に感染しても症状が出ない場合を**不顕性感染**，症状が出て発症に至る場合を

表 15・1　病原体の種類

分　類	真核生物		原核生物	ウイルス
	寄生虫	真　菌	細　菌	
おもな形態				
特　徴	単細胞の原虫と多細胞の蠕虫がある	細胞壁，核膜をもつ単細胞生物	細胞壁をもち，核膜をもたない単細胞生物	核酸がキャプシドに包まれた粒子構造体
大きさ	数 μm～数 cm 程度	1～10 μm	1 μm 程度	20～300 nm
核　酸	DNA および RNA			DNA または RNA
細胞壁	な　し	あり（β-D-グルカンなど）	あり† （ペプチドグリカンなど）	な　し
自己増殖能	あ　り			な　し

† 非定型細菌は例外で，マイコプラズマは細胞壁をもたず，クラミジア，リケッチアなどは自己増殖能をもたない．

顕性感染という．感染から発症までの間に一定の**潜伏期**が存在する．

a. 感染経路 外界からの病原体の感染を**外因性感染**といい，**水平感染**と**垂直感染**がある．感染源から病原体が周囲に広がる水平感染には，病原体と直接接触することによる**接触感染**，病原体と1m以内の距離で病原体を含む飛沫を吸い込むことで感染する**飛沫感染**，空気中に漂う微細な粒子に含まれる病原体を吸い込むことで感染する**空気感染**，さらには病原体を含む血液，食品，水，タオル，蚊，昆虫，ネズミなどの小動物を介して感染する**媒介物感染**がある．垂直感染は**母子感染**ともいい，母体に感染している病原体が妊娠・出産・授乳によって子どもに感染することで，胎盤を介して病原体が胎児血液に入る**経胎盤感染**，分娩時に産道にいる病原体が感染する**産道感染**，母乳を介して病原体が感染する**母乳感染**がある．

一方，外因性感染に対して**内因性感染**は，宿主に常在してふだんは無害な常在微生物が病原性をもつことが原因となる感染である．これには，抗菌薬の投与，カテーテルチューブ，ドレーンの長期留置により，常在細菌叢が乱れ，特定の細菌が優位になる**菌交代現象**，常在細菌が本来存在している部位から別の部位に移動することによって病原性を発揮する**異所性感染**，宿主の免疫力低下のため，本来無害の弱毒菌が病原性を発揮する**日和見感染**がある．

b. 感染症の症状と所見 感染症では，病原体はさまざまな臓器に感染し，**炎症反応**を起こす．感染症の症状や所見は感染臓器により異なり，多彩である．脳炎・髄膜炎などの中枢神経系では，頭痛・髄膜刺激症状がみられ，肺炎・気管支炎など呼吸器疾患では，咳嗽(がいそう)・喀痰(かくたん)・胸痛がみられ，聴診所見でラ音を聴取することもある．胃炎・腸炎など消化器疾患では，嘔吐・下痢・腹痛などがみられる．

咳嗽(がいそう)・喀痰(かくたん)：咳(せ)き込むことを医学用語で**咳嗽**といい，気道内分泌物や異物を除去するための防御反射である．痰(たん)を伴わない乾性咳嗽（いわゆる空咳）に対して，痰や喀血を伴うものを湿性咳嗽とよび，痰を吐くことを**喀痰**という．

感染症は一般的には炎症反応であるので，発熱とCRPが上昇することが多い．全身症状として発熱と全身倦怠感，血液所見では，CRPの上昇，赤沈亢進，細菌感染での好中球増加，寄生虫感染での好酸球の増加，ウイルス感染でのリンパ球増加が特徴的である．

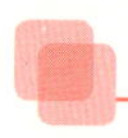

15・1 細菌感染症

細菌は核膜をもたない単細胞生物で，形態により球菌・桿菌・らせん菌に分類され，細胞壁のグラム染色により**グラム陽性菌**と**グラム陰性菌**に大別される．

グラム陽性細菌のなかで代表的な病原性細菌には，球菌ではブドウ球菌，レンサ球菌，桿菌では，好気性のジフテリア菌，リステリア菌，炭疽菌，嫌気性のクリストリジウム，放線菌がある．

グラム陰性桿菌には，病原性のある菌が多く含まれている．**大腸菌**を代表に，チフス，パラチフスA・B菌，肺炎桿菌，ペスト菌，コレラ菌，百日咳菌，緑膿菌，レジオネラ菌など，きわめて多く存在する．

15・1・1 ブドウ球菌感染症

ブドウ球菌はグラム染色陽性で，ブドウの房状に配列することから名付けられた．ブドウ球菌には，フィブリンを析出させ，血漿を凝固させる酵素であるコアグラーゼを産生する黄色ブドウ球菌と，コアグラーゼを産生しない表皮ブドウ球菌がある．

黄色ブドウ球菌は病原性が高く，多彩な病態を呈する．創傷部位から組織内に侵入し膿瘍や壊死を起こす化膿性病変を形成する外傷後感染，癤（せつ），癰（よう）などの毛嚢腺・皮脂腺への感染，伝染性膿痂疹，とびひなど皮膚への感染，蜂窩織炎（ほうかしきえん）の原因菌で，そのほかにも副鼻腔炎，肺化膿症，急性心内膜炎，中耳炎，骨髄炎，髄膜炎などを起こす．黄色ブドウ球菌の産生する毒素による病変も存在する．毒素（TSST-1）による毒素性ショック症候群（TSS），表皮剥脱酵素によるSSSS（ブドウ球菌性皮膚剥脱症候群），エンテロトキシンによる食中毒などがある．

表皮ブドウ球菌は，皮膚表面に常在する最も多い弱毒菌である．宿主の抵抗力の低下により日和見感染の原因菌となって，輸液で留置カテーテルに付着する．

菌の同定により診断する．治療には細胞壁合成を阻害するβ-ラクタム構造をもつ**β-ラクタム系抗生剤**を使用する．ただし80％以上が薬剤耐性菌なので，ペニシリナーゼ阻害薬を配合したペニシリン製剤を用いる．

β-ラクタム系抗生剤：ペニシリン系抗生剤，セファロスポリン系抗生剤などのように，薬剤のもつβ-ラクタム環構造によって細菌の細胞壁合成を阻害し，殺菌作用を示す抗生剤．

a. ブドウ球菌性食中毒　料理をするヒトの手の切り傷などから食品に混入した黄色ブドウ球菌が産生するエンテロトキシンを摂取することによって生じる．原因食品の例として弁当，にぎりめし，シュークリーム，ソフトクリームなどがある．症状は激しい嘔吐，急激な腹痛，下痢，発熱がないのが特徴．潜伏期間は1～6時間後（平均3時間）と細菌性食中毒のなかで最短である．吐物，便，疑わしい食品からエンテロトキシンを同定することにより診断する．治療は対症療法（輸液など）で，抗菌薬は無効である．予後良好で1～2日で治癒する．

15・1・2 レンサ球菌感染症

レンサ球菌は嫌気性のグラム陽性球菌で，鎖のように配列していることから名付けられている（**連鎖球菌**とも書く）．レンサ球菌は溶血性の違いで分類され，β溶血は，細胞壁の抗原性によりA～V群に分類される．

a. A群β溶連菌感染症　**A群β溶血性連鎖球菌（溶連菌）感染症**には，急性と続発性がある．溶連菌は口腔・咽頭に常在し，急性咽頭炎・扁桃炎などの化膿性疾患や毒素性疾患を起こす．特に，**劇症型A群β溶連菌**は問題となる．A群β溶連菌に対する抗体により免疫複合体が形成され，種々の臓器でアレルギー反応を生じることがあり，扁桃炎発症後数週間して発症するのが続発性の感染症である．代表的なものとしては，腎臓で起こる**急性糸球体腎炎**，心臓で起こる**リウマチ熱**がある．

- **急性糸球体腎炎**：免疫複合体が糸球体に沈着することにより生じる．乏尿，血尿，タンパク尿，高血圧，浮腫を生じる．
- **リウマチ熱，リウマチ性心疾患**：リウマチ熱は，A群β溶連菌の表面抗原のMタンパク質などの抗体成分が増加することで，4～17歳のときに発症する．多関節炎，発熱，輪状紅斑などがみられる．Mタンパク質は心筋と似た構造をもつため，A群β溶連菌の感染を繰返すと，心弁膜に慢性進行的に障害を起こす．

b. 猩紅熱　A群β溶連菌による咽頭炎，扁桃炎に全身性の発疹を伴うものを**猩紅熱**（しょうこうねつ）とよぶ．発病は発赤毒素によるもので，皮膚全体が発赤して鮮赤色となる．A群β溶連菌は，溶血毒素と発熱毒を産生して病原性を発揮している，溶血毒素としてストレプトリジンO，ストレプトリジンSがあり，赤血球，白血球を障害する．また，フィブリン溶群を促進するストレプトキナーゼなどが存在して病原性を発揮している．幼児期，学童期に好発．高熱で発症し，咽頭炎または扁桃炎，頭部・上胸部から始まり全身に広がる発赤，口囲蒼白，苺舌を伴う．ASO増加，ASK増加*，赤

＊　ストレプトリジンOに対する抗体をASO，ストレプトキナーゼに対する抗体をASKといい，溶連菌感染後，ASOは3～5週で，ASKは4～10週でピークを示し，続発性の感染症の診断時に有用である．

血球数増加，CRP 増加の所見がある．菌の同定により診断を行う．治療はペニシリン系抗菌剤を用い，続発性の予防のため 7〜10 日間の投与が必要である．

15・1・3 肺炎球菌性肺炎

グラム陽性の連鎖球菌である**肺炎球菌**よる肺炎で，多くは大葉性肺炎の型をとる．乳児，インフルエンザ流行期に好発．高熱，咳嗽，鉄さび色の喀痰などの症状がある．白血球数増加，赤沈亢進，CRP 増加，X 線所見で大葉性肺炎か気管支肺炎像を認める．グラム染色で，グラム陽性双球菌を認める．治療はペニシリン G が第一選択．予防のため，肺炎球菌 23 価ワクチンを高齢者に勧める．

15・1・4 グラム陽性桿菌症

a. ジフテリア　**グラム陽性桿菌**の**ジフテリア菌**の飛沫感染により発症する．特徴的なのは粘膜に生じる偽膜で，咽頭から喉膜にまで広がり，気道が閉塞することもある．2〜6 歳の幼児に好発する．咽頭炎症状の発症後 24 時間以内に灰白色の偽膜が形成され，無理にはがそうとすると出血する．偽膜が喉頭に進展し，気道を閉塞すると，クループ症状（嗄声，犬吠様咳嗽，吸気性喘鳴）が生じる．菌の検出により診断を行う．治療は心筋炎，神経炎予防のため抗毒素血清をただちに投与する．ペニシリンまたはエリスロマイシン投与で除菌する．ただし，毒素には無効である．

b. その他のグラム陽性桿菌症　ジフテリア菌のほかに，放線菌，リステリア菌，炭疽菌，セレウス菌，枯草菌などがある．

- **放線菌症**：放線菌のうち嫌気性のアクチノマイセスは口腔内や小腸に常在し，抜歯後や口腔手術後，下顎部，顔面，大腸などに慢性肉芽腫性炎症を起こす．治療はペニシリン大量投与か外科的処置が必要である．
- **ノカルジア症**：放線菌のノカルジアは好気性細菌で，ヒトに常在せずに土壌に存在する．経気道的に感染する肺ノカルジア症と皮膚の外傷による皮膚ノカルジア症がある．多くは免疫能の低下した患者に起こる日和見感染である．治療はサルファ剤アミノサイクリンの投与が行われるが，外科処置が必要なこともある．
- **リステリア症**：リステリア菌による人獣共通感染症である．自然界に広く存在し，乳製品や肉などの食品が感染源と考えられることもある．骨髄炎や周産期感染による胎児・新生児敗血症を起こす．近年では，免疫能の低下している患者の日和見感染の原因菌でもある．ペニシリン系，マクロライド系，カルバペネム系，テトラサイクリン系の薬剤が有効である．
- **炭　疽**：炭疽菌による人獣共通感染症である．土壌で芽胞として長期間存在し，生体内で増殖し毒素を産生する．肺炭疽，皮膚炭疽，腸炭疽があり，最も重篤なのは肺炭疽である．治療にはペニシリン系またはシプロフロキサンが使用される．

15・1・5 大腸菌感染症

大腸菌には，無害な**腸内常在菌**と，下痢をひき起こす**下痢原性大腸菌**がある．下痢原性はさらに五つに分かれ，そのなかに **O-157** などの腸管出血性大腸菌が含まれている．腸管内では無害な常在大腸菌は，腸管外では病原性を発揮し，膀胱炎，腎盂腎炎，胆嚢炎，肺炎，腹膜炎，新生児髄膜炎などの原因菌となる．

a. 腸管出血性大腸菌感染症　腸管出血性大腸菌（EHEC）が産生する**ベロ毒素**により発症する．原因菌は O-157：H7 の血清型をもつものが約 70% である．3〜5 日の潜伏期を経て，水様便，激しい腹痛，血便で発症，10％に溶血性尿毒症症候群，急性脳症の合併がある．ニューキノロン系の抗菌薬をなるべく初期に投与する．止瀉薬は毒素吸収を助長するため禁忌である．

15・1・6 その他の細菌性腸炎

a. 細菌性赤痢　赤痢菌による大腸上皮細胞の化膿性炎症である．少量，頻回の膿粘血便，しぶり腹（テネスムス）を特徴とする疾患である．一般的には，海外旅行中に経口摂取により感染することが多く，1〜3 日の潜伏期を経て，全身倦怠感，悪寒を伴う発熱，水様性下痢で発症する．しぶり腹，膿粘血便などの症状が出現する．治療は脱水の改善と抗菌薬（ニューキノロン系）の使用である．

b. 腸チフス・パラチフス　グラム陰性桿菌のサルモネラ属の**チフス菌**，**パラチフス A 菌**が**敗血症**を起こして発症する全身性疾患である．汚染された水や食品から経口感染することが主体である．潜伏期間は 10〜14 日ほどである．腸管上皮から侵入したチフス菌はパイエル板でマクロファージに貪食され，さらにマクロファージ内で増殖し，最終的に血中に入り，敗血症として発熱を伴って発症する．初期では，階段状の体温の増加に続く**稽留熱**（けいりゅう）が出現，その後，発熱のわりに脈拍が増加しない比較的除脈，斑点状丘疹が全身に散在するバラ疹，肝脾腫が 3 徴として出現する．ピーク時では，チフス顔貌がみられ，検査所見で白血球数の減少，好酸球の消失がみられる．チフス菌は，肝臓，脾臓，骨髄などへばらまかれるので，確定診断には，血液，骨髄，便，尿，胆汁からの菌の検出を行う．治療の第一選択薬はニューキノロン系である．

稽留熱：1 日の体温の変動が 1 °C 以内の高熱が持続する状態．

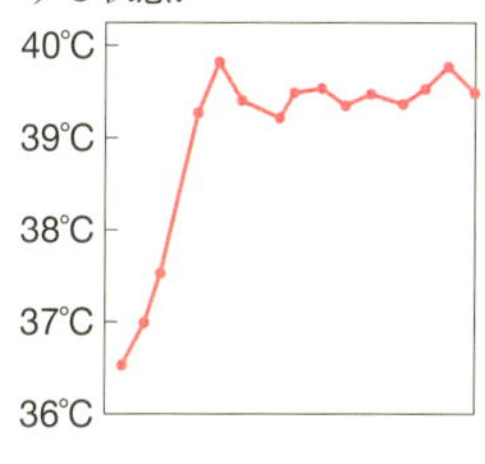

c. サルモネラ　加熱の不十分な食品に存在する**サルモネラ菌**を摂取することや，保菌しているミドリガメなどのペットとの接触後の飲食により感染し，急性胃腸炎を起こす．感染機会の 1〜3 日後，悪心，嘔吐に続いて数時間後に 38 °C 以上の発熱，腹痛，緑色の水様性の下痢が出現する．確定診断は，SS 寒天培地を用いた糞便からの菌の検出である．治療は，脱水の補正などの対症療法が主である．

d. ペスト，エルシニア腸炎　エルシニア属によって起こる疾患には，ペスト菌によるペストと，腸炎エルシニアによるエルシニア腸炎がある．

ペストには腺ペストと肺ペストの病型がある．腺ペストはネズミのノミの咬傷による媒介で感染し，発熱，頭痛，リンパ節の腫脹，疼痛で発症する．進行すると，ペスト菌で全身の組織障害，壊死，敗血症を起こし死に至る．黒死病とよばれるゆえんである．ペスト菌が肺で細胞を壊し，気道からペスト菌を排菌するようになるものを肺ペストとよぶ．肺ペストでは飛沫感染により感染が拡大するとともに致死率が高い．治療にはストレプトマイシンとテトラサイクリン系が用いられる．発症すると致死率が高いので，接触したときの抗菌薬の投与など予防が大事である．

エルシニア腸炎は，自然界に幅広く分布している腸炎エルシニア菌に汚染した生乳，食肉，水の摂食により感染する．軽度の発熱，下痢，腹痛，嘔吐などの症状を呈する．抗菌薬が有効で予後良好である．

e. コレラ　**コレラ菌** O-1，O-139 の産生する外毒素によって生じる急性下痢症である．熱帯・亜熱帯地方への海外旅行中，汚染された水や食品との接触により感染，1〜3 日の潜伏期の後，発熱や腹痛を伴わない突然の水様性下痢と嘔吐により発症する．下痢は頻回，大量で，米のとぎ汁様を呈する．高度の脱水となると，眼球陥凹，頬骨・鼻梁突出を示すコレラ様顔貌，指先の皮膚に深いしわを呈する“洗濯婦の手”がみられる．コレラ菌は小腸上皮細胞に付着するのみで細胞内には侵入しない．コレラ菌が増殖する際に産生したコレラ毒素が，細胞内で Na^+ の吸収を阻害し Cl^- の分泌を亢進し，組織内の水が腸管内に移動して水源性の下痢を生じる．治療は脱水の改善が基本である．

f. 腸炎ビブリオ感染症 **腸炎ビブリオ菌**に汚染された食品の摂食により生じる急性下痢症である．海水中に存在する好塩菌で，魚介類の生食，まな板からの感染が多い．潜伏期間約 12 時間で，激しい上腹部痛，水様～粘液性の下痢で発症する．軽度の発熱や嘔吐を伴うこともある．夏季に多い．加熱により菌は死滅するので，食前の加熱，真水による洗浄も有効である．自然治癒する．

g. カンピロバクター感染症 **カンピロバクター**は，トリ，ブタ，ウシなどの家畜の腸管内に生息し，汚染された食肉，牛乳，ペットとの接触を介して感染する．潜伏期間が 2～7 日と長く，腹痛，下痢（水様便，粘血便），発熱で発症する．カンピロバクターは低温に強いため，冷蔵した食肉にも注意が必要である．多くは自然治癒して予後良好である．重症例にはエリスロマイシンを使用する．

15・1・7 嫌気性菌による感染症

嫌気性菌は酸素のない環境で増殖する菌である．代表的な菌として，グラム染色陽性で芽胞をもつボツリヌス菌，ウェルシュ菌，破傷風菌がある．

a. ボツリヌス症 **ボツリヌス菌**の神経毒素により，アセチルコリンの放出を阻害して，弛緩性麻痺ならびに副交感神経麻痺症状を起こす．感染後 12～36 時間で発症する．真空パック製品の辛子蓮根，瓶詰食品，いずしなどでの発症例がある．眼瞼下垂，複視，散瞳（さんどう），羞明（しゅうめい），ついで嚥下困難，発語困難が生じ，四肢麻痺，呼吸困難が増強する．治療では，呼吸管理と抗毒素療法が重要である．毒素は加熱により失活するので食前加熱で十分予防可能である．

b. 破傷風 **破傷風菌**は芽胞の状態で土壌中に広範囲に分布して，皮膚創傷面から感染する．外傷から 4 日～3 週間で発症する．破傷風菌が産生する神経毒素（テタヌストキシン）が抑制に働く上位運動ニューロンをブロックするため，興奮性の上位運動ニューロンだけが下位運動ニューロンにつながり，アセチルコリンの過剰放出が生じ，全身の強直性けいれん，弓なり反張が生じる．初期には，開口障害，発言，構音，嚥下障害，痙笑（口輪筋の緊張）がみられる．適切な治療を行わないと致命的である．抗破傷風ヒト免疫グロブリンの接種，けいれん発作予防のための暗室への収容，呼吸・循環管理が必要である．

c. ガス壊疽 受傷後，侵入したガスを産生する細菌により，皮下組織の筋肉に壊死を起こす感染症の総称である．**ウェルシュ菌**によるものが多い．受傷した 2～3 日後に発症する．受傷部位より末梢に皮膚の暗黒色の変化，中枢側に浮腫が出現する．早急に適切な治療を行わないと致命的である．創開放・除去・洗浄と同時に抗生剤の大量静注が必要で，場合により高圧酸素療法，切断が必要となることもある．

d. ウェルシュ菌による食中毒 **ウェルシュ菌**はガス壊疽の原因菌であるが，食品中で増殖して食中毒の原因となる．カレー・シチュー，肉料理などを大量に加熱調理する際に混入すると，調理中 100 °C の高温にも芽胞状態で耐え，冷えてくると発芽・増殖する．このため，冷却保存後，再加熱で食したときに起こりやすい．摂食後 6～18 時間で下痢・腹痛を生じるが 1～2 日で自然軽快することが多い．

15・1・8 非定型細菌（クラミジア・リケッチア・マイコプラズマ）

クラミジア，リケッチア，マイコプラズマは細菌に分類されているが，典型的な一般細菌とは異なる性質をもっており**非定型細菌**とよばれる．クラミジア，リケッチアは自己増殖能力をもたず，マイコプラズマは細胞壁をもたない．

a. クラミジア感染症　**クラミジア**は細菌より小さく，ウイルスより大きい．ヒトの感染症としては，**オウム病**，**クラミジア肺炎**，**トラコーマ**，**性器クラミジア感染症**などが知られている．

- **オウム病**：オウム，インコなどの鳥に感染するクラミジアの一種がちりやほこりに付着して，その塵埃(じんあい)を吸入することにより生じる．
- **クラミジア肺炎**：すべての年代を対象に，長引く激しい乾性咳嗽，軽度の発熱を生じる．抗菌剤のなかでβ-ラクタム系，アミノグリコシド系は無効である．
- **トラコーマ**：クラミジアによる沪胞を形成する慢性の角膜炎・結膜炎である．目やになどによりヒトからヒトへ伝播する．
- **性器クラミジア感染症**：クラミジアによる性感染症で，非淋菌性尿道炎の原因として最も多い．性行為によって2〜3週間後に発症する．男性では排尿症，女性では漿液性帯下（おりもの）の増量，激しい上腹部痛がみられる．若年層の感染増加が問題になっている．

b. リケッチア感染症　**リケッチア**は細胞内に寄生しないと増殖できない．ダニ，ノミなどの節足動物を介してヒトに感染する．**発疹チフス**，**ツツガ虫病**，**紅斑熱**，Q熱などが知られている．

- **発疹チフス**：シラミが媒介し，刺し口からリケッチアが侵入する．高熱と紅斑性発疹を伴う．戦後日本で流行したが，近年の発症はまれである．治療にはテトラサイクリンが有効である．
- **ツツガ虫病**：リケッチアに感染した**ツツガ虫**の吸血により感染する．野外活動後5〜14日の潜伏期を経て発症する．大きな痂皮(かひ)をもつ特徴的な刺し口があり，39〜40 °Cの稽留熱，体幹から広がる全身の麻疹様発疹が出現する．治療にはテトラサイクリン，クロラムフェニコールが有効である．治療が遅れると**DIC**（**播種性血管内凝固症候群**）を発症することもある．
- **紅斑熱**：リケッチアを保有しているマダニに刺されることで感染する．潜伏期は2〜8日で，初発症状は38〜40 °Cの悪寒，戦慄を伴う発熱，頭痛，全身倦怠感に始まり，発熱後2〜3日で四肢末端から紅斑が出現し，特に手掌に多く目立つ．治療にはテトラサイクリン系を用いる．ツツガ虫病より死亡率が高いので注意が必要である．

c. マイコプラズマ肺炎　**マイコプラズマ**が飛沫感染することにより生じる肺炎である．健康な若年者に好発する．頑固な乾性咳嗽，発熱が特徴であるが，聴診所見は乏しい．血液所見で，赤沈の亢進，CRPが陽性になるが，白血球の増減には変化はない．治療はマクロライド系が第一選択薬となる．

ツツガ虫の語源：“つつが（恙）”には病気や災難という意味があり，“無事である”ことを表す“つつがない（恙無い）”という慣用句は現代でもよく使われている．江戸時代後期，原因不明だったこの病気は恙虫（つつがむし）という妖怪に刺されて発症すると信じられていたが，のちに微細なダニの一種に媒介される感染症であることが判明し，このダニはツツガ虫と命名された．

DIC（disseminated intravascular coagulation）：播種性血管内凝固症候群．全身の血管に微小血栓が無数に生じることで，多臓器の循環障害による機能不全を起こす予後の悪い病態．

15・2 真菌感染症

真菌とは真核微生物の一種で，カビ，酵母，きのこ類が含まれる．このうち，ヒトに病原性を示す一部の真菌が真菌感染症をひき起こす．真菌は，ヒトと同じ真核生物に属するという共通性があるため，真菌にターゲットを絞って選択毒性を示す抗真菌剤の開発が難しいのが現状である．

真菌による感染症としては，**カンジダ症**，**クリプトコッカス症**，**アスペルギルス症**，**カリニ肺炎**などが知られている．

a. カンジダ症　ヒトの常在菌で，口腔，消化管，外性器に常在している．免疫能が低下したときに起こる日和見感染の代表で，口腔カンジダ症（鵞口瘡），食道カンジダ症，性器カンジダ症などがある．治療は，抗真菌薬の局所塗布，アムホテリシン B，フルコナゾールなどの全身投与が必要である．がん末期，糖尿病，経静脈栄養などの免疫能が低下している場合，敗血症を起こすことがある．

b. クリプトコッカス症　ハトの糞便に存在するので，糞便に汚染された土壌に存在する．不顕性感染も多いが，免疫能低下者に日和見感染としてみられる．基礎疾患のなかで，HIV 感染が最も重要であるが，肺に吸入してクリプトコッカス肺炎を発症したのち，血行性に全身に播種されるが，最も多いのがクリプトコッカス髄膜炎である．治療はアムホテリシン B とフルシトシンである．

c. アスペルギルス症　広く環境中に生息する糸状菌で，ヒトには空気中に浮遊するアスペルギルスを経気道的に吸入することにより感染する．治療には抗真菌剤を用いる．

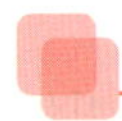

15・3　ウイルス感染症

ウイルスは 20～300 nm ほどのきわめて小さい構造体で，核酸とキャプシド（タンパク質の殻）からなり，その周りは脂質二重層（エンベロープ）で包まれている．電子顕微鏡でなければ見ることはできない．宿主の細胞を利用し増殖するが，単体では増殖できない．また，細胞内小器官がなく，ゲノム以外の核酸をもたないので，エネルギー産生やタンパク質の合成は行えない．ウイルスは遺伝情報をもつが，DNA か RNA の一方しかなく，DNA ウイルスと RNA ウイルスの二つに分けることができる．

あらゆる生物（動物，植物，細菌など）に感染し，ヒトへ感染するタイプは 400 種類以上ともいわれている．ウイルスが含まれる分泌物，排泄物，体液などが経口的・経気道的・経皮的にヒトに接触することにより感染する．

ウイルス感染症の予防には**ワクチン**の接種が有効である．ワクチンにはウイルスの毒性を減弱させた**弱毒性ワクチン**と，死滅させたウイルスまたはウイルスタンパク質の一部を用いた**不活化ワクチン**がある．近年，ウイルスの感染・増殖機構の解明により，一部のウイルスに対してかなり有効な抗ウイルス剤が開発，実用化されている．

a. かぜ症候群　最も頻度の高い呼吸器感染症で，鼻汁，鼻閉，くしゃみ，咽頭症，咳嗽を主訴とする．原因の 80～90％ がウイルスで，**ライノウイルス**と**コロナウイルス**で 50％ を占める．治療は保存療法で，自然治癒する．

b. インフルエンザ　**インフルエンザウイルス**による感染症でかぜ症候群のうち最も重症化する病型である．インフルエンザウイルスは RNA ウイルスで，核タンパク質複合体の違いから **A 型**と **B 型**に分類される．RNA ウイルスは同一亜型内で突然変異を起こし，1～3 年ごとに小流行を起こす B 型とウイルス表面の**赤血球凝集素**（**H**，ヘマグルチニン）と**ノイラミニダーゼ**（**N**）が抗原性となって 135 種類の亜型（H1～H15，N1～N9）に分けられる A 型がある．A 型は H と N の抗原性を数十年に一度大きく変異することがあり，大多数のヒトが抗体をもたないため**大流行**（**パンデミック**）が起こる．これまで，H1N1 型（スペイン風邪，1918 年）に始まり，H2N2

型（アジア風邪，1957 年），H3N2 型（香港風邪，1968 年），H1N1 型（ソ連風邪，1977 年）がある．

38 °C 以上の発熱，悪寒，頭痛，筋肉痛，関節痛，全身倦怠感が急速に出現する．治療は，発症後 48 時間以内にノイラミニダーゼ阻害薬を投与する．アマンタジンは A 型のみに有効である*1.

c. ウイルス性下痢症　下痢症の原因ウイルスの代表は，成人では**ノロウイルス**，幼児では**ロタウイルス**である．**ノロウイルス**は汚染されたカキなどの 2 枚貝の生食により感染する．保因者の吐物，便などから経口感染により起こる．感染力がきわめて強い．予防は，食品の加熱，手洗いである．**ロタウイルス**は乳児の下痢症の約 90% を占める．発熱，咳，鼻水などの感冒症状に加えて，白色ないしの黄白色の水様性下痢便が頻回にみられる．治療は水分補給などの対症療法である．

d. 麻疹（はしか）　おもに小児期に罹患する，**麻疹ウイルス**の飛沫感染による発疹性熱性疾患である．ウイルスの曝露により潜伏期（10～12 日）を経て，95% 以上が発症する．二相性発熱，頸部・耳後部から始まる発疹（二峰目の熱に一致），口腔粘膜のコプリック斑などが特徴である．肺炎，脳炎，中耳炎などの重篤な合併症を伴うことがあるので，接触後 72 時間以内の弱毒生ワクチンによる予防または 6 日以内の免疫グロブリンの筋注が重要である．

e. 風　疹　**風疹ウイルス**の飛沫感染による発疹性熱性疾患．2～3 日続く発熱と発疹が特徴である（**三日はしか**）．顔から始まり，躯幹，全身に広がる発疹が，発熱と同時に出現する．頸部のリンパ節腫脹，白血球減少なども伴う．妊娠中の感染は，胎児に**先天性風疹症候群**（心奇形，白内障，小頭症など）を起こすので注意が必要である．

f. 流行性耳下腺炎（おたふくかぜ）　ムンプスウイルスの感染により，耳下腺・顎下腺などが腫張する．幼児期の感染が多く，髄膜炎，難聴などを合併することがあり，予防が大切である．成人になって感染すると症状が重く，精巣炎，卵巣炎を合併して不妊の原因になることがある．

g. 水痘（みずぼうそう）・帯状疱疹　水痘・帯状疱疹ウイルスによる感染症で，感染力は麻疹についで強い．小児期の感染は，**水痘**（水疱を伴う発疹と高熱）として発症する．このウイルスが神経根に潜伏感染し，のちに免疫能が低下したときに再び**帯状疱疹**（三叉神経などの神経走行に沿った水疱形成と神経痛）として発症することがある．特に，疲労やストレス，抗がん剤やステロイド剤による治療時などに多くみられる．

h. 単純ヘルペス感染症　単純ヘルペスウイルスにはおもに口周囲病変・脳炎を起こす 1 型と，おもに性器の病変を起こす 2 型がある．単純ヘルペス 1 型ウイルスによる感染症は，初感染はほとんどが不顕性感染である．持続的に潜伏感染し，体調不良やストレスなどによる免疫力の低下によって歯肉炎やアフタ性口内炎の症状を呈する**口唇ヘルペス**，**角膜ヘルペス**として発症する．単純ヘルペス 2 型ウイルスは**性器ヘルペス**を起こす性行為感染症である．

15・4 原虫・寄生虫による感染症

a. マラリア　ハマダラカによって媒介されるマラリア原虫の感染症である*2. 4 種類のマラリア原虫が存在するが，**熱帯熱マラリア原虫**，**三日熱マラリア原虫**によ

*1 A 型インフルエンザに対しては，**アマンタジン**（A 型インフルエンザウイルスの M2 タンパク質の機能を阻害してウイルス増殖を阻害），A, B 型には，**ザナミビル**，**オセルタミビル**（ともにノイラミニダーゼ阻害薬でウイルスの増殖・拡散を防ぐ）を用いる．ウイルスの増殖・拡散を防ぐ薬剤なので，感染早期（ウイルスが増殖する前）に治療を開始しないと効果がない．

*2 ヒトに感染したマラリア原虫は，肝臓を経て赤血球に感染し，そこで増殖して感染赤血球を破壊（溶血）して血中に出て，さらに別の赤血球に感染する．溶血時に発熱するため，赤血球に感染してから溶血までの時間が発熱の周期となる．

るものが多く，熱帯熱マラリアが最も重篤である．世界的には年間数億人の感染があり，最も重要な国際感染症である．熱帯・亜熱帯地域での発生がほとんどであるが，温暖化とともに発生地域の拡大がみられる．日本では流行地域からの帰国者に毎年100例あまりの輸入感染症として報告されている．感染後，約2週間の潜伏期間を経て，悪寒・高熱により発症し，貧血，脾腫を伴う．発熱は周期的に高熱と解熱を繰返す（**分利解熱**）．マラリア原虫の種類によって特有な発熱を示し，三日熱マラリアは48時間周期，熱帯熱マラリアは不定期である．急速に脳症（昏睡），腎不全，DIC（播種性血管内凝固症候群）をきたし，死亡する場合もある．治療にはキニーネ，クロロキンなどの抗マラリア剤が使用される．なお，マラリアに対する抗血清，ワクチンはない．

b. 赤痢アメーバ症　**赤痢アメーバ**の感染による原虫性の疾患である．赤痢アメーバ（成熟嚢子）で汚染された水・食物による経口感染が主であるが，肛門を介して性感染症として伝播することがある．腸アメーバ症は，大腸（特に盲腸）に**壊死性潰瘍性大腸炎**を生じ，腹痛（テネスムス［しぶり腹］），下痢（イチゴゼリー状，粘血便）をきたす．腸外アメーバ症では，アメーバが門脈経由で肝臓に侵入し**肝膿瘍**を形成する．メトロニダゾールなどの抗菌薬で治療する．

c. クリプトスポリジウム症　ウシ，ブタ，イヌ，ネコ，ネズミなどの腸管寄生原虫として知られ，非常に感染力が強く，数個〜十数個の感染型虫体の摂取で感染する．1週間の潜伏期間ののち，激しい水様性下痢，微熱を呈する．欧米では水道水の汚染を介したヒトの大規模な集団感染が問題となっている．日本での水系汚染による集団発生は少数である*1が，上水の塩素消毒だけでは防止できないことから注意が必要である．免疫機能が正常なヒトが感染した場合は，水様性下痢と腹痛が1〜2週間続いたのち自然回復するが，エイズのような免疫不全がある場合には根治治療がないため，下痢による体力消耗が致命的になることもある*2．治療は対症療法のみである．

*1　1996年埼玉県で9000人の感染者を出した．

*2　エイズ患者の下痢症の10〜40％がクリプトスポリジウム症によるとされる．

d. アニサキス症　アニサキス幼虫（線虫に属する寄生虫）が寄生しているイカやアジ・サバなどの生魚を食べることで感染し，胃壁にアニサキスが侵入して激しい腹痛を起こす．内視鏡で虫体を確認できることが多く，胃アニサキスに対しては内視鏡下で虫体を除去して治療する．

e. トキソプラズマ症　トキソプラズマは，ネコの糞便中，ブタ・ヒツジ・ヤギなどの筋肉中に存在し，ネコとの接触や加熱不十分な食肉の接種により感染する．トキソプラズマ抗体陰性の妊婦が初感染し，胎盤を通じて胎児に感染すると，胎児は網脈絡膜炎，小頭症，脳内石灰化，精神遅滞などを示す**先天性トキソプラズマ症**を起こす．

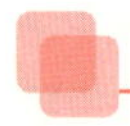

15・5　性行為感染症

STD: sexually transmitted disease

性行為を通じて感染する**性行為感染症**（STD）には，細菌感染による**梅毒**，**淋病**，**軟性下疳**，クラミジアによる**非淋菌（クラミジア）性尿道炎・子宮頸管炎**，ウイルスによる**エイズ***3（**AIDS**），**B型肝炎**，**性器ヘルペス**，原虫による**膣トリコモナス症**などがある．世界的(わが国を含め)に，クラミジアによる性行為感染症が最も多い*4．

*3　エイズについては§14・3・1参照．

*4　クラミジアについては§15・1・8参照．

a. 梅　毒　性行為による**梅毒トレポネーマ**（グラム陰性らせん状菌であるスピロヘータの一種）の感染で起こる．四つの病期に分けられ（表15・2），長期間にわたり多彩な症状を呈する．妊婦より胎盤を通じて胎児に感染する場合もある（先天性梅毒）．診断は，特有の皮疹，トレポネーマの血清梅毒反応，トレポネーマの直接検出などによる．治療は，ペニシリンG，マクロライドなどが有効である．

表 15・2 梅毒の病期

病　期	症　状
第1期† (3カ月まで)	外陰部のトレポネーマ進入部位の硬結（初期硬結），それに続く潰瘍（硬性下疳（こうせいげかん）），所属リンパ節の無痛性腫脹（おうげん）が出現，数週間で消失
第2期† (3カ月〜3年)	皮膚の発疹（バラ疹，丘疹），外陰部扁平コンジローム，脱毛，肝炎，腎炎など多彩な症状
第3期 (3年〜10年)	結節性梅毒疹，ゴム腫形成（皮膚・肝臓）
第4期 (10年以降)	解離性大動脈瘤，神経梅毒（進行麻痺，脊髄癆（せきずいろう））

† 第1,2期が感染源として最も危険である．

15・6 院内感染症

医療施設において，入院中の患者などが病院内で感染して発病する感染症を**院内感染症**という．尿道留置カテーテル，気管内チューブによる人工呼吸，気管切開，静脈留置カテーテルなどの治療処置に伴って発症することが多い．院内感染症で最も多いのは尿路感染である．高齢者などの免疫機能の低下した患者で発生する日和見感染や長期間抗菌薬を投与している患者で起こる**菌交代現象**，広範囲の熱傷や手術創の皮膚感染なども院内感染症として問題となる．

感染の原因菌として，**グラム陰性桿菌類**（**緑膿菌**，エンテロバクター，クレブシエラ，セラチア，プロテウスなど）や**メチシリン耐性黄色ブドウ球菌**（**MRSA**）によるものが多い．MRSAはペニシリン耐性菌に有効なメチシリンに対しても耐性を示す黄色ブドウ球菌である．MRSAはメチシリンに対する結合性が低く，細胞壁の合成がメチシリンによっても阻害されない．MRSAはメチシリンだけでなくさまざまな抗生剤に対しても耐性になった**多剤耐性菌**であることが多い．MRSAに対しては，バンコマイシンなどのグリコペプチド系抗生剤が用いられる．

MRSA: Methicillin-resistant *Staphylococcus aureus*

15・7 新興感染症・再興感染症

WHOの定義によれば，**新興感染症**とは，1970年以降に新たに発見された感染症で，それまで明らかにされていなかった病原微生物に起因し，公衆衛生学上問題となる感染症とされている．このなかには，**エイズ**，**エボラ出血熱**，**クロイツフェルト・ヤコブ病**，**病原性大腸菌O-157感染**などが含まれる．

また，**再興感染症**とは，以前より存在していた感染症で，いったんは沈静化していたものが，近年再び増加して公衆衛生学上問題となった感染症と定義され，**マラリア**，**結核症***，**デング熱**，**百日咳**，**劇症型連鎖球菌感染症**などがあげられている．

* 結核症については§11・4参照．

感染症の予防や感染時の医療措置については**感染症法**（正式には“感染症の予防及び感染症の患者に対する医療に関する法律”）に詳しく定められており，感染力と罹

表 15・3　感染症法に基づく分類（2017 年 10 月現在）

分　類	感染症名	対応・処置
一類感染症	エボラ出血熱，クリミア・コンゴ出血熱，痘そう，南米出血熱，ペスト，マールブルグ病，ラッサ熱	・入　院 ・消毒などの対物処置 ・交通制限が可能
二類感染症	急性灰白髄炎，結核，ジフテリア，重症急性呼吸器症候群（病原体がコロナウイルス属 SARS コロナウイルスであるものに限る），中東呼吸器症候群（病原体がベータコロナウイルス属 MERS コロナウイルスであるものに限る），鳥インフルエンザ（H5N1），鳥インフルエンザ（H7N9）	・入　院 ・消毒などの対物処置
三類感染症	コレラ，細菌性赤痢，腸管出血性大腸菌感染症，腸チフス，パラチフス	・就業制限 ・消毒などの対物処置
四類感染症	E 型肝炎，ウエストナイル熱，A 型肝炎，エキノコックス症，黄熱，オウム病，オムスク出血熱，回帰熱，キャサヌル森林病，Q 熱，狂犬病，コクシジオイデス症，サル痘，ジカウイルス感染症，重症熱性血小板減少症候群（病原体がフレボウイルス属 SFTS ウイルスであるものに限る），腎症候性出血熱，西部ウマ脳炎，ダニ媒介脳炎，炭疽，チクングニア熱，つつが虫病，デング熱，東部ウマ脳炎，鳥インフルエンザ（鳥インフルエンザ（H5N1,H7N9）を除く），ニパウイルス感染症，日本紅斑熱，日本脳炎，ハンタウイルス肺症候群，B ウイルス病，鼻疽，ブルセラ症，ベネズエラウマ脳炎，ヘンドラウイルス感染症，発しんチフス，ボツリヌス症，マラリア，野兎病，ライム病，リッサウイルス感染症，リフトバレー熱，類鼻疽，レジオネラ症，レプトスピラ症，ロッキー山紅斑熱	・動物への措置を含む消毒
五類感染症のうち全数把握の対象となっているもの	アメーバ赤痢，ウイルス性肝炎（E 型肝炎および A 型肝炎を除く），カルバペネム耐性腸内細菌科細菌感染症，急性脳炎（ウエストナイル脳炎，西部ウマ脳炎，ダニ媒介脳炎，東部ウマ脳炎，日本脳炎，ベネズエラウマ脳炎およびリフトバレー熱を除く），クリプトスポリジウム症，クロイツフェルト・ヤコブ病，劇症型溶血性レンサ球菌感染症，後天性免疫不全症候群，ジアルジア症，侵襲性インフルエンザ菌感染症，侵襲性髄膜炎菌感染症，侵襲性肺炎球菌感染症，水痘（入院例に限る），先天性風しん症候群，梅毒，播種性クリプトコックス症，破傷風，バンコマイシン耐性黄色ブドウ球菌感染症，バンコマイシン耐性腸球菌感染症，風しん，麻しん，薬剤耐性アシネトバクター感染症	・発生動向調査

患した場合の重症度などの総合的な危険性の程度などに応じて一類〜五類感染症に分類されている（表 15・3）．一〜四類感染症は全数把握し，直ちに届け出るよう定められている．五類感染症のうち表に示したものは全数把握の対象となっており，ものにより直ちにまたは 7 日以内に届け出なければならない．

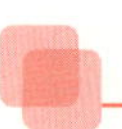

15・8　感染症時の栄養評価と食事療法

感染時の生体反応を図 15・1 にまとめた．

栄養評価　感染症時には，下痢や嘔吐が生じやすいのみならず，発熱に伴う発汗などによって，体液が過剰に損失し**脱水**状態に陥ることが多い．さらに食欲不振を生じやすく，水分や電解質の摂取量が低下することによっても脱水状態をまねく．そのため，まずは脱水の程度を適切に評価することが重要である．

感染症発症時は**免疫力が低下**した状態にあり，**低栄養**であることが多い．また，食欲低下による食事量の減少により，さらに栄養状態が不良となる悪循環に陥りやすい．したがって，栄養状態を適切に評価することが求められる．ただし，水分と塩分の貯留が伴うこともあるため，体重のみでの評価はできないことに留意する．また，感染症時には体内のタンパク質分布の変化が生じるため，トランスフェリンやレチノール結合タンパク質，プレアルブミン（トランスサイレチン）による栄養状態の評価は適切でない．

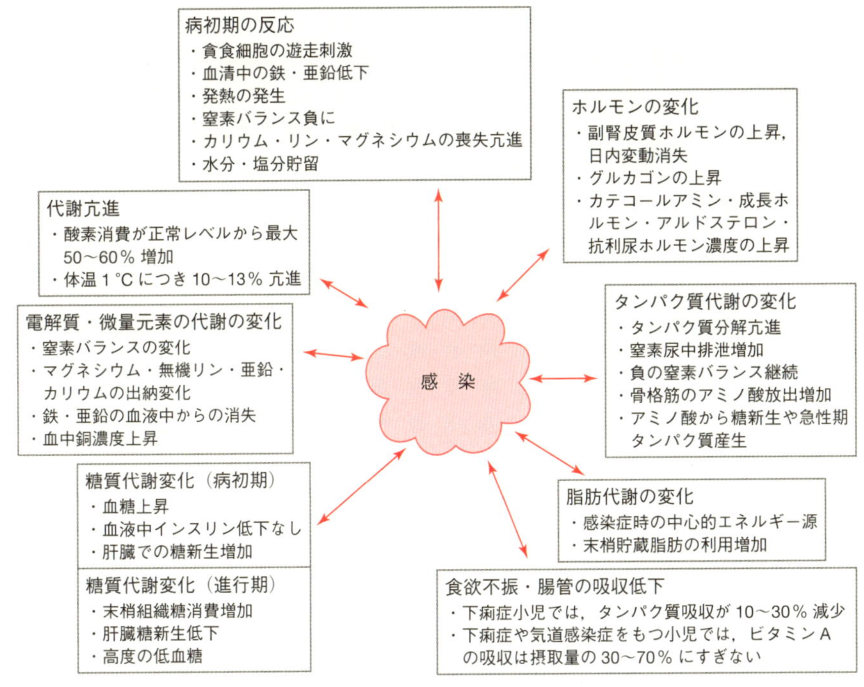

図 15・1 感染時の生体反応 生体防御機構が正常の場合，必要時には適切な治療（抗生物質投与など）が加われば，感染症は終息に向かう．しかし，その過程で，図中の生体反応が発生し，適切な栄養療法が行われないと，タンパク質・エネルギー栄養障害（PEM）が発生する可能性がある．［正田良介 著，"臨床栄養学 II"，p.254，第一出版（2005）より一部改変］

感染は代謝亢進，タンパク質代謝の変化，糖質代謝の変化，脂肪代謝の変化などをひき起こす．グリコーゲンが消費され，タンパク質や脂肪の分解が亢進した状態となる．重症感染症においては，消費エネルギーに見合ったエネルギー量を投与してタンパク質の異化を防ぐため，安静時エネルギー代謝量を測定することが望ましい．

加えて，感染症に伴い栄養素の生体内への取込みも低下する．感染症による食欲不振で栄養素摂取量が低下するのみならず，腸管での吸収も低下する．

これらのことから，感染症時には，水分摂取量，尿量による脱水の程度を評価し，食物摂取状況，体組成の変化，身体の消耗の程度などを総合的に評価することが必要である．エネルギー，タンパク質，ビタミン，ミネラルなどの食物摂取状況を確認し，体タンパク質や体脂肪の減少の有無を皮下脂肪厚，上腕周囲長，上腕筋囲などの身体計測により把握する．血液検査による電解質異常の有無の評価も行う．

食事療法 感染症は多彩な病原体によるものであり，個々人の状況や経過によって食事療法は異なる．以下に代表的な食事療法について概説する．

感染症時には，下痢や嘔吐により体内の水分や電解質が喪失するのに加え，発熱が生じる場合には不感蒸泄量や発汗が増大するため，脱水を是正するために水分や電解質の補給を行う．水分補給だけでは損失した体液の補給にはならないため，必ず電解質も補給する．経口摂取が難しい場合には無理に摂取せず，非経口的に輸液で補給する．

発熱時には体温 1 °C の上昇につき 13% 程度の代謝の亢進がみられるとされている．また，タンパク質の異化も亢進するため，エネルギー量は消費エネルギーに見合った量とし，タンパク質も多く摂取する．おおむね，エネルギーは 40～45 kcal/kg 体重/日，タンパク質 1.5 g/kg 体重/日（重症感染症では，エネルギー 43～48 kcal/kg 体重/日以上，タンパク質 2 g/kg 体重/日）が目安とされる．不感蒸泄量や発汗が増大し，ナトリウムも失われるのでバランスのとれた電解質の補給により水分補給を行う．また，栄養摂取不良や消化器機能の低下が生じ，栄養素の吸収が悪くなることに加え，代謝亢進により各種栄養素の需要が高まっていることも考慮し，十分な栄養摂取を心がける．

特に，食中毒感染時には，下痢，嘔吐，腹痛，食欲不振などの胃腸症状がみられる．脱水や電解質の損失に対して適切に補給をするとともに，腸管を安静に保つよう，食事内容には注意を要する．始めは湯冷ましなどを少量頻回与え，症状に応じて，流動食や軟食に移行する．食物摂取状況を把握し，個々人の状況に応じた食事内容，摂取形態とする．できるだけ早期に適切な栄養補給法で十分な栄養素の摂取を行い，体力の消耗を防ぐことが大切である．

患者教育　身体の免疫能が低下しているときに感染症にかかりやすく，感染症発症時には栄養状態が不良であることが多いことを理解させ，状態に応じた栄養法や食事内容への理解を促す．

症状の軽快に伴い，固形物の少ない消化の良いものを少量ずつ摂取するよう指導する．始めは流動食から開始し，徐々に消化・吸収が良い食品と調理形態へと変えていくよう指導する．感染症時の代謝亢進によりエネルギーや栄養素の需要が高まっているため，高エネルギー・高タンパク質に加え，水分補給をしっかり行うよう指導する．

栄養で免疫力を高める

免疫力を高める食事については，現時点ではまだ十分なエビデンスが蓄積しているとはいえないが，栄養素などを適切に摂取することに加え，免疫細胞が多く存在する腸内環境を整えるために整腸作用のある食材や，抗酸化作用を有する食材を摂取するよう心がけるとよい．結核はこれまでに免疫を高めることで克服してきたが，低栄養の多い地域ではまだ蔓延している状況にある．栄養により免疫を高めることにより症状が改善できる感染症もある．また，日本人の死因は，がん，心疾患に続いて肺炎が第 3 位であり，肺炎は特に高齢者において発症しやすい疾病である．肺炎は，免疫力が低下し，肺に細菌やウイルスなどの病原体が侵入して感染することが多い．栄養状態が不良であると免疫能は低下し，肺炎の症状が改善しにくいだけでなく，悪化することもある．肺炎患者においては，全身の栄養状態の改善が重要である．

16 が　ん

1 腫瘍は本来の制御を失い異常な増殖を繰返す細胞が形成する“できもの”であり，転移や浸潤する能力のあるものが悪性に分類される．

2 がんの発生には多段階発がんとよばれる複雑な過程が存在する．食事との因果関係が証明されているものもあるが，食事と発がんの関係を単純化して理解すべきではない．

3 適切な栄養管理を行うためには，単なる症状だけではなく，その背景となっている病態を正しく理解することが重要である．特に，手術による消化管構造の変化や消化器臓器の機能の変化に留意する必要がある．

4 食は人らしい生活の根幹となるものであり，緩和ケアにおける栄養管理の役割はきわめて大きい．

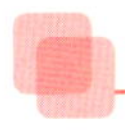

16・1　概　論

16・1・1　腫瘍とは

人間の体には約 37 兆個の細胞があり，体の維持や成長に必要な増殖を行っている．たとえば，皮膚にけがをした場合でも，小さな範囲であれば自然に皮膚の細胞が増殖し治ってしまう．また，傷が治ってしまえば，細胞の増殖も停止するため，傷が盛り上がってくることはない．これに対し，不必要に細胞分裂が繰返され塊を形成したものが**腫瘍**である．腫瘍はほかの部位に転移あるいは浸潤する能力をもつか否かで分類され，このような能力のないものが**良性腫瘍**，あるものが**悪性腫瘍**とよばれる．

悪性腫瘍の代表的なものは**癌**であるが，癌は病理学的に上皮細胞より生じた悪性腫瘍をさすため，上皮細胞以外の細胞から発生する肉腫や血液細胞が悪性化した白血病などは癌には該当しない．このため，癌以外の悪性腫瘍を含む場合には，**悪性新生物**あるいはひらがなで**がん**という表現が用いられる．悪性新生物は，日本人の死因の第 1 位であり，超高齢化に伴い罹患数も増加し，“国民のおおよそ 2 人に 1 人が一生のうちにがんを患い，3 人に 1 人ががんで亡くなる”という状況にある．

a. 良性腫瘍　一般に発育速度が遅く，途中で発育が停止することもある．子宮筋腫，皮膚の乳頭腫，消化管の良性ポリープなどが代表的なものであるが，良性といっても，大きくなりすぎれば種々の障害を起こすこともあり，またホルモンを産生してそれによる症状を起こすこともある．

b. 悪性腫瘍　一般に発育速度が速く，周囲組織への浸潤や転移を起こす．無秩序な細胞分裂と増殖を繰返すため，最終的に宿主を死に至らしめる．悪性腫瘍細胞がリンパ管を通じて拡がる形式を**リンパ行性転移**，血管を通じて広がる形式を**血行性転移**，直接隣接する組織に入り込む形式を**浸潤**，胸腔や腹腔などの体腔を介して広がる形式を**播種**とよぶ．がんが発生した部位の病巣は**原発巣**，転移した部位の病巣は**転移巣**とよばれる．

16・1・2 がんの原因

正常な細胞は，その細胞が正しく機能するための情報をもった多数の遺伝子をもっているが，この遺伝子の 2 個から 10 個程度に傷がつくと，細胞の増殖に異常が生じ，がんが発生する．これらの遺伝子の傷は一度に生じるわけではなく，長い時間をかけて多くの段階を経てがんに進むため，**多段階発がん**といわれる．遺伝子の傷には，細胞増殖を異常に進めてしまう傷や，細胞増殖の抑制をきかなくしてしまう傷などさまざまなものがある．このような遺伝子の傷をまねく原因には，化学物質，放射線，感染症などさまざまな種類がある（表 16・1）．身近なよく知られたものとして，喫煙があげられる．食事も重要なものの一つであり，食塩と胃がん，アルコールと口腔がん・食道がん，脂肪と乳がん・子宮体がん，食物繊維と大腸がん，肉や魚の焦げと胃がん・膀胱がんなどが指摘されているが，発がんには前述のように多段階に種々の要因が関与するため，食事と発がんの関係を単純化して理解すべきではない．

表 16・1 がんの原因

化学物質	職業性曝露：βナルチラミン（膀胱がん），アスベスト（肺がん，悪性中皮腫），塩化ビニルモノマー（肝血管肉腫） 環境曝露：ダイオキシン（悪性リンパ腫），喫煙（肺がんなど） 食　事：ヘテロサイクリックアミン（胃がん）
放射線	電離放射線：白血病 紫外線：皮膚がん，メラノーマ 電磁波：白血病（?），脳腫瘍（?）
感染症	ウイルス：B 型肝炎ウイルス，C 型肝炎ウイルス（肝がん），EB ウイルス（悪性リンパ腫），ヒトパピローマウイルス（子宮頸がん） 細　菌：ヘリコバクター・ピロリ（胃がん） 原　虫：日本充血吸虫（肝がん），ビルハルツ条虫（膀胱がん）
瘢　痕	皮膚がん
遺　伝	網膜芽腫，腎芽腫など

16・1・3 がんの治療と栄養療法

がんの治療法としては，最も多い**手術**による切除（内視鏡的手術および外科手術）に加えて，**化学療法（薬物治療）**や**放射線療法**などがある．がんの種類や進行度に応じて，これらを単独で行うのではなく，さまざまな治療法を組合わせた**集学的治療**が行われる場合もある．

手術においては，対象臓器や術式により患者の受ける侵襲が大きく異なるため，栄養管理を含め，個別に対応した周術期管理が必要である*．

* 周術期の栄養管理については第 17 章参照．

化学療法においては，悪心・嘔吐，食欲低下など経口摂取に影響を及ぼすフルオロピリミジン系（5-FU［フルオロウラシル］など）やプラチナ系薬剤（CDDP［シスプラチン］など），また胆汁から腸管に排泄されて腸肝循環に関わる塩酸イリノテカンなど，さまざまな副作用を生じる薬剤が使用され，栄養管理に及ぼす影響は大きい．放射線療法でも，副作用として食事摂取量の減少や消化管での消化不良が起こる場合もある．

表 16・2　がん治療中の栄養上の問題に対する対策

問　題	対　策	問　題	対　策
食欲不振，早期満腹	少量の食事を回数多く．高タンパク質・高エネルギー食とし，冷やした食物や場合によってはサプリメント使用．脂肪を制限．できれば規則的運動．食事中は飲み物を制限．食欲は朝が多いので朝食の充実を．	便　秘	水分摂取を増やす．食物繊維に富む食事．規則的運動．ヨーグルトのようなプロバイオティック．抗便秘剤
下　痢	少量の食事を回数多く．食事をゆっくり．食事中の飲物制限，ただし十分な水分摂取をさせる．脂肪・ガス産物となる食品を制限．コーヒー，アルコール，乳糖含有食品を避ける．季節性の高い食品も避ける． 抗下痢剤（医師の処方）	腹部ガス	食事をゆっくり．食物繊維を減らす，脂肪・ガス産生食品の制限．規則的運動．乳糖制限．
嘔気，嘔吐	少量の食事を回数多く．においの強い食事を避ける．冷やした食物，水分摂取．ゆっくり食事．脂肪制限．食後は頭を上げて休息． 抗嘔吐剤（医師の処方）	口　渇	水分摂取を増やす．グレービーソースなどの工夫．酸っぱいものや無糖キャンディによる唾液分泌刺激．アルコール，喫煙，市販うがい薬は止める．
咀嚼・嚥下障害	少量の食事を回数多く．高タンパク質，高エネルギー食．サプリメント使用．室温に冷やした食事．水分摂取．流動食（ソースを工夫）．アルコール，刺激物，固いものを避ける．市販のうがい薬を使わない．	味覚・臭覚障害	室温あるいは冷やした食事．水分摂取．香りある季節食品，料理臭を避ける，肉嫌いに植物性タンパク質を．

これらの理由から，がん治療中にはさまざまな栄養上の問題が起こりやすく，食事摂取を可能にするような工夫が必要である（表 16・2）．それでも栄養素の摂取量が不足しているようであれば，経腸栄養や静脈栄養により栄養補給を行う．低栄養状態は合併症を起こしやすく予後も悪くなるため，積極的に改善する必要がある．

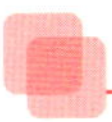

16・2 各種のがん

16・2・1 舌がん

成因と病態　**舌がん**は，自分で鏡で見える部分に加え，舌の縁や裏側に発生するがんで，大部分は扁平上皮がんである．男性に多く，50～70 歳代が好発年齢であるが，20～30 歳代での発症もある．飲酒や喫煙などの化学物質による刺激，歯並び，入れ歯，虫歯などによる慢性的な機械的刺激などが誘発すると考えられている．患者自らが認識できる部位であるが，口内炎などと思われ医療機関への受診が遅れる場合が少なくない．進行すると頸部のリンパ節に転移しやすい．

治療　外科的切除，放射線治療，化学療法が用いられるが，原発巣に対しては レーザー照射や放射線を発生する針を病巣に埋め込む（内照射）という特殊な治療が用いられる場合もある．食べ物の咀嚼や味覚の感知など栄養摂取に大きく関わるだけでなく，発語という重要な機能を有すため，治療においても，舌の機能を温存することが重要視される．このため，外科治療を行う場合にも舌の切除はできる限り小範囲にとどめ，放射線治療などを併用する場合が多い．予後は進行度（病期）によるが，早期であれば治癒できる可能性が高く，リンパ節転移がある場合にも，種々の治療法により 50% 程度の 5 年生存が期待できる．

栄養管理　外科治療，放射線治療においては，一時的に経口摂取が困難となる場合がある．化学療法においても，経口摂取に大きく影響する 5-FU（フルオロウラシル）

やCDDP（シスプラチン）などがしばしば使用される．

16・2・2　喉頭がん

成因と病態　**喉頭**は甲状軟骨（いわゆる“のどぼとけ”）に囲まれた空気の通り道であり，この内側の粘膜から発生するのが**喉頭がん**であり，大部分が扁平上皮がんである．喉頭がんは女性より男性に多く発症し，50～80歳代で急激に増加するが，喫煙との因果関係が強く，発症者の90%以上が喫煙者である．喉頭は，単に空気の通り道であるだけでなく，上部にある喉頭蓋は食事や水分を飲み込む時に動いて喉頭を塞ぎ，これらが肺につながる気道系に流入する（誤嚥）のを防ぎ，また，喉頭内部に左右から張り出す声帯は，声帯の間隙を空気が通過する際に振動することで発声を行うという重要な機能を有している．進行すると頸部のリンパ節に転移しやすい．

治療　外科的切除，放射線治療，化学療法，レーザー照射などが用いられ，進行度により治療の組合わせが決定される．しかし，外科的な喉頭全摘出を回避し発声機能を残すという観点から，原発巣に対してはレーザー照射や放射線治療が優先して行われる．喉頭全摘出が行われた場合には，空気の通り道を確保するため首の下部に永久気管孔を設けることとなる．このため，外科治療においても喉頭の一部を残す術式がとられる場合がある．予後は進行度（病期）によるが，早期であれば発声機能を残して治癒できる可能性が高く，リンパ節転移がある場合にも，種々の治療法により50%以上の5年生存が期待できる．

栄養管理　喉頭は口腔から食道につながる食べ物の通過経路と重なるため，原発巣あるいは頸部リンパ節転移への放射線治療により，味覚障害や嚥下困難，誤嚥などの症状がしばしば発現する．このため，治療中ならびに治療後の栄養管理の役割はきわめて大きい．また，化学療法においても，経口摂取に大きく影響する5-FU（フルオロウラシル）やCDDP（シスプラチン）などがしばしば使用される．

16・2・3　食道がん

成因と病態　**食道**は，経口摂取した食物を胃に到達させる機能を担う，咽頭（のどの奥）と胃とをつなぐ長さ約25 cm，直径2～3 cm，厚さ約4 mmの管状の臓器である．**食道がん**はその内側の粘膜から発生し，日本では90%以上が扁平上皮がんだが，欧米では腺がんが多く，生活習慣などの欧米化により，今後，日本でも腺がんが増加すると予想されている．食道がんは女性より男性に多く発症し，40歳代後半以降に増加し始める．扁平上皮がん発生の危険因子として喫煙や大量の飲酒が明らかになっている．また，熱い飲食物がリスクを上昇させるという報告もある．一方，腺がんは，食べ物や胃液の食道への逆流や肥満により危険性が増すとされている．食物の通過障害に伴う症状で発見される場合が多いが，比較的早期から周辺のリンパ節に転移を起こしやすく，また，心臓やこれにつながる大きな血管（大動脈，上大静脈，下大静脈，肺動静脈など）や気管などの重要な臓器が存在する縦隔を通過するため，増大するとこれらの臓器に直接浸潤しやすい．さらに，肝臓などへの血行性の遠隔転移もみられる．

治療　進行度（病期）により大きく異なるが，内視鏡治療，外科的切除，放射線治療，化学療法などが用いられる．食道がんが食道の壁内に留まっている場合には，内視鏡で見ながらがんを切除する内視鏡的粘膜切除術（EMR）が行われる．この場合には，治療後早期より通常の食事摂取が可能である．外科的切除は，食物の通過経

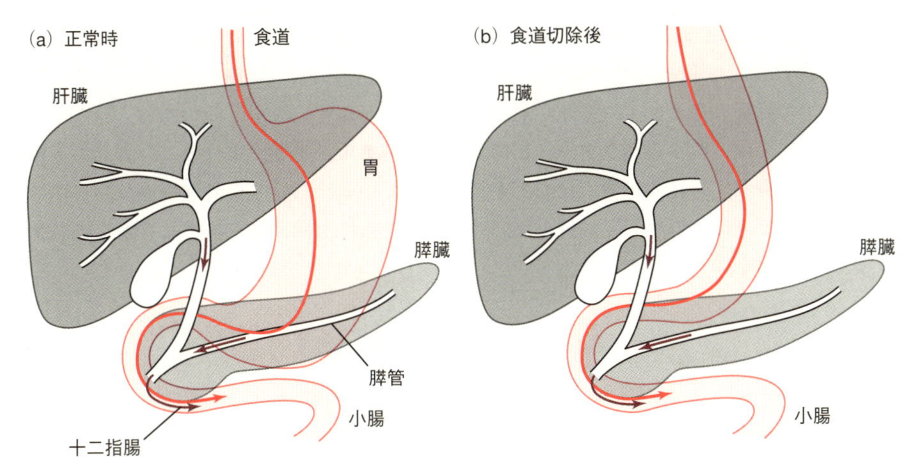

図 16・1 食道がんの外科的切除における再建 (a) 上腹部の消化管と肝臓，胆管，膵臓の関係．胆管と膵管は通常，膵臓の中で合流して，乳頭で十二指腸に開口する．→ は食物の流れ，→ は胆汁と膵液の流れを示す．(b) 食道がんにより，食道を切除し，胃で作成した胃管を用いて再建した場合．通常の胃がないため，食物が急速に十二指腸に到達するのがわかる．

路を確保するために胃や大腸を用いた再建を行う必要があり，外科手術の中でも侵襲が大きいものの一つである．このため，放射線治療と化学療法を併用することにより外科治療を回避する工夫もなされている．また，進行度や患者の年齢，各種の臓器機能などにより，個々の患者の状態に適した治療が大きく異なるため，総合的な観点からこれらの治療を組合わせて治療を行う集学的治療が一般的である．一方，治療が困難で食道の内腔が狭窄し食物の通過が困難となった場合には，**ステント**を留置することにより食物の通過を維持する方法が行われる場合もある．予後は，食道壁内部に留まっている場合には治癒や5年生存率80％以上が期待できるが，リンパ節転移がある場合には50％前後，さらに進行している場合には30％程度以下である．

ステント：管の構造をもつ臓器の細くなった部分に挿入することにより管内腔を拡張し，管の中の通過を改善するもの．拡張力のある金属性のものが多く，周囲に膜が張られたタイプのものもある．

栄養管理 内視鏡的治療の場合には，経口摂取に影響が出るのはごく短期間であるが，放射線照射や化学療法を行った場合には，粘膜に広範な障害（ただれなど）が生じ経口での栄養摂取が困難となるため，しばしば長期の経腸栄養や静脈栄養による管理が必要となる．外科的切除の場合には，再建形式により食物の通過状態が大きく影響される（図16・1），再建術式に適した食事指導が必要である．さらに，ステント留置を行った場合にも，本来の食道がもつ食物を胃の方向に進める蠕動機能は失われているため，その通過状態に配慮した食事指導が必要である．化学療法についても，経口摂取に大きく影響する5-FU（フルオロウラシル）やCDDP（シスプラチン）などがしばしば使用される．

16・2・4 胃 が ん

成因と病態 **胃**は，食べた物を一時的に貯めて，消化液である胃液と混ぜて十二指腸に送る機能を担っている．**胃がん**はこの胃の粘膜から発生するがんで，大部分が腺がんである．胃壁は食道や腸の壁に比べると丈夫な構造を有しており，病変が粘膜内に留まっている段階では，完治が期待されるが，進行するとリンパの流れに乗っての転移（リンパ行性転移），血流に乗っての肝臓や脳，骨などへの転移（血行性転移），周囲臓器への直接浸潤や腹腔内への播種など，さまざまな形態で全身に広がる．粘膜の下を進展して広がる**スキルスがん**のような特殊なものもある．胃がんは長らく日本のがんによる死因の第1位であったが，1993年以降は肺がんに続く第2位となり，2015年には第3位（男性の2位，女性の3位）となった（表16・3）．日本全体では高齢化の影響もあり，未だに死亡患者数は多いが，確実に減少しつつある．胃がんの原因としては，**ヘリコバクター・ピロリ菌**の持続感染，喫煙，塩分の多い食品の過剰摂取や，野菜，果物の摂取不足などが指摘されている．ピロリ菌の感染率は，日本では中高年で高く，若年層では低下傾向にあり，さらに，除菌療法による胃がんの発生抑制が明らかにされつつある．

表16・3　がんによる死因と罹患数[a]

	死亡数が多い部位（2015年）				
	1	2	3	4	5
男　性	肺	胃	大　腸	肝　臓	膵　臓
女　性	大　腸	肺	胃	膵　臓	乳　房
男女計	肺	大　腸	胃	膵　臓	肝　臓
	罹患数が多い部位（2013年）				
	1	2	3	4	5
男　性	胃	肺	大　腸	前立腺	肝　臓
女　性	乳　房	大　腸	胃	肺	子　宮
男女計	胃	大　腸	肺	乳　房	前立腺

a）国立がん研究センターがん情報サービス“がん登録・統計”より．

治 療　進行度（病期）により大きく異なるが，原発巣が胃壁の比較的浅い部位に留まっている場合には，内視鏡による切除（内視鏡治療）が広く行われている．また，胃がんの広がりが原発周辺のリンパ節への転移に留まっている場合には外科的切除が行われ，これにより治癒が期待できる．近年は，従来の手術よりも体への負担が少ない方法として，大きく開腹することなく，腹壁に開けた数個の穴から腹腔鏡を挿入して行う切除（**腹腔鏡下胃切除術**）も行われている．病巣を完全に切除しない限り治癒を期待することは難しいが，外科治療の前後に化学療法を加えることによる治癒率の向上がはかられている．切除できない場合には，延命あるいは症状の緩和を目的とする化学療法やその他の治療が行われる．ただし，胃は食物の通過経路であるため，切除ができない場合にも経口摂取を可能にすることを目的に食物の通過経路を確保するための手術（バイパス術）が施行される場合がある．放射線治療は胃がんの放射線に対する感受性が高くないため，症状を伴う骨転移やリンパ節転移などの限られた場合を除き，使用されることはまれである．化学療法では，フルオロウラシルなどのフルオロピリミジン系薬剤，シスプラチンなどのプラチナ系薬剤，パクリタキセルなどのタキサン系薬剤，塩酸イリノテカンなどの抗がん剤が単独または組合わせて用いられる．HER2（ハーツー）とよばれるタンパク質が増殖に関与している症例（10〜20％）では，分子標的薬のトラスツズマブを併用した化学療法が行われる．予後は，原発巣が胃壁の比較的浅い部分に留まり，リンパ節転移もわずかで外科的完全切除が可能な場合には97％以上で治癒が期待できるが，進行度が進むにつれ不良となり，遠隔転移や浸潤，播種を伴う場合の5年生存率は10％に満たない．

栄養管理　胃は食物の消化吸収に大きな役割を担っている臓器であるため，胃がんそのもの，あるいは手術の再建などによる機械的，機能的な食物の通過や消化機能

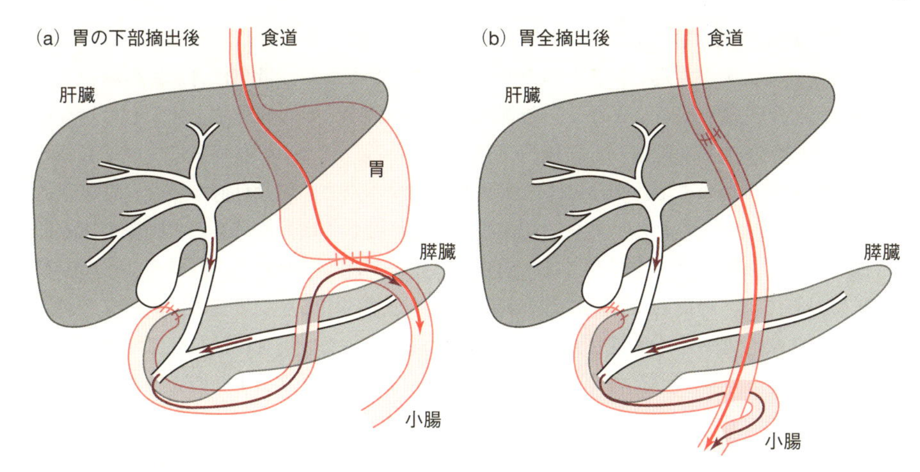

図 16・2 胃がんの外科的切除における再建 (a) 胃がんにより胃を半分切除した場合の再建の例．食物（→）はいったん小さな胃に入るが，その後吻合を介して小腸に流れる．胆汁や膵液も胃と小腸の吻合部から小腸に流れ込み（→），ここで食物と混ざることとなるが，吻合部付近，あるいは胃に逆流して混ざる場合もある．(b) 胃がんにより胃をすべて切除した場合の再建の例．食道から流れてきた食物はそのまま直接小腸に流れ込む．胆汁や膵液も別のルートから小腸に流れ，ここで食物と混ざることになる．

が，経口摂取ならびに消化吸収に大きく影響する（図 16・2）．よって，単なる症状ではなく背景にある病態を理解し，食事の内容や量，摂食の間隔，頻度なども含め，適切に対応する必要がある．胃切除後の鉄欠乏貧血およびビタミン B_{12} の吸収障害による**巨赤芽球性貧血**や，急速な食物の通過による高血糖（**ダンピング症候群**）などもその例である*．薬物療法の副作用に伴う食事摂取不足に注意する．

* 胃切除後の栄養管理については§17・2参照．

16・2・5 大腸がん

大腸は，小腸からつながる約 2 m の臓器で，結腸（上行結腸，横行結腸，下行結腸，S 状結腸）と直腸とに分類される．摂取した食物は小腸末端ではまだ大量の消化液に混ざった粥状の状態であるが，これが大腸内で水分が吸収されることにより便が形成される．よって，大腸の機能は，食物残渣からの水分の吸収による便の形成と，排泄をある程度制御可能にするための一定期間の便の貯留といえる．

成因と病態　**大腸がん**の好発部位は，日本人の場合には S 状結腸と直腸で，大腸の内側の粘膜の細胞から発生し，大部分が腺がんである．腺腫という良性腫瘍が緩徐に大きくなる過程で，その一部にがんが発生する場合と正常粘膜にいきなりがんが発生する二つのパターンがあるが，いずれの場合も食道がんや胃がんに比べ一般に進行速度は遅い．病変は粘膜内の浅い部位から徐々に深くに進行し，リンパの流れに乗っての転移（リンパ行性転移），血流に乗っての肝臓や肺，骨などへの転移（血行性転移），周囲臓器への直接浸潤や腹腔内への播種など，さまざまな形態で全身に広がる．大腸がんの罹患率は 40 歳代から増加し始め，高齢になるほど高くなる．罹患率は 1990 年代前半までは増加していたが，以後は横ばい傾向にあるが，日本人のがんによる死因の第 2 位（男性の 3 位，女性の 1 位）となっている（2015 年，表 16・3 参照）．大腸がんの原因としては，飲酒や肥満などの生活習慣，食生活では赤肉（牛・豚・羊の肉）や加工肉（ベーコン，ハム，ソーセージなど）の摂取が指摘されている．また，遺伝的な要因として，家族性大腸腺腫症とリンチ症候群（遺伝性非ポリポーシス性大腸がん家系）が知られている．

治 療　進行度（病期）により大きく異なるが，完全な切除により治癒あるいは予後の大きな改善が見込まれるため，外科的切除が軸となる．近年は胃がんの場合と同様に，大きく開腹することなく，腹壁に開けた数個の穴から腹腔鏡を挿入して行う切除（腹腔鏡下大腸切除術）も積極的に行われている．また，転移病巣についても肝転移，肺転移については，切除により予後が改善するため，切除可能な場合には積極的に外科的治療が行われる．外科的切除以外の方法としては，原発巣が大腸壁の比較的浅い部位に限局している場合には，内視鏡による切除も行われる．肝臓や肺への転移巣に対しては，経皮的に病巣に針を刺して病巣を焼灼するラジオ波凝固療法などが用いられる場合もある．直腸がんなどで肛門を温存できない場合には，人工肛門が造設されるが，放射線治療との併用や手術方法の工夫などにより人工肛門を回避するためのさまざまな工夫が行われている．病巣すべての切除が不可能な進行例に対しては，化学療法が行われる．化学療法に使用されるおもな薬剤はフルオロピリミジン系薬剤（フルオロウラシル［5-FU］，S-1，カペシタビンなど），プラチナ系薬剤（オキサリプラチン），塩酸イリノテカンなどであり，これに加え最近では種々の分子標的薬が用いられる．大腸がんの予後は，ほかの消化管のがんに比べ良好で，リンパ節転移があっても限られた範囲で手術により完全に切除できる場合には治癒が期待できる．また，肝臓や肺などの転移がある場合にも，これを切除することで，治癒する場合もある．5 年生存率は，大腸壁に浅い部位に留まっている場合には 90% 以上，一部のリンパ節に転移がある場合にも 70〜80% が見込まれるが，肺や肝臓などの他臓器に転移のある場合には 20% 以下と不良である．

栄養管理　大腸の機能が便の形成と排出であることから，いわゆる“便通”のコントールがきわめて重要である．手術による腸の長さの変化，機能の変化が生じているため，その背景にある病態を正しく理解し，食事の内容や量，摂食の間隔，頻度なども含め，適切に対応する必要がある．化学療法による悪心・嘔吐をはじめとする症状については，使用される薬剤の特性に基づく配慮が必要である．大腸がんには種々の化学療法があり，種類を変えることで長期に病勢を制御できる場合が多いが，効果的な化学療法を継続して施行するためには体力の維持が必須であり，その点でも栄養管理はきわめて重要である．

16・2・6 肝 が ん

成因と病態　**肝がん**は，肝臓から発生した**原発性肝がん**と別の臓器から肝臓に転移して発生した**転移性肝がん**に大別される．原発性肝がんには，肝臓の細胞ががんになった**肝細胞がん**と，肝臓でつくられる消化液である胆汁を流す胆管の細胞ががんになった**胆管細胞がん**とがあるが，日本人の場合には原発性肝がんの 90% を肝細胞がんが占める．原発性肝がんは中高年に多く発症し，減少しつつある．がんによる死因の第 5 位（男性の 4 位，女性の 6 位）となっている（2015 年，表 16・3 参照）．肝細胞がんの多くは肝炎ウイルス（B 型，C 型）の感染による慢性肝炎や肝硬変が背景にあり，日本の肝細胞がんの約 60% は C 型肝炎ウイルスの持続感染による．このような，B 型，C 型肝炎ウイルスに感染し，慢性肝炎や肝硬変になった状態は，肝がんになりやすく**高危険群**（ハイリスクグループ）とよばれるが，近年，インターフェロンや核酸アナログ製剤などによる抗ウイルス療法で感染を高率に制御することが可能となってきている．一方，欧州や北米ではアルコール性肝硬変から発症する肝がんが 20% を占め，わが国でも非ウイルス性慢性肝疾患を背景とした肝がんが漸増傾向にあり，メタボリックシンドロームや肥満でみられる非アルコール性脂肪性肝疾患が原因の一つと考えられている.

治 療 病巣が肝臓に留まっているか，肝臓以外への転移を伴っているかにより大きく異なり，肝臓に留まっている場合には，外科的切除やラジオ波凝固療法（ラジオ波を発生する針を腫瘍の部分に刺して，高熱により腫瘍部分を焼く治療法）などの局所療法が行われる．また，肝臓に留まっていても切除やラジオ波焼灼術が困難な場合には，カテーテルを用いた血管塞栓術が行われる．これは腫瘍に栄養を送っている動脈にカテーテルを挿入して抗がん剤を注入するとともに血管塞栓物質を注入して腫瘍への血液の供給を止める治療法である．5 年生存率は，切除やラジオ波焼灼療法が可能な段階では 50% 前後あるが，カテーテル治療が行われる段階では 20% 程度，肝臓外に広がっている場合は 10% 未満であり，ほかのがんと比べ予後の悪いがんといえる．肝臓外に広がっている場合には薬物療法が中心に行われる．このほかに，放射線照射や移植が行われる場合もある．

栄養管理 肝がんの背景として，しばしば肝炎や肝硬変の存在により肝機能が低下してる可能性が高いことに留意する必要がある．肝臓が本来行うべき吸収，分解，合成などの機能の低下に加え，血糖値をコントロールする能力（耐糖能）も低下している．このため，高血糖をきたしやすく，また，アンモニアの分解が追いつかず，高アンモニア血症をきたしやすい．肝臓が処理できる能力に十分配慮した栄養管理が重要である．転移性肝がんや胆管細胞がんの場合には，その程度が軽ければ肝機能は正常に保たれている場合が多いが，進行すれば肝機能が低下するため，原発性肝がんと同様の注意が必要である．

16・2・7 胆管がん

胆管は，肝臓で産生される消化液である胆汁を十二指腸に排出するまでの管であり，全体としては“木の幹と枝”に類似した構造をもち，肝臓内の肝内胆管と肝臓を出てから十二指腸乳頭部の手前までの肝外胆管に大別される．また，肝内の複数の胆管が合流する部分を肝門部胆管とよぶ場合もある．肝外胆管には胆汁を一時的に貯留し，食物が十二指腸を通過するときに胆汁を排出する機能をもつ**胆嚢**があり，肝外胆管と胆嚢とを結ぶ部分を**胆嚢管**とよぶ．肝外胆管は膵頭内を貫通し，多くの場合ここで膵液が流れる膵管と合流し十二指腸に開口するが，この部位は，膵臓と胆管，膵管，そして十二指腸の組織が複雑に存在する部位であるため，乳頭部領域として胆管とは別に扱われる場合が多い．

胆管がんはしばしば胆管を塞いでしまうため，肝臓で産生された胆汁が十二指腸に排出できない状態となり**黄疸**（**閉塞性黄疸**）が生じる．閉塞性黄疸は放置すれば黄疸が増強するだけでなく，肝機能や腎機能を悪化させ，生命を脅かす危険な病態である．胆管がんは，この胆管の粘膜から発生するがんであり，その発生部位により**肝内胆管がん**と**肝外胆管がん**に分類される．胆管がんは男性に，胆嚢がんは女性に多く，年齢とともに増加する．胆管の形状に先天的な異常のある場合に発生頻度が高いとされ，肥満やアルコール，胆石との関係も指摘されているが，原因は明らかでない．また，職業上の有機溶剤の使用との関係も指摘されている．

治 療 がんにより胆管の閉塞が生じ閉塞性黄疸が生じている場合には，がんに対する治療よりも，まず胆汁の排出を可能にする処置（減黄処置）が優先される．減黄には，がんにより閉塞した部位の上流（胆汁を産生している肝臓側）にチューブを挿入して体外に胆汁を排出する方法と，閉塞部をステントなどにより広げ胆汁を十二指腸に排出させる方法とがあるが，後者の方がより生理的な状態といえる．これらの処置には，内視鏡を用いて十二指腸の乳頭側から行う方法と体表から肝臓内の胆管を直接刺して行う方法とがある．がんに対する治療は外科的切除が唯一の治癒的治療であり，早期発見により完全切除がなされた場合には治癒の可能性がある．胆管がんを切除する手術では，胆汁の流出路を再建する必要があるため，しばしば消化管の再建が合わせて行われる．切除不能の場合には，化学療法や放射線治療が行われる．予後は一般に不良で，切除可能な場合にも 60% 程度，切除不能の場合には 10% 未満である．なお，胆汁を体外に排出し続けることはチューブやバックの保持など患者への負担が大きいため，胆汁の消化管内への流出路を確保するためのステント留置や手術がしばしば行われる．

栄養管理　胆汁は脂肪を乳化して消化吸収を助けるという重要な役割を果たしているため，閉塞性黄疸に対するドレナージ術が行われ，消化管に胆汁が排泄されない状態では，脂肪分の吸収不良に対する配慮が必要である．また，黄疸が改善していても，閉塞性黄疸が生じた場合には肝臓にも相当な負荷がかかっており，肝機能が低下していることがある．さらに，手術が行われている場合には，消化管の再建により食物の通過状態が変化している可能性があり，これについても注意が必要である．

ドレナージ術: 体内に貯留した液体などをその部位にチューブを挿入することで体内に排出する治療法.

16・2・8 膵 が ん

膵臓は，胃の背中側に位置する横長の臓器で，膵液という消化液を産生して十二指腸に分泌している．膵液は，糖質を分解するアミラーゼ，タンパク質を分解するトリプシン，脂肪を分解するリパーゼなどの消化酵素，核酸の分解酵素を含んでおり，食物の消化吸収にきわめて重要な役割を担っている．また，膵臓は血糖値を調整するインスリンやグルカゴンなどのホルモンも分泌している．

成因と病態　**膵がん**の 90% 以上は膵臓で産生される膵液を集め十二指腸に排出する道筋である**膵管**から発生するが，膵管は多くの場合，十二指腸に至る直前で胆管と合流するため，がんにより膵管のみならず胆管が閉塞し，**閉塞性黄疸**が出現することがある．しかし，閉塞性黄疸以外には一般に症状が乏しいため，早期発見が難しい．膵がんは 50 歳以降に多く，男性にやや多い．日本では増加傾向にあり，危険因子として，糖尿病，慢性膵炎，喫煙などが指摘されている．

治　療　現時点では外科的切除が唯一の治癒を期待できる治療法であるが，膵がんはその解剖学的な位置から周囲に広がりやすく，このため手術により治癒が狙われるのは膵がん患者の 20% に満たない．また，治癒的外科切除が行われた場合でも，5 年生存率は 30% 前後と不良である．治癒的外科切除の適応がない場合には，化学療法や放射線治療など，さまざまな治療法を組合わせた治療（集学的治療）が行われるが，5 年生存率は 10% 未満である．なお，治癒的外科切除ができない場合にも，胆汁や膵液の流れや十二指腸における食物の流れを維持するため，ステントの留置やバイパス手術がしばしば行われる．

栄養管理　さまざまな治療が介在する疾患であるため，消化に関する状況がどのようになっているかを正しく把握することが重要である．たとえば，① 胆汁や膵液は消化管に流れているのか，あるいはチューブなどで体外に排出されているのか，② 消化管の通過状態はどのようになっているのか，たとえば食物の通過経路は本来の形なのか，バイパスなどがなされているのか（図 16・3），また，狭窄など食物が通過しにくい状況はないのか，③ 膵臓の内分泌機能はどの程度の影響を受けているのか，たとえば耐糖能はどうか，などである．これらの内容を正しく理解しなければ，経口摂取の内容や間隔についても正しい判断は難しく，また，経口以外の栄養管理においても適切な判断はできない．

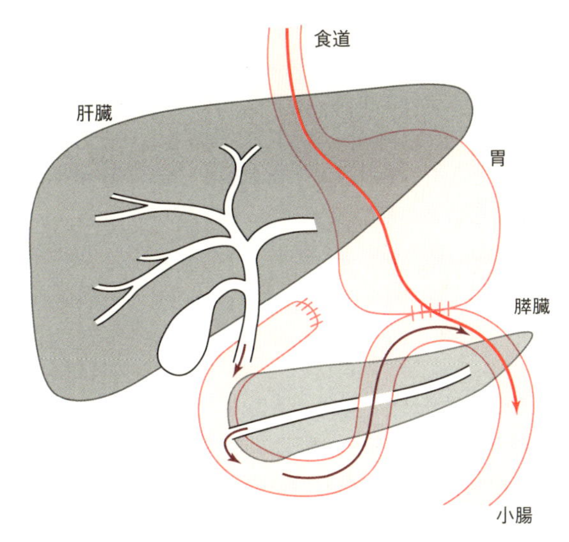

図 16・3 膵がんの外科的切除における再建 膵頭部がんにより膵頭部と十二指腸を切除した場合の再建の例．食物はいったん小さな胃に入り，その後小腸に流れ込む（→）．胆汁と膵液（→）は別々に吻合された小腸に流れ，胃と小腸の吻合部から小腸に流れ込み，ここで食物と混ざることとなるが，吻合部付近，あるいは胃に逆流して混ざる場合もある．

16・2・9 肺 が ん

成因と病態 **肺**は呼吸により捕らえた空気中の酸素を血液に付加し，循環してきた血液中の二酸化炭素を体外に排出する役割を担っている臓器である．左右に存在し，右がやや大きい．人が生きていくことは片肺でも可能であるが，運動などは困難となる．**肺がん**は，肺の末梢の腺細胞から発生する腺がんと空気の通り道である気管の上皮から発生する扁平上皮がんに大別されるが，これ以外の組織によるがんも存在するため，治療との関係から 85% を占める**非小細胞肺がん**と**小細胞肺がん**とに区別して扱われる場合が多い．40 歳以降高齢になるほど増加する傾向にあり，日本のがんによる死因の第 1 位（男性の 1 位，女性の 2 位）である（2015 年，表 16・3 参照）．肺がんの発生には喫煙との因果関係が証明されており，タバコ以外の大気汚染や被曝などとの関係についても疑いがもたれている．

治 療 外科的切除，化学療法，放射線治療などさまざまな治療法が組合わせて行われる場合が多い．予後は進行度（病期）により大きく異なり，転移のない初期の段階では治癒が期待できるが，肺がん全体での 5 年生存率は，男性で 30% 弱，女性で 40% 程度である．

栄養管理 外科治療は一般に入院期間も短く，術式も消化管に影響を及ぼすものではないため，栄養管理上の特段の注意点は乏しい．一方，化学療法や放射線治療については，悪心・嘔吐や食欲低下など，特に経口摂取に影響を及ぼすさまざまな副作用が出るため，これらに対する注意が必要である．

16・2・10 腎 が ん

腎臓は後腹膜（消化管のある腹部とは膜や脂肪により隔てられている背中に近い方のスペース）に存在し，血液から尿を産生する役割を担っている左右１対の臓器である．血液中の老廃物を尿中に出すだけでなく，血液として体内を流れる液体の量を調節したり，血圧の調整，赤血球産生に関わるホルモンの分泌など，さまざまな機能を担っている．一つだけでも十分に生活することが可能であるが，あえて十分な余裕をもって１対あることが，その重要性を物語っているともいえる．腎機能が廃絶すれば，人は直ちに腎不全となり，数日以上生存することは不可能であるが，現在は透析により腎不全を回避することが可能となっている．

成因と病態　**腎がん**は，腎の細胞から発生するがんであり，腎の細胞特有の組織をもつことが多い．頻度は高いものではなく，日本人のがんの約 1% である．腎がんの原因としては肥満，喫煙，一部の薬剤との関係が明らかになっており，有機溶媒（トリクロロエチレン）やカドミウム，アスベストなどとの関係も指摘されている．また，遺伝的な要素が確認されているものもある．

治　療　治療の基本は切除であるが，腎臓は血管の豊富な臓器であるためがんのある腎臓の一部だけを切除することが難しい場合もあり，片方の腎臓全体を切除せざるを得ない場合も多い．一方，最近は 3 cm 程度の大きさの腎がんであれば，皮膚からがんに針を刺して凍結してがんを殺す治療（**経皮的凍結療法**）も可能となり，高齢者や腎機能が低下している患者に対しては経皮的凍結療法が行われることも多い．がんが腎臓に止まっている場合には，このような治療により治癒が期待できる．一方，転移を伴っているような進行した症例では，化学療法や放射線照射などさまざまな治療が行われる．腎がん全体としての５年生存率は 70% 前後である．

栄養管理　外科治療や経皮的凍結療法は消化管に影響を及ぼすものではないが，栄養管理上は腎機能に配慮することが必要である．腎機能が低下している場合には，血中のカリウムなどが増加しやすく，これらの電解質は食事の内容によっても大きく影響されるため注意が必要である．一方，化学療法や放射線治療については，悪心・嘔吐や食欲低下など，特に経口摂取に影響を及ぼすさまざまな副作用が出るため，これらに対する注意が必要である．

16・2・11 膀 胱 が ん

成因と病態　**膀胱**は腎臓で産生され尿管を通じて流れてきた尿を貯めておく臓器である．**膀胱がん**は膀胱の内側の粘膜から発生するがんであり，病理学的には移行上皮という細胞ががん化したものである．人口 10 万人に 7 人程度の発生で頻度の高いがんではないが，男性に多い．原因としては，喫煙との関係が明らかであり，職業的な化学物質の曝露も指摘されている．

治　療　手術あるいは内視鏡（膀胱鏡）による切除が主体である．膀胱の機能は日常生活を送るうえできわめて重要であるため，切除を膀胱の一部に留め機能を温存する工夫がなされるが，やむをえない場合には膀胱の全適術が行われる．この場合，一時的に尿を溜めておく人工膀胱を腸管で作成するなど，さまざまな術式での手術が行われる．また，特殊な治療として膀胱内に薬剤を注入する治療が行われる場合もある．予後は比較的良好で，膀胱がん全体としての５年生存率は約 70〜80% である．

栄養管理 外科治療については，膀胱全摘出術により消化管に影響が及んだ場合には注意が必要であるが，これ以外の場合には特段の注意点は乏しい．一方，化学療法や放射線治療については，悪心・嘔吐や食欲低下など，特に経口摂取に影響を及ぼすさまざまな副作用が出るため，これらに対する注意が必要である．

16・2・12 前立腺がん

成因と病態 **前立腺**は男性の股間に存在する精液の一部をつくる臓器であり，この部位は膀胱の下，直腸の前にあたる．**前立腺がん**はこの前立腺の細胞から発生するがんで，年齢とともに増加し，80 歳以上では約 20% 前後に前立腺がんが認められるともいわれている．ただし，比較的進行が遅いものが多く，頻度が高い割には寿命に影響を及ぼさない場合も多いと考えられている．ただし，一部には比較的速く進行するものもある．

治 療 外科的治療，放射線治療などの局所療法が主体であるが，転移が存在するなど進行したステージでは，化学療法（内分泌療法を含む）も行われる．予後は一般には良好で，5 年生存率は 90% を超える．

栄養管理 臓器の性格上，栄養管理に影響する部分は少ない．ただし，放射線治療や化学療法における副作用に対する配慮は，ほかのがんと同様に必要である．また，高齢者が多いことはこのがんの大きな特徴であり，栄養管理においても留意すべきである．

16・2・13 乳 が ん

成因と病態 **乳房**は，乳腺と脂肪から構成される臓器で，乳汁を産生する多数の小葉とよばれる小さな房から出た乳汁を乳管という管を通して乳頭に運ぶという構造をもっている．**乳がん**の大部分は，この乳管の細胞から発生する．日本の女性のがん罹患率の第 1 位，女性のがんによる死亡率の第 5 位であり，さらに増加傾向にある．乳がんの発生には，女性ホルモンのエストロゲンが深く関わっていることが知られており，体内のエストロゲン濃度が高いこと，閉経後の女性ホルモン補充療法，閉経後の肥満，高齢での初産，成人期の高身長，早い初経年齢，遅い閉経年齢，出生時の体重が重いこと，出産経験のないこと，授乳経験のないこと，などがリスク要因として指摘されている．このほかには，運動によるリスクの減少，飲酒習慣や喫煙によるリスク増加なども指摘されている．遺伝的な素因が関与している場合もあるが，日本における増加には，食生活や生活習慣の欧米化などがより大きく関与していると考えられている．乳がんは直ちに生命を脅かすような状況をつくりにくく，進行が遅いものもあるため，がんの中では予後の良好なものに属す．しかし，転移や再発を起こしやすく，切除などにより治癒したかにみえても，5 年以上経過してから再発することも少なくない．

治 療 乳房内の局所に止まっている場合には，おもに手術による切除や腋下などリンパ節転移の可能性のある部位に対する放射線治療が行われ，必要に応じて化学療法が追加される．乳房という整容性が考慮されるべき臓器であるため，局所の傷を極力小さくし，なおかつ治療成績を向上させるため，さまざまな治療法を用いた複合的な治療が行われる．予後は，早期であれば治癒が期待でき，またある程度進行した段階であっても種々の治療により一定の効果が得られる場合が多いため，乳がん全体での 5 年生存率は 90% 以上と良好である．

栄養管理 直接的に消化管に影響する類の治療が行われることはないため栄養管理において特段に配慮すべき注意点は乏しいが，年齢的なものに加え，内分泌療法などによるホルモンバランスの変化があるため，食欲の亢進や体重増加などに注意する必要がある．放射線治療や化学療法における副作用に対する配慮は，ほかのがんの場合と同様である．

16・2・14 子宮がん

成因と病態 **子宮がん**は，その発生部位により**子宮体がん**と**子宮頸がん**に分けられる．前者は，胎児を育てる子宮体部の子宮内膜から発生する腺がんであり，後者は，膣から子宮内への入口となる子宮頸部から発生する扁平上皮がんである．子宮頸がんは 30 歳代後半～40 歳代に多く発症するが，近年若年化が進んでいる．また，子宮頸がんの発生の多くはヒトパピローマウイルスの感染が関係していることが知られている．子宮体がんは 40 歳代から多くなり，50～60 歳代の閉経前後が最も多い．子宮体がんの多くは，エストロゲンという女性ホルモンの刺激が関係し，肥満や遅い閉経，出産経験がないことなどがリスク因子として指摘されている．更年期障害に対するエストロゲン補充療法もリスクが高くなるとされている．

治療 出産可能な年齢の場合には，可能な範囲で出産可能とするための配慮がなされるが，基本は局所に対する外科的切除あるいは放射線照射であり，これに化学療法を組合わせた集学的治療が行われる．5 年生存率は，子宮頸がんで 70％ 前後，子宮体がんで 80％ 前後である．

栄養管理 直接的に消化管に影響する類の治療が行われることはないため栄養管理において特段に配慮すべき注意点は乏しい．放射線治療や化学療法における副作用に対する配慮は，ほかのがんの場合と同様である．

16・2・15 卵巣がん

成因と病態 **卵巣**は子宮の両側の腹腔内に一対存在する臓器であり．女性ホルモンの分泌や排卵など，ヒトの生殖に関わるきわめて重要な役割を担っている臓器である．特徴的なことは，卵管円索で子宮とつながってはいるものの，この臓器が消化管や肝臓などの臓器が存在する腹腔とよばれるスペースにほぼ浮遊した形で存在している点で，このため卵巣に発生したがんはきわめて容易に腹腔内に広がってしまう（播種）．また，卵巣はヒトの原型となる卵子を産生する臓器であるため，さまざまな細胞の原型が存在し，この結果，ここで発生する悪性腫瘍も病理学的にきわめて多岐にわたる．一方，悪性度が比較的低く，境界悪性腫瘍とよばれる卵巣がんも存在する．発症年齢は 50～60 歳代がピークであり，遺伝的な関与もあるとされている．日本の女性における罹患率はがんのなかで 12 位であり，比較的頻度の低いがんである．

治療 多くの場合腹膜播種を伴っているため化学療法が中心となるが，一般に化学療法に対する感受性の高い腫瘍であるため，化学療法で制御した後に手術で残った部分を切除するなどの治療がしばしば行われる．予後は，進行度（病期）により異なるが，卵巣がん全体としての 5 年生存率は 60％ 弱である．

栄養管理 直接的に消化管に影響する類の治療が行われることはないため栄養管理において特段に配慮すべき注意点は乏しい．ただし，腹膜播種により大量の腹水が貯留する場合が多く，このような場合には消化管の動きが不良となり，摂食や排泄に関わるさまざまな症状が生じやすく，配慮が必要である．放射線治療や化学療法における副作用に対する配慮は，ほかのがんの場合と同様である．

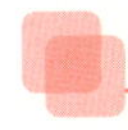

16・3 緩和ケア

16・3・1 緩和ケアとQOL

がんは治癒が得られない場合，ほぼ確実に死につながる疾患であるが，“人はいずれ死ぬ”という事実に基づいて考えれば，人の要望の本質は，“できる限り辛い思いをせずに，人生をまっとうしたい”という点に尽きる．**緩和ケア**という言葉は，しばしば，“がんの治療ができなくなってからの辛い症状を抑えるためのもの”と誤解されがちであるが，実は，がんであるかないかにかかわらず，できる限り辛い思いをせずに人生をまっとうするためのケア全体をさすものであり，単にがんの場合が注目されているにすぎない．すなわち，治る段階のがんであっても，その治療には精神的・肉体的苦痛を伴うのが常であり，緩和ケアはこれを少しでも軽くしようとするもので，“がんを含む辛い状態に直面した人に対するケア”と理解すべきである．このような，単なる生きている時間の長短ではなく，満足感や辛さを含む，生きている時間の質を表現する言葉として，**QOL**という言葉がしばしば使用される．同じ状況であっても，個人により感じる満足度や辛さは異なるため，QOLの評価は決して容易ではないが，緩和ケアを考えるうえで重要な用語のひとつである．

QOL: quality of life

16・3・2 緩和ケアにおける症状と栄養管理

1）**器質的，機能的な摂食困難**：空腹は感じるが，消化管の通過障害や機能の低下により満足できる摂食ができない状態であり，消化器系の外科手術や腹水貯留などが原因である場合が多い．また，化学療法や放射線治療に伴う，口内炎や食道炎もこれに類する．消化管の機能に配慮した食事の形態や間隔，さらには刺激性の少ない少量の摂取で血糖値の上昇をはかり空腹感を減じるなど，栄養管理が大いに活躍すべき病態である．

2）**栄養低下による全身倦怠**：進行したがん患者には，ある程度の栄養補給を行っていても体重減少が進む**悪液質**とよばれる病態がしばしばみられる（図16・4）．さ

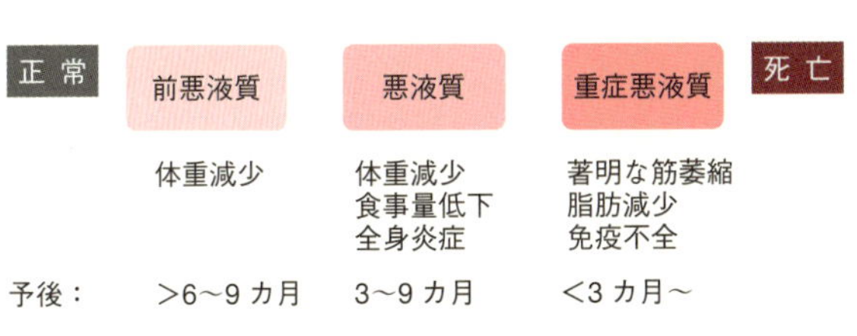

図 16・4　悪液質の分類

まざまなサイトカインにより複合的な代謝異常をひき起こしていると考えられているが，現時点で根本的な治療法はない．悪液質の治療はがんの治療と密接に関連しており，がんをコントロールできれば悪液質は軽快することも多い．よって化学療法などの効果を維持できるような栄養管理とモニタリングが必要である．近年では，悪液質になる前段階での早期介入による栄養ケアが重要視されている．また患者の精神面に及ぼす“食べる”という行動の意味は大きく，たとえ悪液質の改善に至る可能性がないとしても，“食物を口にする”という人としての日常の活動ができるよう工夫する

余地は必ずある．

3）**治療に伴う悪心・嘔吐，便秘，下痢：** 化学療法や放射線治療に伴う，悪心・嘔吐などの消化器症状の場合には，すでに“食べたい”という欲求が低下しているため，経口による栄養管理にはおのずと限界があり，静脈栄養や経腸栄養による補正を考慮すべきである．ただし，静脈栄養や経腸栄養など，経口以外の栄養管理が十分すぎれば，“食べたい”という欲求を逆に抑制してしまう場合もあり，“経口摂取に戻す”という配慮を忘れてはならない．

4）**疼痛：** 疼痛に対する麻薬製剤をはじめとする薬物療法による治療は大きく進歩しているが，これらに使用される薬剤には消化管機能に影響を及ぼすものが少なくない．十分な疼痛抑制効果を得るためには，これらの薬剤による消化器症状を制御することが重要であり，このための栄養管理における工夫が必要である．たとえば，鎮痛に使用する麻薬による便秘は，その代表的なものであり，便通のコントロールのための薬剤の使用とともに，適切な栄養管理が求められる．疼痛管理と栄養管理は密接に関連していることを認識すべきである．

5）**精神的苦痛：** がん治療においては，死に対する不安以外にも，治療に対する不安や，経過に対する不安，家族や周囲の人に対する気持ちや，仕事面，経済面についての悩みなど，さまざまな精神的苦痛が存在する．多くの場合，栄養療法がこれらの苦痛に対し，直接的な効果を示すわけではないが，これらの患者の苦痛が改善する機会に，食事が絡んでいることは少なくない．食事の摂取はあらゆる意味で，“人が人らしく生きるうえでの基本”であり，精神的苦痛などまで含むあらゆる苦痛に対し，“栄養管理として関われる部分はないか”という姿勢で臨むことが必要である．

17 手術，周術期患者の管理

1. 手術を受ける患者は安全な麻酔管理に入れるように食止めなどの栄養管理上の準備が必要となる．
2. 術後は手術侵襲によって大きな代謝変動が起きる．
3. 体外から投与するエネルギーは計算上必要とされる予測エネルギーから内因性に動員されたエネルギーを差し引いた量となる．
4. 術後比較的早期から使用できる小腸への経管栄養を行うため，術前，または術中に小腸カテーテルを留置しておく方がよい．
5. 術後の早期回復を促すための総合的対策の一環として，できるだけ早く食事を開始する施設が増えている．
6. 術前～術後の低栄養予防には，体重減少を評価してストレス係数や活動係数に沿った，適切な必要エネルギー量を決定する．
7. 周術期やがん化学療法，放射線療法など治療内容による患者の病態変化と，嗜好の変化や食事摂取状況を確認し，臨床症状や障害に応じた栄養管理を適応する．
8. 消化管切除術後による短期・長期の有害事象（副作用）として小胃症状，食道嚥下機能障害，ダンピング症候群，巨赤芽球性貧血などに対処した栄養管理が必要である．

外科手術を行う場合，患者の身体が受ける**侵襲**は対象臓器によって大きく異なり，全身管理は複雑になる．その計画は**消化器系臓器**がどの程度使用できるかによって決定されるため，栄養管理をこの消化器臓器の使用可否という点に着目して述べる．

17・1 術前・術後の栄養管理

17・1・1 術前・術後における栄養管理の考え方

消化器領域の外科治療は，本来ヒトがもっている摂食消化吸収に大きく影響を与えるため，他の領域とは異なった配慮が必要である．

耳鼻咽喉科・口腔外科疾患の多くは消化器臓器の入口として影響するが，一般的に消化器とは，食道，胃，十二指腸，空腸，回腸，大腸の消化管と肝臓，胆嚢，胆管，膵臓などの臓器をさす．ここに発生した疾患を治療するために手術を行うが，大きく以下の五つの影響が生体に及ぶ．1）消化管狭窄や肝代謝障害などによる栄養障害，2）手術そのものによる**生体への侵襲**，3）周術期には麻酔に伴う危険回避を目的に食事を止めるため，これによる栄養障害，4）術後，手術操作を受けた消化器の安静を保つ目的で消化器の使用を控えることがあり，これによる栄養障害，5）術後合併症による栄養障害．以下にそれぞれを解説する．

1）**消化管狭窄や肝代謝障害などによる栄養障害**：食道がんや胃がんによって**消化管の通過障害**がある場合，流動物は通過することが多いが，十分な栄養補給ができなくなることが多いため, がん悪液質と並んで, るいそうの原因となる. 完全閉塞の場合には, 閉塞部位より口側からの栄養投与が不可能なだけではなく, 唾液や胃液などの減圧, 排液が必要となる. 小腸の病変では, 内腔の狭窄や屈曲など複雑な変化による生体への侵襲と, 機能低下した腸管に食事が投与できないことによる消耗を考慮しなければならない. また, 基礎疾患として肝機能障害があると周術期に投与された栄養素が十分に利用されず, 高血糖や高窒素血症などに陥るため, 十分な評価と血液データのモニタリングが必要である.

2) **手術の侵襲**: 手術侵襲は視床下部下垂体系の生体反応を惹起し, **ストレスホルモン**や**炎症性サイトカイン**が分泌され, 糖代謝, タンパク代謝に変化が現れる. 手術侵襲は**内因性のエネルギー動員**を誘導するため, 筋タンパクが糖新生などに利用され, 血糖値は高くなる傾向を示す. 一般に, 侵襲の大きい手術ほどこの反応は大きくなり, 消耗の程度も大きくなる. 腹術では直接, 腹腔内臓器に接触することも影響し, 腹腔内の炎症反応惹起と腸管の蠕動抑制が出現する.

ストレスホルモン: アドレナリン, ノルアドレナリン, ドーパミン, ACTH などをさす.

炎症性サイトカイン: IL-1, IL-6, TNF-α などをさす.

3) **食止めによる栄養障害**: 全身麻酔の導入時に, 胃の残留物を嘔吐すると窒息や肺炎の原因となる. これを防止するために, 術前には食事をとらないようにする. 最近では液体なら 2～3 時間前まで摂取可能とする施設が増えたが, 多くの施設では麻酔導入数時間前から食事を止めるため, 術後の食止めと合わせると数日間は栄養補給が不十分となることを考慮しなければならない.

4) **消化器の手術に伴う使用制限**: 消化器手術では, 疾患治療として直接消化器に操作が加わるため, 使用できない期間が生まれる*. 一般的には**消化管吻合**が行われた場合, 吻合部の安静を保つため, 1 日～数日間は食事を通さないため, 十分な栄養の摂取は困難である.

* 術後第 1 病日に食事を開始する施設もあり, 欧米では消化管手術当日から普通食を開始する施設もある.

5) **術後合併症による栄養障害**: 術後出血や**縫合不全**などで侵襲が続くと生体は消耗し, 回復していくためには十分な栄養補給を要する. しかし, 中長期に使用できる消化管瘻の設置など事前のルート確保が行われていない場合は, 静脈栄養など急場をしのぐ栄養補給法を継続することとなる.

17・1・2　一般的な周術期管理

呼吸訓練, 四肢の運動訓練はもとより, 術後の創痛を想定した起き上がりなどの動かなくなることを予防する**術前訓練**が重要である. 従来, 担当診療科や麻酔科が担当していたこれら術前準備は, 薬物管理や看護などの準備と並んで多職種協働の**周術期チーム**が担当するようになった. このなかで術後の摂食障害対策を含めた栄養管理の準備が欠かせない因子となってきている.

ERAS (enhanced recovery after surgery): 従来行ってきた周術期管理法のなかで必要性の低い項目や生体の機能を維持するためには行わない方がよいことなどを検討し, エビデンスに基づいた周術期管理法に修正するプロトコール. そのほか, わが国では ESSENSE (ESsential Strategy for Early Normalization after Surgery with patient's Excellent satisfaction) とよばれる周術期管理法改善のプロジェクトが進められている.

17・1・3　術前・術後の栄養ケアの実際

安静の継続など生体の生理機能を抑制する可能性のある従来の管理から, 最近では **ERAS** (術後回復力強化) などの術後回復促進プログラムが研究され, 食止め期間を短くするなど, 栄養管理法にも影響を与えている (図 17・1).

栄養評価　術前は, 疾病などに起因する体調不良に加え, 心理的にも食欲不振となりやすく低栄養状態であることが多い. 術前の栄養状態は術後の回復に影響を与えるため, 術前に栄養評価を適切に行い, 栄養状態を良好に保つことが重要である. 栄養指標として, 一般的には**主観的包括的栄養評価** (**SGA**) を用いることが多く, ① 食事摂取量の減少有無, ② 最近 6 カ月間の体重減少率, ③ 体格指数 (BMI), ④ 消化

SGA (subjective global assessment): 1987 年 に Destky らにより提唱された栄養評価法で, 評価者 (管理栄養士など) が実際に主観的に, 患者 (家族) の申告情報や患者の皮膚・外見状況などから栄養状態を判定する. SGA の問診や対面で得る情報から, 1) 栄養に関して治療を必要とするかを決定する. 2) 急性の栄養障害か, 慢性の栄養不良かを判断する. p.19, 図 2・1 参照.

器症状（悪心・嘔吐，下痢，便秘），⑤ 栄養補給は経口摂取か非経口か，絶食期間，⑥ 日常の活動性や身体所見（浮腫，皮膚，爪，頭髪）などから栄養状態をスクリーニングして，栄養状態を総合評価する．

術後は，回復のためにエネルギーやタンパク質，その他栄養素の必要量が高まる．また，手術の侵襲によってエネルギー代謝やタンパク質代謝の亢進がみられる．そのため，栄養状態の評価を適切に行う必要がある．

がんの治療においては，手術による切除が基本となる．がん患者の術前・術後の栄養評価は，SGA のほかに **PG-SGA**（表 17・1）でのスコア化も有用である．

PG-SGA（patient-generated subjective global assessment）：がん患者のスクリーニング．SGA を改良して“がん患者自身”が記入してつくりあげる主観的総合評価法としてスコア化されている．特にがん患者のために開発され，体重変化率，食事量変化，消化器症状，活動性などの項目から，スコアが高いほど栄養介入の必要性が増す．

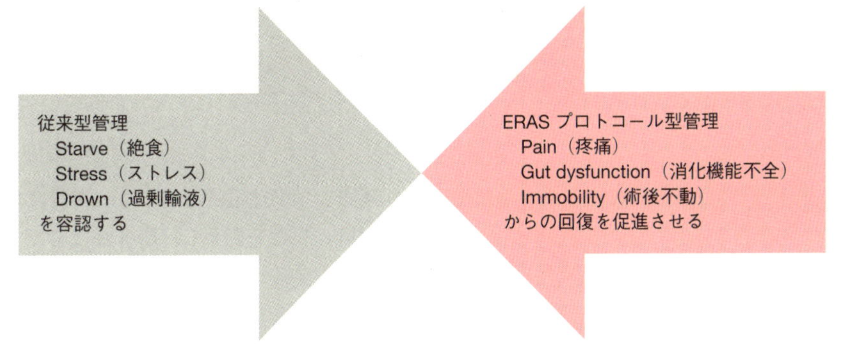

図 17・1　従来型管理と ERAS プロトコール型管理の基本概念の違い［谷口英喜，“栄養—評価と治療”，25 (6)，p.528〜532 ‘ERAS’，メディカルレビュー社（2008）より］

表 17・1　PG-SGA（がん患者自身主観的スクリーニング）

1. 身体測定：最近と現在を比べる	2. 摂食：普段の状態に比べて，1 カ月間の食事のとり方	3. 症状：以下の問題で 2 週間食べられない状態が続いている	4. 活動と機能：この 1 カ月の自分の活動を採点すると
体重＿＿＿＿kg 身長＿＿＿＿cm (BMI　　　) 1 カ月前の体重†＿＿＿＿kg 6 カ月前の体重†＿＿＿＿kg この 2 週間で自分の体重が □減った □変わらない □増えた	□変わらない (0) □普段より多い (0) □普段より少ない (1) **2. 摂食：普段と比べた今の食事量** □量が少ない (1) □固形物を少し (2) □液体のみ (3) □栄養サプリメントのみ (3) □ほとんど食べない (4) □チューブ，静脈 (0)	□食事に問題ない (0) □食欲ない (3) □吐き気 (1) □嘔吐（吐く）(3) □便　秘 (1) □下　痢 (3) □口中の痛み (2) □口が渇く (1) □味がしない (1) □いやな臭い (1) □飲み込み悪い (2) □すぐ満腹 (1) □痛い (3)　場所＿＿＿＿ □その他（うつ，金銭，入れ歯）(1)	□何の制限もなく普通に過ごす (0) □寝床から起きて活動できる (1) □うまく動けないと感じるが，座って過ごす日は半日ない (2) □ほとんど活動せず，1 日座っている (3) □ほとんど横になり，寝床から出ない (3)
合計＿＿＿＿点	合計＿＿＿＿点	合計＿＿＿＿点	合計＿＿＿＿点

† 評価は体重の変動 1 カ月間を優先し，それが不明の場合は 6 カ月前の変化を用いる．
1 カ月前：0〜1.9％(0)，2〜2.9％(1)，3〜4.9％(2)，5〜9.9％(3)，10％ 以上(4)
6 カ月前：0〜1.9％(0)，2〜2.9％(1)，6〜9.9％(2)，10〜19.9％(3)，20％ 以上(4)

［総合評価］ 2〜3 点：栄養状態良好または改善中（SGA-A）
4〜8 点：中等度栄養不良または栄養不良の疑い（SGA-B）
9 点以上：重度の栄養不良（SGA-C）

術前・術後の栄養評価として，これらの主観的評価に加え，血漿タンパク質，総リンパ球（TLC）などの血液検査，体重などの身体計測による客観的評価も行う．急性期の患者，高い侵襲度の手術や低栄養状態リスクの高い患者などは，半減期の短い急速代謝回転タンパク質（RTP，表 17・2）なども活用し，栄養評価をする．

表 17・2　急速代謝回転タンパク質（RTP）

	半減期〔日〕	正　常	軽　度	中等度	重　度
レチノール結合タンパク質〔mg/dL〕	0.4〜0.7	7〜10	5〜10	3〜5	<3
プレアルブミン〔mg/dL〕	1.9	10〜40	10〜17	5〜9	<5
トランスフェリン〔mg/dL〕	7〜10	200〜400	134〜199	117〜133	<117
アルブミン〔g/dL〕	17〜23	3.5〜5.5	3.0〜3.4	2.1〜2.9	<2.1

a. 術　前

栄養投与方法　術前の低栄養状態に注意し，適切な栄養補給法を用いて，術前に必要な栄養量を補給する．病態が把握できるまでは経口摂取を制限し，腸管が使用できると判定されたら，経口・経腸投与による補給を開始する．短期間の補助栄養法は**末梢静脈栄養**で十分である．腸管の使用が禁忌となる病状は，激しい嘔吐，激しい下痢，腸閉塞，汎発性腹膜炎，腸管虚血であり，それ以外の病態では，常に腸管の使用が可能か否かを考慮するべきで，“念のため”に腸管を使用しないときに発生する有害事象には常に気をつけなければならない．腸管が使用できないとき，比較的多くのエネルギー量を投与するときには**中心静脈栄養**を選択する．

術後の代謝異常を小さくし，合併症を減らすために，術前準備として**免疫栄養剤**を投与したり，ステロイドホルモンの注射を行ったりする予防的治療が一般に行われるようになった．

免疫栄養剤： アルギニン，グルタミンなどのアミノ酸や n−3 系脂肪酸，核酸など特定の栄養素を強化して，免疫機能の維持・強化を目的とした栄養補給法．炎症などの全身反応を抑え，侵襲からの回復力をはかる栄養剤である．

患者教育　術前は手術に対する精神的ストレスから食欲不振になることが多いため，不安を取除くよう配慮する．

b. 術　中　手術中は麻酔管理が優先されるため，栄養管理は行われないが，術後の管理を行うための準備は大切である．胃瘻造設や小腸瘻造設，予防的な小腸・大腸のストーマ（人工肛門）造設などは，術後栄養管理を安全に有効に行うための大切な準備である．

c. 術　後

栄養投与方法　早期には循環動態を把握し，まずは絶食として，静脈栄養を選択する．手術によって，病変への治療が行われた後は再建の状況と手術に伴う臓器障害が栄養療法決定の大きな因子となる．術式と病状を判断し，腸管が使用できると判定されたら経口・経腸投与による補給を開始する．補助栄養法が短期間である場合は**末梢静脈栄養**で十分である．**経腸栄養**の開始について米国静脈経腸栄養学会（ASPEN）のガイドラインでは“循環動態が安定してから”と表現されている．腸管の使用が禁忌となる病状は，激しい嘔吐，激しい下痢，腸閉塞，汎発性腹膜炎，腸管虚血であり，それ以外の病態では，常に腸管の使用が可能か否かを考慮するべきで，腸管を使用しない期間は小腸粘膜が萎縮し，バクテリアルトランスロケーション[*1]などの有害事象の危険があることを認識しなければならない．腸管が使用できないとき，比較的多くのエネルギー量を投与するときには**中心静脈栄養**を選択する．具体的には縫合不全や術後腸閉塞などで，腸管を使用した栄養法が困難な場合が多い．

合併症がなく，咀嚼・嚥下機能に問題がない場合には流動食から開始して通常食へ比較的早期に移行できる．術後の食事は流動食から常食までのステップアップがある段階食が一般的であったが，NST 活動や入院期間の短縮の必要性とクリニカルパスの普及の影響などを受け，術後早期の経口摂取の開始，段階食の見直しが進んでいる．

栄養・食事療法 栄養の内容は侵襲反応に伴う代謝変動を考慮して，術後日数とともに変化させる．エネルギー必要量は，性・年齢・身長・体重からハリス-ベネディクト式を用いた基礎エネルギー消費量に**ストレス係数**（表 17・3）をかけて算出する．ストレス係数は手術による侵襲の程度によって異なる．がん術後患者では，侵襲度が重度（係数 1.3～1.5）で設定されるケースが多い．手術創の回復には十分な量のタンパク質が必要である．ビタミン，ミネラルなども十分に補給する．

表 17・3 術後における栄養補給量の設定

侵襲の程度	軽　度	中等度	重　度
ストレス係数（侵襲度）	1.0	1.1～1.2	1.3～1.5
エネルギー必要量〔kcal〕＝基礎エネルギー消費量(BEE)×活動係数×ストレス係数			
タンパク質〔g/kg 体重/日〕	1.0	1.1～1.2	1.3～1.5
脂質〔EN 比%〕		20～40%	
ビタミン		推奨量	
ミネラル		推奨量	

手術侵襲から離脱すれば，一般的にいわれている所要量に見合う量の栄養素を投与することとなるが，合併症，特に感染症などが併発したときには，ストレス係数が大きくなるため，目標エネルギー量や目標タンパク質量が大きくなる．しかし，輸液や経管栄養で投与されたエネルギーは十分に代謝利用されないことが多いため，控えめにコントロールすることが多い．これは予測式によって算出されるエネルギーから内因性に動員されたエネルギーを差し引いた量が，体外から投与されるべきエネルギーとなるからであり，侵襲に伴う外科的糖尿病を念頭に置き，血糖値などを十分にモニターしながら適正な栄養素を投与する．肝機能障害，脾機能亢進時にはできるだけ腸管を使った分枝アミノ酸（BCAA）の投与とプレバイオティクス，プロバイオティクスの投与を行い，腸管機能を維持しながら管理を行う．耐糖能障害は糖尿病患者以外でも現れるため，細かい血糖測定とインスリンの投与[*2]を行う．

患者教育 術後は回復の程度に応じて適する食形態が異なることを説明し，食欲や消化器能を考慮した食事内容であることを理解させる．経口摂取においては，よく咀嚼をして食べるよう指導する．

*1 バクテリアルトランスロケーションについては p.55 欄外参照．

*2 血糖値が不安定な症例では持続的インスリン皮下注射や持続的インスリン静脈注射を行う．特に膵全摘術では自己インスリン分泌が不可能なため，必要であれば人工膵臓を使用する．

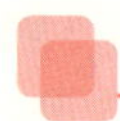

17・2　食道・胃疾患の術前・術後

食道・胃・十二指腸は食物の通過，貯留，消化・吸収に欠かせない臓器であり，これらの障害がさまざまな栄養障害を発生する．

食道がんは食道の悪性腫瘍であり，症状としては嚥下障害や嚥下痛，食道狭窄感などがある．

日本人に多くみられる**胃・十二指腸潰瘍**は，胃粘膜から分泌される塩酸，ペプシンなどの攻撃因子や粘膜の防御因子のバランスの乱れで，自己消化する消化性潰瘍であり，自律神経やストレスの関与も大きい．特に胃切除手術後は，**ダンピング症候群**や**小胃症状**など，術後早期からの栄養管理とさまざまな障害（表17・4）の対策が重要である．

17・2・1　食道・胃手術の栄養ケアの実際

a. 術　前　　がんや潰瘍，そのほか炎症病変によって食事の通過障害を起こすことがある．そのため，栄養ケアとしては，栄養ルートの選択がきわめて重要である．できるだけ早く状況を評価し，経口・経腸投与，静脈栄養による補助栄養を行う．食道や胃の狭窄がある場合，通常の固形食は通過しなくても，流動物が通過するときには，濃厚流動食や経管栄養剤を用いる．嚥下機能に問題がない場合にはこれで多くが対応可能だが，狭窄部にカテーテルを挿入し，狭窄部の肛門側への経管栄養を行う必要がある症例も存在する．

b. 術　後

栄養評価　口腔から食物・飲み物は，嚥下・蠕動運動によって胃へと送り込まれ

表17・4　胃切除後の栄養管理に影響する障害

病　態	生　理	臨床症状	栄養管理
早期ダンピング症候群	胃貯留低下，幽門機能の喪失による消化管ホルモンの過剰分泌	食事後30分で動悸・めまい・脱力感・悪心・嘔吐・腹痛・下痢などの全身症状	高タンパク質，高脂質で低糖質食の少量頻回食（4〜5回/日）とする
後期ダンピング症候群	多量の糖質が急速に胃から排泄され，糖質の吸収が速やかとなりインスリン過剰分泌で低血糖	食後2〜3時間で冷汗・めまい・気力喪失・失神などの低血糖症状	発症予防には炭水化物（糖質）を多量に投与しない．低血糖は糖尿病治療に準じる
小胃症状	切除によって胃容積が減少する	少量の食物摂取で満腹となる	1回の食事量は少量とし頻回摂取
貧　血	鉄欠乏による低色素性貧血とビタミンB_{12}欠乏による巨赤芽球性貧血に分かれる	血清鉄の低値，血中ビタミンB_{12}の低値で口角炎・舌炎・ほか一般貧血症状	ビタミンB_{12}不足は術後数年で起こる．悪性貧血予防にはビタミンB_{12}製剤投与
胃切除後胆石症	胆汁うっ滞，胆汁組成変化・減少，ホルモン分泌減少，胃内細菌叢の変化	胃切除後1〜2年で20％に発症，黒色・ビリルビンカルシウム色素系石である	食事回数を増やし（4〜5回/日）胆石発症を予防する．治療は一般胆石症に準じる
逆流性食道炎	噴門部逆流防止機能が障害され発症する	胸やけ，嚥下困難，食欲不振など	空腹時に発症しやすく，飲食後の上体挙上などを行う

る．したがって，食道・胃疾患では経口摂取の障害による摂取量の減少や，栄養状態の不良が多くみられる．食道切除術は広範囲にわたり侵襲が大きいため，回復には十分な栄養が必要である．食道を切除すると嚥下障害や食後の不快感を生じることがあるため，術後には摂食状態や栄養状態を評価する必要がある．胃切除術後は，食事摂取量が減少し，栄養素が不足しやすいため，栄養状態の評価が必要である．

栄養状態は，① 食事摂取量の減少の有無，② 最近 6 カ月間の体重減少率，③ 体格指数（BMI），④ 消化器症状（悪心・嘔吐，下痢，便秘），⑤ 栄養補給は経口摂取か非経口か，経口の場合は適切な食事形態（常食・全粥・反固形食など），⑥ 日常の摂取状況や食事形態などから評価する．

栄養投与方法 術式と病状を判断し，腸管が使用できると判定されたら経口・経腸投与による補給を開始する．消化管手術のなかで経口摂取の困難性と最も大きく直面するのは食道がんの手術であるが，この領域においても総合的に術後回復促進プロトコールを実践することで，比較的早期に経口摂取中心の栄養管理に移行できる．食道切除術後は経腸栄養あるいは静脈栄養で栄養補給を行う．徐々に経口摂取へと移行し，摂食機能に応じて食形態を流動食から全粥，常食へと進める．嚥下障害の程度が大きい場合にはとろみをつけた食事とする．食後の不快感が大きい場合には，少量頻回食とする．胃切除術後は数日間絶食とし，経腸栄養あるいは静脈栄養で栄養補給を行う．経口摂取開始後は消化のよい食品を少量ずつ頻回摂取する．

表 17・5 胃切除によるビタミン B_{12} 吸収率の違い[a]

胃の切除範囲	ビタミン B_{12} 吸収率〔%〕
正常な胃	20.1
上部（噴門部～胃底部）	11.5
中部（胃底部広範囲）	1.9
下部（幽門部～幽門前庭部）	15.2
胃全摘出	0.1

a）H. E. Posth, *et al.*, *Medsche Kliny*, **57**, p.789（1962）より．

栄養・食事療法 胃切除後の障害として栄養管理で関連する病態には，**ダンピング症候群**，**小胃症状**，貧血，胆石症，骨代謝障害，逆流性食道炎などがあり，各病態に対応した栄養・食事管理が必要である（表 17・4）．**貧血**は，胃切除により胃酸や内因子の分泌が減少することにより，鉄とビタミン B_{12} の吸収が不足し，赤血球の合成に支障をきたすことにより生じる．胃切除の範囲や部位によって，鉄とビタミン B_{12} の吸収能の低下に差がある（表 17・5）．胃・十二指腸潰瘍の食事療法では，① 胃酸の分泌を促進し，防御因子の働きを弱める，② ストレスの多い環境を避け再発を防ぐ，③ 喫煙や過労，暴飲暴食をしない，④ 消化の悪い食べ物や刺激の強いものは避ける，⑤ 胃の負担を減らすために，食事は十分に咀嚼する（よく噛む），ことが基本となる．

胃切除後の骨代謝障害：胃切除によるカルシウム，ビタミン D_3 の吸収障害で 5～10 年後に骨障害が発症する．骨粗鬆症，骨軟化症と同じような症状を示し，筋肉痛，関節痛，腰痛，しびれ感などを発症する．

患者教育 患者の症状に応じて，適切な食事形態，内容となるよう指導する．一度にたくさん食べるのではなく，よく咀嚼し，ゆっくり少しずつ食事をするよう指導する．

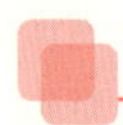

17・3　小腸・大腸疾患の術前・術後

a. 術　前　病変によって腸内容の通過障害を起こすことがあるため，栄養ルートの選択がきわめて重要である．**イレウス**（**腸閉塞**）の有無を評価し，経口・経腸投与，静脈栄養による補助栄養を行う．

病変が空腸上部であれば小腸瘻造設（経鼻空腸カテーテルによる，または PEG-J や Direct PEJ によるもの）や人工肛門造設術を行うときに空腸瘻造設術も選択肢となる．しかし，1 期的手術の術前には，一般的に中心静脈栄養が選択される．胃よりも肛門側の腸閉塞は原則として中心静脈栄養の適応となり，口側の減圧を行いながら絶食とする．

b. 術　後

短腸症候群：小児は残存小腸が 75 cm 以下，成人では 150 cm 以下とされている．腸の部位によって栄養素の吸収が違うため，残存腸と切除部位，切除後の時間経過で栄養障害が異なる．

絞扼イレウス：血流障害を伴う機械的イレウスであり複雑性イレウスともいう．この場合は緊急手術の適応となる．

栄養評価　空腸および回腸術後は，小腸上部ではミネラル，無機質，水溶性ビタミン，小腸中部では脂質，タンパク質，および脂溶性ビタミン，下部では胆汁酸，ビタミン B_{12} が吸収されるので，これら各栄養素の吸収障害がみられる．また，小腸の大量切除に伴う吸収不全は**短腸症候群**と定義される．大腸手術後の栄養障害としては，ナトリウムやカリウムなどの電解質や，水分の吸収能が低下する．

このように，腸管の手術はさまざまな栄養の吸収障害を考慮しなければならず，腸管大量切除術後の病期と臨床経過（表 17・6）に沿った栄養管理が求められる．さらに小児では成長障害に陥るため，身長・体重など成長曲線で評価することが大事である．成人の場合は上腸間膜動脈血栓症，クローン病，絞扼（こうやく）イレウスなどの病態に応じた対応が必要となる．

表 17・6　腸管大量切除後の臨床経過と栄養管理[a]

病　期	臨床経過	期　間	病　態	栄養管理
第 I 期	術直後 腸麻痺期	術後 2〜7 日間	腸管の麻痺	中心静脈栄養
	腸蠕動亢進期	術後 3〜4 週間	10〜20 回/日 の 下 痢，水分・電解質アンバランス，低タンパク血症	中心静脈栄養 成分栄養 半消化態栄養 経口摂取（流動・半固形軟菜食）
第 II 期	回復期	術後 2〜12 カ月	下痢の減少 消化吸収障害による低栄養	
第 III 期	安定期	術後 12 カ月以降	残存小腸の能力に応じた代謝レベル	在宅栄養管理 中心静脈栄養，成分栄養，半消化態栄養，食事

a) 小山，畠山，山寺，"小腸広範切除後の代謝と管理"，消化器外科セミナー 22，p.182〜204（1986）より改変．

栄養投与方法　周術期の中心静脈栄養離脱を目指すが，残存小腸の長さにより中心静脈栄養が主になる場合もある（表 17・6）．病期や病態によって下痢のコントロールを行い，中心静脈栄養や経腸栄養などを併用しながら慎重に行う．また，縫合不全や術後腸閉塞などでも中長期にわたる中心静脈栄養が必要となることがある．このような場合は，可能な限り，経口摂取が可能となるように縫合不全の口側に人工肛門を造設するなど外科的対応も考慮する必要がある．

食事療法 回復期（第Ⅱ期）あたりの経口摂取の食事療法での注意点は以下の通りである．

① 腸の手術後は消化が悪い食物や食物繊維は控える．
② 脂質は消化吸収に長時間かかるので，油っこい物を多くとらない．
③ 腸運動を刺激する濃い味付け，香辛料や，過熱・過冷などを控える．
④ 間食は小腸に停滞して消化・吸収が不十分になるため，規則正しい食事（1日3回）とする．
⑤ 術後の回復のために，タンパク質とエネルギー，ビタミン，ミネラルは十分摂取する．
⑥ 大腸切除後は，水分吸収能力の低下があり，過剰な水分摂取が下痢や軟便の誘因となる．

患者教育 退院後における在宅での栄養管理は，長期間の中心静脈栄養や経腸栄養，食事管理が必要になる．十分な医療体制と在宅での患者自身の自己管理が重要である．そのために栄養治療の評価は退院後も長期にわたって欠かせない．

17・4 消化管以外の手術

脳神経外科，心臓血管外科や呼吸器外科，整形外科，形成外科の多く，婦人科，泌尿器科，眼科，耳鼻咽喉科の術前は，もっぱら麻酔管理への影響から栄養法が検討される．全身麻酔にあたっては，胃内容が充満していると麻酔導入時の嘔吐の危険性があるため，術前は食止めにする．最近は，危険性の判定をしたうえで，術前2時間までは飲水が許可される場合が多い．小腸の蠕動は術直後から再開され，胃は24時間後から，大腸は3〜5日後からの再開となるため，術後早期経腸栄養法は小腸への投与なら可能となる．また，消化管への操作がない手術においては経管栄養ルートを確保して，比較的早い時期（術直後〜48時間以内）から腸を使った栄養療法が行える．特に整形外科や耳鼻咽喉科，口腔外科で摂食行為そのものへの制限が加わったことで，摂食量の制限が起こることは術後回復を遅らせる原因となるため，術前からの説明と術中の経管栄養ルートの確保はきわめて重要である．ただし，脳神経外科，耳鼻咽喉科，口腔外科，形成外科の一部では経管栄養ルートに制限があることが多いので，多職種で事前協議することが大切である．

栄養評価 外科手術後は栄養量が亢進しているにもかかわらず，疼痛や投薬などにより食欲不振になっているのが一般的である．よって術後合併症の予防，身体回復の促進などの面においても栄養アセスメントは不可欠である．さらにがん術後患者においては，がん患者の主観的評価であるPG-SGA（表17・1参照）などを活用して，がん悪液質を予防する栄養アセスメントを行う．① 食事摂取量の減少有無，② 最近の体重減少率，③ 体格指数（BMI），④ 消化器症状（悪心・嘔吐，下痢，便秘），⑤ 血液生化学的検査や，半減期の短いタンパク質（RTP）の測定，⑥ 免疫学的検査，⑦ 脂溶性ビタミン欠乏や脂肪肝，⑧ 血糖値の測定など，栄養不良，悪液質のチェックとともに多岐にわたる栄養評価が欠かせない．

食事療法 消化器疾患とそれ以外の術後では，栄養管理方法が違う．消化器以外の術後では，栄養必要量はストレス係数1.1〜1.3程度である．脳神経外科術後では嚥下・摂食機能の障害を考慮する必要がある．術後で経口摂取が可能な場合は，食事療法を栄養管理の基本とする．しかし各疾患の病態や状況によっては経腸栄養などで栄

消化管以外の術後食の形態：消化管術後に用いられる術後食が基準となっており，硬い物は吻合に悪影響があると考えられた結果，軟らかい食品，具体的には流動食が多用された．現在，タンパク質源やエネルギーの多い濃厚流動食や経腸栄養剤などが多種販売されている．

養不足の補給を行い，栄養管理する．

がん術後における栄養必要量は**ストレス係数 1.3 程度**を目安に栄養投与を開始し，経過に合わせて投与栄養量の計画を見直して体重減少を防ぐ．

また，術後の合併症が重篤になりやすい膵頭十二指腸切除術では，術前に免疫強化を目的とした**免疫栄養剤**を投与することで周術期のさまざまな合併症予防になると注目されている．

消化管以外の術後の栄養投与も，早期経腸栄養投与の有用性が報告されている．特に膵臓切除の場合は，膵液分泌能や刺激を考慮して成分栄養の投与が必要となることもある．

膵がんなどに対する膵頭十二指腸切除術では，術後 2 週まで代謝亢進が継続しハリス-ベネディクト式における基礎エネルギー消費量にストレス係数 1.2 を乗じる研究もあり，合併症予防の点から適切な投与必要エネルギーは 30～35 kcal/kg 標準体重/日とされる．

患者教育　膵切除や膵頭十二指腸切除術の栄養補給は，手術前後における経腸栄養補給が予後の改善や患者の QOL 向上に欠かせない．しかし臨床的な栄養管理の効果については，患者が術前・術後の経腸栄養剤の経口摂取や経管の不快感などを乗り越えて，どれだけ飲めるかというアドヒアランスにかかっているといっても過言ではない．

18 クリティカルケア

1. 外傷初期治療は止血とショックに対する輸液療法が主体である.
2. 外傷部位により，軽症であっても経口摂取ができず胃管や小腸瘻による経管栄養投与を余儀なくされることがある.
3. 広範囲熱傷の初期治療は十分な輸液が必要である．適切な輸液を行わないと臓器不全をひき起こす.
4. 早期の経管栄養投与と十分な栄養を投与することは，感染症発症頻度を低下させ，入院期間を短縮させる可能性がある.
5. 熱傷時は高血糖となるようなグルコース投与は避け，高タンパク質を主とした栄養投与が推奨される．栄養投与の指標としてトランスサイレチン（プレアルブミン），窒素バランスの有用性が報告されている.
6. 重症の栄養管理は経口摂取が不可能な場合でも，腸管が使用可能であることと，血行動態が安定していることを確認したうえで，早期の経腸栄養管理が推奨されている.
7. 経腸栄養管理だけでは不十分な例や病態の場合は，中心静脈栄養を含めた栄養管理を検討する．さらにクリティカルケアでの栄養投与や食事計画は，経過とともに侵襲度別のストレス係数の変化を考慮する.
8. 重症患者ではエネルギー量よりも，相対的にタンパク質の必要量が高くなり，タンパク質投与量は 1.2～2.0 g/kg/日で，NPC/N（非タンパクエネルギー量に対する比率）＝120～180 が適応とされる.
9. 重症患者の栄養管理は体液管理を主とし，病態・病期による栄養モニタリングや再評価が欠かせない.

クリティカルケアでは，救急搬送された救急治療室や入院患者の手術有無，診療科目などに関係なく，入院・外来の重症患者を**集中治療室**（ICU）へ移動し，重点的な容体の監視と治療が行われる．特に救命救急センターまたは救急医療センターとよばれている施設では，病院の内外から重症患者を受け入れている．クリティカルケアでは重要生体機能（呼吸・循環など）に障害がもたらされ，生命の危機に陥っている患者に対し，集中的な観察と栄養アセスメントによる，全身管理とともに栄養管理の標準化が必要となる.

集中治療室（**ICU**, intensive care unit）：呼吸，循環，代謝などの重篤な急性期患者を 24 時間体制で治療管理し，機能不全の急性期治療を施す．このほか，準集中治療室 HCU（high care unit）では，ICU よりは軽症な患者を収容し，CCU（coronary care unit）は冠疾患集中治療室といわれ，心臓血管系疾患の重篤患者を対象に収容し治療する.

18・1 外　傷

病 態　**外傷**は外力（手術，交通事故，落下物，災害など）が加わり，身体的侵襲によって皮膚，筋肉，骨格，臓器などが損傷する物理的要因と，酸，アルカリなどの侵襲による化学的要因によってもたらされるものがある．通常，外傷は受傷部位によっても呼吸器障害，出血性ショック，循環障害，腹膜炎，脳浮腫など障害や病態が異なる（表 18・1）.

多発外傷の多くは大量出血による**出血性ショック**に陥り，止血ができなければ臓器不全や感染症を併発してしまう．また，出血性ショックのほかに緊張性気胸，外傷性心タンポナーデによる拘束性ショック，心筋挫傷による心原性ショック，脊髄損傷による神経原生ショックなど外傷部位によってさまざまなショックが起こりうる．

外傷では初期治療が非常に重要であり，出血性ショックに対する**輸液**，**輸血療法**と止血が基本となる．ショックを呈する患者が搬送された際行うことは，まず2Lの**急速輸液**を行うことである．ショックに対して輸液の反応性があればよいが，反応がない場合，緊急時にO型赤血球輸血を行う．凝固障害を伴っている場合は，新鮮凍結血漿の投与や血小板の投与を考慮する．頭部外傷で手術を必要とする場合は切迫していることが多く，より早くに手術室への移動が望まれる．受傷部位により止血処置は異なるが，現在はカテーテルによる低侵襲な止血処置や根本的な治療ができないがために，**ダメージコントロールサージェリー**を行い一時的な止血処置を施す治療などもされている．ただし，代謝性アシドーシスの進行，低体温，凝固障害が生じた場合は手術処置をいったん中止しバイタル維持に努めなければいけない．

ダメージコントロールサージェリー：バイタルが安定化した後に根本的な治療を行うこと．

止血処置や根本的治療が終了した後は一般的な全身管理となる．合併症がない限りは総処置，輸液，栄養管理が主体となる．

外傷の評価　来院時の重症度評価には．意識レベル，血圧，呼吸回数から得られる**生理学的重症度指標**（**RTS**）と損傷部位・形態から得られる**解剖学的重症度指標**

RTS：revised trauma score

表 18・1　外傷部位による病態[a]

外傷部位	障　害	病　態
胸部外傷	呼吸器障害	フレイルチェスト†，気胸，血胸　肺挫傷，気道出血
	出血性ショック	血胸，気道出血，大血管損傷
	循環障害	緊張性気胸，心拡張障害
腹部外傷	出血性ショック	肝・脾・腎損傷，大血管損傷
	腹膜炎	消化管損傷
頭部外傷	脳浮腫	脳挫傷，硬膜下血腫，硬膜外血腫，くも膜下出血

†　フレイルチェスト：胸郭が動揺して呼吸障害を起こす状態．
a）日本病態栄養学会 編，“病態栄養ガイドブック 第1版”，メディカルレビュー社（2002）より．

クラッシュ症候群

交通事故や地震などで，救出された直後は意識が明瞭で軽傷のように見えるのに，数時間後に突然意識を失うなど症状が悪化したり，死に至ることもある．これは**クラッシュ症候群**（**挫滅症候群**）とよばれ，長時間にわたる四肢の圧挫や，長時間の運動制限あるいは股関節や肩関節における異常屈曲などが原因である．筋肉が圧迫されると筋肉細胞が傷害・壊死を起こし，カリウム，ミオグロビン，乳酸などが血液中に大量に漏出する．その結果，電解質異常，高クレアチンキナーゼ血症，急性腎不全などを生じ，血液透析や減張切開などの治療を必要とすることがある．クラッシュ症候群は重症でもわかりにくく見落とされてしまうことが多い．2時間以上の筋肉の圧迫や手足のしびれ，茶色の尿や尿量の減少など，受傷状況や身体所見からこれが疑われる場合は，早急に精密検査と処置が必要である．

(**AIS**) がある．AIS から導かれた **ISS**（外傷重症度スコア）の数値と RTS の数値を用いて TRISS 法による計算式で予測生存率（Ps）が算出される．Ps 値>0.5，すなわち予測生存率が 50% 以上にもかかわらず死亡の転帰をとった症例のことを一般に“防ぎうる外傷死”とよぶ．

AIS：abbreviated injury scale
ISS：injury severity score
TRISS：trauma injury severity score
Ps：probability of survival（予測生存率）
防ぎうる外傷死（preventable trauma death）

栄養管理の適応　重症外傷による出血性ショックで気管挿管される場合，経口摂取は不可能である．また，軽症であっても頭部外傷で意識障害を生じた場合や顔面外傷で嚥下機能に問題がある場合，その他腹部外傷で消化管が使用できないときなど，外傷部位により経口摂取が開始できないことがある．外傷部位を知ることは，栄養療法を開始するうえで経静脈とするかあるいは経管とするかなどの栄養ルートの選択をする際に重要である．

多発外傷においては ISS 18 点以上では積極的な栄養療法の適応となる．重症度と栄養障害のリスクは明確な基準がないため，以下の①～⑤の項目を総合的に判定して方針を決定する．① 損傷の大きさ，② 中枢神経損傷，③ 腸管による栄養摂取を阻む要素の有無，④ 全身的な合併症の有無，⑤ 基礎疾患や背景のリスクなど．特に鈍的腹部外傷においては，初診時に所見がなくても時間経過とともに損傷が出現することもあり注意が必要である．

栄養評価　初期は輸液・輸血により出血のコントロールに努めることが第一であるが，栄養アセスメントは重症度に応じて臨床データ，生活・家族歴，既往歴，外傷要因などを実施する．この評価は急性期や重症度が高いほど短時間でのモニタリング（再評価）を繰返す．

損傷部位は他正常部位よりも出血，腫脹し，受傷部位によっては体位変換も制限されるので，通常測定される身長や体重測定が困難なうえ多くは参考にならない．重症患者の身体測定では理想体重を用いて調節体重（adjusted body weight）を算出することが日本静脈経腸栄養学会（JSPEN）ガイドラインでは推奨されている．

JSPEN：Japanese Society for Pareteral and Enteral Nuitrition（日本静脈経腸栄養学会）

また，血液検査により，**血清総タンパク量**，**血清アルブミン濃度**，**血清 RTP 濃度**（急速代謝回転タンパク質；プレアルブミン，トランスフェリン，レチノール結合タンパク質），**血清コリンエステラーゼ濃度**などを総合的に評価する．血清タンパク質（アルブミン，プレアルブミン）は外傷などで CRP（C 反応性タンパク質）高値の場合，タンパク質投与の適正を表さないため，重症者ではこれらの血清タンパク質指標は栄養状態ではなく，炎症程度，病態の重症度を表していると捉える．

栄養投与方法　消化管が使用できる場合は，患者の血行動態が安定した後，受傷より 24～48 時間以内に**早期経腸栄養**投与を試みる．外傷後は骨格筋が失われ，安静臥床，体交困難*な時期が長く続くことによりタンパク質合成量が減少するためである．また，1 週間以上消化管を使用することができない場合，完全静脈栄養法を選択する．

* 寝たきりで体位の変換ができない状態．

経口摂取不能なとき栄養ルートは経鼻胃管から投与される．胃の蠕動が悪い場合は，十二指腸にチューブの先端留置を試みる．しかし，頭部外傷などで髄液が漏れ出ている病態があるときは，経口から胃管を挿入し管理する．また，腹部の開腹手術を行った場合，長期に経口摂取が期待できないと判断されるのであれば，小腸瘻を手術の際に挿入してそこから栄養療法を開始することがある．なお，開始する際に腸蠕動音や腸内ガス・便通過の有無の確認は不必要とされる．

投与エネルギーに関しては人工呼吸器に接続し間接熱量計による消費熱量算出をもとに栄養計画をたてたりするが，高濃度酸素投与を必要とする患者や回路内に結露が多くなるような場合には，正確な算出ができなくなるなどいくつかの制約があり，一般的には普及していないのが現状である．そのため，ハリス-ベネディクトの式を用いて基礎エネルギー消費量（BEE）を算出し*，活動係数，ストレス係数に乗じて投与する総エネルギーを決定することが一般的である．経管栄養を投与するうえで，ASPEN 急性期栄養療法ガイドラインでは 48～72 時間かけて算出された目標エネルギー量への到達をすべきであるとされる．

＊ ハリス-ベネディクトの式については p.29，§2・2・2 a 参照．

ASPEN：American Society for Parenteral and Enteral Nutrition（米国静脈経腸栄養学会）

栄養・食事管理 外傷における栄養療法の目的は，創傷や損傷臓器治癒である．また，栄養不良状態が長期に及ぶと**感染症**を併発する．栄養障害は外傷部位だけでなく，呼吸器感染や尿路感染の原因となり，相関性がある．

栄養補給計画は侵襲後の経過に伴い，表 18・2 のようにストレス係数（侵襲度）に沿って変化させる．さらに栄養投与は疾患の状態や病態によりエネルギー量が変動するものであり，この変動を**損傷係数（ストレス係数）**という．

表 18・2 代謝学的な侵襲別のストレス係数

損傷係数（ストレス係数）
代謝亢進時のエネルギー補正係数は経過とともに変わる．

損傷なし：	1.0
手　術：	小手術 1.1，大手術 1.2
外　傷：	長管骨骨折 1.30，筋肉外傷 1.35，頭部外傷 1.8
が　ん：	1.30
感　染：	軽症 1.2，中等度 1.5，重症 1.8
熱　傷：	40% 以下の体表面積熱傷 1.5 100% 以上の体表面積熱傷 2.0

重症患者ではエネルギー量よりも，相対的にタンパク質の必要量が高くなる．タンパク質投与量は 1.2～2.0 g/kg 体重/日，または NPC：N＝70～100：1 を目指す．

CRP 高値の場合は血清タンパク質（アルブミン，プレアルブミン）を，投与量のモニタリングに使用すべきでない．重症な外傷患者が搬送される救命センターや，ICU 入室の重篤例では，人工呼吸器・血液浄化法など適応が多く，これら重症例では糖代謝・脂肪分解・エネルギー亢進があるにもかかわらず，エネルギー基質の利用障害を同時に起こしていることを考慮する必要がある．

近年，各国（カナダ，米国，ヨーロッパ）の重症症例の経腸栄養ガイドラインでは，数日間で経口摂取が不可能な場合でも，1）腸管が使用可能であることと，2）血行動態が安定していることを確認したうえで，早期の経腸栄養管理を推奨し，重症例でも可能な限り経腸栄養を行うのが世界の流れである．しかし経腸栄養管理だけでは不十分な例や病態の場合は，中心静脈栄養を含めた栄養管理を検討する．栄養投与や食事計画は経過とともに侵襲度別のストレス係数などを参考にする（表 18・2 参照）．

18・2 熱　傷

病 態 **熱傷**は受傷原因として火災，高温液体，化学物質，電撃などさまざまであるが，いずれも熱刺激による皮膚の損傷により局所の炎症反応がひき起こされる．これが広範囲になれば炎症反応は全身でひき起こされ，**全身性炎症反応症候群（SIRS）**の状態となり臓器障害が発症することとなる．

急性期は SIRS による血管透過性亢進によって，血漿成分の血管外漏出による循環血液量減少が一番の問題となる．適切な輸液療法を行わなければ多臓器不全をひき起

全身性炎症反応症候群（SIRS）

SIRS は systemic inflammatory response syndrome の略．侵襲（細胞，組織を損傷する内因的および外因的刺激）の種類にかかわらず，サイトカインを中心とした免疫-炎症反応による非特異的な全身生体反応を把握するための臨床概念である．以下の 4 項目のうち 2 項目以上を満たすとき SIRS と診断する．臨床的で簡便であり迅速に診断が可能であるため，重症患者のスクリーニングとして広く浸透している．① 体温<36 °C または>38 °C．② 脈拍>90 回/分．③ 呼吸数>20 回/分，あるいは $PaCO_2$<32 Torr．④ 白血球数>12000/mm^3，あるいは <4000/mm^3，または 10% を超える幼若球出現．

感染によらない SIRS をひき起こす病態として，外傷，熱傷，膵炎，外科手術などがあげられる．

こしてしまうので初期の輸液療法は非常に重要である．

通常，受傷後 72 時間以内に**リフィリング現象**がひき起こされ，血管透過性亢進が改善し血管外漏出した浮腫液は血管内に戻ってくる．この期間はアルブミン製剤を使用したとしても血管外に漏れ出るため基本的には有用ではない．リフィリング現象終了後も熱傷創が閉鎖されるまでは外界に対する皮膚のバリア機能が破壊されているため，浸出液漏出の継続，感染を併発する可能性がある．

リフィリング現象：炎症反応や血管透過性亢進は，受傷後 48〜72 時間頃に消退することが多く，非機能化していた組織の水分がリンパ系を通って循環系に戻ってくる．このことをリフィリング（毛細血管再灌流）現象とよぶ．

初期に行うこともあるが，全身管理にひき続いて行われる治療として植皮術がある．植皮のタイミングは患者状態によってさまざまである．

熱傷創の評価　熱傷創の評価は深度と面積により判定される．深度はⅠ度（発赤），Ⅱ度（水泡），Ⅲ度（全層性）に分けられ，熱傷面積はⅡ度とⅢ度熱傷が体表面積に占める割合(%)で表される．重症度評価は熱傷指数（Burn Index）で表記され，$\frac{1}{2}$ ×Ⅱ度熱傷面積＋Ⅲ度熱傷面積で求められる．重症度の判定基準は Artz の基準を一部改定されたものが汎用されている（表 18・3）．

表 18・3　重症度の判定基準[a)]

重　症：救命救急センターなど，熱傷治療の専門医のいる施設に入院加療を必要とするもの
- Ⅱ度熱傷で 30% 以上のもの
- Ⅲ度熱傷で 10% 以上のもの
- 顔面，手，足の熱傷・気道熱傷が疑われるもの
- 電撃傷・化学熱傷・軟部組織の損傷や骨折を伴うもの

中等症：一般病院で入院加療を必要とするもの
- Ⅱ度熱傷で 15〜30% のもの
- Ⅲ度熱傷で 10% 以下のもの

軽　症：外来で通院治療可能なもの
- Ⅱ度熱傷で 15% 以下のもの
- Ⅲ度熱傷で 2% 以下のもの

a) 田熊清継・佐々木淳一 著，"BURN―熱傷の初期診療と局所療法・抗菌化学療法の指標"，医薬ジャーナル社（2008）より．

栄養管理の適応　軽症から中等症の患者は数日以内に経口食の再開が見込まれ，急性期の栄養管理において大きな問題が起こることは少ない．しかし重症例になると，気管挿管，人工呼吸器管理となり経口食摂取が困難な状態が生じるため，経鼻胃管からの栄養療法が必要となる．

体表の20％を超える広範囲熱傷では，熱傷部位だけでなく全身に急速な代謝の変化があり，このような患者では，熱傷創の感染予防や皮膚の修復力，免疫能維持のために安静時エネルギー消費量（REE）が最も多く必要であり，高いストレス係数が適応される病態といえる．図18・1のように広範囲熱傷での一般的な治癒過程から，熱傷初期のショック期（1～3日目）は体液管理を主とし，ショック離脱（1～2週）から修復・感染期（3～8週），機能回復期（2～6カ月）は感染対策へと，栄養管理は代謝変動の激しい経過をたどる．

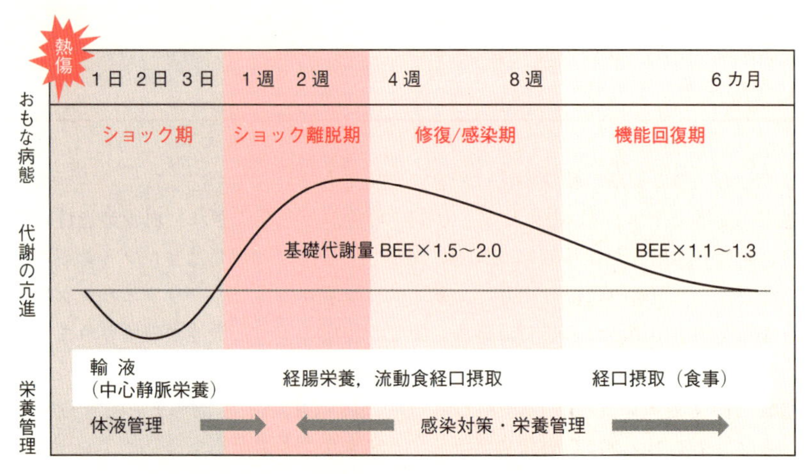

図 18・1　広範囲熱傷の経過と栄養管理　広範囲熱傷ではこのような経過をたどることが多い．ショック時は代謝が低下するが，その後数週間はBEEが1.5～2倍と代謝亢進が継続する．［久保宏隆，田中照二 編，“ネオエスカ栄養治療学”，p.146，同文書院（2007）より改変］

栄養評価　熱傷の場合の栄養アセスメントには二つの目的がある．

1）栄養治療が必要か否か，20％を超える広範囲熱傷では介入時の栄養状態の優劣にかかわらず栄養管理の対象となる．
2）初期の栄養投与計画のため，体重と熱傷面積，受傷後の日数，合併症（敗血症）の有無などの情報が必要である．

しかしショック時・ショック離脱時における身体計測は，輸液投与のため体重10 kg以上増加していることが多い．血液検査のデータもショック時・ショック離脱時は低値を示し栄養評価の指標とはならない．栄養指標のデータ活用は，ショック離脱以降の水分出納が安定してからとなる．

広範囲熱傷患者での栄養管理には再評価（モニタリング）が最も重要である．その再評価で使用できる指標は多くなく，初期アセスメントと同様，身体計測値は役立たない．再評価の目的として，① 過剰投与していないか（リフィーディング症候群，脂肪肝の予防），② 投与量が不足していないか（アルブミン値，RTP，総リンパ球数など），③ 代謝性合併症の早期発見（高血糖，CRP，白血球，発熱など）は栄養評価でも重要である．また熱傷患者の栄養評価では，尿や熱傷面からの水分・電解質の喪失も多いので注意する．

栄養・食事管理　熱傷患者においては，低脂肪高炭水化物栄養が推奨されている．

広範囲熱傷で一般的な栄養必要量の目安は，熱傷患者のエネルギー消費量を推定する計算式でCurreriの式および変法が有名である（表18・4）．この計算式では体重と熱傷面積からエネルギー消費量を推定できるが，過大評価する傾向にあり，実測値との誤差は 15% 以上あるともされる．いずれも初期栄養管理の目安にすぎないので，臨床的には BEE（基礎エネルギー消費量）の 1.5〜2.0 倍を熱傷面積別ストレス係数とする方法となる．重要な点として，算定したエネルギー投与量は，病態の経過に合わせて栄養評価しながら増減することを忘れてはならない．一般的にタンパク質投与量は 1.5〜2.0 g/kg 体重/日とされるが，総エネルギー量の 20% 程度が目安となる．非タンパク質エネルギー/窒素比（NPC/N 比）＝120〜180 が適応とされ，タンパク質投与は NPC/N 比を検討する．

非タンパク質エネルギー/窒素比：NPC/N 比（non protein calorie to nitrogen ratio）と表記される．生体でのエネルギー利用では，投与熱量と窒素量のバランスが重要とされ，至適 NPC/N 比は 150〜250 の範囲とされる．重症熱傷などでは NPC/N 比＝100 が適当とされる．

表 18・4 熱傷のエネルギー消費量推定式

- Curreri の式（1974 年）
  ＝25×体重〔kg〕＋40×熱傷面積〔%〕
- Curreri の変法（1989 年）
  男性＝25×体重〔kg〕×BMR 係数＋40×熱傷面積〔%〕
  女性＝22×体重〔kg〕×BMR 係数＋40×熱傷面積〔%〕
  BMR 係数　20〜40 歳：1.0，40〜50 歳：0.95，50〜60 歳：0.90，75 歳以上：0.80

BMR（basal metabolic rate）：基礎代謝量といい，人が生命活動を維持するための生体活動 1 日あたりの最低限のエネルギー量をさす．個々の体格に依存し，体表面積に比例するといわれており，総エネルギー消費量（TEE）の約 60% を占める．Fleisch 式より求める．

初期には侵襲により高血糖となりやすい病態であるため，グルコース過剰投与は血糖高値を招き感染の合併や CO_2 産生増加によるアシデミアを併発する危険性がある．このため血糖は 80〜110 mg/dL へのコントロールが推奨されている．しかし低血糖イベントが多く，厳重な集中治療管理が望まれる．

栄養投与方法 広範囲熱傷の経過と栄養管理については図 18・1 に示したとおりである．経口摂取が基本であり，口腔をはじめとする消化管に異常がないときには，できるだけ早期に経口摂取を開始することが重要である．経口摂取が開始できない患者の場合，経鼻胃管からの経腸栄養や静脈栄養での開始となる．具体的には ASPEN のガイドラインおよび熱傷診療ガイドラインによると，栄養の開始は受傷後 24〜48 時間以内に早期に栄養サポートされることが望ましいとされ，消化管が使用できるのであれば経腸栄養を選択すべきであるとされる．カテーテルの多くは経鼻胃管であるが，胃の蠕動状態により胃よりも蠕動が維持されやすい小腸にカテーテルの先端を留置する場合もある．

19 摂食機能障害

1 嚥下障害の原因は，脳血管障害，認知症，神経筋疾患，上部消化管疾患，頭頸部腫瘍，縦隔腫瘍，気管切開，加齢，長期経口摂取止め，サルコペニアなどである．

2 嚥下障害の起こりうる部位は，口腔相・咽頭相・食道相，時期は，認知期・準備期・口腔期・咽頭期・食道期である．誤嚥は，嚥下前誤嚥・嚥下中誤嚥・嚥下後誤嚥に分けられる．

3 摂食嚥下障害での食事療法は，① QOL の低下，② 低栄養・脱水症，③ 誤嚥・窒息，の三つの問題を考えて食事管理する．

4 口腔の障害として，歯の欠損や歯周病による咀嚼障害，そして舌運動障害による咀嚼障害，食塊移送障害，舌炎・口内炎，口腔乾燥症，オーラルディスキネジアがある．

5 食道の障害は，食道運動障害と消化管通過障害に分類される．食道期の障害は咽頭期にも影響する．

6 消化管通過障害では，患者からの摂取後の腹痛，嘔気・嘔吐などの消化器症状の有無を確認することも重要となる．

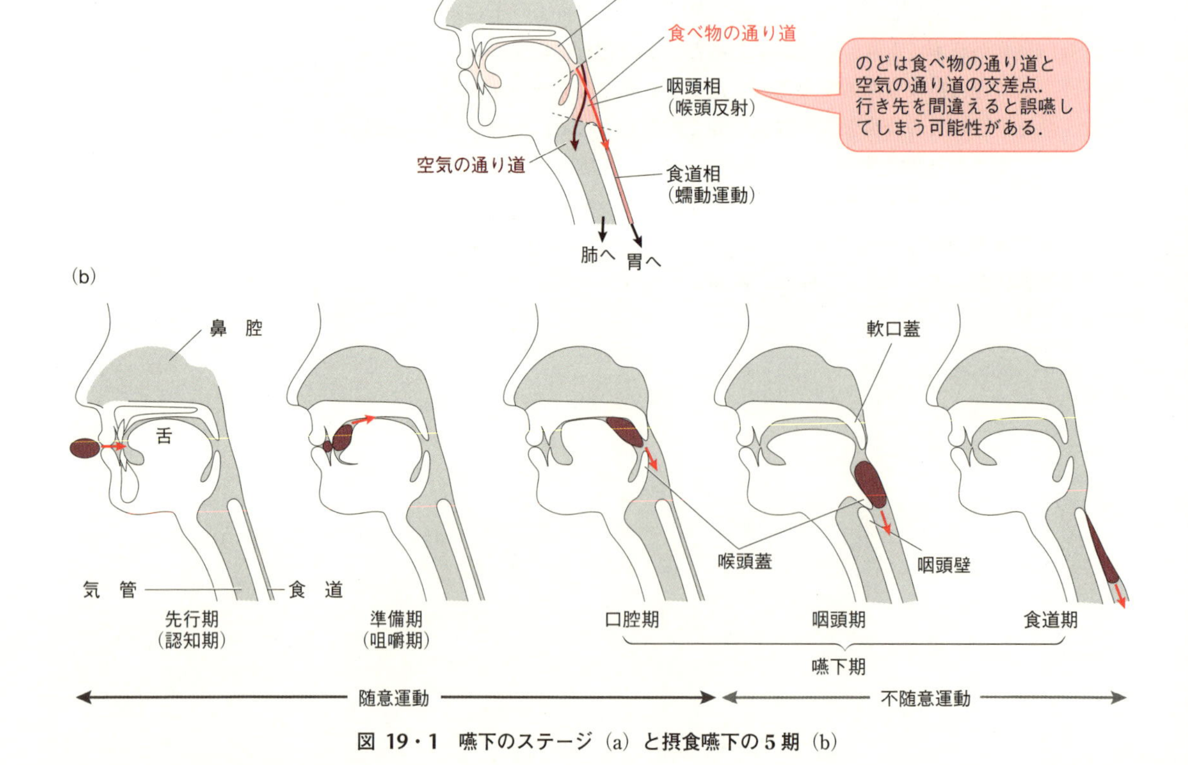

図 19・1　嚥下のステージ (a) と摂食嚥下の 5 期 (b)

19・1　咀嚼・嚥下障害

摂食という行為は，単に“飲み込むこと（**嚥下**）”だけではない．何をどのくらい口に運ぶかを判断したり，**咀嚼**をしたり，舌を使って喉の奥へ送りこむといった一連の動きを無意識に行っている．この過程のどの部分が障害されても，“上手く食べられない”摂食・嚥下障害が起こる．

成因と病態　嚥下障害の起こりうる場所（相）は**口腔相**，**咽頭相**，**食道相**，時期は**認知期**，**準備期**，**口腔期**，**咽頭期**，**食道期**である（図 19・1）．

誤嚥は**嚥下前誤嚥**，**嚥下中誤嚥**，**嚥下後誤嚥**に分けられる．**嚥下前誤嚥**とは，嚥下反射の惹起される前にすでに気管侵入が起こる誤嚥をいう．これは，舌の運動麻痺などの問題で，**口腔保持**（舌で口蓋と食塊を挟んで嚥下の準備をする）や**移送**（歯列への移送と咽頭への移送がある）がうまくいかず，口腔に残留したり早期に咽頭に流入して，意図せず咽頭に食塊が存在することで，吸気時にむせてしまう現象である．**嚥下中誤嚥**とは，嚥下反射の惹起中のむせこみ，すなわち飲み込むとすぐむせる状態をいう．これは，サルコペニアなどにより嚥下反射が不完全で喉頭挙上量が十分でなかったり，**脳血管障害**や**神経筋疾患**などが原因の麻痺や運動障害により反射の遅延・低下が起こった場合にみられる．**嚥下後誤嚥**は，飲み込んだ後，少し時間が経過してからむせる状態をいう．嚥下反射は惹起されるが，1 回の嚥下反射の際に飲み切れず咽頭腔に残留した食塊が，あとから気管に侵入して起こる誤嚥である*1．

誤嚥性肺炎とは，誤嚥により気道侵入した口腔細菌によってひき起こされる肺炎のことである*2．

誤嚥の原因疾患として，成人では，脳血管障害，認知症，神経筋疾患，上部消化管疾患，頭頸部腫瘍，縦隔腫瘍，気管切開，加齢，長期経口摂取止め，サルコペニアなどがあげられる．乳幼児・小児では，これに加えて脳性麻痺，出生時の低酸素脳症，発達・発育障害や先天性疾患があげられる．

咽頭における異物感は，肩こりなどの頸部の過緊張でも生じる．また，**胃食道逆流症**でも，初期の段階で咽頭残留感を呈することがある．心因性の要因によるものには**咽喉頭異常感症**があり，耳鼻科的評価が必要である．

嚥下障害が確定的となると，**胃瘻造設**などの**代償栄養ルート**の設定が必要となることがある．この場合，本人や家族の心理的側面を十分に配慮する必要がある．

*1 原因疾患がはっきりしない高齢者の嚥下障害に多いのは，嚥下前誤嚥や嚥下後誤嚥のタイプであり，こうした誤嚥のタイプは，疾患によっては，喉頭挙上障害と組合わさって起こるので，注意が必要である．

*2 日本人の死因の第 4 位は肺炎で，9 割が 65 歳以上の高齢者であり，この肺炎で入院した患者での要因は 6 割が誤嚥性肺炎であると報告されている．

【方 法】
① 人指し指で舌骨を，中指で甲状軟骨を触知した状態で空（から）嚥下を指示する．
② 30 秒間で何回嚥下できるか観察する．
③ 甲状軟骨が指を十分に乗り越えた場合のみ，1 回とカウントする．
④ 口腔内の乾燥時は 1 cc の水を口腔内へ入れる．

【評 価】
① 随意的な嚥下の繰返し能力をみるもので，嚥下障害患者では嚥下の繰返し間隔が延長すると報告されている．
② 30 秒以内に 3 回できなければ“問題あり”と判定．

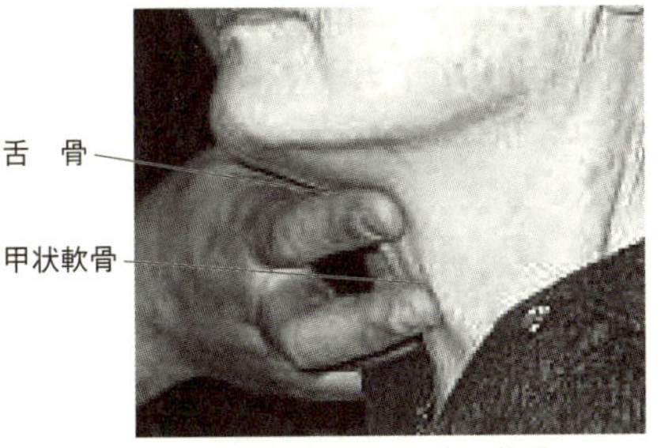

嚥下テスト時の指の位置

図 19・2　反復唾液嚥下テスト（RSST）　嚥下機能のなかで，特に随意的な反射惹起性を定量的に測定する方法である．嚥下障害を一次的にスクリーニングする方法としては妥当性が高い．患者の協力が必要である．

表 19・1 嚥下障害の臨床的重症度分類[a]

分類	定義	食事・対応法
正常範囲	臨床的に問題なし	常食
軽度問題	主観的問題を含め何らかの軽度の問題がある	軟飯・軟菜食など．直接訓練はときに適応あり
口腔問題	誤嚥はないが，主として口腔期障害により摂食に問題がある	軟飯・軟菜食・ペースト食など．直接訓練は一般医療機関や在宅で可能
機会誤嚥	ときどき誤嚥する，もしくは咽頭残留が著明で臨床上誤嚥が疑われる	嚥下障害食から常食，ときに間欠的経管法の併用．直接訓練は一般医療機関や在宅で可能
水分誤嚥	水分は誤嚥するが，工夫した食物は誤嚥しない	嚥下障害食，水分に増粘剤必要，ときに間欠的経管法の併用
食物誤嚥	あらゆるものを誤嚥し嚥下できないが，呼吸状態は安定	経管栄養法，長期に胃瘻の検討．直接訓練は専門医療機関で可能
唾液誤嚥	唾液を含めてすべてを誤嚥し，呼吸状態が不良．あるいは，嚥下反射がまったく惹起されず，呼吸状態が不良	経管栄養法．胃瘻の適応

a) M. Baba, E. Saitoh, "Indication of dysphagia rehabilitation.", *Rinsho Reha*, **9**, p.857〜863 (2000) より．

表 19・2 改訂水飲みテスト

冷水 3 mL を口腔前庭に注ぎ，嚥下を命じる．
可能なら追加して 2 回嚥下運動をさせる．
4 点以上の場合は最大 2 試行（合計 3 試行）を繰返す．
最も悪い嚥下活動を評価する．

【判定基準】
1 点：嚥下なし，むせる and/or 呼吸切迫
2 点：嚥下あり，呼吸切迫
3 点：嚥下あり，呼吸良好，むせる and/or 湿性嗄声
4 点：嚥下あり，呼吸良好，むせない
5 点：4 に加え追加嚥下運動が 30 秒間に 2 回可能

RSST: repetitive saliva swallowing test

VE: swallowing videoendoscopy

VF: swallowing videofluorography

摂食・嚥下の状態評価 **嚥下障害の臨床的重症度分類**（表 19・1）は，障害の程度と食事や嚥下訓練の内容が対応している評価基準である．

嚥下の基本検査として，**反復唾液嚥下テスト**（RSST，図 19・2）や，冷水を嚥下させる**改訂水飲みテスト**（表 19・2），とろみ形態やプリンを用いたフードテストを行い，嚥下機能を臨床的に評価する．**頸部聴診法**（頸部に聴診器を当て，嚥下音や残留音を聴取する手技）によりある程度の咽頭残留は確認できるが，**嚥下内視鏡検査**（VE）は咽頭残留を，**嚥下造影検査**（VF）は**不顕性誤嚥**（むせないが，食塊の気道侵入がある）を評価するのに有用である．嚥下内視鏡検査では，**反回神経麻痺**による声門閉鎖や軟口蓋の麻痺である**鼻咽腔閉鎖不全**も診断できる．嚥下造影検査の場合は食道入口部より下方の食道部分の観察も重要で，胃食道逆流症や食道狭窄・食道憩室による食物停留も嚥下障害に影響する（§19・3 参照）．また，嚥下造影検査は，口腔内残留や咽頭腔早期流入など口腔の問題も評価することができる．

摂食・嚥下障害の機能訓練 嚥下訓練は，**間接訓練**（食物を使わない機能訓練）と**直**

接訓練（食物を摂取させて機能を強化する訓練），**舌接触補助床**など装具による回復法がある．間接訓練には，**嚥下体操**，舌運動訓練，**寒冷刺激法**（アイスマッサージ），**構音訓練**などがある．直接訓練は，**機能的訓練**（筋訓練）と**代償的訓練**（食形態の変更や食べ方の変更など）の同時訓練であり，**嚥下訓練食**を実際に摂取しながら，飲み方や背もたれの角度などを調整して機能を引き出していく．気管のふたの役割をする喉頭蓋や気管に圧排されている食道の入口部（梨状窩）などの解剖学的な特徴があり（図19・3），正常嚥下では残留しない部位に食塊が残留する．これを，どうクリアさせて食道へと運ぶかが訓練のカギとなる．

嚥下障害の直接訓練：通常は気管の入り口のふたになる**喉頭蓋**は，喉頭挙上不全では十分に折れ曲がらず，食塊のたまる場所となる（**喉頭蓋谷**）．**顎引き嚥下法**は，ここの隙間を顎を引いてつぶすことで残留をなくす方法である．

栄養評価　栄養評価として嚥下障害の状況を観察し，口からのこぼれや，むせ，せきなど摂食場面の観察から考えられる病態など，さらに意識状態の確認も必要であ

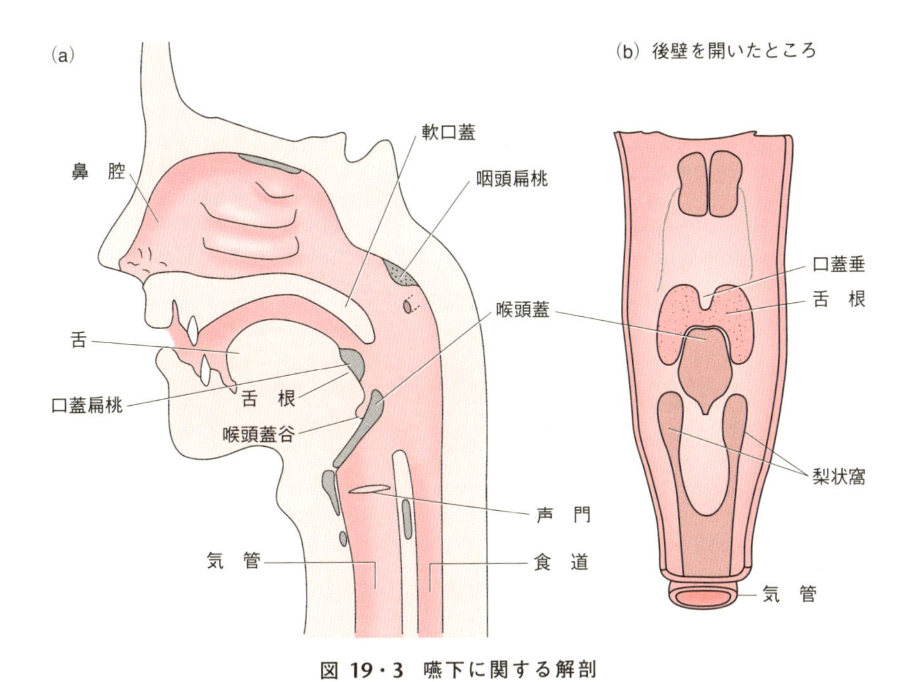

図 19・3　嚥下に関する解剖

梨状窩と嚥下訓練

梨状窩は，**食道入口部**ともいわれる．喉頭運動に障害があると，食塊が左右2箇所の梨状窩に合計で3cc程度まで貯留することがある．**一口量の調節**は，ここに貯留する量を極力少なくする訓練法である．**複数回嚥下法**は，こうして貯留した食塊を複数回の嚥下でクリアする方法である．麻痺がある場合は，麻痺側をつぶすように（麻痺側へ向けて）顔面を回旋する**頸部回旋嚥下**により麻痺側の貯留を防ぐ．**とろみ付与**は，梨状窩に貯留した食塊が，気道に侵入しないようにゆっくり動くことで，その間に前述の嚥下法を行い気道への侵入を防ぐ．

通常は，嚥下反射は呼気相に起こる．しかし，呼気相の後半間際に嚥下反射が起こる人や，吸気相で起こる人は，誤嚥リスクが高くなる．咽頭残留した食塊が嚥下後吸気で気管に侵入すると誤嚥となる．また，慢性閉塞性肺疾患（COPD）など頻呼吸を有する病態の患者も，呼吸とのタイミングを整える必要がある．**息こらえ嚥下法**（**声門越え嚥下法**）は，わざと吸気後に嚥下させ，直後の呼気を声門越えさせることで，気道侵入を防御する嚥下法である．

る．摂食嚥下には一連の流れがあり，認知から始まる先行期（認知期），準備期（咀嚼期），口腔期，咽頭期，食道期の過程で摂食機能の障害を評価する．摂食機能障害の改善によって栄養状態を良好にすることで，機能回復や摂食訓練（リハビリテーション）に貢献できる．

食事療法　摂食嚥下障害で起こる①QOLの低下，②低栄養・脱水症，③誤嚥・窒息，の三つの問題を考えて食事管理する．

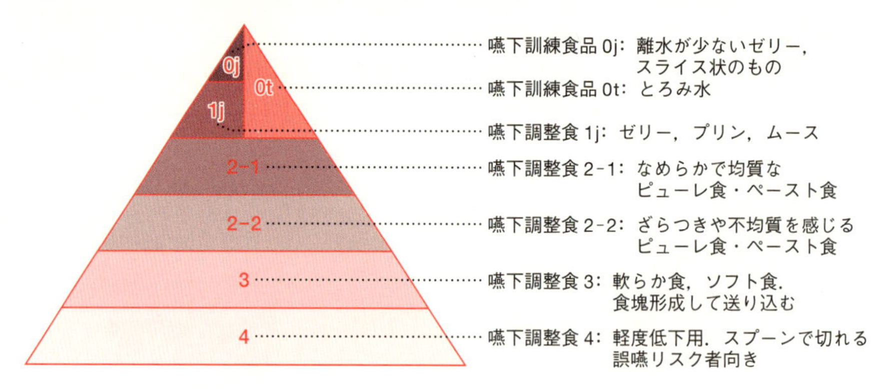

図 19・4　嚥下調整食 学会分類 2013［日本摂食・嚥下リハビリテーション学会，日摂食嚥下リハ会誌，**17**(3)，255〜267（2013）より一部改変］

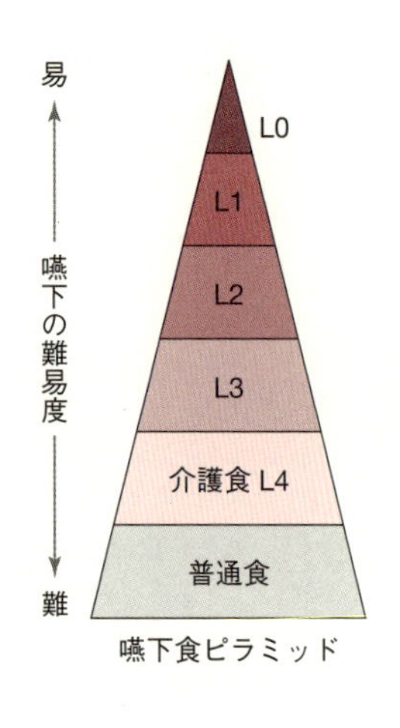

表 19・3　嚥下調整食分類 2013 食事早見表[a]

コード		名　称	形　態	主食の例	他の分類との対応
0	j	嚥下訓練食品 0j	均質で，付着性・凝集性・硬さに配慮したゼリー．離水が少なく，スライス状にすくうことが可能なもの	—	嚥下食ピラミッド L0
	t	嚥下訓練食品 0t	均質で，付着性・凝集性・硬さに配慮したとろみ水	—	嚥下食ピラミッド L3 の一部（とろみ水）
1	j	嚥下調整食 1j	均質で，付着性・凝集性・硬さ・離水に配慮したゼリー・プリン・ムース状のもの	重湯ゼリー，ミキサー粥のゼリーなど	嚥下食ピラミッド L1・L2 UDF 区分 4（ゼリー状）
2	1	嚥下調整食 2-1	ピューレ・ペースト・ミキサー食など，均質でなめらか，べたつかない，まとまりやすく，スプーンですくって食べる	粒がなく，付着性の低いペースト状の重湯や粥	嚥下食ピラミッド L3 UDF 区分 4
	2	嚥下調整食 2-2	ピューレ・ペースト・ミキサー食など，べたつかず，まとまりやすく，不均質なものも含む．スプーンですくって食べる	やや不均質（粒がある）でも軟らかく，離水なく，付着性も低い粥	嚥下食ピラミッド L3 UDF 区分 4
3	—	嚥下調整食 3	形はあるが，押しつぶしが容易，食塊形成や移送が容易，咽頭でばらけず嚥下しやすい，多量の離水がない	離水に配慮した粥など	嚥下食ピラミッド L4 UDF 区分 3
4	—	嚥下調整食 4	硬さ・ばらけやすさ・貼りつきやすさなどのないもの．箸やスプーンで切れる軟らかさ	軟飯・全粥など	嚥下食ピラミッド L4 UDF 区分 1，2

a）日本摂食・嚥下リハビリテーション学会，日摂食嚥下リハ会誌，**17**(3)，255〜267（2013）より一部改変．

嚥下訓練食や嚥下調整食の基準としては，日本摂食・嚥下リハビリテーション学会による嚥下調整食分類 2013（図 19・4，表 19・3）がある．この分類は病院，施設，在宅での医療・福祉従事者に共通で使用されており，“食事分類”と“とろみ分類*”から構成されている．

* とろみ分類の段階は，段階 1（薄いとろみ），段階 2（中間のとろみ），段階 3（濃いとろみ）である．市販の食品では，とろみ剤や増粘剤といわれることもあるが，この分類では“とろみ調整食品”と表記する．

供食する食物は，① 安全である，② 安定して基準化されている，③ 再現性があることが求められる．

① **安全性**：咽頭残留がないようにするため，適度な粘度で，食塊形成しやすい，べたつかない，咽頭で変形しながら滑らかに通過する，密度が均一であるといった条件を満たす必要がある．食品例として“ゼラチンゼリー”がある．

② **基準化されている**：食物の物性や形状，材料，エネルギー，量などから構成する．食事形態を重要視する嚥下食では，学会分類 2013 の内容に準じる．

③ **再現性がある**：常に品質が安定しており，気温の変化などにとろみが影響を受けないという特徴があり，とろみ調整食品の分類や訓練食，調整食など名称のコード化が，品質管理目的で使用される．

これらを考慮して，各病院・施設で学会分類 2013 と従来の嚥下ピラミッド対応など，参考にしながら摂食嚥下障害者の食事（介護食）が提供されている．

患者教育 在宅での摂食嚥下障害の教育ポイントは，図 19・5 に示した摂食・嚥下障害の食事診断の流れを理解してもらい，低栄養は筋力や体力の衰えにつながるため，食べたい意思を尊重し正しい食事を心がけるよう指導することである．

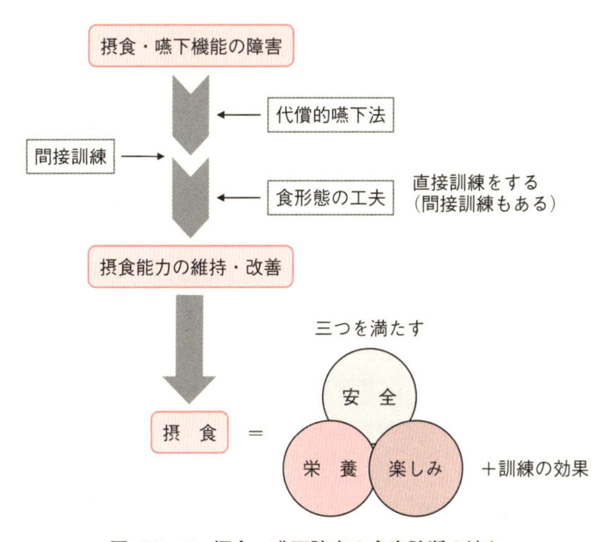

図 19・5 摂食・嚥下障害の食事診断の流れ

特に注意するのは，つぎの 4 点である．

1) **なるべく多くの種類の食品をとる**：食事の際には，主食・主菜・副菜をそろえ，栄養が偏らないように，ユニバーサルデザインフードなどの区分を参考にして摂食能力に応じて多種品目をとる．

2) **積極的にタンパク質をとる**：タンパク質は骨や筋肉をつくるもととなるもので，高齢者でも十分量を摂取する必要がある．主菜として，魚・肉・卵・大豆などを食べるとよい．

3) **食事は 1 日 3〜4 回，規則正しい時間に**：毎日，規則正しい時間に食事をとることで，生活や身体のリズムを整える．しかし，摂取時間がかかるような場合は“おやつ”を利用するなど，少しずつ何回かに分けて食べる工夫をする．

4) **食事の硬さ，食べやすさにはユニバーサルデザインフードの活用**：在宅での食事管理には日本介護食品協議会が示している**ユニバーサルデザインフード（UDF）**を活用し“食べやすさ”の基準にすることもできる．UDF では，消費者が食事形態の適正な食事を選びやすいように，“かたさ”や“粘度”の規格により四つの区分に分類されている．

19・2 口腔・食道障害

19・2・1 口腔の障害

a. 歯の疾患と咀嚼障害　　歯の疾患には，**う蝕**（**虫歯**），**歯周病**（いわゆる**歯槽膿漏**），外傷などがある（図 19・6）．細菌の侵入により歯の損傷を余儀なくされた場合，抜歯となり歯を喪失する．喪失した場合は義歯やブリッジ，インプラントのような回復法があるが，十分な回復がなされない場合や不適合の場合は，**咀嚼障害**となる．

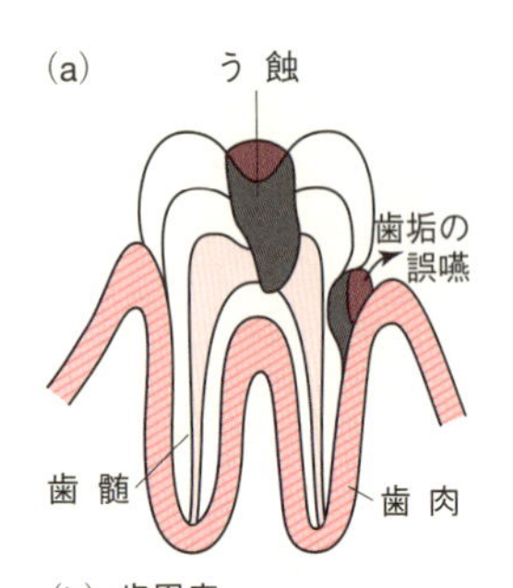

図 19・6　う蝕と歯周病

咀嚼障害は，歯の喪失だけの問題ではない．咀嚼と嚥下には舌運動が重要な役割を果たしている．まず咀嚼するために，舌は歯列に食物を移送し，同時に舌は咀嚼された食塊を咽頭へと移送する．つまり噛みながら飲み込むことを通常は行っている*．加齢などにより舌運動の機能が低下することで咀嚼障害が生じることもある．

* 餅は，噛みながら飲み込むことができず，十分噛み軟らかくしてから一気に飲み込む．パンも十分に唾液と混ぜて，ぱさぱさ感を除いてから飲み込む．したがって，咀嚼に時間がかかるため，しっかり意識して呼吸を整えて飲み込むことで窒息を予防する（**意識嚥下法**）．

b. 口内炎・舌炎　　ビタミン B 群の摂取不足や睡眠障害による**口内炎**発生は比較的知られているが，ベーチェット病や巨赤芽球性貧血（悪性貧血）などの全身疾患でも，口内炎や舌炎が発生する．内科的加療が必要となることがある．

c. 口腔乾燥症　　口腔乾燥による摂食・嚥下障害は，意外に知られていないが潜在的にかなり存在する．**口腔乾燥症**の原因は多彩であるが，加齢によるものや，**シェーグレン症候群**などの膠原病によるものが多数を占める．口腔・咽頭など頭頸部がんや食道がんに対する**化学放射線治療**の副作用として口腔乾燥や口腔粘膜炎が出現することもある．口腔乾燥が強くなると，総義歯の吸着が悪くなったり，**カンジダ**というカビが生えることもある．

d. オーラルディスキネジア　　無意識のうちに口や顎，舌などを繰返し動かす行為を**オーラルディスキネジア**という．

19・2・2 食道障害

a. 蠕動障害　　食道体部の運動障害は，嚥下障害，胸部痛，嘔吐といった症状の原因となりうる．蠕動障害による嚥下障害は通常固形物と同じく液体の場合にも起こりうるが，程度は必ずしも同じではない．

b. びまん性食道痙攣　　**食道痙攣**の診断は，食道造影もしくは食道内圧測定で，わずかに動きが悪いことを根拠にして診断されている．食道痙攣は食道の非特異的な運動不全に分類される．健常人にも認められる．

c. 下部食道括約筋機能の異常　　**アカラジア**は下部食道括約筋が弛緩しないか，もしくは弛緩が不十分なため，嚥下したものが胃へ通過できない状態である．患者は通常液体に対しても固体に対しても嚥下障害が起こる．嘔吐はよくみられ，食べたものがわかるような形で嘔吐するのが特徴的で，しばしば食物摂取後何時間もあとに起こる．このような特徴をもつ嚥下障害の原因は少なく，第一にアカラジアと Zenker の下咽頭憩室などの食道憩室とが考えられる．

d. Zenker（ツェンカー）の憩室[*1]　食道の入り口，すなわち輪状咽頭筋の横走する線維と下咽頭収縮筋の斜走する線維の境目に，下咽頭粘膜の隆起として最も多く出現する．これらの憩室は小さく，粘膜下に狭いままで存在する．大きくなると，頸部食道まで進展することもある．その結果，嚥下後誤嚥をひき起こす．

*1 Zenker の憩室という名前は咽頭食道領域（pharyngeal esophagus segment, PES）の咽頭側壁の憩室に対してつけられたものである．

e. 咽頭期と食道期の関係　咽頭と食道という二つの嚥下ステージは，相互依存関係にある．片方のステージの疾患はもう片方のステージに影響を及ぼす．例としては，食道狭窄が現疾患であるが，のどがつかえる感じが主症状となっている場合がある．

19・2・3　口腔・食道障害の栄養評価と食事療法

栄養評価　一般的な風邪による口内炎や咽頭・食道炎の発症は，鼻や扁桃，咽頭などの上気道に起こる急性的な炎症で，ストレスや疲労，不規則な生活などによる寝不足，栄養バランスの偏り，脱水などで抵抗力が弱くなると，ウイルスが感染・増殖し，鼻やのどに炎症を起こす．このような場合は休養や睡眠などの生活習慣や，食事摂取状況を評価する．また口内炎が激しくなると飲食・食欲低下となり，食事摂取量が不足または低下していないか注意する必要がある．

食事療法　ビタミン B 群不足による口内炎の炎症が多いため皮膚や粘膜を守るビタミン B_2，皮膚や粘膜の健康を維持してくれるビタミン B_6 の摂取を心がける．ビタミン B_2 を多く含む食品としては，サバなどの青魚，うなぎ，牛・豚・鶏のレバー，納豆，卵，乳製品などが，ビタミン B_6 を多く含む食品としてはバナナ，鶏のササミ，牛・豚・鶏のレバー，マグロ，カツオ，ニンニクなどがあげられる．またビタミン C の補充も必要であり，果物，野菜類など多くとるよう心がける．

口内炎・食道炎が発症して炎症や痛みがあり，食道の通過障害がある場合は，消化のよい食事として，香辛料，濃い塩分，熱いもの，硬いもの，酸味の強いものなど口腔内粘膜を刺激するものを控えた食事内容にする．

患者教育　睡眠不足や偏った食生活などで発症するため，規則正しい生活時間で，ストレスをためない．食事内容としては栄養バランスのとれた食事と，特にビタミン B 群やビタミン C を多くとる．また，口内炎の生活習慣で大切なのは，口の中を清潔に保つことである．その方法としては，正しい**歯磨き（口腔ケア）**[*2] と，殺菌作用薬で“うがい”をするなどがあげられる．特に高齢者や小児などは，自宅での食事や調理に工夫し（表 19・4），栄養補助流動食などの補給を考慮して，水分や食事摂取量を低下させない．

*2 対象者の口腔ケアの状態を確認しブラッシング（歯磨き）をする．口腔内炎症がある場合は，うがいやガーゼ清拭とする．ブラッシングなど口腔ケアに介入することにより，咀嚼機能，嚥下機能，発音機能といった口腔機能の向上につながる．

表 19・4　口内炎対策の食事の工夫

- 食べ物が軟らかく，噛みやすくなるまで調理する．
- 食べ物を小さく小口サイズに切る．
- 飲み物はストローで飲む．
- 料理は室温のものとする（熱い食べ物は，敏感になっている口腔内を刺激する）．
- 少なくとも 1 日 4 回（毎食後と就寝前）は，歯（入れ歯も含む）を磨き，口腔内をゆすぐ．
- 食べ物に肉汁，だし，またはソースを加え，流動性を加える．
- 経口摂取で高エネルギー・高タンパク質摂取が難しい場合は栄養補助流動食などで補う．
- 氷片などで口の炎症を抑える．

19・3 消化管通過障害

19・3・1 食道狭窄

内腔が狭くなれば，固形の食物は大きくて通過できなくなる．食道の狭窄は典型的には固形の食物に対する嚥下障害を起こす．摂取される固形物の性状も重要である．固形物が壊れにくくて，繊維性であれば，食道の嚥下障害は起こりやすい．

a. 胃食道逆流症　**胃食道逆流**とは，胃内容物が食道へと流れることをいう．胃内容物（酸，ペプシン，胆汁）が食道流入したものが，ただちにクリアされなかったり，下部食道括約筋がいつも弛緩している場合，胸焼けや嘔吐，嚥下痛，嚥下障害などの典型的な症状が発症する．**胃食道逆流症**（**GERD**）は，こうした症状が頻繁に起こるようになったとき称される名称である．

GERD：gastroesophageal reflux disease

胃食道逆流による嚥下障害は多様なメカニズムに起因する．食道炎を伴うまたは伴わない胃食道逆流は食道の運動障害によるとされている．食道炎が生じなかったが胸焼けと嚥下障害のある場合は，非びらん性胃食道逆流症（NERD）と分類される．最終的にはどのタイプの食道でも慢性炎症は食道狭窄と嚥下障害をひき起こす．

NERD：non-erosive reflux disease

胃食道逆流性疾患の治療は，食道クリアランスと胃空虚の改善，そして胃内容物の有害性を減少させることで，逆流防止機構の強化に直接影響している．逆流を防止する治療としては，生活習慣改善，薬物療法，外科治療の三つの方法がある．

b. 悪性腫瘍による狭窄　食道の悪性腫瘍の多くは**扁平上皮がん**であるが，食道の遠位部分でのがんは腺がんである．食道の腺がんはバレット食道からよく起こり，バレット食道はひどい逆流性食道炎の結果として，食道下部にて正常な扁平上皮が円柱上皮に置き換わることにより発生した前がん状態とされている．ほかの狭窄性の病変と同じように，はじめは固形物に対してのみ嚥下障害がみられる．ふつうは急速に進行し，症状が出てから数カ月で，軟らかい食物や液体ですら嚥下困難となる．

19・3・2 内腔変形

a. 外的圧迫　縦隔の病態，たとえば大動脈瘤，心肥大，縦隔内の大きな動脈の先天的奇形（異常な鎖骨下動脈など），腫大した縦隔リンパ節および肺がんなどで外的圧迫が起こりうる*1．

b. 食道憩室　下咽頭の憩室と比べて，食道憩室はまれで無症状のことが大半で，大きくなってもまだ無症状のことが多い．症状があるとすれば，液体や固体の嚥下障害で，いったん食べた食物を口から吐き出したりすることもある．

*1 正常な縦隔構造（たとえば大動脈，左主気管枝および心臓の左房）によって外から圧迫されることによる，ある程度の内腔の変形は透視下でみられ，まれだが症状を有することもある．

*2 腸管切除後の食事療法については§17・3参照．

19・3・3 消化管通過障害の食事療法

食事療法　経口摂取の際は，消化吸収のよい食事・調理の工夫や食物繊維量を減らすなどの配慮が必要である．栄養摂取量の不足などにより低栄養状態であることも考慮する．腸管に狭窄・狭小化がある場合は，咀嚼できて消化のよい食品情報も重要である*2．

患者教育　低栄養を予防し安心した“食事の楽しさ”や栄養素密度を考慮し，摂取食品の量的・質的な増加や維持に心がける．摂取後の腹痛，嘔気・嘔吐などの消化器症状の有無を申告してもらう，安心して，楽しく食べる生活を送れるようにする．食事摂取により症状に不具合が生じるようであれば，消化管通過障害の程度を再検討する必要がある．

栄養素密度（nutrient density）：単位エネルギー当たりの供給栄養量．つまり食品の重量当たり（食品成分表）でなく，食品のエネルギー当たりの栄養素量を比較する．

100 kcal 当たりの栄養素量
$$=\frac{\text{食品100 g当たりの栄養素量}}{\text{食品100 g当たりのエネルギー量}}\times 100$$

栄養素密度が高い食品＝少ないエネルギー量で効率よく必要な栄養素を摂取できる食品といえる．食事摂取量が少ない場合には栄養素密度の考え方が重要となる．

20 身体障害・知的障害

1 身体障害には脳機能の低下による嚥下障害と心理的な原因による摂食障害があり，それぞれ医療チームのなかで栄養相談を進めていく必要がある．
2 知的障害には肥満を伴うことが多く，早期からの栄養指導が大切である．

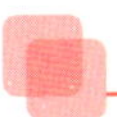

20・1 身体障害

20・1・1 視覚障害

視覚障害は文字通り視覚が不自由なことで，目からの情報を得ること（たとえば本を読んだりテレビを見たりすること）が難しくなり，“移動すること”も困難になる．症状の程度は，まったく見えない人から，目を近づければ字が読める人や，補助器具を使えば見える人，暗いところで見えにくくなる人，見える範囲（視野）が狭い人などさまざまである．

20・1・2 聴覚障害

聴覚障害は耳が不自由なことで，原因には風疹などによる先天性と，後天性には，病気，薬害（ストレプトマイシンが代表的），長期間にわたる重度騒音や頭部への衝撃，精神性ストレスによる突発性難聴，加齢などがある．生まれつき，または3～5歳までの言語機能形成期に聴覚を失った場合には，発話障害を伴う場合がある．

20・1・3 平衡機能障害

平衡機能障害において病変が起こるのは内耳の三半規管，小脳，脊髄後索の3箇所である．めまい・眼振（眼球の一定方向への往復運動．不随意性で自意識では止められない），悪心，嘔吐などが現れる．ふらふらするだけでなく，立ち上がることもできなくなる．三半規管の病気としてメニエール病・前庭神経炎・聴神経腫瘍などがみられ，小脳では血管障害（梗塞や出血）や小脳腫瘍がみられ，脊髄後索は脊髄損傷でダメージを受けやすい．

20・1・4 言語障害

言語障害には，音声，発音，話し方についての**発話の障害**と，表現や理解についての**理解言語の障害**とがある．発話の障害には，発音が悪い構音障害や，どもる吃音症のほかに，脳性麻痺や聴覚障害，口蓋裂，喉頭摘出，舌切除などによっても音声障害が生じる．理解言語の障害は，大人では失語症や高次脳機能障害でみられ，小児では言語発達遅滞や知的障害や自閉症スペクトラムでみられる．

20・1・5　嚥下障害

嚥下障害とは，疾病や老化などの原因により飲食物の咀嚼や飲み込みが困難になる障害をいい，小児の重症心身障害では嚥下障害を合併することが多い．通常私たちは，咀嚼した食物を舌で咽頭へ送り，嚥下する．そのとき，軟口蓋が挙上することで，口腔と鼻腔が遮断される．また，喉頭蓋で気管へ蓋(ふた)をし，嚥下の瞬間だけ開く食道へと送り込む．これらの複雑な運動に関わる神経や筋肉に何らかの障害が生じた場合に嚥下障害となる*．

* 嚥下のしくみについては，p.288，図 19・1 参照．咀嚼・嚥下障害とその対応については§19・1も参照．

摂食機能の評価　食べる能力は摂食機能の発達という観点から，離乳食のどのレベルにあたるかを考えて評価するとよい．摂食機能の発達は，① 初期（口唇摂取～嚥下練習期），② 中期（押しつぶし嚥下練習期），③ 後期（咀嚼練習期），④ 完了期，という 4 期に分けられる．このいずれに属するかを評価し，その時期に合った食物を与える．障害をもつ人の摂食機能が上達したら，それにつれて調理形態を上げていく必要がある．機能が高いのに軟らかい食物では発達は促せないし，機能が低いのに調理形態が上がっても摂食機能は向上しない．

栄養評価　臨床症状と検査値の推移が大切である．臨床症状では体重の変化，顔色，活動性，食欲，眠気，浮腫，便通，皮膚の病変や出血傾向などに注意する必要がある．検査値としては一般血液検査，総タンパク質，血清コレステロール，電解質などのチェックが必要である．

食事計画　栄養評価を行いながら，発達レベルを考慮した食事内容を考えていかねばならない．摂食機能を離乳食のレベルで判定し，食物の大きさ・硬さ・粘稠性の三つの要素を考えて調理することが大切である．

1）初期の段階では，ヨーグルトのように，スプーンにのせて傾けるとどろりと落ちるくらいのものがよい．滑らかで粒がなく，軟らかく粘稠性のある食物にする．
2）中期では，ある程度の粘稠性をもち，硬さは舌で押しつぶせる程度で，大豆大の大きさのものが適当である．プリンや卵豆腐や煮かぼちゃなどのように，舌で押しつぶせることが大切で，細かく刻めばいいというものではない．
3）後期では，歯茎でつぶせる程度の硬さと 6～7 mm 大の大きさがよく，たれによる粘稠性も必要である．マグロの煮物などが適当である．
4）完了期には，硬さは歯で噛まなければ押しつぶれないものを徐々に多くして，咀嚼機能を上達させていく必要がある．

誤嚥しやすい食品としては以下のようなものがある．注意して選ばねばならない．

- たけのこ，ごぼう，もやし，ぼそぼそした魚などの繊維状のもの
- 食パン，カステラなどのスポンジ状のもの
- かまぼこ，ちくわなどの練り物
- のり，わかめ，ウエハースなどの口腔内に付着しやすいもの

一方，胃から食道に逆流がみられる場合には，粘度を適度に上げていくことで，むせこみや嚥下障害を少なくすることができる．市販の粘度増強剤を使って，誤嚥を防ぐとよい．

20・1・6　肢体不自由

発生原因を問わず，四肢体幹に永続的な障害があるものを**肢体不自由**という．先天性に四肢体幹の形成が障害されたり，生後の事故によって四肢を失ったりすることによる形態的な障害によって運動障害が起こる場合と，形態的には基本的に大きな障害

はないものの中枢神経系や筋肉の機能が障害されて起こる場合がある．脳に原因のある場合には嚥下障害を合併することがある．

運動障害の発症原因別にみると，特別支援学校（肢体不自由）において最も多いのは脳性疾患（脳性麻痺が中心）で，ついで筋原性疾患（筋ジストロフィーが中心），脊椎脊髄疾患（二分脊椎が中心），骨関節疾患，骨系統疾患，代謝性疾患である．

重度の運動障害に知的障害を伴う重症心身障害では嚥下障害を伴うことが多く，やりとりもできないことが多い．しかし，味覚に鋭い感性をもった人はいるので，いろいろ工夫して献立を立てる必要がある．また，たとえ経管栄養であっても，コーヒー味やバニラ味などのエッセンスを加えることで，味が変わり，変化を楽しめることを忘れてはならない．

20・1・7　摂食障害（心理的要因）

拒食症は，心理的な原因から食べ物を食べられなくなる病気で，理想体重の 85% 以下の状態が 3 カ月以上続く状態である．肥満に対する極度の恐怖心からほとんど食事を摂れなくなってしまうことが多いため，無月経や栄養失調など深刻な症状が出現する．最悪の場合，死にいたるケースもあることから，まずは栄養状態の回復を最優先して治療が行われる．

摂食障害は心の病気であることが多いので，心理的な治療は必須である．しかし，栄養状態が悪い“飢餓”の状態では情緒が不安定になり心理的治療も思うように進められない．治療をスムーズに進めるためにも，栄養指導は非常に重要な意味をもっている．摂食障害は心理的なストレスが原因で発症しているケースも多いので，ストレスを食行動の異常につなげることなく，他の適切な方法で解消する方法を患者と一緒に模索していくことも大切である．

診断および治療については，“第 10 章　摂食障害”を参照．

20・1・8　内部障害

内部障害とは，世界保健機関（WHO）により提唱された国際障害分類試案の機能障害の一つに属し，心臓，呼吸器，腎尿路，消化器など内部機能障害の総称と定義されている．一方，わが国の身体障害者福祉法では 2017 年現在，心臓機能障害，腎臓機能障害，呼吸機能障害，膀胱直腸機能障害，小腸機能障害，ヒト免疫不全ウイルスによる免疫機能障害，肝臓機能障害の七つを内部障害（内部機能障害）と規定している．

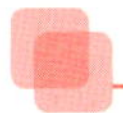

20・2　知的障害

知的障害とは発達期（おおむね 18 歳未満）までに生じた知的機能の障害により，認知能力が全般的に遅れた水準にとどまっている状態のことである．臨床的には，知能検査（幼児では発達検査）を行って，知能指数が 70 以下の場合には知的障害とみなされる．知能指数が 50～70 程度の場合は**軽度**に分類され，本人や周りが障害があると気がつかずに日常生活を送れるレベルで，知的障害者の 8 割がこの指数内だといわれている．知的指数が 35～50 程度の場合は**中度**に，指数が 20～35 程度の場合は**重度**に分類される．

知的障害に合併する**発達障害**は，その合併の有無によって食事指導の内容が異なる

ASD：autism spectrum disorder

ADHD：attention deficit/hyperactivity disorder

LD：learning disabilities

ので，まず発達障害について解説する．**発達障害**は**自閉症スペクトラム障害**（ASD），**注意欠如・多動性障害**（ADHD），**学習障害**（LD）がみられ，このうち知的障害と合併のみられるASDとADHDについて述べる（図20・1）．発達障害は程度がさまざまな人が分散し，正常発達との境界線を引きにくいのが特徴である．

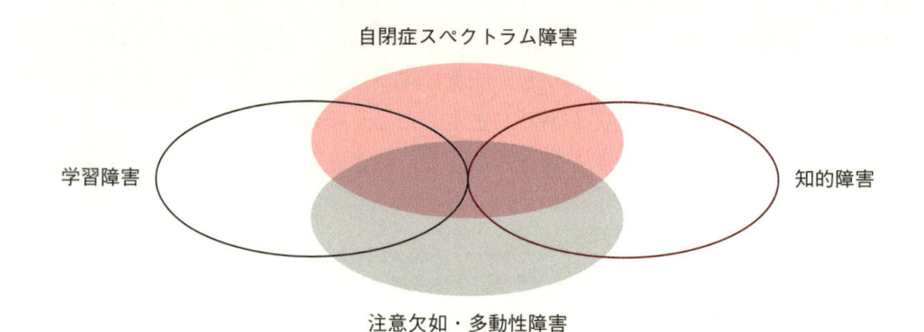

図 20・1　発達障害と知的障害

自閉症スペクトラム障害は，かつて広汎性発達障害とよばれていたが，DSM-5（精神疾患の診断・統計マニュアル）の改訂で自閉症スペクトラム障害とされた．やりとりができないことが主症状で，これに感覚過敏や強いこだわり，切り替えの難しさを伴い，偏食を高率に合併する．かつてアスペルガー症候群や高機能自閉症とよばれた知的障害のない子どもたちも，自閉症スペクトラム障害にひとくくりになった．自閉症スペクトラム障害の子どもたちは新しいものを拒否し，限られた決まった食べ物以外には手をつけないことが多い．調理法が少し変わっても，原材料や調味料のメーカーが変わっただけでも受け付けないことが多い．

注意欠如・多動性障害は，落ち着きがなく我慢が難しい多動衝動型と，忘れ物が多い不注意型と，両方をもつ混合型に分けられる．

食事計画　知的障害の子どもたちは，自閉症スペクトラム障害の有無にかかわらず，肥満児になりやすい．早食いが多いのが特徴で，ゆっくり噛んで食べようと言っても理解できないので，おかずは小骨の多い魚や，箸でうまくつままないと食べられない豆類などの食べにくいものがよい．生卵，とろろ芋，納豆などをかけた飲み込みやすいものは避けた方がよい．また，大皿に盛りつけると自分が食べてよい分量がわからず全部食べてしまうこともあるので，小皿に各自の分を分配した方がよい．

自閉症スペクトラム障害の子どもたちの偏食は，いずれ変わってきて少しずつ新しいものを食べるようになる可能性もあるので，調理を工夫しながら，気長に待つことが大切である．

運動療法については，運動が嫌いな人もいるし，運動で空腹感がつのり食事量が増えることもあるので，あまり期待できない．食器の後片付けや布団上げや洗濯物干しなどの家事に伴う動きの方が，褒められて気分がよくなることも相まって有効といえる．

21 乳幼児・小児疾患

1. 成長と発育がみられることが小児期の最大の特徴であり，慢性疾患に対して成長と発育を妨げない治療を行うことを原則とする．
2. 小児肥満は高率に成人肥満に移行するため，成人期の肥満に関連する生活習慣病予防のためにも小児期から肥満の管理が必要である．
3. 食物アレルギーの多くは乳幼児期に発症し，頻度の高い原因食物は年齢によって異なる．
4. 先天性代謝異常や慢性腎臓病など，制限が必要な食事療法を長期間実施するときは成長・発育を考慮した栄養評価を実施する．

21・1 乳幼児下痢症

成因と病態・症状 **乳幼児下痢症**の最も多い原因疾患は**ウイルス性胃腸炎**であり，全世界の5歳以下の小児の死亡原因で，肺炎についで第2位となっている．冬季に流行り，主要な病原体は**ロタウイルス**と**ノロウイルス**である．

ロタウイルス，ノロウイルスはともに，おもに経口感染し，感染者の手指・便・吐物，ノロウイルスは感染したカキなどの二枚貝などが感染経路となる．ロタウイルス感染症は小児ウイルス性胃腸炎のなかで重症度が高く，下痢も5〜7日間と遷延するため，入院が必要となることが多い．ロタウイルスでみられる下痢は水様で回数が多く，ときに白色便となるため，乳児冬季白色便性下痢症とよばれる．回復後も数日間は便中にウイルスが排泄され感染力を有する．ノロウイルスは非常に強い感染力をもち，集団食中毒の原因の一つである．ノロウイルスのほうが潜伏期間は短く，突然の激しい嘔吐で発症することが多い．ノロウイルス感染症は成人では特に治療を要せず数日で回復することが多いが，乳幼児では症状が重症化し，遷延化する．

ロタウイルスのワクチン: わが国では単価と5価ロタウイルス経口生ワクチンがそれぞれ2011年と2012年に開始された．海外では外来患者や入院患者の減少など，ワクチンの効果が確認されている．

治療 どちらも嘔吐下痢に伴って生じる脱水症の重症度に合わせた治療を行う．軽症から中等症までであれば，水分と電解質補給のため経口補水液（ORS）が推奨される．軽症では，様子を見ながら消化吸収のよいもの（低脂肪，低残渣）を少量ずつ与える．

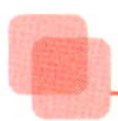

21・2 周期性嘔吐症

成因と病態 **周期性嘔吐症**とは，典型的には突然始まる嘔吐の発作を周期的に繰返し，ケトーシスをきたしてぐったりするという症状を呈する症候群である．幼児〜学童初期（2〜10歳），特に5〜6歳に好発する．嘔吐は感冒や精神的ストレスをきっかけに夜間から早朝にかけて突然始まり，1〜3日でおさまることが多い．嘔吐が激しいとアセトン臭が感じられることから，アセトン血性嘔吐症，自家中毒ともいう．血中のケトン体（アセト酢酸，3-ヒドロキシ酪酸）が陽性となり，ストレスホルモン（ACTH，コルチゾール，ADH，血漿レニン活性）が増加する．

症状 腹痛，悪心嘔吐，脱力感，全身倦怠感，無表情，速脈，顔面蒼白，意識混濁などがみられる．低血糖は呈さない．大脳新皮質の未熟性によると考えられている．

治療 発作の周期が短い場合は片頭痛予防薬を使用する．治療は，嘔吐発作が治まるまで安静，経口摂取を止め，輸液で水分・電解質・ブドウ糖を補給し，細胞代謝を改善させケトーシスを補正する．発作の持続が長い例では，片頭痛治療薬（トリプタン系薬剤）を使うことがある．

発作予防のため，感染や運動会などのイベントなどストレスがかかるときには十分な糖質摂取を心掛ける．

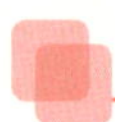

21・3 アレルギー疾患

小児期から成人期にいたるまで，いわゆる“アトピー素因”をもつ人では，その原因と症状のある部位を変えて，次から次へと症状が年齢によって変化していく（**アレルギーマーチ**）．乳児期にアトピー性皮膚炎や消化器症状を呈し，幼児期には気管支喘息が出現し，学童期にはアレルギー性鼻炎，その後アレルギー性結膜炎がみられる．経皮感作がアトピー性皮膚炎だけでなくこれらの発症リスクを上げると考えられている．

食物アレルギー*は小児に多いアレルギー疾患であり，患者の約 2/3 は 1 歳以下，乳児の有病率は 10%，幼児は 5%，学童期以上は 1～3% である．原因食物は多い順

＊ 食物アレルギーは，食物によってひき起こされる抗原特異的な免疫学的機序を介して，生体にとって不利益な症状が惹起される現象と定義されている．§14・1参照．

表 21・1 食物アレルギーの臨床型分類[a]

臨床型	発症年齢	原因食物	耐性獲得	アナフィラキシーショックの可能性	アレルギー機序
新生児・乳児消化管アレルギー	新生児・乳児期	牛乳	多くは寛解	±	おもに非IgE依存性
食物アレルギーの関与する乳児アトピー性皮膚炎	乳児期	鶏卵，牛乳，小麦，大豆など	多くは寛解	＋	おもにIgE依存性
即時型症状	乳児期～成人期	乳児～幼児：鶏卵，牛乳，小麦，そば，魚類，ピーナッツ 学童～成人：甲殻類，魚類，小麦，果物類，そば，ピーナッツ	鶏卵，牛乳，小麦，大豆は寛解しやすい．そのほかは寛解しにくい	＋＋	IgE依存性
食物依存性運動誘発性アナフィラキシー	学童期～成人期	小麦，エビ，カニ	寛解しにくい	＋＋＋	IgE依存性
口腔アレルギー症候群	幼児期～成人期	果物・野菜	寛解しにくい	±	IgE依存性

a）海老澤元宏ら監修，“食物アレルギー診療ガイドライン 2016”，協和企画より．

に，1位鶏卵，2位牛乳，3位小麦で，3歳までは三大原因食物は同じだが，学童期以降は，甲殻類，果物，魚類が増える．おもな症状は皮膚や粘膜の紅斑・充血，痒み，浮腫などであるが，**アナフィラキシー**も少なくない．食物アレルギーの臨床型によって，好発年齢や自然耐性化率（寛解率），アナフィラキシーショックの可能性，アレルギーの機序が異なる（表21・1）．多くは食物アレルギーの関与する乳児アトピー性皮膚炎として発症し，経過中に摂取後すぐ（2時間以内）に症状が出現する即時型となる．幼児期以降の発症例では即時型が多い．そのほか，新生児から乳児期に発症する**新生児・乳児消化管アレルギー**，学童期以降に多い**食物依存性運動誘発アナフィラキシー**や**口腔アレルギー症候群**がある．乳幼児の食物アレルギーの主要原因である鶏卵，牛乳，小麦，大豆の自然耐性化率は高く，成長による消化管の消化機能や物理化学的な防御機能の発達，経口免疫寛容の成立が耐性獲得の機序と考えられている．

新生児・乳児消化管アレルギー：おもに牛乳が原因で，嘔吐，血便，下痢などの消化器症状により発症する．主として非IgE依存性アレルギーである．発症率0.21％との報告がある．新生児・乳児にみられ，原因が牛乳の場合は高度加水分解乳やアミノ酸調整乳などによる原因食物の除去が行われる．予後良好で，2歳で9割前後が耐性を獲得する．

診断 診断には詳細な問診が最も重要である．血液検査（抗原特異的IgE）や皮膚テスト（プリックテスト）が汎用されているが，どちらも感度は高いが偽陽性が多く特異度が低い．確定診断や耐性獲得の確認には食物経口負荷試験が行われる．

治療 食物アレルギーでは，必要最小限の原因食物の除去と食物除去による栄養素不足を補う栄養指導を実施する．集団生活の場において家庭外で普段食べたことのないものを口にする機会も増えるため，誤食防止対策のためにも，生活管理には，本人や家族への指導のみならず，園や学校へ生活管理指導表（アレルギー疾患用）を用いて十分な情報提供を行う必要がある．一種類の食物除去であっても栄養不足を起こすことがあるため，食物除去開始後は栄養素不足がないか定期的に栄養評価を行う．

牛乳アレルギーの乳児では牛乳アレルゲン除去調製粉乳を使用する．最大分子量や組成などさまざまな調製粉乳があり，最大分子量が小さいほど飲みにくかったり，アミノ酸乳は高浸透圧のために下痢をきたしやすかったり高価であったりするため，選択には慎重を期す．牛乳は貴重なカルシウム源であり，牛乳アレルギーの患者はカルシウムを積極的に代替食品で補う必要がある．その点でも牛乳アレルゲン除去調製粉

アナフィラキシーとIgE抗体

アレルゲンなどの侵入により複数臓器に全身性にアレルギー症状が起こり，生命に危機を与えうる過敏反応を**アナフィラキシー**といい，これに血圧低下や意識障害を伴うものが**アナフィラキシーショック**である．症状としては，皮膚や粘膜症状に呼吸器症状，持続する消化器症状，循環器症状のいずれかを伴う．

アナフィラキシーは，**特異的IgE抗体**が関与する即時型反応（**I型アレルギー**）による全身性の病態である．IgEは血清タンパクの免疫グロブリン（抗体）の一つであり，I型アレルギー反応では，アレルゲンを摂取すると，マスト細胞（肥満細胞）に結合したIgE抗体とアレルゲンの結合によりマスト細胞からヒスタミンなどの化学伝達物質が放出される．これによってさまざまなアレルギー症状がひき起こされる．

アナフィラキシーは，典型的には原因食物の摂取後数分以内に症状が出現するが，30分以上経ってから症状を呈することがあったり，症状の出現が二相性であったりするので，注意が必要である．治療には，アドレナリンの筋肉注射（自己注射薬エピペン®が処方されていることもある），抗ヒスタミン薬，ステロイド，気管支拡張薬などが使われる．

乳や大豆乳を利用することが望ましい．

鶏卵アレルギーでは，複数の動物性・植物性タンパク質をとることで代替は可能である．また，加熱による低アレルゲン化で摂取が可能となることも多い．小麦アレルギーでは，主食を米飯にしたり，米粉のパンなどで代替する．魚アレルギーでは，魚はビタミンDを多く含むため，ビタミンDの不足に注意し，魚全般を除去する場合では卵黄，干しシイタケやきくらげなどで補う．

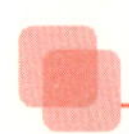

21・4　小児肥満

小児において，肥満の出現頻度は過去30年間で約3倍に増加し，学童後期の約10％が肥満である．肥満には**原発性肥満**（**単純性肥満**ともいう．明らかな肥満の原因疾患がないもの）と**二次性肥満**（**症候性肥満**ともいう．クッシング症候群や脳腫瘍，先天異常などの疾患，薬物による肥満）があり，多くは原発性肥満である．肥満のなかでも直接病気につながる“疾病としての肥満”は**小児肥満症**として定義され，肥満に加えて動脈硬化の進展リスクを伴う**小児メタボリックシンドローム**も診断基準が確立された．小児肥満症，小児期メタボリックシンドローム，治療可能な基礎疾患に伴う二次性肥満が治療の対象となる．小児肥満は小児だけの問題ではなく，7歳の肥満の40％，思春期の肥満の70〜80％が成人へ移行すると報告されており，成人肥満の予防や治療へつながる対策が必要である．成人診療への移行時期にあたる思春期以降の肥満者には，① 高度肥満が多い，② メタボリックシンドロームなど肥満に伴う健康障害を複数有する者が多い，③ 2型糖尿病などを発症する例が多い，④ 背景に発達障害が存在する例が多い，⑤ 貧困などの社会的背景を有する者が多い，などの特徴がある．

病態と診断　成人の肥満判定にはBMIを用いるが，小児では成長によってBMIが変化するため，そのままでは使用できない．世界的には性別年齢別BMIパーセンタイル値やZスコアが用いられているが，日本では標準体重からみた実測体重の過不足分を％表示した**肥満度**を用いる（表21・2）．小児も過剰な内臓脂肪蓄積は肥満に伴う健康障害と関連する．ウエスト周囲長が80 cm以上（小学生では75 cm以上），

表 21・2　肥満度による肥満とやせの判定基準[a]

$$肥満度〔\%〕= \frac{実測体重 - 標準体重}{標準体重} \times 100$$

6歳未満の幼児[†]		年齢6歳〜17歳の児童・生徒	
判　定	肥満度〔%〕	判　定	肥満度〔%〕
やせ過ぎ	＜−20	高度のやせ	＜−30
や　せ	−20≦〜＜−15	や　せ	−30≦〜＜−20
正　常	−15≦〜＜+15	正　常	−20≦〜＜+20
太り気味	+15≦〜＜+20	軽度肥満	+20≦〜＜+30
やや太り過ぎ	+20≦〜＜+30	中等度肥満	+30≦〜＜+50
太り過ぎ	+30≦	高度肥満	+50≦

†　6歳未満の幼児は身長70〜118 cmの範囲としている．

a）日本肥満学会 編，“肥満症診療ガイドライン 2016”，ライフサイエンス出版より．

表 21・3　小児メタボリックシンドローム診断基準（6～15 歳）[a]

1）腹　囲	80 cm 以上[†1]
2）血清脂質	トリグリセリド 120 mg/dL 以上[†2] かつ/または HDL コレステロール 40 mg/dL 未満
3）血　圧	収縮期血圧 125 mmHg 以上かつ/または拡張期血圧 70 mmHg 以上
4）空腹時血糖	100 mg/dL 以上[†2]

1）があり，2)～4）のうち 2 項目を有する場合に診断する．
†1　腹囲/身長が 0.5 以上であれば項目 1）に該当するとする．小学生では腹囲 75 cm 以上で項目 1）に該当するとする．
†2　採血が食後 2 時間以降である場合はトリグリセリド 150 mg/dL 以上，血糖 100 mg/dL 以上を基準としてスクリーニングを行う（この食後基準値を超えている場合には空腹時採血により確定する）．

a）大関武彦ら，平成 17～19 年度総合研究報告書 2008（2010 年度改訂）より．

ウエスト身長比（ウエスト周囲長［cm］/身長［cm］）が 0.5 以上の場合には内臓脂肪型肥満の疑いありとし，腹部 CT でへそ高の内臓脂肪面積が 60 cm^2 以上の場合に確定診断とする．体脂肪率は，測定法に関わらず，18 歳未満の男児は 25% 以上，11 歳未満の女児は 30% 以上，11 歳以上 18 歳未満の女児は 35% 以上なら過脂肪ありとする．また，体格の経時的な変化の観察には成長曲線が有効である．**小児メタボリックシンドローム**の診断基準は表 21・3 に示すとおりである．

小児肥満症は無症状が多いが，小児期からすでに動脈硬化症の危険因子である高血圧，耐糖能異常，脂質代謝異常など肥満に伴う健康障害があることが多く，放置すれば成人肥満に移行し，メタボリックシンドロームの基盤となるばかりでなく，心血管イベントや 2 型糖尿病発症のリスクが高い．そのため，小児期から的確に抽出し介入することが重要である．また成人とは異なり，小児肥満症は，運動上の問題などから学校生活に支障をきたし，精神的な問題，不登校，いじめなどの原因にもなりうるという特徴がある．

治 療　小児肥満の管理の目標は体重を減らすことではなく，内臓脂肪を減少させて肥満に伴う合併症を予防・減少することである．定期的に体格と合併症の評価を行い，食事療法と運動療法の併用や行動療法を行う．正常な成長と発達を阻害することなく肥満を管理することが大切であり，治療判定には成長曲線が有用となる．小児期から望ましい食習慣（共食，朝食を含めた三食の摂取，バランスのよい食事，薄味，よく噛むなど）を身につけることは生活習慣病予防に重要である．

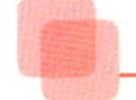

21・5　先天性代謝異常

成因・病態・診断　**先天性代謝異常**は，生命維持に必要な代謝に重要な触媒として働く酵素のうち，ある特定の酵素の先天的欠損または低下により，アミノ酸やその中間代謝産物が過剰に蓄積するために発症する．わが国では，フェニルケトン尿症をはじめ食事療法で治療が可能な先天性代謝異常症の早期発見のために，1977 年から全国的に**新生児マス・スクリーニング**が行われてきた．対象疾患は，フェニルケトン尿症，メープルシロップ尿症，ホモシスチン尿症のアミノ酸代謝異常症 3 疾患に加えて，ガラクトース血症，先天性甲状腺機能低下症（クレチン症），副腎過形成症の計 6 疾患（表 21・4）である*．これらの疾患は，早期に発見し正しい治療を行えば，順調な成長発達を遂げ予後良好となることが多く，新生児マス・スクリーニングによ

＊　近年，タンデムマス・スクリーニングが導入され，対象疾患のうち，アミノ酸代謝異常症の 3 疾患の部分が，アミノ酸異常症，有機酸代謝異常症，脂肪酸代謝異常症を含む 16～22 疾患に増加した．これらの疾患の発生頻度は低く，現在全国で行われているタンデムマス・スクリーニングの対象疾患全体の患者の発生頻度は 9000 出生に約 1 人，最も頻度の高いプロピオン酸血症でも 4.5 万人に 1 人で，いずれも非常にまれな疾患である．

表 21・4　新生児マス・スクリーニング対象疾患[a]

疾患名	病　態	おもな遺伝形式	頻　度	食事療法のポイント	検査項目
フェニルケトン尿症	フェニルアラニン水酸化酵素の欠損による血中フェニルアラニンの蓄積	常染色体劣性	1/7万	低フェニルアラニン食事療法（血中フェニルアラニン値を一定範囲に維持する）	フェニルアラニン
メープルシロップ尿症	分岐鎖 α-ケト酸脱水素酵素の欠損による分枝アミノ酸蓄積	常染色体劣性	1/50万	分枝アミノ酸摂取制限（低タンパク質食） ロイシン，イソロイシン，バリン除去乳	ロイシン
ホモシスチン尿症	シスタチオニン β-シンターゼの欠損によるホモシステイン代謝物であるホモシスチンの蓄積	常染色体劣性	1/80万	低メチオニンミルク 低メチオニン・高シスチン食	メチオニン
ガラクトース血症	ガラクトース-1-リン酸ウリジリルトランスフェラーゼ（GALT）などの欠損によるガラクトースの蓄積	常染色体劣性	1/3万（二次性を含む）	乳糖除去，ガラクトース除去	ガラクトース酵素活性
先天性甲状腺機能低下症（クレチン症）	甲状腺発生異常 甲状腺ホルモン合成障害	常染色体劣性	1/3000	食事療法は行わない（甲状腺ホルモンの投与）	TSH, FT4
先天性副腎過形成	21-水酸化酵素などの欠損	常染色体劣性	1/2万	塩類喪失型では食塩補給	17-OH プロゲステロン

以前より全国で行われてきた新生児マス・スクリーニングの対象6疾患．このうち，上3疾患はタンデムマス・スクリーニングの対象となっている．ガラクトース血症，先天性甲状腺機能低下症，先天性副腎過形成はタンデムマス法では検査できないため，これまでと同様の方法で検査する必要がある．

a）遠藤文夫総編集，“先天性代謝異常ハンドブック”中山書店（2013）．および，日本小児内分泌学会マス・スクリーニング委員会，日本マス・スクリーニング学会 作成，“21-水酸化酵素欠損症の診断・治療のガイドライン（2014年改訂版）”，“先天性甲状腺機能低下症マス・スクリーニングガイドライン（2014年改訂版）”より．

る早期発見は重要である．

治 療　アミノ酸・有機酸代謝異常症では食事から体内に入るタンパク質の摂取を制限し，**特殊ミルク**を併用して，エネルギーや他の栄養素を補給するのが治療の原則である*．制限すべきアミノ酸の許容量やエネルギー必要量は，年齢だけでなく代謝の状態（異化の亢進の程度）により異なる．過剰なタンパク質制限により必須アミノ酸の欠乏が生じないように注意すると同時に，エネルギー摂取が不十分なために異化作用が亢進して重篤な代謝不全をひき起こすことがあることに留意する．

＊　特殊ミルクや経腸栄養剤には，ビオチン，カルニチン，セレンの含有量が推奨量よりも低値のものが多い．長期間使用中はこれら微量栄養素の欠乏症が生じる可能性に留意する必要がある．しかし，先天性代謝異常症では特殊ミルクを単独で使用することはまれで，母乳や乳児用調整粉乳や一般の食事を一緒に与えるために微量栄養素の欠乏にまで至る例は限られている．

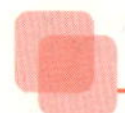

21・6 糖尿病

21・6・1 1型糖尿病

小児の **1型糖尿病**はケトアシドーシスを伴い急激に発症することが多い．多くは診断時または早期にインスリン治療が不可欠になる．1型糖尿病の大半は膵島特異的な自己免疫により膵 β 細胞が破壊され，最終的にインスリンの絶対的欠乏に陥る．

小児1型糖尿病の治療の基本は，強化インスリン療法と適切な食事，運動である．これにより，健常な小児と同等の成長と精神発育を遂げ，血管合併症の発生を防止することが治療の目標である．食事療法の基本は，健常な活動と成長に必要十分であり，同性・同年齢の健康な小児と同等のエネルギーを，配慮された栄養バランスで摂取することにある．そのうえでそれに見合った量のインスリンを投与しなければ，小児の成長発育は阻害される．不必要な制限に陥らないように留意しなければならない．適切な摂取エネルギーの評価には成長曲線が参考になる．血糖値の制御だけを目的に食事をコントロールすべきでなく，さらに食事療法が食行動へ与える影響は大きく，心因性障害をひき起こす可能性もある．具体的には，管理栄養士による“糖尿病食事療法のための食品交換表”に基づいた指導が行われることが多い*1．超速効型インスリンの登場によりカーボカウントが1型糖尿病患者に有用といわれている．進行した血管合併症を有していなければ特に運動制限は必要なく，低血糖の予防と対処法に留意していれば，すべての運動・クラブ活動に参加可能である．低血糖対処用にはブドウ糖やゼリーなど，**GI** の高い炭水化物を用意する*2．

*1 食品交換表については§4・2（p.101）参照．

カーボカウント： 糖尿病の食事療法やインスリン量の調整に炭水化物量を考慮するもの．§4・2（p.102）参照．

*2 GI は食品の血糖上昇率を表す指標であり，GI の高い食品は食後血糖値を早く上昇させる働きをもつ．

21・6・2 2 型 糖 尿 病

小児も成人と同様に，2型糖尿病の治療の基本は食事と運動療法であり，生活習慣を是正することにある．適切な食事や運動を行っても血糖値や HbA1c が改善しないときは，まず経口血糖降下薬を開始し，それでもコントロールできない場合はインスリン治療を行う．発育途上にある小児に過度のエネルギー制限を長期に行うことは好ましくない．小児の2型糖尿病の約8割は肥満を伴うため，実際に中等度以上の肥満では，エネルギー摂取を同性同年齢の健常児の 90% 程度とし，軽度から非肥満では，95% を目安とし，過度の制限をしない．糖質 50〜60%，タンパク質 20%，残りを脂質（1歳以上では 20〜30% となる）として配分する．食物繊維は血糖値の急激な上昇を抑えるため，なるべく多く摂取するようにする（1日 20〜25 g 程度）．単糖類や二糖類を多く含んだ清涼飲料水を控えるようにする．実際には指導内容の厳格な遵守よりも継続が大事であり，患者や家族の理解力や実行力に合わせてわかりやすく具体的に指導する．運動は，患者が長時間持続できる運動（おもに有酸素運動）を選択し，摂取エネルギーの 10% 程度を消費するような内容とする．

21・7 腎 疾 患

21・7・1 小児急性糸球体腎炎

感染症などの原因によって免疫応答が生じ，腎臓の糸球体に炎症をひき起こし**急性糸球体腎炎**が発症する．A群 β 溶血性連鎖球菌（溶連菌）が最も多い（溶連菌感染後急性糸球体腎炎）．好発年齢は 3〜12 歳で，感染部位は咽頭炎が多く，咽頭炎にかかってから 10〜14 日後に腎炎を発症する．その機序は免疫複合体が糸球体に沈着し補体が活性化され腎炎をひき起こすと考えられている．尿検査で血尿と赤血球円柱や変形赤血球がみられる．血液検査では，腎機能障害が軽度の場合，異常を呈さないが，補体の低下がみられることが多い．確定診断には，咽頭培養などで溶連菌感染を証明するか，咽頭ぬぐい液による迅速検査を行う．過去の溶連菌感染を証明するために，血清抗ストレプトリジン O 抗体（ASO）や抗ストレプトキナーゼ抗体（ASK）の上昇をみる．多くの場合は良好な経過で腎機能は回復し自然寛解する．

GFR：glomerular filtration rate

治 療　急性期，乏尿がみられたら，水分量（前日尿量＋不感蒸泄）と食塩摂取量の管理が基本となる．食事上は，糸球体沪過量（GFR）が低下しているときには，ナトリウムの尿排泄が低下するため食塩摂取量を下げる必要があるが，利尿期に入ると塩類を喪失することもある．過度の食塩制限は避けるべきである．食塩摂取量を1日1～5g程度の間で体格，GFRの程度，病期によって調節する．また，急性期にGFRが低下し高カリウム血症をきたしたときにはカリウム制限を行う．

21・7・2　小児ネフローゼ症候群

小児ネフローゼ症候群の定義： 高度タンパク尿（夜間蓄尿で40 mg/時/m^2 以上）または早朝尿で尿タンパク/クレアチニン比 2.0 g/gCr以上，かつ低アルブミン血症（血清アルブミン 2.5 g/dL以下）

高度タンパク尿と低タンパク血症，全身の浮腫が起こる症候群である．わが国では1年に小児10万人に約5人が発症する．この90％が特発性で，小児特発性ネフローゼ症候群の約80％はステロイドが有効である（ステロイド感受性ネフローゼ症候群）．多くが再発し慢性の経過をたどるため，肥満，成長障害，高血圧，糖尿病，骨粗鬆症，副腎不全などのステロイドの副作用も発生しやすい．

食事療法　浮腫に対する中心的な治療が**食塩制限**である．制限の程度は浮腫と食事摂取量に応じて決定する．各年齢の目標量のおよそ55～80％が適当と考えられる．ステロイド治療が開始されると浮腫の期間はおおむね2週間程度であり，食塩制限の必要性は高くない．さらに，食塩制限によって味が変わり食事全体の摂取量が低下することもしばしば経験されるので適宜制限を緩和する．

また，ステロイド内服によって食欲が増進するため，エネルギー摂取過剰になりやすい．とりすぎないように指導する．

腎機能低下を伴う場合以外は，成長を考慮してタンパク質摂取量を年齢相当とする．

溢水症状（体液が過剰な状態．高血圧や胸部X線写真で心拡大などを呈する）がある場合は急性腎炎症候群に準じた水分制限（前日尿量＋年齢相当の不感蒸泄量）が必要であるが，ネフローゼの浮腫に対する水分制限は不要である．

21・7・3　慢性腎臓病

慢性腎臓病（CKD）とは持続する腎障害をさし（詳しくは§7・5参照），末期腎不全の危険因子のみならず心血管疾患の危険因子である．**小児CKD**は，先天性腎尿路奇形がおもな原因となり，成長・発達障害などを合併し，さまざまな点で成人とは異なる．ステージ分類においても，成人で行われるステージ3の細分化やタンパク尿と原疾患を考慮したCGA分類は採用されていない．GFRの算出には血清クレアチニン（Cr）を用いるが，小児では成長に伴う筋肉量の増大により血清クレアチニン基準値が年齢，性別によって大きく異なる．また，小児の体表面積あたりの糸球体沪過量（GFR）は，出生時は成人のおよそ1/5程度で発達とともに徐々に成人の値に近づき2歳前後に成人と同程度になる．そのため，推算糸球体沪過量（eGFR）を用いたCKDのステージ判定ができない．よって，小児CKDステージ判定表（小児CKD診断時の腎機能評価の手引き）を用いる．

食事療法　“慢性腎臓病に対する食事療法基準 2014年版”で作成された小児領域の基準を参考にする．“小児CKD患者をなるべく健常児と同等に身体発達・心理発達させる”ことが小児CKDの食事療法の目標である．正常な成長と発達のためには適切な栄養摂取が不可欠であり，特に乳幼児の成長は栄養に依存しているため，経口摂取が十分でない2歳以下の小児では積極的に経腸栄養を考慮し，頻回に成長や栄養摂取状況の評価を行う．

エネルギーは健常児と同等の十分な摂取が必要であり，まずは体格相当のエネルギー摂取を試みる*．これで十分な成長が得られない場合はそのほかの要因を検討したうえで，実年齢相当のエネルギー摂取量への増加を検討する．

＊ 腹膜透析中の場合は透析液からの糖吸収によるエネルギー付加分を考慮する．

タンパク質制限は小児 CKD の進行を抑制するという十分なエビデンスはなく，タンパク質制限は成長障害のリスクにもなるため，小児 CKD では行うべきではない．過剰摂取は避けるべきであり，タンパク質摂取量は“日本人の食事摂取基準”の推奨量を目安とする．

小児 CKD では食塩と水の補充あるいは制限も必要になる．小児 CKD の原因疾患の 7 割近くを占める先天性腎尿路奇形では塩類の喪失が特徴であることから，食塩と水の補充による体液管理が必要になる．一方，小児 CKD も成人と同様に心血管疾患発症のリスクになるため，溢水や高血圧を認める場合には食塩と水の制限が必要である．

22 妊産婦・授乳婦疾患

1. 妊娠期の糖尿病には妊娠糖尿病と糖尿病合併妊娠があり，いずれも厳格な血糖コントロールが必要である．
2. 妊娠高血圧症候群は妊娠に対する母体の適応不全であり，高血圧や腎症を呈し，胎児発育に重要な影響を与える．
3. 妊娠期は胎児への鉄供給が増大し，母体は鉄欠乏性貧血になりやすい．
4. 妊娠糖尿病では良好な血糖コントロールを目指した食事療法を行うが，厳しいエネルギー制限はしない．
5. 妊娠高血圧症候群の食事療法において，肥満の有無で指示エネルギーは異なるが，極端なエネルギー制限は行わず，厳しい食塩制限もしない．

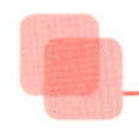

22・1 妊娠期の糖尿病

妊婦の糖尿病は**妊娠糖尿病**（GDM）と**糖尿病合併妊娠**に大別される．前者は妊娠が原因となって生じる糖代謝異常をさし，後者は糖尿病患者が妊娠した場合をさす*1．妊娠糖尿病では，妊娠終了とともに糖代謝異常は消失することが多い．ただし妊娠糖尿病の既往がある者は既往のない者に比べ，将来糖尿病になる確率が高い．

GDM：gestational diabetes mellitus

*1 もともと糖尿病があったが発見に至らず，妊娠を契機に発見された糖尿病の場合は，妊娠糖尿病とはいわない．

成 因 妊娠中はインスリン需要が増大する一方で，母体のインスリン抵抗性が高まる．このため相対的なインスリン欠乏に陥り，耐糖能異常が発症しやすくなり，妊娠糖尿病が発症する．糖尿病合併妊娠においても，非妊娠時と比べて糖尿病コントロールが悪化することが多い．

症 状 血糖がそれほど高値でなければ，自覚症状は乏しい．しかしながら，自覚症状がない程度の高血糖であっても，母児にはさまざまな影響が生じうる．糖尿病合併妊娠では，母体にもともとあった網膜症や腎症などの合併症の悪化や妊娠高血圧症候群などが起こりやすくなる．また児では，**巨大児**や**新生児低血糖**などのリスクが高まる*2 だけでなく，妊娠初期に十分な血糖コントロールがなされていないと，先天奇形の発症率が増加することが知られている．妊娠糖尿病でも，巨大児やそれに伴う分娩異常，新生児低血糖などの頻度が増加する．

*2 糖尿病の母体では，高血糖のため胎児のインスリン分泌が過剰となる．このため，インスリンの成長ホルモン様作用により，胎児の成長が促進され巨大児（出生時体重 4000 g 以上）となる．巨大児では難産やさまざまな分娩異常が起こりやすい．また胎児のインスリン分泌過剰により，新生児低血糖も起こりやすくなる．

診 断 妊娠期は健常人でも耐糖能異常をきたしやすく，妊婦には一律に，妊娠初期と中期に血糖検査によるスクリーニングを行うことが勧められる．なお妊娠糖尿病は“妊娠中にはじめて発見または発症した糖尿病に至っていない糖代謝異常”と定義されている．妊娠中にはじめて糖代謝異常を指摘されたとしても，糖尿病の診断基準を満たした場合は妊娠糖尿病とはよばずに“妊娠中の明らかな糖尿病”として区別する．妊娠糖尿病の詳細な診断基準を表 22・1 に示した．

表 22・1 妊娠糖尿病の診断基準[a]

1) 妊娠糖尿病（GDM）
75 g OGTT において次の基準の 1 点以上を満たした場合に診断する．
① 空腹時血糖値 ≧ 92 mg/dL（5.1 mmol/L）
② 1 時間値 ≧ 180 mg/dL（10.0 mmol/L）
③ 2 時間値 ≧ 153 mg/dL（8.5 mmol/L）

2) 妊娠中の明らかな糖尿病
以下のいずれかを満たした場合に診断する．
① 空腹時血糖値 ≧ 126 mg/dL
② HbA1c ≧ 6.5 %
注：随時血糖値 ≧ 200 mg/dL あるいは 75 g OGTT で 2 時間値 ≧ 200 mg/dL の場合は，妊娠中の明らかな糖尿病の存在を念頭に置き，① または② の基準を満たすかどうか確認する．

3) 糖尿病合併妊娠
① 妊娠前にすでに診断されている糖尿病
② 確実な糖尿病網膜症があるもの

a) 日本糖尿病・妊娠学会と日本糖尿病学会との合同委員会（2015）より．

治 療 妊婦の糖尿病治療の基本は**食事療法**と**薬物療法**である．（運動療法については推奨する根拠が乏しいとされている．）

1) **糖尿病コントロールの目標**：母児に対する影響をできるだけ少なくするために，血糖は可能な限り健常人の値に近づけることが望ましい． 基準としては空腹時血糖 70〜100 mg/dL，食後 2 時間血糖 120 mg/dL 未満を目標とする．厳格なコントロールのために自己血糖測定を併用する．また糖尿病患者で妊娠を希望する者については，このコントロールを達成したうえで計画妊娠するように指導する．

2) **食事療法**：糖尿病妊婦の食事療法では，母体の厳格な血糖コントロールを目指すとともに，極端なエネルギー制限によって胎児の健全な発育を妨げることがないよう留意する．食事療法だけで血糖コントロールが達成できない場合は，すみやかに薬物療法の導入を検討する．

3) **薬物療法**：妊婦には経口薬の投与は勧められないため，インスリン注射の使用が第一選択となる．自己血糖測定を行いながら，血糖値が目標値となるように適宜インスリンを増減する．妊娠経過が進むにつれ，コントロールに必要なインスリン量は増加することが多い．

栄養評価 血糖コントロールの状態，BMI から肥満の有無，妊娠中の体重変化を測定することで適正な体重増加量であるかを確認する．血中ケトン体も測定し，高値の場合は過度なエネルギー制限や糖質制限を行っていないか確認する．食生活については，食事回数や食事時間，摂取栄養量などについて食事記録をもとに評価する．

食事計画 指示エネルギー量と必要栄養素量を満たした食事計画を立案し，胎児の健全な発育と母体の適正な血糖コントロールと体重増加を目指す．

1) エネルギー量

非肥満妊婦：30 kcal×標準体重(kg)＋エネルギー付加量(kcal)
肥満妊婦：30 kcal×標準体重(kg)

エネルギー付加量は，妊娠初期が 50 kcal，妊娠中期が 250 kcal，妊娠後期が 450 kcal，授乳期が 350 kcal とする方法と，妊娠中全期間 200 kcal を付加する方法がある．肥満妊婦では体重減少や飢餓状態を招かないエネルギー制限にとどめ，原則としてエネルギー付加を行わない．

巨大児の発生には食後高血糖も関係していることから，食後の良好な血糖値維持のため，食事配分には留意する．その際，1 回量を抑えるための少量頻回食が推奨される．

2）タンパク質：妊娠可能な女性の各年代のタンパク質量の推奨は，“日本人の食事摂取基準（2015 年版）”に準じると，50～55 g/日である．妊娠初期の付加量はないが，妊娠中期は 10 g/日，妊娠後期は 25 g/日を付加する．

患者教育 妊娠糖尿病では，ほかの糖尿病患者と比べ，妊娠というライフステージに置かれているため，理解度の高い患者が多い．糖尿病治療の一般的な治療に加え，ケトアシドーシスの注意，インスリン療法時の対応，妊娠特有の頻回食の必要性などについて指導する．また，授乳期間中もインスリン治療を行っている場合は，授乳中に低血糖が生じないよう，授乳前の補食などが必要な場合もある．妊娠糖尿病では，産後に耐糖能異常が改善することも多いが，糖尿病の発症率は正常妊婦と比べて高いことから，産後そのまま糖尿病に移行しないように注意が必要である．産後も定期的に検診を行い，適切に食生活を送るよう心がける．

22・2 妊娠高血圧症候群

妊娠高血圧症候群（以前は**妊娠中毒症**とよばれていた）は，妊娠中に突然起こる高血圧によってひき起こされるさまざまな症状をさし，妊娠 20 週以降，産後 12 週までに高血圧を発症した場合と定義されている．

成 因 妊娠中に突然高血圧を発症する原因については未だ不明の点が多い．糖尿病，高血圧，腎疾患などの既往者や，肥満，高齢妊娠（40 歳以上），高血圧の家族歴，多胎妊娠や初産婦などでは妊娠高血圧症候群のリスクが上昇する．

症 状 **高血圧**と**タンパク尿**がおもな症状である．軽症の場合は自覚症状に乏しいが，タンパク尿が多い症例では浮腫が出現する．重症になると，全身のむくみや頭痛などが出現し，けいれん発作（子癇），脳出血，肝臓や腎臓の機能障害などが起こることがある．また胎児側では高血圧による循環不全に伴い，子宮内発育不全や常位胎盤早期剥離などが起こり，胎児死亡となることもあるため，早期発見による適切な対処が重要となる．

診 断 高血圧のみの場合は**妊娠高血圧症**，高血圧とタンパク尿を認める場合は**妊娠高血圧腎症**とよぶ．妊娠 20 週以降に初めて高血圧（収縮期血圧が 140 mmHg 以上，あるいは拡張期血圧が 90 mmHg 以上）が発症し，分娩後 12 週までに正常に戻った

表 22・2　妊娠高血圧症候群の症度分類

	高血圧	タンパク尿
軽 症	血圧がいずれかに該当する場合 1）収縮期血圧が 140 mmHg 以上，160 mmHg 未満 2）拡張期血圧が 90 mmHg 以上，110 mmHg 未満	24 時間尿を用いた定量法で，300 mg/日以上で 2 g/日未満の場合
重 症	血圧がいずれかに該当する場合 1）収縮期血圧が 160 mmHg 以上 2）拡張期血圧が 110 mmHg 以上	24 時間尿を用いた定量法で，2 g/日以上の場合 （随時尿を用いる場合は複数回の新鮮尿検査で連続して 3+ 以上の場合）

場合を妊娠高血圧症，妊娠高血圧症にタンパク尿（一日尿中タンパク質が 300 mg 以上）が合併する者を妊娠高血圧腎症とする．それぞれ表 22・2 に準じて血圧とタンパク尿の値により，軽症と重症に分類する．

治 療

1）**ベッド上の安静**：心身のストレスを避け，横になることにより子宮による下大静脈の圧迫を解除して，胎盤循環血液量を増加させることを目的とする．

2）**食事療法**：以前は摂取エネルギーや塩分の制限を行っていたが，特に重症例では効果も不十分なため，最近では極端な低カロリーや減塩は行われない傾向になっている．しかしながら，発症や重症化予防には適切な栄養管理が重要となる（表 22・3）．

3）**薬物療法**：妊娠高血圧症候群では，重症化すると母児ともに危険な状態に陥るため，適切な薬物で早めに対処し，重症化を防ぐことが重要である．

① 降圧剤：収縮期血圧が 160 mmHg，拡張期血圧が 110 mmHg を超える場合は降圧剤を積極的に使用する．ただし急激な降圧は胎盤循環量を減少させ，胎児仮死をひき起こすことがあるため，血圧の目標値は 140〜150/90〜100 mmHg 程度とする．
② 鎮痙剤・鎮静剤：おもに子癇発作に用いる．
③ 抗凝固剤：凝固能が亢進している場合には，血栓形成を防ぐため抗凝固療法を併用することがある．

表 22・3 妊娠高血圧症候群の生活指導および栄養指導[a)]

1. 生活指導
 *安静
 *ストレスを避ける
 [予防には軽度の運動，規則正しい生活がすすめられる]

2. 栄養指導（食事指導）[†]
a）エネルギー摂取（総カロリー）
 非妊時 BMI 24 以下の妊婦：30 kcal×理想体重〔kg〕+200 kcal/日
 非妊時 BMI 24 以上の妊婦：30 kcal×理想体重〔kg〕/日
 [予防には妊娠中の適切な体重増加がすすめられる]
 BMI＝体重〔kg〕/(身長〔m〕)^2
 BMI<18 では 10〜12 kg 増
 BMI 18〜24 では 7〜10 kg 増
 BMI>24 では 5〜7 kg 増
b）塩分摂取
 7〜8 g/日に制限する（極端な塩分制限はすすめられない）．
 [予防には 10 g/日以下がすすめられる]
c）水分摂取
 1 日尿量 500 mL 以下や肺水腫では前日尿量に 500 mL を加える程度に制限するが，それ以外は制限しない．
 口渇を感じない程度の摂取が望ましい．
d）タンパク質摂取量
 理想体重×1.0 g/日
 [予防には理想体重×1.2〜1.4 g/日が望ましい]
e）動物性脂肪と糖質は制限し，高ビタミン食とすることが望ましい．
 [予防に食事摂取カルシウム（1 日 900 mg）に加え，1〜2 g/日のカルシウム摂取が有効との報告がある．また海藻中のカリウムや魚油，肝油（不飽和脂肪酸），マグネシウムを多く含む食品に高血圧予防効果があるとの報告もある]

† 重症，軽症とも基本的には同じ指導で差し支えない．混合型ではその基礎疾患の病態に応じた内容に変更することがすすめられる．
a）日本産婦人科学会周産期委員会（1997）より．

4）**妊娠の中断**（ターミネーション）：治療が奏功せず，重症化や子癇などの重篤な合併症を併発する場合や，胎児の発育停止や仮死がみられた場合は，人工的に児を娩出させることを考慮する．

栄養評価　肥満や妊娠中の至適体重増加量を超えた妊婦は，妊娠高血圧症を発症しやすくなる．したがって，血圧やタンパク尿の有無とともに，肥満や体重増加，食生活についても評価する．

食事計画　妊娠中の体重増加や血圧コントロールが適正となるように，エネルギー摂取量や食塩摂取量を提案する．"妊娠高血圧症候群管理ガイドライン" や "妊娠高血圧症候群の診療指針 2015" では，"妊娠高血圧症候群の生活指導および栄養指導" が推奨されている（表 22・3 参照）．

① 極端なエネルギー制限を行わず，非妊娠時の BMI に応じて，エネルギー量を算出する．
② 食塩は 7〜8 g/日と極端な制限はしない．厳しい塩分制限は，循環血液量を減少させ，高血圧症状を悪化させる．
③ 水分制限も循環血液量を減少させることから，厳しい制限は勧めない．
④ タンパク質の摂取量は，標準体重×1.0 g/日とする．予防には，標準体重×1.2〜1.4 g/日が望ましいとされている．
⑤ 飽和脂肪酸の多い動物性脂肪を控え，ビタミンが不足することのないようにする．

患者教育　妊娠前の肥満度，妊娠による体重増加量，症状の程度により，具体的な指導内容が異なることから，個別の指導を行うことが望ましい．

22・3　貧　血

貧血は妊婦に限った疾患ではないが，妊娠期は母体のさまざまな生理的変化に伴い貧血になる頻度が高い．

成 因　妊娠中は胎盤や胎児への血液供給をまかなうために，循環血液量が増加する．骨髄では赤血球過形成が起こり赤血球数は増加するが，それを上回る血漿量の増加が起こるため血液が希釈され*1，ヘモグロビン値やヘマトクリット値が低下し相対的な貧血が生じる．よって貧血を認めるにもかかわらず，酸素運搬能力は非妊娠時と同等のことも少なくない．しかしながら赤血球数増加に対し鉄や葉酸の供給が十分でないと，鉄欠乏性や葉酸欠乏性の貧血をきたす．特に妊娠時は胎児の発育に伴い鉄の必要量が増してくるため，鉄欠乏性貧血となりやすい．ヘモグロビン値やヘマトクリット値の低下は，出産後すみやかに回復する．

*1 この血液希釈は，胎盤や胎児体内での血栓や塞栓形成の予防に重要である．

症 状　貧血が軽度の場合は自覚症状に乏しいが，貧血が高度になると疲労感，動悸，息切れなどが生じる．胎児には優先して血液が供給されるため直ちに影響が出ることは少ないが，胎児発育遅延や早産などのリスクが上がるとの報告がある．

診 断　妊娠中は一般の基準値を下回っただけでは貧血とはいわない．日本産婦人科学会では，妊娠中の血液検査において Hb 濃度 11.0 g/dL 未満，または Ht 値 33％未満のものを**妊娠性貧血**としている．さらに平均赤血球容積（MCV）が低値（85 fL 未満）のものを**小球性貧血**，高値（100 fL を超える）のものを**大球性貧血**とよぶ*2．小球性貧血では鉄欠乏性貧血の頻度が高く，血清鉄やフェリチン，総鉄結合能などを測定し，確定診断を行う．一方，大球性貧血では葉酸欠乏を原因とすることが多い．

*2 貧血の診断については §12・1 を参照.

治 療 妊娠中は鉄，ビタミン B_{12}，葉酸などを豊富に含む食事をとり，貧血にならないように注意する．妊娠経過中に小球性の妊娠性貧血を認めた場合は，鉄欠乏貧血と考え，鉄剤を投与する．

栄養評価 妊娠時の貧血改善に食生活は非常に重要である．食事の摂取状況と貧血の程度，妊娠週数を考慮して評価する．

食事計画

① 規則正しく，バランスのとれた食事をとるように心がける．

② 鉄分の多い食品を積極的に摂取する．肉や魚などに含まれるヘム鉄は，野菜や穀類に含まれる非ヘム鉄に比べて吸収率が高いことから，ヘム鉄の多い食品をとるようにする．

③ 妊娠可能な女性の各年代の鉄量の推奨は，“日本人の食事摂取基準（2015 年版）”に準じると 6.0〜6.5 mg である．妊娠中の鉄の付加量は妊娠初期で 2.5 mg，妊娠中期・後期で 15 mg である．

④ 赤血球の合成や吸収に関わるビタミン B_6，ビタミン B_{12}，葉酸，ビタミン C，タンパク質などを十分量摂取する．

⑤ お茶やコーヒーなどに含まれるタンニンやほうれん草などに含まれるシュウ酸，穀類や豆類に含まれるフィチン酸などは鉄の吸収阻害作用があることから，これらの摂取量と摂取時刻に注意する．

患者教育 貧血の症状が軽度の場合は，正常妊婦と同様に集団指導で問題はない．しかし重度の場合は，個々の食生活にあった個人指導を行い，経過観察が必要である．

23 老年症候群

1. 老年症候群には，低栄養のほかに認知機能低下，日常生活動作（ADL）低下，誤嚥，フレイル，サルコペニア，転倒，寝たきり，褥瘡などがある．
2. 老年症候群は，疾患，低栄養，身体活動量低下，生活習慣病のコントロール不良，服薬アドヒアランス不良，不適切な薬物治療，社会サポート不足などによってもたらされる．
3. 低栄養はほかの老年症候群をひき起こし，老年症候群はさらに低栄養をきたすという悪循環を形成しうる．
4. 老年症候群の対策としては低栄養に対する食事療法を行うとともに，多職種でリハビリテーション（運動療法），心理サポート，安全な薬物療法，および社会サポートを行うことが大切である．

老年症候群とは高齢者に多くみられ，医療だけでなく，介護・看護が必要な身体的・精神的な症状や徴候の総称と定義される．老年症候群の特色は，① 高齢者で頻度が高いこと，② 複数の症状を併せもつこと，③ 多くの老年症候群が重なると，QOL を低下させ，死亡のリスクを増加させることである．

老年症候群には，低栄養のほかに認知機能低下，日常生活動作（ADL）低下，誤嚥・嚥下障害，フレイル，サルコペニア，転倒，寝たきりおよび廃用症候群，褥瘡（じょくそう），うつ，視力低下，聴力低下，疼痛，排尿問題，多剤併用の問題などが含まれる．認知機能低下や ADL 低下，サルコペニア，フレイル，誤嚥・嚥下障害，褥瘡などは低栄養があると起こりやすくなる．

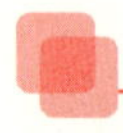

23・1 日常生活動作低下

ADL：activities of daily living

日常生活動作（ADL）低下の頻度は加齢とともに増加するので，ADL 低下は老年症候群の一つである．特に後期高齢者では，基本的 ADL や手段的 ADL が障害され，何らかの援助や介助がないと生活できない頻度が多くなる．

基本的 ADL とは日常生活で自立して生活するうえで基本となる機能であり，入浴，更衣，トイレの使用，移動，食事，整容，階段昇降などが自立しているかどうかの能力を表す．**手段的 ADL** とは基本的 ADL よりももっと複雑でより多くの労作が求められる活動であり，買い物，食事の用意，金銭の管理，薬の管理，電話の使用，外出または交通手段の利用などができるかどうかの能力を示す． ADL 自立，手段的 ADL 低下，基本的 ADL 低下の順に，死亡のリスクが高くなる．高齢者では ADL 低下やそのほかの老年症候群の有無も考慮して，総エネルギー摂取量などを決定し，栄養サポートを行う必要がある．

23・2 誤嚥，嚥下障害

物を食べるということは食べ物を認識し，口に入れ，噛んで，飲み込むという一連の動作からなる．このなかで，物を飲み込むという動作が**嚥下**である．**嚥下障害**により，気道内に食物などが入ることを**誤嚥**という．誤嚥は**誤嚥性肺炎**，窒息をきたしうる．誤嚥性肺炎は高齢者に多く，生命を脅かす疾患の一つである．

成 因　脳血管障害，認知症，悪性腫瘍，薬剤，食道・胃疾患だけでなく低栄養は嚥下障害や誤嚥を起こしやすい．嚥下障害や誤嚥の結果，食事摂取量が低下し，低栄養をきたすという，悪循環に陥る．

診 断　食事のときのむせ，食後の咳，痰，喘鳴，嗄声がある場合に誤嚥を疑う．高齢者のなかには，少量の口腔内内容物が気道に入っても気道反射が低下しているために，むせなどの症状がなく，**不顕性誤嚥**をきたす場合もある．水飲みテストを行って嚥下機能を簡易に評価する*．嚥下造影や嚥下内視鏡で嚥下障害の原因を調べる．

*　水飲みテストについては§19・1参照．

予 防　誤嚥により誤嚥性肺炎をきたした場合は一時的に食事を中止し，ADL の改善をはかる．嚥下評価を行い，嚥下のリハビリテーションを行う．実際の訓練としては発語練習，アイスマッサージ，氷なめ，嚥下体操など行う．

誤嚥性肺炎は食べ物や口腔内容物に付着した細菌によって起こるので，予防のためには口腔ケアを行うことが大切である．

食事療法　嚥下障害が軽度である場合は食形態を工夫する．流動物でもむせやすい場合があるが，とろみをつけることで嚥下が可能となることも多い．嚥下障害がある場合は低栄養となることが多いので，静脈栄養や間欠的経管栄養などのほかの栄養補給法も考慮する．低栄養により嚥下障害が悪化しないように十分なエネルギーとタンパク質を補給する．

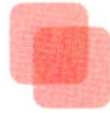

23・3 フ レ イ ル

フレイルとは加齢に伴って予備能力が低下することで，種々の刺激によって要介護や死亡に陥りやすい状態と定義される．フレイルは健康と要介護の中間の状態であるが，食事や運動などの介入によって健康に戻すことができる．

フレイルには種々の指標があるが，広く用いられている CHS の指標では，体重減少，歩行速度低下，疲労感，筋力低下，身体活動量低下の 5 項目のうちで 3 項目以上当てはまる場合をフレイル，1〜2 個当てはまる場合をプレフレイルと定義される．このフレイルは低栄養やサルコペニアに基づいており，身体的なフレイルでもある．

CHS：cardiovascular health study

一方，認知機能障害，手段的 ADL 低下，社会サポート不足，低栄養などを含めた**高齢者総合機能評価**（**CGA**）に基づいたもっと広い意味のフレイルも使用されている．この評価によるフレイルには段階があり，重症になるにつれて死亡のリスクが高くなる．基本チェックリストは買い物などの手段的 ADL，椅子から立ち上がりや歩行，転倒，体重減少，口腔ケア，閉じこもり，物忘れなどの質問からなり，基本チェックリストの合計 8 点以上がフレイルと診断される．

CGA：comprehensive geriatric assessment

成 因　フレイルは筋肉量の減少，低栄養，社会的孤立（閉じこもり）だけでなく，さまざまな疾患が原因で起こる．糖尿病，循環器疾患，慢性腎臓病，慢性閉塞性肺疾患，認知症，眼科疾患，耳鼻咽喉科疾患，骨粗鬆症，変形性膝関節症などがフレイルの原因となる．特に，糖尿病，高血圧，骨粗鬆症，慢性腎臓病，脳卒中などの生活習慣病があるとフレイルが起こりやすくなる．したがって，フレイルを防ぐためには，こうした原因疾患の治療を行うことが大切である．

栄養評価と食事療法　フレイルの項目の体重減少は低栄養を示唆している．低栄養があるとフレイルが起こりやすくなる．逆に，フレイルがあると，低栄養になりやすく，フレイルと低栄養は悪循環を形成する．

予 防　運動療法とともに十分なタンパク質とエネルギーを摂取することが必要である．フレイル予防のための高齢者のタンパク質摂取は 1.0〜1.2 g/kg 体重/日であり，フレイルがすでにあり，低栄養のリスクがある高齢者のタンパク質摂取は 1.2〜1.5 g/kg 体重/日が望ましい．また，ビタミン D，カロテノイド，ビタミン B 群，ミネラルなどの摂取もフレイルの予防には大切である．

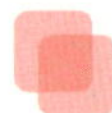

23・4　転　倒

転倒は高齢者に多い老年症候群の一つである．転倒は大腿骨頸部骨折や脊椎圧迫骨折など起こし，その結果，生活の質（QOL）を低下させ，寝たきりにつながる．高齢者の転倒頻度は 1 年間に 20％ 前後である．女性は転倒しやすく，加齢とともに転倒の頻度が増加する．高齢者の約 33％ は転倒後に機能低下をきたす．

転倒のリスクには内的要因と外的要因とがある．高齢者自身に直接関係するリスクは**内的要因**とよばれ，ADL 低下，歩行・バランス機能低下，筋力低下，骨粗鬆症，知覚低下，認知機能障害，うつ状態，疾患，薬物の副作用，低栄養などがある（表 23・1）．これらのなかで最も重要なのは転倒歴であり，過去 1 年に一度転倒したことがある人の約 70％ は，その後 1 年間に再度転倒するといわれており，転倒のリスクは約 5 倍に達する．転倒リスクの**外的要因**とは，転倒しやすくなる周囲の環境要因を示す．階段や浴室に手すりがないこと，暗い照明，部屋の整理が悪いこと，室内・出口の段差，すべりやすい床，じゅうたんのほころびなどは家の中での転倒の原因となる．積雪，ぬかるみ，石段の道を歩くことも転倒につながる．

表 23・1　転倒リスクの内的要因

1) 年齢や性	80 歳以上，女性
2) ADL，身体活動	ADL 低下：あり，身体活動：低レベル， 転倒歴：あり，骨折歴：あり
3) 歩行，バランス	歩行速度：遅い，歩幅：狭い 開眼片足立ち：4 秒以上不可能
4) 筋力，骨，関節	筋力（膝関節，股関節周囲）：低下 関節の痛みや可動制限：あり，強い円背
5) 知　覚	視力低下，聴力低下，神経障害（深部知覚低下）
6) 認知機能，心理状態	認知機能障害（注意力障害），うつ状態や不安
7) 疾　患	パーキンソン病，脳卒中，認知症，不整脈， 失神発作，変形性膝関節症，起立性低血圧
8) 薬　物	睡眠薬，利尿薬，解熱・鎮痛剤，多剤併用
9) 栄　養	低栄養，血中ビタミン D 低下

予 防　筋力トレーニングとバランストレーニング，住居の環境整備，薬剤の点検，栄養サポート（ビタミン D の投与），不整脈の治療などは転倒防止に有効である（表 23・2）．転倒を繰返す人に対しては，ヒッププロテクターなど装具の着用なども行われることがある．

表 23・2　転倒を予防するための対策
1) 環境の整備: じゅうたんのほころび，すべりやすい床のマット，床を走る電気コード，浴室のぬれた床がないようにする．手すりやレールの設置は転倒を減らすことができる．
2) 運動による筋力とバランスの能力の向上: アクアフィットネス，ダンス，太極拳など
3) 転倒をきたしやすい病気の治療: 運動障害，感覚障害，視力障害，起立性低血圧を起こす病気の治療とその継続．
4) アルコールの多量摂取を控える
5) 起立性低血圧に対する注意: 起立時の急な動作を避ける．
6) 薬　剤: 精神安定薬，睡眠薬を控えるようにする．起立性低血圧を起こしやすい薬剤も医師と相談しながら服用．
7) 骨粗鬆症の治療やビタミンDの投与
8) ヒッププロテクターなど装具の着用など

食事療法　高齢者は低栄養があると転倒しやすくなる．特に，血中ビタミンD低下があると筋力や姿勢の安定性が低下し，転倒につながる．ビタミンDを補充すると，転倒が約2割減少するともいわれる．

23・5　寝たきり，廃用症候群

寝たきりはふだん，臥床した生活を送り，日常生活に介助を要する人をさす一般用語である．また，寝たきりとは臥床で過ごす状態と介助を要する状態の両者を含む概念である．厚生労働省は“おおむね6カ月以上臥床状態で過ごす人”を寝たきりとしている．寝たきりの程度を示すために，障害高齢者の日常生活自立度（寝たきり）判定基準，認知症については認知症高齢者の日常生活自立度判定基準がある．寝たきりの約7割が身体機能の障害と知的機能の障害の両者が原因である．

廃用症候群とは病気や骨折による活動性の低下，不動，臥床のために筋肉の萎縮，関節の拘縮を起こし，歩行不能，起立不能となっていく状態をいう．

長期の臥床は，うつ状態や便秘をもたらし，食欲を低下させ，低栄養となる．低栄養があると感染しやすくなり，尿路感染症や肺炎を起こしやすくなる．また，寝たきりや廃用症候群に低栄養が加わると褥瘡ができやすい．

寝たきりや廃用症候群を防ぐためには，十分な栄養サポートのもとに，リハビリテーションを行って筋力の維持，向上をはかり，人との交流や家族の支援により活動性を高めていくことが大切である．

23・6　褥　　瘡

褥瘡（じょくそう）とは，身体に加わった外力が骨と皮膚表層の間の軟部組織の血流を低下，あるいは停止させ，この状況が一定時間持続することによって，組織が不可逆的な阻血性障害に陥ることと定義される．褥瘡は皮膚潰瘍を形成し，疼痛をきたし，QOLを著しく低下させる．低栄養があると褥瘡ができやすいだけでなく，治癒しにくくなる．また，感染症や壊死を伴うと治癒が遅くなる．

褥瘡は，長期間寝たきりで，無意識のうちに同じ部位に長い時間の圧迫が加わらないように体を動かすという体位変換ができない高齢者に起こりやすく，仙骨部，坐骨部，大腿骨大転子部，踵骨部などの圧力がかかりやすい部位にできやすい．

DESIGN-R® 褥瘡経過評価用　カルテ番号（　　　）　患者氏名（　　　　　）

						月日 /	/	/	/	/	/
Depth 深さ 創内の一番深い部分で評価し，改善に伴い創底が浅くなった場合，これと相応の深さとして評価する											
d	0	皮膚損傷・発赤なし	D	3	皮下組織までの損傷						
	1	持続する発赤		4	皮下組織を越える損傷						
	2	真皮までの損傷		5	関節腔，体腔に至る損傷						
				U	深さ判定が不能の場合						
Exudate 滲出液											
e	0	なし	E	6	多量：1日2回以上のドレッシング交換を要する						
	1	少量：毎日のドレッシング交換を要しない									
	3	中等量：1日1回ドレッシング交換を要する									
Size 大きさ 皮膚損傷範囲を測定：［長径(cm)×長径と直交する最大径(cm)］†1											
s	0	皮膚損傷なし	S	15	100 以上						
	3	4 未満									
	6	4 以上　16 未満									
	8	16 以上　36 未満									
	9	36 以上　64 未満									
	12	64 以上　100 未満									
Inflammation/Infection 炎症/感染											
i	0	局所の炎症徴候なし	I	3	局所の明らかな感染徴候あり(炎症徴候，膿，悪臭など)						
	1	局所の炎症徴候あり(創周囲の発赤，腫脹，熱感，疼痛)		9	全身的影響あり（発熱など）						
Granulation 肉芽組織											
g	0	治癒あるいは創が浅いため肉芽形成の評価ができない	G	4	良性肉芽が，創面の 10% 以上 50% 未満を占める						
	1	良性肉芽が創面の 90% 以上を占める		5	良性肉芽が，創面の 10% 未満を占める						
	3	良性肉芽が創面の 50% 以上 90% 未満を占める		6	良性肉芽が全く形成されていない						
Necrotic tissue 壊死組織 混在している場合は全体的に多い病態をもって評価する											
n	0	壊死組織なし	N	3	柔らかい壊死組織あり						
				6	硬く厚い密着した壊死組織あり						
Pockete ポケット 毎回同じ体位で，ポケット全周（潰瘍面も含め）［長径(cm)×短径†2(cm)］から潰瘍の大きさを差し引いたもの											
p	0	ポケットなし	P	6	4 未満						
				9	4 以上　16 未満						
				12	16 以上　36 未満						
				24	36 以上						
部位［仙骨部，坐骨部，大転子部，踵骨部，その他（　　　）］					合　計†3						

†1　持続する発赤の場合も皮膚損傷に準じて評価する．
†2　“短径”とは“長径と直交する最大径”である．
†3　深さ（Depth：d,D）の得点は合計には加えない．

図 23・1　褥瘡の評価　［日本褥瘡学会（2013 年）より］

褥瘡になりやすい疾患として糖尿病，脳血管疾患，脊椎損傷，骨盤骨折などがある．

褥瘡の予防には体位交換による圧力の除去，感染予防，栄養補給が大切である．

診断　褥瘡の評価には DESIGN-R® などが使用される（図 23・1）．DESIGN-R® は褥瘡の深さ，浸出液，大きさ，炎症，肉芽組織，ポケットの状態などを評価し，点数化してその重症度を評価するものである．各項目は軽度（アルファベットの小文字）と重度（大文字）に区分され，スコアの点数で経過を評価する．

栄養評価と食事療法　低栄養は褥瘡発症の危険因子である．十分なエネルギーとタンパク質を供給することは褥瘡のリスクがある患者では，褥瘡発症を予防し，治癒を促進し褥瘡の改善に有効であることが示されている．

褥瘡患者の安静時エネルギー消費量は亢進していることが多い．必要エネルギー量(kcal）は，基礎エネルギー消費量×活動係数×ストレス係数から計算されるが，褥瘡がある場合にはストレス係数 1.2〜1.3 をかける．

褥瘡の治療には十分なタンパク質の補充を行うことが重要であり，1.1〜1.5 g/kg 体重/日を目標とする．食事の摂取が十分にできない場合には経腸栄養剤などによる栄養補給を行う．嚥下の状態に応じて，液状，ゼリー状の栄養補助食品などを利用する．

創傷が治癒する過程には亜鉛，ビタミン B_1，ビタミン C，アルギニンなどが関与する．亜鉛欠乏は味覚障害とともに創傷治癒の遷延をもたらすので，褥瘡の患者に亜鉛欠乏がある場合には亜鉛を補給する．ビタミン C はプロコラーゲンがコラーゲンになる過程で必須のビタミンで，創傷治癒に重要である．アルギニンは条件つき必須アミノ酸で，ヒドロキシプロリンの合成によるコラーゲンの合成効果があり，創傷治癒に重要なアミノ酸である．

また，創傷治癒の過程にはコラーゲンの合成だけでなく，コラーゲンの架橋形成も重要である．カルシウムが低下するとコラーゲンの架橋形成が低下するといわれており，褥瘡治癒において必要なミネラルである．ビタミン B_1 もコラーゲンの架橋形成に関連する補酵素である．

23・7 排尿障害

高齢者では，加齢自体で排尿機能が低下することに加え，脳血管障害，前立腺肥大，自律神経障害を伴う疾患を合併していることが多いため，**排尿障害**が多い．尿失禁や尿路感染症の反復は QOL を大きく損ねる．

尿失禁は以下の四つに分類される．

1) **腹圧性尿失禁**：高齢女性に多く，加齢により，骨盤底筋群の筋力が弱まり，咳やくしゃみなど腹圧がかかる状況で失禁する．
2) **溢流性尿失禁**：低緊張性膀胱によるものが多い．すなわち，排尿に関わる自律神経が損傷され，排尿筋の収縮が不十分となって膀胱が弛緩し，排尿後でも多量の残尿が膀胱内に認められる．残尿が多量になると溢流性尿失禁をきたす．しばしば尿路感染症を合併する．糖尿病の合併症の自律神経障害で起こりやすい．
3) **切迫性尿失禁**：尿意を感じてからトイレで排尿するまで我慢できずに失禁してしまう状態である．過活動膀胱や脳梗塞や頸椎症などの疾患でもみられる場合がある．
4) **機能性尿失禁**：膀胱や尿道機能に問題はないが，認知症や骨折後など心身の機能障害により失禁をきたす．

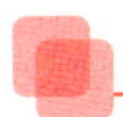

23・8 うつ症状とうつ病

うつ病は加齢ともに増加し，80 歳以上で多くなり，老年症候群の一つといえる．

うつ病は抑うつ気分，興味または喜びの喪失のいずれかがあてはまり，著しい体重減少（増加）または食欲低下，不眠または睡眠過多，易疲労感，精神運動制止または焦燥，無価値観・罪悪感，思考力・集中力の減退または決断困難，自殺企図の 9 項目中で 5 個以上満たすものと定義される．高齢者のうつ病ではうつの気分障害が目立たず，食欲低下や体重減少などの身体症状が前面に出るために，見逃されやすい．すなわち，高齢者のうつ病は低栄養で起こりやすいので注意する必要がある．

うつ症状はうつ病とは異なり，一定期間持続するうつ症状を示し，GDS-15（高齢者うつスケール）や CES-D などの質問票で評価するものである．うつ症状が一定数以上になると，うつ傾向とされる．糖尿病や脳梗塞の患者ではうつ病やうつ傾向が多い．

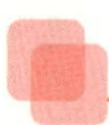

23・9 老年症候群の対策

老年症候群は，さまざまな疾患だけでなく，低栄養，身体活動量低下，生活習慣病のコントロール不良，服薬アドヒアランス不良，不適切な薬物治療，社会サポート不足などによってもたらされる．特に，低栄養は老年症候群の一つであるとともに，ほかの老年症候群をひき起こし，老年症候群はさらに低栄養をきたすという悪循環を形成しうる．

栄養評価・食事療法　老年症候群がある場合には，体重減少，食事摂取量の低下などの低栄養の評価を行う必要がある．同時に，多職種で身体機能（ADLなど），認知機能，心理状態，薬剤，社会・経済状況を包括的に評価する高齢者総合機能評価を行うことが大切である．

老年症候群の対策としては低栄養に対する食事療法を行うとともに，高齢者総合機能評価で得られた問題点に対して，多職種でリハビリテーション（運動療法），心理サポート，安全な薬物療法，および社会サポートを行うことが大切である．食事療法は十分な摂取エネルギーとタンパク質を補給することが必要となる．老年症候群における栄養状態の改善は，平均寿命だけでなく健康寿命の延伸につながることが期待できる．

索　　引

あ

い

う

え

お

か

き

す

せ

そ

た

ち，つ

て

と

な　行

は

ひ

ふ

へ

ほ

ま　行

や　行

ら～わ

飯田薫子（いいだかおるこ）

1966年 宮城県に生まれる
1991年 筑波大学医学専門学群 卒
現 お茶の水女子大学
基幹研究院自然科学系 教授
専門 代謝学，応用栄養学
博士（医学）

市 育代（いちいくよ）

1976年 鹿児島県に生まれる
2000年 広島女子大学生活科学部 卒
現 お茶の水女子大学
基幹研究院自然科学系 講師
専門 臨床栄養学，栄養化学
博士（農学）

近藤和雄（こんどうかずお）

1949年 東京に生まれる
1979年 東京慈恵会医科大学 卒
現 東洋大学食環境科学部 教授
お茶の水女子大学名誉教授
専門 臨床栄養学
医学博士

脊山洋右（せやまようすけ）

1941年 東京に生まれる
1965年 東京大学医学部 卒
現 東京医療保健大学 客員教授
医学中央雑誌刊行会 理事長
東京大学名誉教授，お茶の水女子大学名誉教授
専門 生化学
医学博士

丸山千寿子（まるやまちずこ）

1953年 山梨県に生まれる
1976年 日本女子大学家政学部 卒
現 日本女子大学家政学部 教授
専門 臨床栄養学，栄養教育論
博士（医学）

第1版 第1刷 2017年12月5日 発行

新スタンダード栄養・食物シリーズ12
臨床栄養学

編 集 飯田薫子・市 育代
近藤和雄・脊山洋右
丸山千寿子

発行者 小澤美奈子

発 行 株式会社 東京化学同人
東京都文京区千石3丁目36-7（〒112-0011）
電話 03-3946-5311・FAX 03-3946-5317
URL：http://www.tkd-pbl.com/

印 刷 中央印刷株式会社
製 本 株式会社 松岳社

ISBN978-4-8079-1672-6
Printed in Japan

新スタンダード
栄養・食物シリーズ
―全18巻―

1	社会・環境と健康	大塚　譲・河原和夫 須藤紀子	編
2	生　化　学	大塚　譲・脊山洋右 藤原葉子・本田善一郎	編
3	解剖・生理学 ―人体の構造と機能―	飯田薫子・石川朋子 近藤和雄・脊山洋右	編
4	疾病の成り立ち	飯田薫子・近藤和雄・脊山洋右	編
5	食　品　学 ―食品成分と機能性―	久保田紀久枝・森光康次郎	編
6	調　理　学	畑江敬子・香西みどり	編
7	食品加工貯蔵学	本間清一・村田容常	編
8	食品衛生学 補訂版	一色賢司	編
9	基礎栄養学	池田彩子・鈴木恵美子・脊山洋右 野　口　忠・藤原葉子	編
10	応用栄養学	近藤和雄・鈴木恵美子・藤原葉子	編
11	栄養教育論	赤松利恵・稲山貴代	編
12	臨床栄養学	飯田薫子・市　育代・近藤和雄 脊山洋右・丸山千寿子	編
13	分子栄養学	近藤和雄・板倉弘重	編
14	公衆栄養学	大塚　譲・河原和夫・須藤紀子	編
15	給食経営管理論	香西みどり・佐藤瑶子・辻ひろみ	編
16	食品微生物学	村田容常・渋井達郎	編
17	有　機　化　学	森光康次郎・新藤一敏	著
18	食品分析化学	新藤一敏・森光康次郎	著

表1　生化学検査の検査項目と基準値[†1]

	検査項目	基準値	異常値を示す疾患・病態など
肝・胆管機能	**AST**　アスパラギン酸アミノトランスフェラーゼ[†2]	10～40 U/L	高値：肝機能障害．肝臓・心臓・骨格筋・腎臓の細胞破壊により高値となる．
	ALT　アラニンアミノトランスフェラーゼ[†3]	6～40 U/L	高値：肝機能障害の指標だがASTと異なり肝臓に特異的
	ALP　アルカリホスファターゼ	100～280 U/L	高値：肝胆道系疾患，骨疾患
	LDH　乳酸デヒドロゲナーゼ（**LD**）	120～220 U/L	組織の損傷の指標（肝臓のほか，心，肺，赤血球の損傷などでも上昇）
	γ-GTP（**γ-GT**）　γ-グルタミルトランスペプチダーゼ	0～50 U/L	高値：飲酒・肥満・脂肪肝・肝疾患・胆汁うっ滞
	ChE　コリンエステラーゼ	150～390 U/L	低値：低栄養・肝臓でのタンパク質合成能の低下 高値：脂肪肝・肥満
	T-Bil　総ビリルビン	0.2～1.0 mg/dL	D-Bil + I-Bil
	D-Bil　直接ビリルビン	0～0.3 mg/dL	高値：肝障害による黄疸・肝内胆汁うっ滞・閉塞性黄疸・胆管結石
	I-Bil　間接ビリルビン	0～0.8 mg/dL	高値：溶血性貧血・鉄欠乏性貧血
	NH_3　血中アンモニア	40～80 μg/dL	高値：肝硬変，肝性昏睡
筋疾患	**CK**　クレアチンキナーゼ	男　60～240 U/L 女　40～150 U/L	骨格筋・心筋の障害で上昇
血清タンパク	**TP**　血清総タンパク質	6.5～8.2 g/dL	
	Alb　アルブミン	3.8～5.3 g/dL	低値：低栄養・肝硬変・ネフローゼ症候群
膵機能	**AMY**　血清アミラーゼ	50～190 U/L	高値：膵臓疾患．ほかに唾液腺疾患でも上昇
腎機能	**UA**　尿　酸	男　3.5～7.5 mg/dL 女　2.5～6.0 mg/dL	高値：痛風・高プリン体食・激しい運動
	BUN　尿素窒素	8～20 mg/dL	高値：腎機能障害・異化亢進・消化管出血
	Cr　クレアチニン	男　0.7～1.2 mg/dL 女　0.7～0.9 mg/dL	高値：腎機能障害
	eGFR　糸球体沪過量	90以上（mL/分/(1.73m²)）	腎機能の指標．年齢とCrより算出する．
	尿中$β_2$-MG　尿中$β_2$-ミクログロブリン	250 μg/L以下	高値：尿細管障害
ミネラル	**Na**　血清ナトリウム	137～150 mEq/L	高値：嘔吐・下痢・多尿（急性腎不全利尿期） 低値（<135）：急性腎不全・慢性腎不全・ナトリウム不足
	K　血清カリウム	3.5～5 mEq/L	高値：代謝性アシドーシス・脱水乏尿時（急性腎不全）・慢性腎不全・副腎不全 低値：原発性アルドステロン症・飢餓・長期静脈栄養
	P　血清リン	2～4.0 mg/dL	高値：慢性腎不全 低値：高カルシウム血症・副甲状腺機能亢進症
	Ca　血清カルシウム	8.5～10.5 mg/dL	高値：副甲状腺機能亢進症・がんの骨転移 低値：慢性腎不全・副甲状腺機能低下症
脂　質	**TC**　総コレステロール	～220 mg/dL	高値：脂質異常症・ネフローゼ症候群・甲状腺機能低下症 低値：低栄養・肝硬変・がん・甲状腺機能亢進症
	HDL-C　HDL-コレステロール	40～ mg/dL	>100：CETP欠損症 上昇：アルコール・運動 低下：高TG・喫煙・運動不足・炎症
	TG　中性脂肪	～150 mg/dL（空腹時）	高値：脂質異常症・過食・肥満・アルコール多量
	LDL-C　LDL-コレステロール	70～140 mg/dL	高値：脂質異常症（家族性高コレステロール血症など）

†1　基準値は，検査法や単位などにより数値が大きく変わったり，病院などの施設ごとによっても若干の相違があります．さらに，学会によるガイドラインの見直しなどにより，検査対象や基準値が変更される場合があるので，常に最新の情報に注意し，現場の基準に従ってください．

†2　GOT（グルタミン酸-オキサロ酢酸トランスアミナーゼ）ともいう．

†3　GPT（グルタミン酸-ピルビン酸トランスアミナーゼ）ともいう．